GEORGE O. WARING IV · KAROLINNE MAIA ROCHA

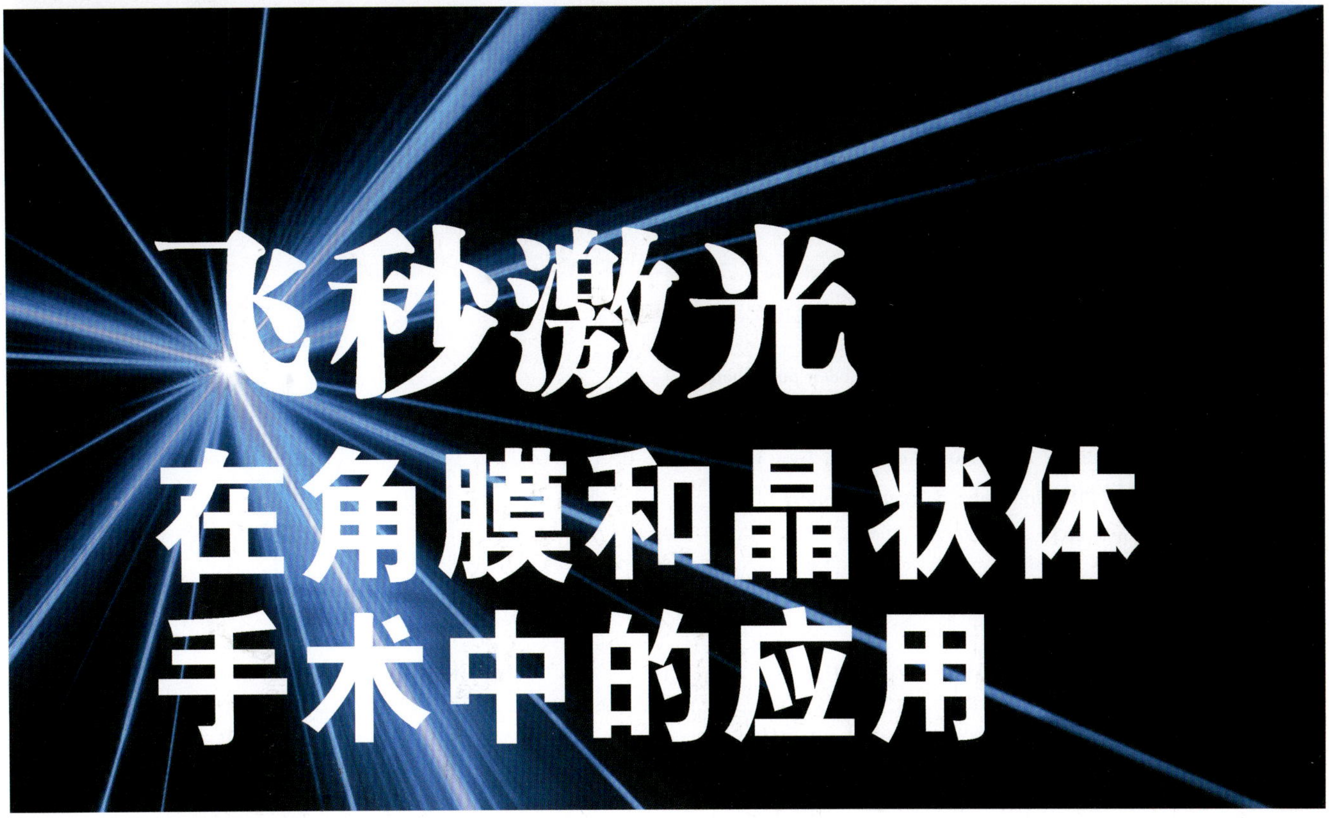

飞秒激光在角膜和晶状体手术中的应用

FEMTOSECOND LASERS in Cornea and Lens Surgery

主　编　〔美〕　乔治 · O. 沃林四世
　　　　　　　卡罗琳 · 玛娅 · 罗查

主　审　瞿　佳　王明旭

主　译　周激波

天津出版传媒集团

天津科技翻译出版有限公司

著作权合同登记号:图字:02-2021-161

图书在版编目(CIP)数据

飞秒激光在角膜和晶状体手术中的应用 / (美)乔治·O. 沃林四世 (George O. Waring IV), (美) 卡罗琳·玛娅·罗查 (Karolinne Maia Rocha) 主编; 周激波主译. 天津 :天津科技翻译出版有限公司, 2025. 3. — ISBN 978-7-5433-4615-4

Ⅰ.R779.63

中国国家版本馆 CIP 数据核字第 2025RQ4210 号

授权单位:Taylor & Francis Group, LLC

出　　版:天津科技翻译出版有限公司

出 版 人:方　艳

地　　址:天津市和平区西康路 35 号

邮政编码:300051

电　　话:022-87894896

传　　真:022-87893237

网　　址:www.tsttpc.com

印　　刷:天津新华印务有限公司

发　　行:全国新华书店

版本记录:889mm×1194mm　16 开本　17.75 印张　360 千字

2025 年 3 月第 1 版　2025 年 3 月第 1 次印刷

定价:198.00 元

(如发现印装问题,可与出版社调换)

主审介绍

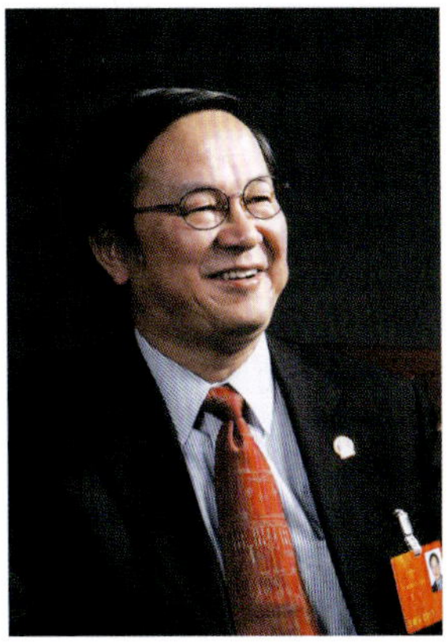

瞿　佳　教授，主任医师，博士生导师。现任温州医科大学附属眼视光医院终身名誉院长、温州医科大学眼视光医院集团总院长；眼视光学和视觉科学国家重点实验室主任，国家眼视光工程技术研究中心主任，国家药监局眼科疾病医疗器械和药物研究与评价重点实验室主任，教育部近视诊疗与防控工程技术中心主任，教育部全国综合防控儿童青少年近视专家宣讲团团长，海南乐城真实世界研究院理事长、院长，国务院学位委员会办公室临床医学学科评议组专家，教育部教学指导委员会眼视光医学委员会主任委员，中国眼视光学专业委员会主任，中国老年医学学会副会长、眼科学分会主任委员，中华医学会眼科学会副主任委员，中国高等教育学会常务理事，浙江省高等教育学会会长等。

主持973项目(首席科学家)、国家自然科学基金重点项目等百余项；发表SCI论文近300篇，授权发明专利近50项；获国家科技进步二等奖两项(均排名第一)，获何梁何利奖(2018年)和谈家桢生命科学奖(2018年)；获中华医学科技一等奖等省部级科技奖多项；连续多年入选爱思唯尔中国高被引学者(临床医学)榜单，H因子28，多年列全国眼科被引率第一。创建并主编 *Eye & Vision*、《中华眼视光学与视觉科学杂志》和《医学参考报眼科频道》等眼科学刊物。

主编眼视光学规划教材(国家规划教材共21本，共出三版)；主编的《眼科学》教科书(国家规划教材、国家精品课程等)获全国首届优秀教材奖；获国家教学成果二等奖三项(排名第一两项、排名第二一项)。

先后获得国家万人计划、国家教学名师、全国模范教师、全国优秀医院院长、卫生部(现卫计委)有突出贡献中青年专家、浙江省首批特级专家等称号；并获亚太眼科学会和中华眼科学会特殊贡献奖、杰出贡献奖等；2012年获美国视光学高等教育学会授予的眼视光卓越领导奖；2002年获美国新英格兰视光学院荣誉博士学位，2013年获美国纽约州立大学荣誉博士学位。

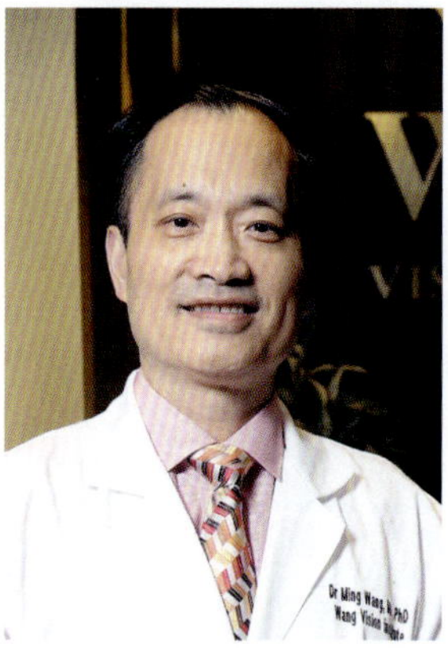

王明旭 教授，医学博士，哲学博士。美国爱尔 CEO，Wang Vision Institute 中心主任；哈佛医学院和麻省理工学院联合医学博士，特级优等生，激光物理博士；美国 FDA 眼科审查委员会前委员（华人中历史上第一位）；美国迈哈里医学院临床教授；美国共同点基金会创始人；田纳西州移民和少数民族商会会长；王明旭视力复明基金会会长；Wills 眼科医院住院医生；Bascom Palmer 眼科医院角膜专科医生。曾获美国眼科协会成就奖（AAO，Honor Award）；美国华人医学会终身成就奖；Kiwanis Nashvillian 年度人物奖，NPR 年度慈善家奖；撰写了 10 本英文原著眼科教科书（7 本已翻译成中文）；发明了羊膜隐型眼镜并贡献了其专利，至今此技术已被全世界几乎所有国家上万名眼科医生运用，帮助了几百万名患者复明；完成了世界第一例激光人工角膜移植手术；发表了 100 多篇学术论文（包括以第一作者身份发表在国际最权威的 *Nature* 杂志的论文）；用世界第一流的激光手术技术为 5.5 万余名患者（其中包括 4000 多位医生）治疗了近视、远视、散光、老视和白内障，患者来自美国 40 几个州，涉及全世界 55 个国家；其传记作品《从黑暗到光明》（*From Darkness to Sight*）已在美国被拍成电影《光明》（*Sight*），讲述一名华人在世界眼科舞台站立起来的故事。

主译介绍

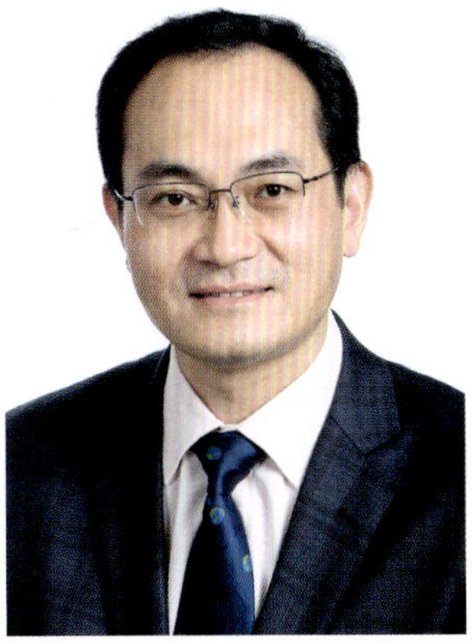

周激波　医学博士，主任医师，博士研究生导师。上海交通大学医学院附属第九人民医院眼科副主任，眼视光中心主任。中华医学会眼科学分会眼视光学组委员、中国医师协会眼科医师分会眼视光专业委员会委员、上海市医学会眼科专科分会视光和屈光手术学组副组长、中国眼科医师协会摄影书画分会委员、中国老年医学会眼科学分会常委、中国医疗保健国际交流促进会眼视觉健康分会常委、中国医药教育协会常委和医疗器械管理眼科分会副会长。美国约翰·霍普金斯大学 Wilmer 眼科研究所、美国哥伦比亚大学附属 Weill Cornell 医院访问学者。

专业工作方向为近视眼发病机制和防治研究、角膜和晶状体屈光手术，培养硕士和博士研究生 15 名。熟练开展 SMILE、TPRK 和 FS-LASIK 等角膜屈光手术，透明晶状体置换、有晶状体眼人工晶状体植入(ICL/TICL)、后巩膜加固等手术，多次赴农村和边远地区参加白内障防盲活动。迄今在 *IOVS*、*AJO*、*Curr Eye Res*、*EJO*、*Eye* 等国内外专业期刊发表学术论文 95 篇，其中 SCI 论文 53 篇；参编专业教材 6 部，主译专著 3 部；获得授权发明专利 2 项；获中国优秀眼科医师奖、中国医师协会眼科医师分会最佳科普人气奖、省级卫生新技术引进成果一等奖、厅局级科技成果二等奖各 1 次；获国家自然科学基金、上海市卫生健康委员会等多项科研基金资助。

译者名单

主　审　瞿　佳　王明旭

主　译　周激波

副主译　曹伊婷　王　华　周奇志　黄锦海

译　者　(按姓氏汉语拼音排序)

阿如玛　复旦大学附属眼耳鼻喉科医院
曹伊婷　上海交通大学医学院第一人民医院
陈国府　合肥爱尔眼科医院
陈　茜　武汉爱尔眼科洪山医院
陈越兮　重庆眼视光眼科医院
黄锦海　复旦大学附属眼耳鼻喉科医院
黄玉颜　温州医科大学附属眼视光医院
柯碧莲　上海交通大学医学院附属仁济医院
兰小川　温岭爱尔眼科医院
李康寓　西安爱尔眼科医院
刘志豪　同济大学附属第十人民医院
宁　睿　复旦大学附属眼耳鼻喉科医院
欧阳朝祜　上海和平眼科医院
瞿　佳　温州医科大学附属眼视光医院
王　华　湖南省人民医院
王明旭　美国田纳西州 Wang Vision Institute 美国爱尔眼科医院
王姗姗　西安爱尔眼科医院
余　琪　上海交通大学医学院附属第九人民医院
张　珣　青岛大学附属山东妇幼保健院
张　泳　山东第一医科大学附属省立医院
周激波　上海交通大学医学院附属第九人民医院
周励洋　温州医科大学附属眼视光学院
周奇志　重庆眼视光眼科医院
朱　凤　合肥普瑞眼科医院

主编介绍

George O. Waring Ⅳ，医学博士，美国外科医师学会会员（FACS），南卡罗来纳州 Mt. Pleasant Waring 视觉研究所的创始人和医学主任。Waring Ⅳ博士兼任 Clemson 大学工程与科学学院生物工程专业助教和眼科副教授，南卡罗来纳医科大学眼科研究所屈光外科主任，Storm 眼科研究所和 Magill 屈光中心主任。他也曾担任埃默里大学医学院眼科临床助教。

Waring Ⅳ博士是美国眼科委员会的认证医生。因其在眼科领域的杰出工作，获得了许多奖项和荣誉，如美国眼科学会成就奖、国际屈光外科协会颁发的杰出 Lans 奖和主席奖等，曾获美国眼科学会颁发的高级成就奖。Waring Ⅳ博士被推选为 2018 年“全球最具影响力的 100 位眼科专家”之一，美国 Castle Connolly 眼科指导委员会评选的全美顶级眼科医生之一，并被国际眼科协会评为世界顶尖眼科专家和医生领袖。

Waring Ⅳ博士是美国和欧洲眼外科医生学会、角膜外眼疾病屈光手术学会和 Vanguard 眼科协会的创始会员。他是美国眼科学会和美国外科医生学会的会员，也曾担任国际屈光外科学会和美欧眼外科大会的执行委员，并活跃于许多其他专业协会。Waring Ⅳ博士担任诸多专家委员会工作，包括国际屈光外科学会的项目（主任），以及美国白内障和屈光手术学会的屈光手术临床委员会。他还担任美国眼科学会 LASIK 课程的课程主任，美国眼科学会屈光手术基础临床课程的主席，并为 *Journal of Refract Surgery* 和 *Journal of Cataract and Refract Surgery* 杂志的编委会成员。

Waring Ⅳ博士在乔治亚州亚特兰大的 Emory 大学取得经济学和生态学双学位，后于 Emory 大学医学院取得医学博士学位。Waring Ⅳ博士曾任纽约州立大学眼科住院总医师。他在堪萨斯州 Overland Park 的著名导师 Daniel S. Durrie 医学博士的指导下完成了角膜和屈光手术的专科培训。他的妻子 Karolinne Maia Rocha 博士是南卡罗来纳医科大学角膜和屈光手术中心主任。他们享受和儿子 George O. Waring Ⅴ以及女儿 Maia 在一起的时光。

Karolinne Maia Rocha，医学博士，哲学博士，美国眼科委员会认证医生，美国眼科学会会员，白内障角膜和屈光手术专科医生。Rocha 博士目前是南卡罗来纳医科大学角膜和屈光外科主任以及 Charleston 市 Storm 眼科中心主任。她担任 Storm 眼科中心住院医生培训项目副主任，以及角膜和屈光手术专科医生培训项目主任。

Rocha 博士在眼科领域获得了卓越的奖项和荣誉，包括 2012 年美国眼科学会成就奖、2016 年国际屈光外科学会 Waring 纪念奖、2013 年克利夫兰 Lerner 临床医学院教学卓越成就奖和 2019 年美国眼科学会高级成就奖。2017 年，她经国际出版物 *the Ophthalmologist* 的 3.6 万名读者推选，进入“世界顶尖眼科专家和医生领袖”名录。

Rocha 博士活跃于眼科临床研究，已发表 300 余篇科学著作，包括同行评议论文、书籍、综述和会议摘要。她是美国眼科学会屈光手术基础和临床课程项目委员会及美国白内障和角膜屈光手术学会临床委员会的委员。作为国际屈光手术协会国际理事会执行委员会的委员，Rocha博士积极在国内和国际会议上演讲教学。自2009年以来，她一直担任美国眼科学会激光屈光技能培训课程的讲师，讲授视光学、老视、角膜地形图和复杂白内障手术课程。她还担任*Journal of Refractive Surgery*杂志副主编工作。

Rocha博士于2002年获得巴西隆德里纳州立大学的医学学位，随后在圣保罗联邦大学接受眼科住院医师培训，并于2005年获得巴西眼科委员会的认证证书。在圣保罗大学完成了她的研究和博士论文《白内障和人工晶状体的光学像差》(*Optical Aberrations in Pseudophakia and Cataract*)。在克利夫兰临床基金的资助下，她在俄亥俄州克利夫兰眼科中心完成了她的第二次眼科住院医师培训。2009年，Rocha博士在克利夫兰眼科中心完成了角膜和屈光手术的博士后专科培训，在那里她的工作紧密围绕着自适应光学技术的研究。2010年，Rocha博士在Emory大学完成了在角膜和屈光手术专业的第二个博士后专科培训，在那里她主要负责角膜胶原交联和地形图引导激光消融的研究。她的研究继续集中在人工晶状体、像差、角膜膨隆、假性调节和老视等领域。

编者名单

Syeda Ahmed, MSIV (Chapter 9b)
Cole Eye Institute
Cleveland Clinic
Cleveland, Ohio
Alfaisal University
Riyadh, Saudi Arabia

Timothy J. Archer, MA(Oxon), DipCompSci(Cantab) (Chapters 12d, 19)
London Vision Clinic
London, United Kingdom

Brandon D. Ayres, MD (Chapter 7)
Wills Eye Hospital
Philadelphia, Pennsylvania

Shamik Bafna, MD (Chapter 14)
Clinical Assistant Professor
Case Western Reserve University
Cleveland, Ohio
Surgeon
Cleveland Eye Clinic and Clear Choice Custom Lasik Center
Brecksville, Ohio

John P. Berdahl, MD (Chapter 4)
Partner
Vance Thompson Vision
Bozeman and Billings, Montana

Josef Bille, PhD (Chapter 9d)
Perfect Lens
Irvine, California
Heidelberg University
Heidelberg, Germany

Christopher L. Blanton, MD (Chapter 12b)
President & CEO
Director of Refractive Surgery
Inland Eye Institute
Colton, California

Florence Cabot, MD (Chapter 20)
Anne Bates Leach Eye Hospital and Ophthalmic Biophysics Center
Bascom Palmer Eye Institute
University of Miami Miller School of Medicine
Miami, Florida

Glenn I. Carp, MBBCh, FC Ophth(SA) (Chapters 12d, 19)
London Vision Clinic
London, United Kingdom

Y. Ralph Chu, MD (Chapter 3c)
Chu Vision Institute
Bloomington, Minnesota

Arthur B. Cummings, MD, FRCS (Chapter 12a)
Medical Director
Wellington Eye Clinic
Consultant Ophthalmologist
Beacon Hospital
Dublin, Ireland

H. Burkhard Dick, MD, FEBOS-CR, PhD (Chapter 8)
Chair
University Eye Clinic
Ruhr University
Bochum, Germany

Kendall E. Donaldson, MD, MS (Chapter 3b)
Professor of Clinical Ophthalmology
Bascom Palmer Eye Institute
Miami, Florida

Mustafa Eliaçık, MBBS (Chapter 15)
Associate Professor
Department of Ophthalmology
Medical Faculty
Medipol University
Istanbul, Turkey

Mike Endl, MD (Chapter 12e)
Fichte Endl & Elmer Eyecare
Amherst, New York

Niagara Ambulatory Surgery Center
Niagara Falls, New York
Niagara Falls Memorial Medical Center
Lewiston, New York

Nicole R. Fram, MD (Chapter 7)
Advanced Vision Care
Los Angeles, California

Ronald D. Gerste, MD, PhD (Chapter 8)
North Potomac, Maryland

Oren Golan, MD (Chapters 12c, 17)
Department of Ophthalmology
Tel Aviv Sourasky Medical Center
Tel Aviv University, Israel

Larissa Gouvea, MD (Chapters 5, 6)
Cornea & Refractive Surgery Fellow
Department of Ophthalmology and Vision Sciences
University of Toronto
Toronto and Ontario, Canada

Jessica Heckman, OD (Chapter 3c)
Chu Vision Institute
Bloomington, Minnesota

Tibor Juhasz, PhD (Chapters 1, 10)
Gavin Herbert Eye Institute
Department of Biomedical Engineering
University of California
Irvine, California

Aylin Kılıç, MBBS (Chapter 15)
Assistant Professor
Department of Ophthalmology
Medical Faculty
Medipol University
Istanbul, Turkey

Brent A. Kramer, MD (Chapter 4)
University of North Carolina
Chapel Hill, North Carolina

Ronald R. Krueger, MD, MSE (Chapter 9b)
Cole Eye Institute
Cleveland Clinic
Cleveland, Ohio
Truhlsen Eye Institute
University of Nebraska Medical Center
Omaha, Nebraska

Susan MacDonald, MD (Chapter 9d)
Associate Clinical Professor
Tufts School of Medicine
President
Eye Corps
Boston, Massachusetts

Gustavo K. Marino, MD (Chapter 13)
University of Sao Paulo
Sao Paulo, Brazil

Jodhbir S. Mehta, PhD, MBBS, FRCS(Ed), FRCOphth (Chapter 18)
Tissue Engineering and Stem Cell Group
Singapore Eye Research Institute
Singapore National Eye Centre
Ophthalmology and Visual Sciences Academic Clinical Programme
Duke-NUS Medical School
Singapore

Majid Amir Moarefi, MD (Chapter 14)
Cataract and Refractive Surgeon
Eye Physicians of Long Beach
Long Beach, California

Zoltan Z. Nagy, MD (Chapters 1, 12f)
Department of Ophthalmology and Department of Ophthalmic Sciences for Optometry
Faculty of Health Sciences
Semmelweis University
Budapest, Hungary

Steven Naids, MD (Chapter 7)
Advanced Vision Care
Los Angeles, California

Mark Packer, MD, FACS, CPI (Chapter 9c)
Mark Packer, MD Consulting, Inc
Boulder, Colorado

Claudia Perez-Straziota, MD (Chapters 12c, 17)
Cornea, Anterior Segment and Refractive Cataract Surgery
Cleveland Clinic
Cole Eye Institute
Cleveland, Ohio

J. Bradley Randleman, MD (Chapter 12c)
Professor
Department of Ophthalmology
Cleveland Clinic Lerner College of Medicine of Case Western Reserve University
Co-Director
Refractive Surgery Section
Cole Eye Institute
Cleveland Clinic

Cleveland, Ohio
Editor-in-Chief
Journal of Refractive Surgery

Dan Z. Reinstein, MD, MA(Cantab), FRCSC, DABO, FRCOphth, FEBO (Chapters 12d, 19)
London Vision Clinic
London, United Kingdom
Columbia University Medical Center
New York, New York
Biomedical Science Research Institute
Ulster University
Coleraine, United Kingdom
Centre Hospitalier National d'Ophtalmologie des Quinze-Vingts
Paris, France

Andri K. Riau, PhD (Chapter 18)
Tissue Engineering and Stem Cell Group
Singapore Eye Research Institute
Singapore

Ramunas Rolius, MD (Chapters 3a, 16)
Gundersen Health System
La Crosse, Wisconsin

Ruth Sahler (Chapter 9d)
Perfect Lens LLC
Irvine, California

Craig S. Schallhorn, MD (Chapter 11)
Department of Ophthalmology
Naval Medical Center San Diego
San Diego, California

Steven C. Schallhorn, MD (Chapter 11)
Professor of Ophthalmology
University of California San Francisco
San Francisco, California
Chief Medical Officer
Zeiss Meditec
Dublin, California

Tim Schultz, MD, FEBO (Chapter 8)
University Eye Clinic
Ruhr University
Bochum, Germany

Jonathan D. Solomon, MD (Chapter 3d)
Refractive/Cataract Director
Solomon Eye Associates, Physicians & Surgeons
Bowie, Maryland
Medical Director of Research
Bowie Vision Institute
Assistant Professor
Department of Cornea, Refractive, External Disease
Department of Ophthalmology and Visual Sciences
University of Maryland School of Medicine
Baltimore, Maryland

Russell J. Swan, MD (Chapter 4)
Vance Thompson Vision
Bozeman and Billings, Montana
Adjunct Assistant Professor
Ophthalmology University of Utah
Salt Lake City, Utah

F. Beau Swann, MD (Chapter 2)
Surgical Director
Brazos Eye Surgery of Texas
Waco, Texas

Ryan S. Vida, OD, FAAO (Chapters 12d, 19)
London Vision Clinic
London, United Kingdom

Denise M. Visco, MD, MBA (Chapter 9a)
Medical Director
Eyes of York Cataract and Laser Center, PC
York, Pennsylvania

Keith Walter, MD (Chapters 3a, 16)
Wake Forest University
Winston-Salem, North Carolina

Kenneth Weinlander, MD (Chapters 3a, 16)
Milwaukee Eye Surgeons
Milwaukee, Wisconsin

Robert J. Weinstock, MD (Chapter 2)
Director of Cataract and Refractive Surgery
The Eye Institute of West Florida
Tampa Bay, Florida

Jeffrey Whitman, MD (Chapter 12e)
Key-Whitman Eye Center
Dallas, Texas

William F. Wiley, MD (Chapter 14)
Medical Director
Cleveland Eye Clinic
Cleveland, Ohio

Steven E. Wilson, MD (Chapter 13)
Cole Eye Institute
Cleveland Clinic
Cleveland, Ohio

Sonia H. Yoo, MD (Chapter 20)
Anne Bates Leach Eye Hospital and Ophthalmic Biophysics Center
Bascom Palmer Eye Institute
University of Miami Miller School of Medicine
Miami, Florida

中文版序言一

周激波医生组织国内的眼科同道翻译了这本《飞秒激光在角膜和晶状体手术中的应用》，他说我是他专业发展的带路人，请我为他的译作写序，作为周医生这些年在专业领域发展的见证人，我欣然命笔。

飞秒激光在眼科的应用是最近20年来全球眼科领域最重要的进展之一，对角膜激光手术和晶状体手术的准确性、安全性和可重复性起到了极大的提升作用。角膜激光手术因为飞秒激光进入更加微创更加舒适的时代，飞秒激光也使得晶状体手术尤其是老视晶状体手术的术中质量控制跨上了一个新台阶，飞秒激光更推动了角膜屈光手术和晶状体屈光手术的深度融合，对患者的视觉质量恢复和提高意义深远。飞秒激光技术近年来在我国眼科界也呈现蓬勃发展的好势头，紧跟这个领域的发展潮流，并力求创新和突破，是每位屈光手术医生的使命和职责。

本书两位主编是一对贤伉俪，他们都是美国著名的眼屈光手术专家。George O. Waring Ⅳ医生曾经位列“全球最具影响力的100位眼科专家”榜单，被国际眼科协会评为世界顶尖眼科专家和医生领袖，Rocha医生也曾经入选“世界顶尖眼科专家和医生领袖”名录，他们对于飞秒激光在眼科领域的应用有着深刻的认识，也为飞秒激光技术的推广做出了很大贡献。他们组织编写的这本著作不但深入介绍了当今飞秒激光技术在眼科应用的方方面面，而且展望了飞秒激光技术未来发展的方向和一些新的技术萌芽。将这本专著介绍给国内眼科同行，对大家开展专业工作定会起到帮助作用，对我国眼科界飞秒激光技术的健康发展也一定会起到促进作用。

中国工程院院士
上海交通大学副校长
上海交通大学医学院院长

范先群

2025年1月

中文版序言二

周激波医师是浙江大学和温州医科大学眼视光学院联合培养的博士，师从瞿佳院长。我作为他的临床老师和他有很多接触。在我的印象里，他是一位非常勤奋、对新事物有强烈兴趣、思维活跃、喜欢提很多问题、很会动脑筋、不人云亦云的学生，所以在校期间就给我们老师留下了非常深刻的印象。他的毕业课题是关于小动物眼球发育的干预，我也参加了他的毕业答辩。毕业后他去上海工作，在上海交通大学医学院附属第九人民医院把屈光手术专业做得有声有色。数年后，他想去美国访学，请我推荐单位，我帮他联系了著名的王明旭博士诊所。

这次很高兴他邀我来为他的译著作序，因为本书涉及10多年来迅速发展的飞秒激光技术在角膜和晶状体方面的应用。这是目前眼科的热点领域，包含我们在实践中经常面临的许多难点问题，也正是我的临床工作重点之一。周激波及其团队提供的这本非常有用的译作，将对我们这些已有粗浅经验的医生和刚加入这个领域的新医生都会有极大的帮助。

本书主编是George O. Waring Ⅳ和Karolinne Maia Rocha夫妇，我在各种眼科国际会议上经常看到George O. Waring Ⅳ做非常出色的学术报告，他站在巨人的肩膀上，所做的研究非常深入。他父亲是已故的著名眼科医生George O. Waring Ⅲ，我与同事在美国访学的时候，曾经受他父亲邀请，到他亚特兰大的家里做客。让我非常惊讶的是，在他家很大的地下室里有大量来自中国的陶瓷、雕刻等工艺品，看到这样一位世界著名的美国眼科医生对中国文化有如此浓厚的兴趣和不同寻常的鉴赏力，我当时非常震撼。他父亲对中国医生非常友好，曾数次来中国大陆访问、参会交流，对我国屈光手术发展曾经起到很大的推进作用。我很怀念这位对中国友好的美国朋友，也很怀念我们两国眼科医生过去30多年来一起交流和相处的时光。周教授组织了一支强有力的队伍把本书翻译给我们，值得我们加倍地珍惜和感谢他的付出。我也借此表达我对George的敬佩与怀念之情。

温州医科大学眼视光医疗集团
副总院长，首席医疗官

王勤美

2025年1月
于温州

中文版前言

2021年夏天，天津科技翻译出版有限公司的陈妍华老师问我，有一本美国出版的眼科专业书是否愿意翻译，我浏览之后便欣然答应。有两个原因，一是这本书从屈光手术专业的角度，全面地介绍了飞秒激光在眼部的最新应用和各种最新设备，而且还展望了飞秒激光在眼科未来的应用发展。飞秒激光同时应用于角膜手术和晶状体手术，进一步促进了屈光手术融合的潮流，尤其飞秒激光进入晶状体手术领域后极大降低了手术操作的难度，这无疑会促进这种融合，有益于国内屈光手术专业的发展。二是原著作者之一 George O. Waring Ⅳ的名字我很熟悉，2000年春天，我在上海参加一个国际学术会议时，曾有幸聆听他父亲 George O. Waring Ⅲ的演讲并合影。前几年在广州的亚太眼科年会上，我也有幸在现场聆听了作者的演讲。

接到任务后，我立即着手邀请国内眼科屈光手术界的同行和研究生一起加入翻译工作。在这个过程中，深深体会到翻译工作的困难。需要仔细斟酌中文表达，而对一些新技术的未知，是更大的一个困难。所幸，得益于现代通信技术给我们带来的方便，翻译过程中可以随时和美国的王明旭教授讨论我们遇到的问题。在王明旭教授的帮助下，我也和原著作者建立了通讯联系，对一些存疑问题进行了邮件沟通，这为翻译质量提供了保证。虽然我们尽了最大的努力，但是疏漏和错误之处难免，恳请广大同道给予批评指正。

感谢我的恩师瞿佳教授对我的培养，感谢范先群院士和王勤美教授为本书作序，感谢各位译者为本书付出的辛勤努力，也感谢出版社的编辑老师们。希望本书能为国内眼科同道开展飞秒激光手术提供帮助和参考。

上海交通大学医学院附属第九人民医院
眼科视光中心主任、眼科副主任

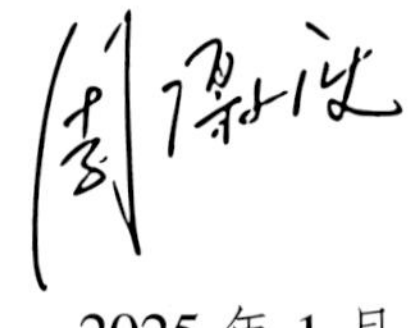

2025年1月

序　言

1飞秒和1秒相比，大概类似1秒和3171万年相比：是十亿分之一秒的百万分之一。一束光大约在1飞秒内传播0.3微米，这个距离约相当于一个病毒的直径。当我第一次读到这段话时，它就一直在我的脑海中萦绕。

超高速激光已被证明是角膜屈光和白内障手术的终极可用技术。我被这项技术及其相关发现深深吸引，这项技术与已经诞生的其他技术结合，创造出一个全新的空间，正如晶体管之于电脑、平面屏幕之于笔记本电脑、可折叠人工晶状体之于超声乳化手术一样。

30年前，角膜屈光手术主要是角膜切除术、放射状角膜切开术，以及很小一部分基于Barraquer的板层技术，如近视眼角膜基质磨镶术。准分子激光是一种新技术，在激光光学角膜切削术（PRK）中直接作用于角膜表面。然而，即使在美国食品药品监督管理局（FDA）批准PRK后，其结果也不如放射状角膜切开术那么理想。但我们知道金属或钻石刀片只能取得这样的结果，激光将屈光手术带入了数字时代，它带来了无限的可能。George Waring Ⅲ很早就认识到了这一点，并在他的著作Incisional Keratotomy中对角膜切除术展开了详尽的论述。这本书真正地为激光屈光手术时代的到来奠定了基础。他那时很年轻，但他的工作显然是出类拔萃的。

2000年，飞秒激光机第一次进入我的诊所，我们第一次将飞秒激光用于制作LASIK角膜瓣。从那以后，这项技术一直在积极影响和引导着我的职业生涯。

LASIK手术

飞秒激光不仅激发了医生的想象力，也激发了患者的想象力。我们利用飞秒激光进行LASIK角膜瓣制作的第一台机器仅是一个半成品。角膜瓣很难分离掀开，恢复很慢。事实上，我们没有报道过该手术的结果，相比传统Barraquer机械角膜刀，飞秒激光制瓣的结果并不好。但患者的感受让飞秒激光赢得了胜利。我永远不会忘记那一天，一个患者通过高清屏观看我们制作飞秒激光角膜瓣，当激光从角膜面扫过时，她惊讶地张大了嘴巴。手术结束后，她所有的话语都是关于激光。LASIK现在已经是“全激光手术”，再也不可能回到机械刀时代。

激光白内障手术

我迫切地开展了激光白内障手术，并有幸于2010年2月在美国完成了第一例手术。与大多数技术一样，激光白内障手术也存在一些争议（我理解这场争论，但永远无法理解反对者的强烈情绪）。是的，这让我想起了角膜切开手术与激光切开手术、囊外白内障手术与超声乳化手术、LASIK与PRK的对照。虽然手术量在增加，但其发展的速度仍比较缓慢。换言之，尽管激光白内障外科医生已经做了很多的手术，但技术普及的速度还是很慢。最终，它只会成为忙碌的外科医生所喜欢的一项技术吗？还是会被证明更安全、更有效？在大量病例中，我们发现囊膜破裂的发生率极低，小于1/1000。基于激光的技术会让医生的手术技术提高吗？还是人工晶状体

(IOL)需要一个精准成型的囊袋或者让手术更简单的新装置?手术成功的关键是联合应用图像导航技术,它与激光一样重要。我一直把飞秒激光看作激光刀。未来,我们定义和使用这项技术时会应用光学相干断层图像引导技术。

小切口透镜取出术

令我特别自豪的是,我是小切口角膜基质透镜取出术(SMILE)技术的研发者。令人印象深刻的是,FDA 在没有成立一个专家组的情况下批准了这项新技术。当人们说这是最新的技术时,我不禁笑了,Jose Barraquer 早在 20 世纪 60 年代的书中就已绘图并描述了这项技术。我们不知道这项技术是否会增加手术的稳定性、减少干眼的发生率或者会成为患者优选的手术方案。

未来

简单来说,激光是数字化的,具有无限的优势,尤其是当它作为一项实用技术时。白内障/人工晶状体术后患者不满意的首要原因是人工晶状体屈光力的微小误差。如今我们有三次机会来解决这个问题:术前计算、术中像差测量和术后 LASIK 或 PRK 的补充治疗。我坚决支持术后调整人工晶状体,而不是做进一步手术。光调整屈光力人工晶状体(RxSight)和利用飞秒激光在眼内改变人工晶状体的屈光指数的技术已经曙光初现。本书的作者 George O. Waring Ⅳ和 Karolinne Rocha 一直是本领域及上述所有激光应用领域的积极开创者。我特别期待了解他们在这个领域中的想法。

最后,最重要的是,非常感谢作者 George O. Waring Ⅳ和 Karolinne Rocha 邀请我为他们的眼科飞秒激光专著作序。我在专业和个人层面均倍感荣幸。我很了解 George 的父亲,George Ⅲ,他对眼科学尤其是屈光手术领域的贡献之大,难以言喻。George 的贡献体现在研究、学术、社会和教学等诸多领域。我经常想起他,尤其是当我和他的儿子 George Ⅳ及 Karolinne 在一起的时候。George Ⅳ和 Karolinne 有着和 George 一样的热情、职业道德、对未来发展的紧迫感和深刻的求知欲,难怪他们都如此成功。让我无比高兴的是,他们夫妇二人都来邀请我为他们的著作撰写序言。

我们无法预知未来的 25 年激光会给眼科学带来什么样的改变。我特别感激 George O. Waring Ⅳ和 Karolinne Maia Rocha 来引领我们走向未来!

Stephen Slade, MD, FACS

内容简介

很少有技术比飞秒激光对当代角膜和晶状体屈光手术的影响更大。准分子激光、超声乳化术和先进的人工晶状体在视力矫正手术发展中都具有重要的意义。由图像引导驱动的飞秒激光(千万亿分之一秒)本质上是一个没有刀片的手术刀。世界上绝大多数 LASIK 角膜瓣是用飞秒激光制作的。小切口基质透镜摘除技术作为一种全程飞秒激光矫正视力的技术,正日益受到人们的欢迎。飞秒激光在晶状体手术中的应用也正在迅速发展,有大量的数据支持其安全性和有效性。飞秒激光屈光指数成形在未来的屈光矫正中具有重要的作用。

我们很高兴有机会合著 *Femtosecond Lasers in Cornea and Lens Surgery*,这本书汇总了飞秒激光在眼前节手术中的最新进展。核心内容包括了飞秒激光在角膜和晶状体手术中的发展历史、基础知识、实际应用和整合。我们希望您喜欢本书的内容,就像我们喜欢编写这本书一样。

George O. Waring Ⅳ, MD, FACS
Karolinne Maia Rocha, MD

致　　谢

我们要感谢本书所有编者,感谢他们的辛勤工作和奉献,感谢他们无私地分享这些宝贵的知识和经验。我们也要感谢所有为飞秒激光在眼科应用中做出贡献的人们。

献　　词

谨以此书献给我们的家庭，我们的父亲 George Ⅲ，我们的儿子 George Ⅴ和女儿 Maia；我们的导师；以及那些让我们有幸为他们治疗的患者。

——George O. Waring Ⅳ
Karolinne Maia Rocha

目　　录

第一部分

晶状体飞秒激光手术

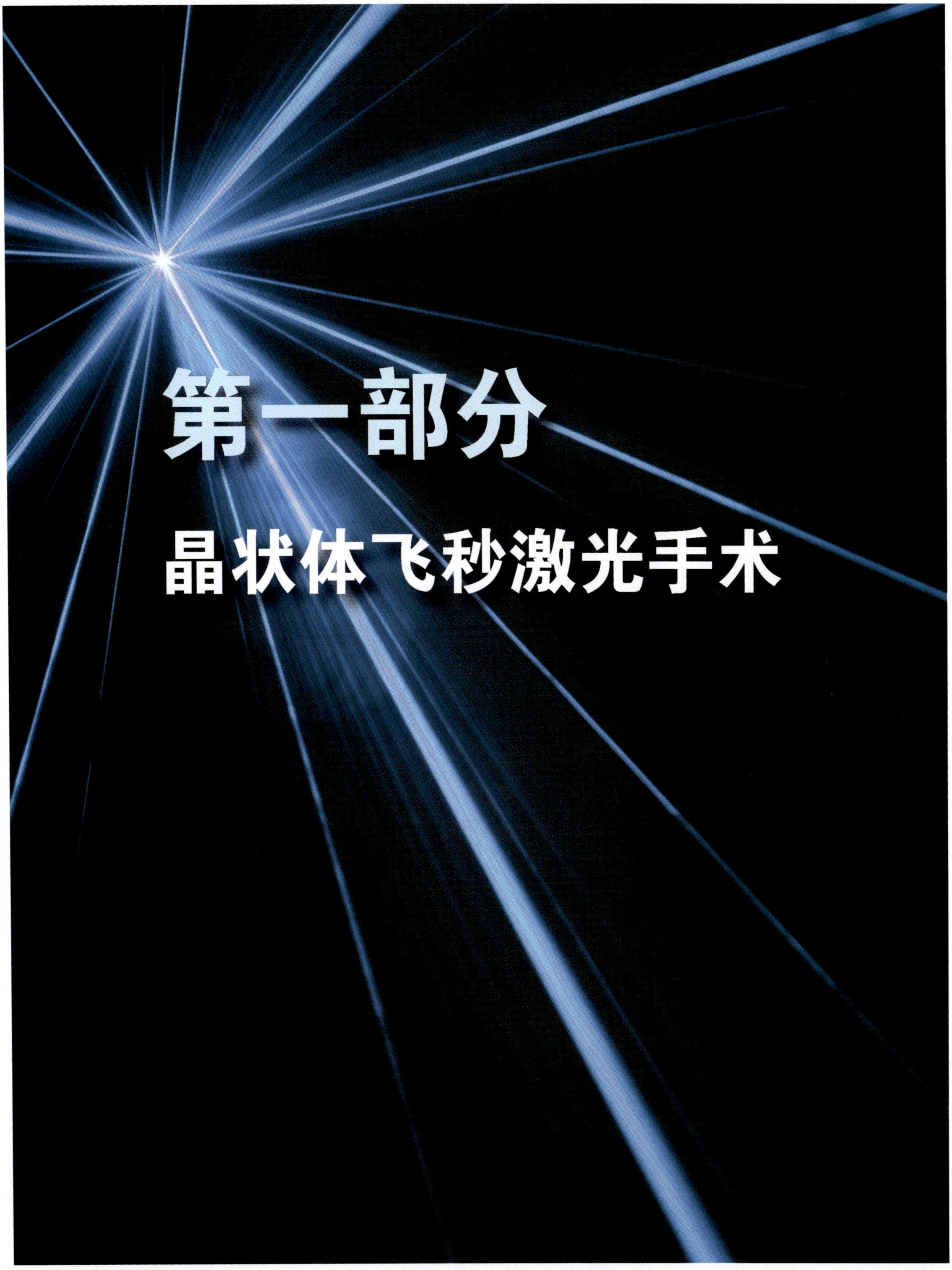

第 1 章

飞秒激光辅助白内障手术的历史

Zoltan Z. Nagy, MD; Tibor Juhasz, PhD

引言

1911 年,Allvar Gullstrand 因建立了人眼的屈光学模型而被授予诺贝尔医学奖。1960 年,第一台激光机问世。到了 1987 年，激光首次用于屈光手术，因此,Gullstrand 的人眼模型和最新的激光技术得以结合。在运用激光进行外科手术方面，眼科医生一直是医学界的先锋,而且一直延续至今。如今,激光治疗已经覆盖了人眼所有的解剖结构。激光治疗的第一台仪器是氩激光机。今天，我们可以用一系列精密的激光技术来进行眼病的诊疗。

早期的屈光手术激光

1987 年是当代眼科学的一座里程碑。这一年，眼科医生第一次使用准分子激光改变了人眼的屈光状态。欧洲的 Theo Seiler 博士和美国的 Stephen Trokel 博士几乎在同一时期分别开展了相同的治疗工作。这是眼科学的一个革命性发展，自首次使用激光以来,已成功治疗数百万患者。时至今日,准分子激光仍然是改变眼睛屈光状态的主要工具。

准分子激光的组织学效应是基于紫外激光照射在透明眼组织浅层而被有效吸收。在角膜表层组织吸收的激光能量导致角膜组织快速加热和汽化。这种现象很快，以至于热量没有时间传播到邻近的组织层，从而消除了对治疗部位周围组织的热损伤。因此，准分子激光机常被称为冷激光。由于效应是局部的,准分子激光可以雕刻角膜组织、重塑角膜，以达到改变屈光度的效果。

当然，准分子激光也不是完全没有危险。它存在以下问题:无血管角膜组织损伤的不正常愈合,可治疗的屈光不正范围有限。然而，准分子激光推动了新的治疗模式的应用。LASIK 手术旨在利用准分子激光改变眼屈光度，阻止角膜愈合反应，减少疼痛,加速康复。在 LASIK 中,使用机械角膜板层刀制造角膜瓣来暴露角膜表层下的基质,然后,利用准分子激光重塑基质，再将角膜瓣重新覆盖到治疗过的组织上。其结果是重塑了角膜前表面和改变了角膜屈光度。然而,机械角膜板层刀的并发症(如纽扣瓣、不规则的角膜瓣和角膜瓣下的细沟条纹)阻碍了 LASIK 市场的快速发展。一种新的激光技术最终将解决微型角膜板层刀的问题。

飞秒激光的发展

随着准分子激光的成熟，一种新型冷激光技术发展起来了，那就是飞秒激光。这个名字代表飞秒激光机产生的激光脉冲持续时间极短,1 飞秒是 10^{-15}(一千万亿分之一)秒。与紫外准分子激光不同,飞秒激光机发射的是可见光或近红外光，这种照射可在眼部组织内传播但不被吸收。为了实现激光和眼部组织之间的相互作用，飞秒脉冲被聚焦到组织中一个直径仅为几微米的点上。当聚焦时，飞秒脉冲在很小的相互作用体积内产生一个很大的电场,使组织电离产生自由电子和离子的混合物。这种带电的混合物被称为等离子体，然后会从激光脉冲吸收更多的能量，导致快速加热和作用区域的膨胀。在膨胀过程中，离子在等离子体中重新结合，产生简单的分子，如二氧化碳、水和氮。膨胀也迅速冷却等离子体，阻止热量传播到周围的组织。随后膨胀减缓并最终停止，在激光的焦点处留下一个几微米大小的空泡，而不会对邻近的组织造成热损伤。这个过程叫作光切割。通过对眼组织的激光聚焦扫描，空化气泡层可以产生微米级精度的切口，而不会对周围组织造成任何附加损伤。

飞秒激光的第一个也是最简单的应用是在 LASIK 手术中制备角膜瓣。在这个过程中，飞秒激光脉冲聚焦到角膜基质层，并在平行于角膜表面深约 100μm 的角膜基质层进行扫描，以制备角膜瓣。微米级的精度、飞秒激光脉冲封闭的组织效应和最小化的周边组织损伤，最大限度地减少甚至消除了微型角膜板层刀的缺点，使该技术在 LASIK 手术角膜制瓣中得以广泛应用。

早期的飞秒角膜瓣制作

第一台眼科飞秒激光机是 IntraLase 公司研发的，该公司由 Tibor Juhasz 博士和 Ron Kurtz 博士于 1997 年共同创立。1999 年 12 月，Imola Ratkay 博士在匈牙利布达佩斯进行了第一次人眼治疗。这项技术于 2000 年被美国食品药品监督管理局(Food and Drng Administration，FDA）批准用于制作角膜瓣。虽然这项技术被市场接受花费了数年的时间，但到了 2005 年，在美国很大比例的角膜瓣制作是由 IntraLase 公司飞秒激光完成的。如今，应用这项技术制作角膜瓣被认为是 LASIK 角膜瓣制作的标准方法。临床研究表明，与微型角膜板层刀相比，飞秒激光准确性和安全性更高，这也促进了飞秒激光技术的成功。

早期的飞秒白内障手术

白内障手术与制作角膜瓣相似，需要高度精准的切口，包括角膜主切口和次切口、撕囊和碎核。飞秒激光在白内障手术中的应用称为飞秒激光辅助白内障手术(femtosecond laser-assisted cataract surgery，FLACS)。虽然将飞秒激光的切割范围扩大到角膜以外，制备高精度白内障切口看似可行，但要在白内障手术中使用飞秒激光，还需要解决几个技术问题，包括：①在不大幅减少聚焦物体的光圈情况下，在接近晶状体后表面的位置，增加飞秒激光的切割深度(可达约 9mm)；②将可用激光能量增加约 10 倍；③准确定位于需要治疗的解剖部位。为了解决这些技术难题，并将首个飞秒激光联合白内障手术推向应用，由 Ron Kurtz 博士、Tibor Juhasz 博士和 Eric Weinberg 于 2008 年共同创立了 LenSx Lasers 有限公司。由于工程师的技能过硬，第一台原型机在 2008 年 8 月完成，并运往匈牙利的森梅威斯大学(Semmelweis University)眼科，在那里由 Zoltan Nagy 医生进行了最初的临床试验[1,2]。

在激光机到来前，他们进行了充分准备，该项目经伦理委员会批准，获得了患者知情同意书和报告表格等文件。工程师、物理学家、眼科医生和 LenSx Lasers 公司代表在第一个手术日的早晨来到手术室，在术前对激光机的性能进行最后的验证。

Nagy 博士这样回忆那个激动人心的时刻：

我还记得第一次手术的那天。虽然我很兴奋，但在手术的前一晚我睡得很好。因为我不想对患者造成一丁点儿的伤害，所以我们决定循序渐进。第一天，我们只用激光进行撕囊，手术进行得相当顺利。在我们优化囊膜切口并验证了撕囊口的直径前，我们没有考虑其他类型的切口。在随后的手术中，团队开始根据晶状体浑浊分级系统(Lens Opacities Classification System，LOCS Ⅲ)，关注核硬度分级小于 2.0 的白内障的碎核。接下来才是真正白内障晶状体碎核的优化，然后完成了角膜切口的优化。所有这一切都在 8 个月之内完成。

图 1-1 是 Nagy 博士第一次进行 FLACS 手术。他背后的屏幕正在展示一个完美的撕囊。激光手术后立即进行的前节 OCT 检查显示，晶状体内的激光切口在前囊膜切口下深约 300μm。此外，OCT 检测到晶状体囊膜上方约 300μm 处有个气泡。这清晰地表明这项技术能够达到所需要的精确度。

第一台 LenSx 原型机没有集成 OCT 设备来显示解剖结构的深度，因此，在手术前对每位患者都进

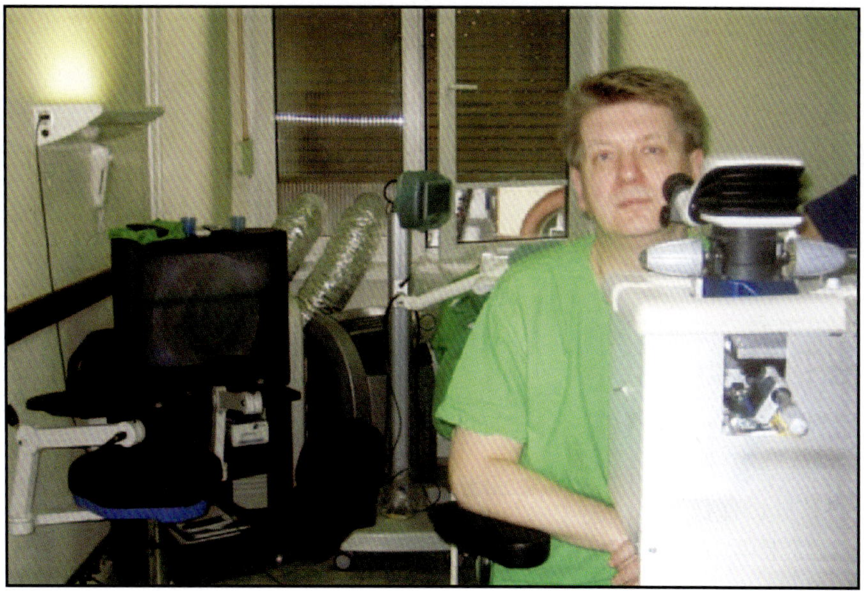

图 1-1　这张照片展示了 Nagy 医生首次使用 LenSx 激光原型机实施飞秒激光辅助白内障手术。

行了复杂的生物测量以确定晶状体囊膜的准确深度。当时也没有使用 OCT，而是使用双氦氖激光束三角定位系统来定位晶状体囊膜和晶状体厚度。为了确保患者的安全，在进行激光手术之前，将双氦氖三角测量的结果与术前生物测量结果相关联。虽然过程并不简单也不快速，但双光束提供了足够的准确性。如今，商业化的 LenSx 激光机包括一个内置的 OCT，它可以准确且非常方便地确定需要切割区域的解剖结构（视频 1-1 和视频 1-2）。

相比最初的原型机，内置 OCT 表现了商用机重要和必要的改进，同时商用机也需要其他的改进。最初，使用了相当强的吸力确保吸引环（patient interface，PI）吸附在眼球表面，导致手术后结膜充血。在这种情况下，强烈的吸引力也会造成明显的瞳孔收缩，这使得手术更具挑战性。引入 SoftFit PI（Alcon Laboratories）极大地减少了施加在患者眼部的吸引力，从而减少了结膜充血的患者人数。此外，SoftFit PI 的引入还带来了许多优点：可能影响激光束聚焦的角膜皱褶消失了，提高了 OCT 图像质量，降低了囊膜切开和角膜切口所需的脉冲能量。分离晶状体的切口质量得到提高，Nagy 博士可以很容易地将晶状体分割成四块。角膜切口更偏向于外周，使实际的切口与计划的切口更接近。最终，无囊膜漂浮的撕囊术也更容易标准化。

Nagy 博士这样回忆道：

手术过程中晶状体核内气体的处理是最初的挑战。我在处理时总是非常小心。从一开始就知道这是个新问题。气体通常不在晶状体内，气体应该从前面离开眼睛而不对眼睛造成伤害；否则，如果气体向后运动，可能会导致后囊膜破裂。因为这是第一次在白内障手术中使用飞秒激光技术，所以我处理得非常谨慎。当我尝试游离晶状体核时，发现如果我上下移动核，并尝试旋转，晶状体内的气体就可以向前通过角膜切口逸出眼内。晶状体内压力随后恢复正常，剩下的手术就和常规白内障手术一样。虽然我在飞秒激光手术时没有经历后囊破裂，但悉尼大学的 Timothy Roberts 博士领导的一个研究小组在几年后描述了这样的情况[3]。悉尼研究小组遇到的问题如下：他们将飞秒激光白内障手术作为一种普通的超声乳化手术，使用大直径的套管对晶状体核进行快速、急促地水分离，这种操作无法让眼内气体从角膜切口方向逸出眼睛，这种情况称为囊袋阻滞综合征，作为术中并发症在文献中经常被提到，飞秒激光治疗因此引起了一些争议。但我认为这是人为的操作失误，而不是技术导致的问题。飞秒激光手术有一个学习曲线，一般需要 30~50 例。如果医生接受并且遵守这些规则，那么就不会发生囊袋阻滞。

我在撕囊的时候也非常谨慎。用第一个原型 PI（不是前面提到的 SoftFit PI），会在前囊膜上产生一些小的囊膜片和不完全切开。如果我在抓住并且牵拉切开的囊膜时手突然抖动，就可能导致前囊膜破裂。为了防止这种情况的发生，我首先对前囊进行染色，然后用撕囊镊沿着飞秒激光切割的轮廓线，一步一步慢慢打开前囊膜切口。这是我用来防止前囊破裂的方法。

2010 年，LenSx 激光机通过了美国 FDA 的认证，并获得了欧盟认证。图 1-2 展示了产品发布时的 LenSx 激光机。2010 年，Nagy 博士获得了 Lindstrom 教授颁发的《屈光外科杂志》（*Journal of Refractive Surgery*）最佳论文奖——Waring Prize（图 1-3）。后来，Nagy 博士陆续收到了许多其他奖项并受邀参加欧洲会议和国际会议。虽然飞秒激光机仍存在争议，但可以肯定的是，在角膜和白内障手术中，它正在并将在未来发挥作用。

接受第一次 FLACS 治疗的患者自我感觉很好。这表明患者信任激光技术，认为它非常精准且无害。他们认为飞秒激光机是一种超于人的、完全由计算机控制、没有人为错误的设备。因此，人们对飞秒激光机的接受度比最初预期要高出很多。

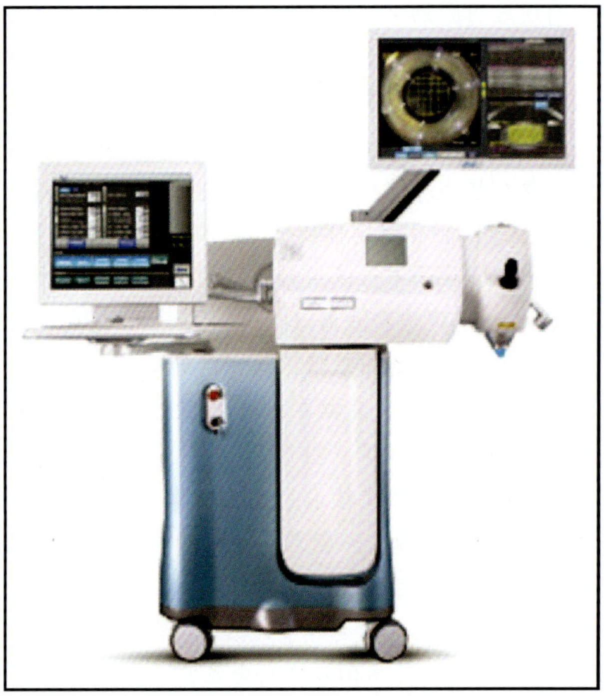

图 1-2　产品发布时的 LenSx 激光机。

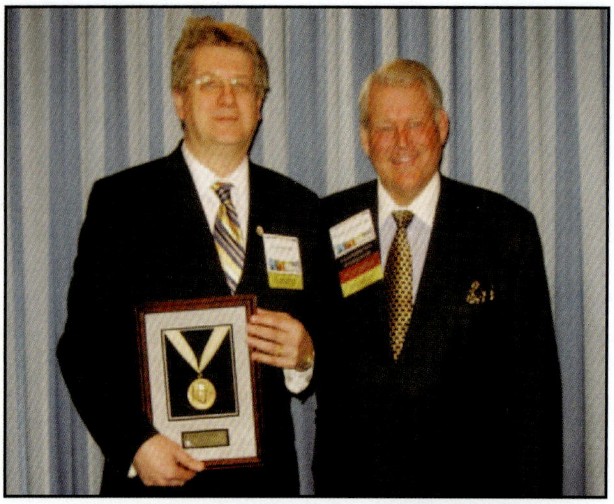

图 1-3　Nagy 博士获得了 Lindstrom 教授颁发的《屈光外科杂志》（*Journal of Refractive Surgery*）最佳论文奖。

前囊膜切开术

为了获得良好的前囊膜切开结果，有些非常重要的步骤归纳如下。患者的头应该在相对稳定的枕头上。如果使用软枕，在术前调整时，头部受压可能会向下移动，这可能会影响治疗的精确度。眼睛应该垂直于飞秒激光机的激光发射头。考虑到治疗眼可能向鼻侧移动，为了避免鼻子挡住激光头，头部应向鼻侧倾斜。如果吸引居中对位良好，飞秒激光治疗通常很完美。LenSx 的激光吸引环配有软性角膜接触镜，手术前应将角膜接触镜固定在吸引环锥体的顶端。软性角膜接触镜可以协助获得更好的 OCT 图像，防止角膜褶皱，并且可以帮助利用较小的能量获得更精确的前囊膜切开效果。

现在治疗过程中的居中是机器自动完成的，但手术者可以改变计算机的居中过程。前囊膜切开术应始终保持居中。前囊膜切开直径可以设计，一般建议直径为 5.0mm。5.0mm 的直径可以为人工晶状体提供良好的居中性、较小的倾斜和很少的高阶像差[4-11]。计算机为控制前囊膜切开的大小和居中性提供了很大的帮助，尤其是在高度近视眼，这些眼睛通常会比正常人眼大。在进行手工撕囊时，手术医生制备的撕囊口常常会比计算机设计的最佳前囊膜切开口要大，从而导致囊口无法完整覆盖整个人工晶状体。如果使用计算机控制的飞秒激光来切开前囊膜，可以确保最佳的囊口大小、形状和居中性[3]。使用该激光吸引环，几乎可以实现 100%的无漂浮的前囊膜切开。但是也有一些不理想的前囊膜切开信号出现（例如，在囊膜未切开区域下出现气泡），如果气泡呈梭形，医生可以确定这是不完全的前囊膜切开，解决方法是沿着切口轨迹用撕囊镊进行撕囊，这样就减少了前囊口撕裂并向后囊扩展的危险。

与手工撕囊相比，飞秒激光前囊膜切开的囊口韧性如何，在文献中存在争议。飞秒激光在囊膜上形成小的齿状切口，能量越小，切割边缘越光滑，抗撕裂能力就越强。在一项重要的实验中，我们发现飞秒激光制作的囊口比手工撕囊的囊口韧性稍弱，但因为它具有完美的圆形，它的优势是有更好的预测性。因此，可以更好地预测它们对人工晶状体植入或散光人工晶状体定位过程中的耐受力。如果使用标准技术进行人工晶状体植入和定位，还可以防止囊膜撕裂。

在 FLACS 过程中，会产生小气泡朝着内皮细胞方向上升。这可能会导致房水中前列腺素-E 水平的增加，并导致不希望看到的瞳孔缩小。手术前一天应用非甾体类抗炎眼药水，可抑制房水中前列腺素-E 的增加，从而预防并发症的发生[12]。

碎核

飞秒激光碎核通常会在晶状体内产生气泡。这种气体很稳定也不会膨胀，但它应该通过角膜切口离开眼前节。如果晶状体内气体不能向前移动，使用高压大口径的冲洗针进行急促的水分离可能会导致后囊破裂。水分离应慎重缓慢地进行，不能施加高压。因此，医生应该预料到传统的超声乳化术和飞秒激光预处理的晶状体超声乳化术的差异性。按照这个建议操作，完全可以避免后囊破裂的发生。

在用 LenSx 激光机时，可以使用几种不同的模式来碎核。最简单的是十字法（晶状体内的两个垂直平面）。其他可用的模式是三条线切蛋糕或比萨模式和小隔间模式。在小隔间模式中，中央 3.0mm 的区域可以被切割成小方块。小隔间模式和蛋糕模式的组合称为混合模式，这是最有用的碎核模式之一。为了劈开晶状体，需要一个特殊的尖头劈核器。医生用吸引器吸住晶状体，然后沿着切割线劈核。在这个步骤后才会用到超声乳化能量。利用飞秒激光预碎核，可以节省大量的超声乳化能量。

在飞秒激光辅助白内障术碎核时，通常有一大片表层核在摘除晶状体中央核后仍然残留。它在手术过程中能起到保护后囊的作用，但也应该注意有时用灌注抽吸装置（I/A）将其吸除要求更高。医生在获得一定的手术经验后，去除表层核不会引起任何大问题。皮质吸除与传统的超声乳化术相同。

在一些软核的病例中，LenSx 激光能够将二级核完全乳化（LOCS Ⅲ分类标准）。在晶状体内切出中心同心圆柱体，这些圆柱体充分软化晶状体核，这样就可以简单地被灌注抽吸出来。小气泡通常不会造成后囊破裂。

小隔间模式适用于硬核的病例，但不能超过三级核。医生应该小心操作不要损伤内皮，因为小方块可能会漂向内皮，导致角膜内皮造成损害。

就手术的安全性而言，与传统的超声乳化术相比，FLACS 在术后早期（第一天）内皮细胞水肿症状通常较轻。之后，就基本没有差异性。早期差异可能是由于超声乳化时间较短和超声乳化能量较小[6]。这种情况与术后黄斑水肿相似。FLACS 术后未见黄斑囊样水肿。此外，内黄斑环区域厚度在 FLACS 术后比传统超声乳化术后更薄，说明无明显黄斑水肿[7]。

角膜切口

角膜切口是自闭型的，但在某些情况下，打开它需要一些技巧[1,2]。结膜血管可作为准确定位切口的标志：角膜表面切口的位置应尽可能靠近角膜缘，但应尽量位于角膜缘血管内，因为这些切口可能会阻挡激光束，影响角膜组织切开。当然，角膜新生血管存在的情况下（如曾佩戴过角膜接触镜），用飞秒激光制作角膜切口可能有些困难。

在手术顺利、无并发症的情况下，切口不会扩大，而且很容易密闭。对于没有经验的医生，水密角膜切口可能是必要的，因为不经意地扩大切口可能会导致切口渗漏和术后眼内炎症，这需要尽力避免。

在欧洲，由于散光人工晶状体的应用，飞秒激光很少用于矫正角膜散光。另一方面，在美国，飞秒激光制作的弧形切口被广泛用于矫正角膜散光。飞秒激光最大的优点是弧形切口的深度可以控制在微米级精度。借助先进的眼前节 OCT 技术,医生对角膜和眼睛的解剖细节了如指掌,因此,可以精准地规划飞秒激光弧形切口的位置和深度。飞秒激光的另一个优点是，可以在飞秒激光预处理后的任何时间打开弧形切口,包括手术后即刻和术后第二天,此时可以用角膜地形图来引导切口的打开或部分打开。此外,飞秒激光可以制作完全的基质内弧形切口,避免角膜表面损伤和潜在的角膜感染风险。传统方法上用钻石刀制作的弧形切口并没有这种优势，而且存在无意中造成角膜穿孔的危险。还应该提到的是，OCT技术使飞秒激光手术更加安全，让医生在用飞秒激光做切口之前了解和分析计划切割区域的解剖结构。

飞秒激光辅助白内障手术

FLACS 手术中接受度最高和使用最广泛的技术是前囊膜切开，因为它保证了囊口的居中性和直径的准确性。这项手术确实利用了 OCT 引导、计算机控制、高精度激光手术的优势。在植入高端人工晶状体时，这一优势最为重要。前囊膜可能覆盖人工晶状体的光学部边缘 0.25~0.5mm。人工晶状体更好的居中性是短期优势,还是存在长期影响,仍有争议。笔者所在团队认为,与传统手术相比,FLACS 术后的高阶像差减少了[4]。

飞秒激光辅助白内障技术是一项新的、昂贵的技术,因此,该技术有望获得非常好的屈光效果。这种高期望值可能不完全合理，因为这项技术没有致力于解决手术中的屈光部分，比如术前屈光测量和人工晶状体设计。人们应该意识到，与传统的白内障超声乳化手术相比，飞秒激光辅助白内障技术步骤是相同的,一个步骤都没有改变;但是,为了更好和更可靠的预测性，有三四个步骤已经自动化。白内障飞秒激光技术能做到这一点吗？答案当然是肯定的。像球镜和柱镜这样的低阶像差的屈光效果会好得多吗？不会，因为我们使用相同的步骤和相同的人工晶状体。但对于高阶像差,如球差和彗差,结果很好,这些像差在暗光、昏暗光和中等光环境下很重要。

直到折叠式晶状体问世，超声乳化术才得到广泛应用。当每一位手术医生都可以使用时，超声乳化术就迅速传播开来。广泛采用超声乳化术的另一个理由是,与囊内或囊外白内障摘除术相比,这是一种完全不同的手术技术。在一些国家，手术医生直接从囊内手术转向超声乳化术。当然，这是一个巨大的跨越，该手术学习曲线较长，角膜并发症较多(如角膜水肿、角膜失代偿),常需穿透性角膜移植进行治疗。有关超声乳化技术的国际和国内眼科会议上会组织许多课程。超声乳化术大约用了 10 年时间才成为一种普遍的手术方式。初期它价格昂贵，但后来相对便宜的机器型号也已面世。它刺激了手术技术和机械的发展,如手术刀、劈核刀、囊膜穿刺刀和新一代超声乳化机器。目标始终是更好的效果、更好的可预测性、更短的围术期和更少的术后并发症。人工晶状体也发展起来了,包括三片式、一片折叠式晶状体,非球面、散光、多焦点、散光多焦点、可调节、老视矫正和防蓝光晶状体。

到目前为止，白内障手术已经成为医学上最成功的植入手术；术后生活质量分析明确了这一点。另一方面,由于它是一种安全和可预测的门诊手术，公众和投资方认为这是一种简单的手术。他们没有意识到开发这个治疗项目所需的大量研究工作。政府和私人保险公司希望减少白内障手术的报销,因此全球眼科医生的收入都在下降，所以专业人士期望更好的结果和更高的回报很自然。

另一个需注意的问题是人们对激光的信任。公众认为这是一种超于人的东西，非常精准和可靠。眼科一直是激光技术应用的引领者。飞秒激光仍处于发展阶段,在不远的未来,飞秒激光会在膨胀性白内障、儿童白内障、外伤、浅前房青光眼和 Alport 综合征等特殊病例中发挥巨大的潜力。

结论

根据发表在同行评议的眼科杂志上的结果,飞秒激光治疗可以提高白内障手术的安全性、有效性和可预测性。要避免可能的并发症，仍然需要手术医生的技巧和智慧，因为这些并发症通常是由手术医生引起的。精心准备手术过程后（完整填写患者信息、适当的患者选择、合适的 PI 接口、精准设计和实施的前囊膜切开、晶状体碎核/乳化、角膜损伤和散光矫正），屈光性白内障手术的安全性增加，高端人工晶状体的所有优点都可以在患者眼睛上得以体现。价格是一个重要因素。由于人口老龄化和对老视矫正的需求，患者的手术量大增。预计在不久的将来，这一领域将出现更为激动人心的发展。

（刘志豪　曹伊婷　译）

参考文献

1. Nagy ZZ, ed. *Femtosecond Laser-Assisted Cataract Surgery: Facts and Results*. Thorofare, NJ: SLACK Incorporated; 2014.
2. Nagy Z, Takács A, Filkorn T, Sarayba M. Initial clinical evaluation of an intraocular femtosecond laser in cataract surgery. *J Refract Surg*. 2009;25(12):1053-1060.
3. Roberts TV, Sutton G, Lawless MA, Jinda-Bali S, Hodge C. Capsular block syndrome associated with femtosecond laser-assisted cataract surgery. *J Cataract Refract Surg*. 2011;37(11):2068-2070.
4. Kránitz K, Takács A, Mihâltz K, Kovács I, Knorz MC, Nagy ZZ. Femtosecond laser capsulotomy and manual continuous curvilinear capsulorhexis parameters and their effects on intraocular lens centration. *J Refract Surg*. 2011;27(8):558-563.
5. Nagy ZZ, Kránitz K, Takács AI, Mihâltz K, Kovács I, Knorz MC. Comparison of intraocular lens decentration parameters after femtosecond and manual capsulotomies. *J Refract Surg*. 2011;27(8):564-569.
6. Mihâltz K, Knorz MC, Alió JL, et al. Internal aberration and optical quality after femtosecond laser anterior capsulotomy in cataract surgery. *J Refract Surg*. 2011;27(10):711-716.
7. Takács AI, Kovács I, Mihâltz K, Filkorn T, Knorz MC, Nagy ZZ. Central corneal volume and endothelial cell count following femtosecond laser-assisted refractive cataract surgery compared to conventional phacoemulsification. *J Refract Surg*. 2012;28(6):387-391.
8. Ecsedy M, Mihâltz K, Kovács I, Takács I, Filkorn T, Nagy ZZ. Effect of femtosecond laser cataract surgery on the macula. *J Refract Surg*. 2011;27(10):717-722.
9. Nagy ZZ. Advanced technology IOLs in cataract surgery: pearls for successful femtosecond cataract surgery. *Int Ophthalmol Clin*. 2012;52(2):103-114.
10. Nagy ZZ, Filkorn T, Takács AI, et al. Anterior segment OCT imaging after femtosecond laser cataract surgery. *J Refract Surg*. 2013;29(2):110-112.
11. Nagy ZZ, Takács AI, Filkorn T, et al. Complications of femtosecond laser-assisted cataract surgery. *J Cataract Refract Surg*. 2014;40(1):20-28.
12. Kiss HJ, Takács AI, Kranitz K, et al. One-day use of preoperative topical nonsteroidal anti-inflammatory drug prevents intraoperative prostaglandin level elevation during femtosecond laser-assisted cataract surgery. *Curr Eye Res*. 2016;41(8):1064-1067.

第2章

飞秒激光辅助白内障手术与临床实践的融合

F. Beau Swann, MD; Robert J. Weinstock, MD

引言

毫无疑问,我们正在经历眼科学的复兴。从植入眼内后屈光力可调的人工晶状体(intraocular lenses,IOL)到矫正老视的角膜基质植入物,现代屈光手术方法正在减少人们对眼镜的需求。自21世纪以来,新技术使我们以更加安全和可重复的方式为患者提供更好的手术结果。飞秒激光在LASIK和白内障手术中的应用最好地诠释了这一事实。

由Juhasz等[1]开发的第一台飞秒激光机是由IntraLase公司于2001年推出的,目的是制作LASIK角膜瓣[2]。它取得了巨大的成功,几乎消除了手工操作的那些众所周知的并发症,包括纽扣孔、游离瓣、角膜瓣厚度不准确/未知和上皮损伤等。几乎一夜之间,IntraLase飞秒激光系统为这些并发症提供了解决方案。10年之后,也就是2011年,LenSx(Alcon Laboratories)引入了飞秒激光辅助的白内障技术(FLACS),试图以相似的方式解决白内障手术中的类似问题和不确定因素[3]。从那时起,FLACS已经成为一种安全有效的解决方案,以标准化模式自动完成白内障手术中的某些步骤,给患者提供最大的手术成功机会。

不管医生的专业知识或经验如何,在手工白内障手术操作中仍会出现并发症。例如,不对称和偏心的撕囊、大量使用超声能量导致的术后角膜水肿,以及侵入性操作造成的囊膜损伤。囊膜纤维化可能对术后人工晶状体的倾斜度和居中性有较大影响。硬核白内障摘除过程中可能出现角膜内皮细胞的丢失,这需要额外的角膜手术。在手工超声乳化白内障手术中发现的这些情况需要尽可能减少,更准确地说,即从技术上尽可能地减少并发症的发生。这些只是FLACS想要改进的几个问题。本文旨在提供一个临床路径,让读者在工作中适应和采用FLACS。

优势

“白内障手术最重要的步骤是什么?”手术医生会就这个问题讨论持续好几个小时。虽然这是一个有趣且发人深省的问题,但其实每一个步骤都很重要。从术前用药方案到第一次切开再到伤口闭合,如果任何一步完成得不好,综合下来可能会导致手术不同程度的失败。白内障手术在各个层面上都朝着追求完美的方向发展,而技术一直伴随着这种进步。由于这种共生关系,我们能够以更安全的方式、更快的恢复时间和更好的结果,给患者带来视力改变的奇迹。白内障手术过去需要住院治疗,而视力恢复需要几周的时间,现在的变化印证了我们的进步[4]。此外,如果把整个核都摘除,复杂白内障手术常常会导致大切口和术后散光[5,6]。然后是超声乳化手术带来了白内障手术革命性的变化。该手术使切口更小、手术引起的散光更少、并发症更少、手术结果更好[7]。患者可以在手术当天回家且术后散光小、恢复时间快。这预示着更先进技术的到来,例如,文丘里泵和蠕动泵、黏弹剂(viscoelastic devices,VED)和更好的仪器。技术继续向前发展,IOL 的进步使我们能够矫正大散光、矫正老视,并为患者提供优异的屈光结果[8]。这些已经把我们带入屈光性白内障手术的领域,使我们的患者不再依赖于眼镜来矫正术后屈光不正。对完美永无止境的追求是激发 FLACS 发明的重要因素。

为了让手术的每一个步骤更完美,FLACS 为白内障手术中的几个步骤提供了几何和结构层面的完善,包括切口的制作、弧形切口的散光矫正、前囊的切开和碎核。目前上市的每一种飞秒激光平台软件都可以设计制作出“完美”的切口。利用内置的计算机引导成像软件,可以对隧道的宽度和长度进行调整,甚至可以把手术切口从三平面或单平面变化为多平面[9,10]。

低度角膜散光的患者可以通过角膜缘松解切口(limbal-relaxing incision,LRI)进行矫正。Eric Donnenfeld 医生和 Skip Nichiman 医生根据患者的年龄、散光类型和散光量创建了这类病例的算法[11-13]。根据他们的计算图表,可以使用可调或预调的钻石刀制作角膜缘松解切口。几十年来,具有开创性的屈光和白内障手术医生一直在白内障手术中用这种手工切割技术矫正低度散光[14]。使用飞秒激光技术可以减少手工角膜缘松解切口的几个缺点。角膜缘松解切口的精确定位非常耗时,并且严重依赖于手术者的技术。深度不准确、角膜穿孔、偏心、轴向误差、非圆形弧线和上皮损伤都是手工操作的常见问题。但飞秒激光消除了这些问题。不同的平台在这方面使用不同的技术。LenSx 使用 OCT 实时成像技术对计划实施切口的周边角膜进行测量,随后,软件调整切口方案,以达到手术医生设计的准确深度(如 80%,90%)。Lensar 激光系统(Lensar Inc)使用 Scheimpflug 成像技术重建角膜的三维模型,并以类似的方式调整切口深度。Lensar 激光系统具有虹膜跟踪软件,可以消除由于旋转而导致的轴向偏差。激光机现在为我们提供了完美的角膜缘松解切口,在散光矫正方面更加精准安全。

现在飞秒激光已经使连续环形撕囊(continuous curvilinear capsulorrhexis,CCC)变得完美且可重复。飞秒激光制作的连续环形撕囊不仅在形状和居中性上达到了几何完美,而且制作的囊口比手工制作的更有韧性[15],这归因于力在完美圆圈中的几何分布和假性凝固边缘[16]。连续环形撕囊过程中出现滑向边缘、不规则或在水分离过程中因为拉伸导致的微小裂开的时代已经一去不复返了。连续环形撕囊的直径具有精确的重复性和可调性。使用 6mm 光学区的人工晶状体,5.5mm 的连续环形撕囊可以完美覆盖人工晶状体边缘,因此每次都能实现理想的囊膜覆盖。一些研究表明,这种覆盖减少了后囊混浊的发生率,并提供了更好的人工晶状体居中性[17-19]。如果有一个大而致密的晶状体核,则可以将连续环形撕囊做得更大,使后续的碎核和超声乳化更加安全。飞秒激光制作的连续环形撕囊的机制允许在那些复杂病例中安全地进行撕囊,如膨胀期白内障和前囊膜致密纤维化。此外,完美的居中性和对称的连续环形撕囊为可调节人工晶状体、焦深延展型人工晶状体、多焦点人工晶状体和散光人工晶状体提供了理想的囊袋[20]。通过对称的晶状体囊膜收缩,可以最大限度地减少令人畏惧的可调节晶状体的 Z 综合征[21]。同样,当晶状体囊膜收缩对称和居中时,散光人工晶状体不太可能发生偏心或旋转[22]。

飞秒激光碎核减少了有效的超声乳化时间,并使超声乳化的碎核和取核更有效、更安全[23]。对于大多数简单病例,这一功能很好,但非必需。然而在困难的硬核白内障、Fuchs 内皮营养不良患者和悬韧带松弛的患者中,这一功能至关重要。在碎核过程中,碎核平面是从前到后完成的。每种商用激光机都有不同的碎核模式。Catalys (OptiMedica Inc)提供了最多样化的碎裂模式。它能把核四分、六分和八分,同时还可以分割出单独的楔形方块。Lensar 根据专有软件估算的晶状体核密度自动调整核碎裂模式。就像应用超声乳化技术一样,每个手术医生都知道在不同的情况下,在他们手上哪种碎核模式效果最好。这是 FLACS 的另一个优势。

复杂病例

无论是在简单病例还是复杂病例中,安全性都是最重要的。我们都能通过裂隙灯看到患者的眼睛，想：哇，这将是一个非常难的手术！通过难以散大的瞳孔看到像可口可乐瓶一样的黑核白内障，合并悬韧带不良和 Fuchs 角膜内皮营养不良 4 级角膜小滴，足以让每一个手术医生感到紧张。或者是膨胀期的白色白内障，似乎随时要破裂。有些患者的眼睛情况很糟糕，似乎手术失败不可避免，即使是最好的医生也不能顺利完成手术。我们必须利用一切可能的优势条件为我们带来成功，或者使天平成功的一侧偏向我们。FLACS 在很多情况中具有重要优势。

“阿根廷国旗征”是白内障手术医生的“噩梦”。我们不得不处理那些困难的、膨胀期的白色白内障病例。“阿根廷国旗征”是囊袋内压力升高，向周围产生矢量力的结果。一旦前囊被破裂，所有的压力都会在这一小块区域内释放出来，造成一种自发性蔓延的撕裂，在大多数情况下，撕裂会向相反的方向延伸，并且大多数病例会延伸至后囊膜。飞秒激光几乎同时切开前囊，从而增加了压力疏散面积，减少了动态压力释放，使 FLACS 实际上已经消除了前囊口撕裂现象。囊膜撕裂开始在圆周方向上，即垂直于半径方向，撕裂会沿着预设的连续环形撕囊路径，但在该路径中撕裂赶不上激光的速度，其结果是形成一个完美的圆形连续环形撕囊，而不会损伤囊袋。

角膜内皮细胞数量减少的白内障是手术中特别困难的一类。在任何内眼手术中都会发生一定程度的内皮细胞丢失，这与超声能量和直接创伤等因素有关。硬核性白内障需要更多的超声能量进行超声乳化，因此会导致更多的内皮细胞丢失。减少这一并发症的方法包括在内皮上覆盖黏弹剂、缩短有效的超声乳化时间、使用先进的手术技术，如垂直和水平方向劈核，以及在囊袋中进行超声乳化。这些方法依赖于医生的专业知识、经验和技巧，但不是每个医生都会。即使是最熟练的手术医生，硬核性白内障术后的角膜内皮细胞丢失也不可避免。FLACS 的碎核功能有助于减少有效的超声乳化时间，并使劈核变得更容易[23]。晶状体核明显变软，这样只需较少的超声能量来打碎硬核白内障，使分核与劈核变得更统一。这是因为所有的机器都采用了前-后平面的碎核模式。这并不意味着不需要弥散型黏弹剂，也不代表不需要专业知识和技能，但它通过减少所需的超声能量和可能导致内皮细胞丢失的物理操作，以此来减少内皮细胞损伤。值得注意的是，使用这一功能的前提是激光必须能够穿透晶状体囊膜和核。在白色白内障和一些黑核白内障中，碎核模式不是最理想的或者是不需要的。在这些病例中，FLACS 的主要优点是对称性、良好的居中性和有韧性的前囊撕囊口。

悬韧带松弛和断裂也是需要处理的复杂病例。为了成功地摘除这些病患的白内障，使用先进技术可以使术中悬韧带所受的力最小化。在某些情况下，使用囊袋张力环是必要的，目的是为了保持囊袋的扩张。在飞秒激光碎核过程中，后囊和晶状体核之间会产生气体。从囊袋中部分/完全分离晶状体核消除了水分离导致囊袋破裂的可能性。在 FLACS 手术时，为了得到较好的液流，在水分离过程中需要最低的灌注压。飞秒激光提供的碎核可以使晶状体核更温和地解体，从而降低了悬韧带的压力，增加了成功取出核的可能性。

设备选择

一旦医生认识到 FLACS 的优势或某些时候它对患者的必要性，就必须考虑到以下几点，以确保手术的平稳过渡和顺利整合。首先，也是最重要的是，医生必须信任这项技术，并诚实有效地与诊所其他医生及患者沟通飞秒激光的优点。有些医生很难理解 FLACS 的优势，但当他每天做这种手术并且给他的患者带来满意的手术结果时便会改变看法。将 FLACS 整合到临床实践中有几个挑战。接下来的内容将着重突出这些挑战，并提供我们在实践过程中证明行之有效的解决之道。

一旦你决定采用 FLACS，你就必须选择你想要的飞秒激光机。目前，美国有 5 种商用飞秒激光机，每一种都有其优缺点和需要考虑到的细微差别。有些激光机的应用范围更广，如 LASIK 手术制瓣、角膜隧道、基质袋，而有些激光机则只能应用于FLACS 手术。目前可用的平台(排序不分先后)，为 Catalyst、LenSx、Lensar、Victus(Bausch & Lomb)和 Ziemer Z8 (Ziemer Ophthalmic Systems AG)。每个医生都会根据自己的情况来决定选用哪种仪器。在决定购买激光机时，需要考虑的因素包括工作流程、后勤、费用、易用性、与已有技术的兼容性、功能和占地面积大小。例如,在我们的诊所里,一张不能移动的床对我们的工作来说是非常低效的，这就需要一台具有移动床的激光机。我们还需要激光机具有能制作 LASIK 角膜瓣的功能。与我们的地形图测量仪的兼容性也会影响我们的决定，一些激光机会提供这种兼容性。每个系统都有独特的方法来设计程序、吸附固定眼球、设计治疗方案并实施治疗。后续将针对每个系统对这些性能进行详细说明。

Catalys 精密激光系统(图 2-1)是一种 OCT 引导的飞秒激光机,是专门为 FLACS 设计的。它具有获得专利的液体光学接口，该接口与眼球轻柔地吸附,术中眼压升高最小,其清晰的光学系统具有出色的成像和激光发射功能。它使用一个完整的制导系统,这是一种独有的三维全景 OCT 和自动表面角膜地形图算法，用于引导激光发射。它的前囊膜撕囊极为精准,误差小于 30μm。通过可调节的网格大小提供完整的白内障碎核和软化技术。液体光学吸引环(Liquid Optics Interface,LOI)有两种尺寸:12mm 和 14mm。针对不同的睑裂大小提供了方便的吸引模式。该接口是由医生手动固定在角膜缘区域的硅胶吸引环。吸引环凹面用平衡盐溶液(balanced salt solution,BSS)填充,然后将激光头与液体光学吸引环对接，从而形成均匀的介质。当患者被移动到完全可调节的床上时,激光能在三维空间中维持静态。

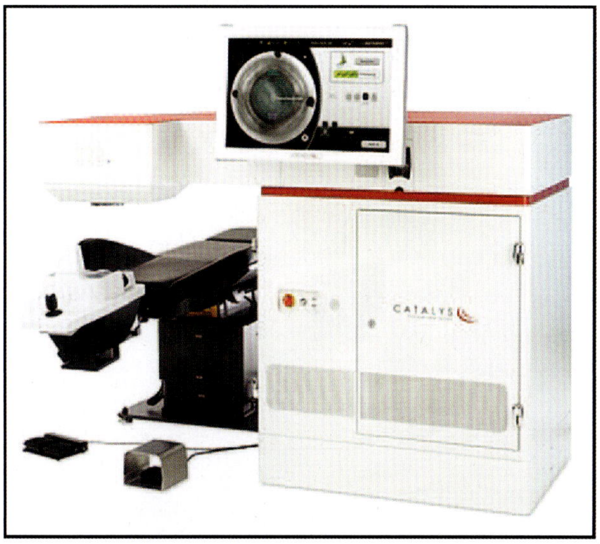

图 2-1 Catalys 激光系统。(Reprinted with permission from Johnson & Johnson Surgical Vision, Inc.)

过去床是固定的，最近为了满足医院对可移动操作的需求，该公司推出了一种活动床作为备选方案。碎核模式完全可以根据医生需求进行个性化定制。它没有消除旋转误差的跟踪软件。Catalys 有一个固定床的治疗系统,患者必须换床才能完成整个治疗。另一种可移动床的治疗系统正在开发之中。

LenSx 激光系统(图 2-2)是第一个能够进行 FLACS 的系统,也是第一个获得美国 FDA 批准的前囊膜撕囊系统。它是一种 OCT 引导的飞秒激光机，它有多种飞秒激光的用途，可用于 LASIK 角膜瓣、角膜隧道、基质囊袋的制作和 FLACS 手术。制作角膜隧道和基质囊袋需要一个更新的软件，这个软件会在未来发布。这样，手术医生能够在只购买一台机器的情况下,为其患者提供多种治疗。LenSx 使用三种不同光束聚焦于被切削组织来进行定位。激光机能在三维空间中移动,患者躺在静止的床上(可移动床或固定床均可以使用)。根据不同的治疗方案,有几种不同类型的眼球吸引环(patient interfaces,PI)可供选择。对于FLACS,该系统使用压平吸引环,PI 中心区域放置软性角膜接触镜,周围包绕硅胶吸引环固定角膜缘。2017 年,该设备加强了软性角膜接触镜平面可适应性，使其可以适应从非常陡峭到

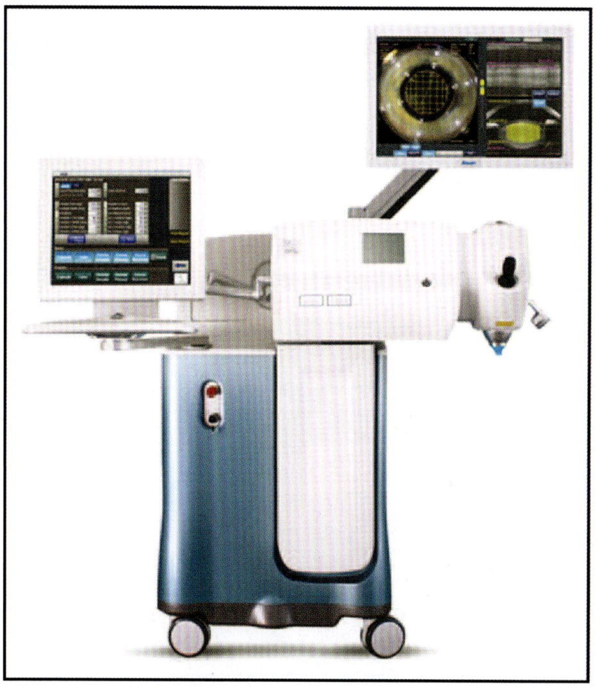

图 2-2 LenSx 激光系统。

非常平坦的不同形状角膜。LenSx 激光系统与 Verion 软件(Alcon)配对,后者是一种数字图像引导系统,旨在减少旋转误差。从弧形切口深度到碎核模式再到连续环形撕囊大小,手术方案完全个性化。

Lensar(图 2-3)专门为 FLACS 设计。这是美国第二家获得美国 FDA 批准的前囊膜撕囊产品的公司。它利用基于 Schiempflug 成像的先进三维成像系统,对角膜和晶状体组织进行高精度、超短脉冲激光切割。专有的“3D-CSI”是该系统的特点之一。角膜锥镜是非压平的。接口是一个硅胶吸引环,由医生手动固定在角膜缘周围。用平衡盐溶液填满吸引环内,然后用凸轮装置将激光机对接并锁定在合适位置。激光机具有三维移动功能,具有适用于移动床或固定床的多功能性。该系统具有虹膜跟踪功能,可以和多种角膜地形图系统兼容,从而消除因旋转产生的误差。最近,该公司安装了 Intellicap-C(角膜)和 Intellicap-L(晶状体)软件,这是两种利用虹膜定位进行散光轴向标记的方法。Intellicap-C 在角膜中基质层制作了一个 15°的标记,用于散光定位。Intellicap-L 进行前囊膜撕囊时在囊口的 180°位置上制作一个圆形囊膜乳头状突起,来作为散光性人工晶状体植入时定位的标记。更接近于人工晶状体平面的标记可以消除使用角膜基质内环状标记和手工墨水标记造成的视差和不准确性。医生只需简单地根据圆形囊膜乳头状突起来调整散光轴向(图 2-4)。Intellicap 是飞秒激光技术的一个很有前途的进展。医生经常将不好的视力结果归咎于术后散光人工晶状体旋转。使用 Intellicap-L 后医生在术后第一天就能清楚地知道到底是不是这个原因。

Victus 激光系统(图 2-5)是一个多模式白内障和角膜平台,提供 LASIK 制瓣和 FLACS。它使用独有的 Realeyez 扫描源 OCT,在整个过程中提供实时、高分辨率的可视化图像。对于 FLACS,使用曲面角膜锥镜;对于角膜手术,使用平面角膜锥镜。FLACS 是一种硅胶吸引环,由医生手动固定到角膜周边区域。用平衡盐溶液进行填充,然后凸轮装置将激光头对接并锁定在合适的位置。激光机在三维空间中保持静止,而固定的床可将患者位置调整靠

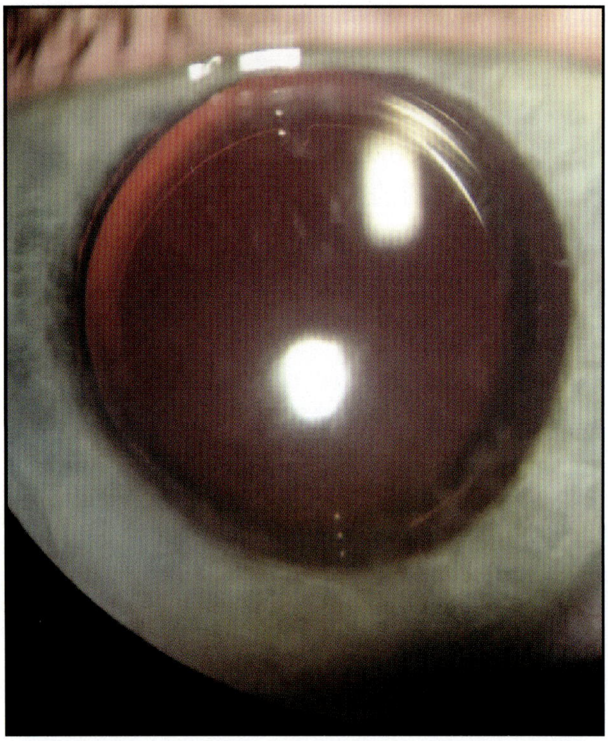

图 2-4 Lensar 的散光人工晶状体对位的乳头状突起。图像显示了将乳头状突起作为人工晶状体对位的标记,为人工晶状体提供完美的位置。

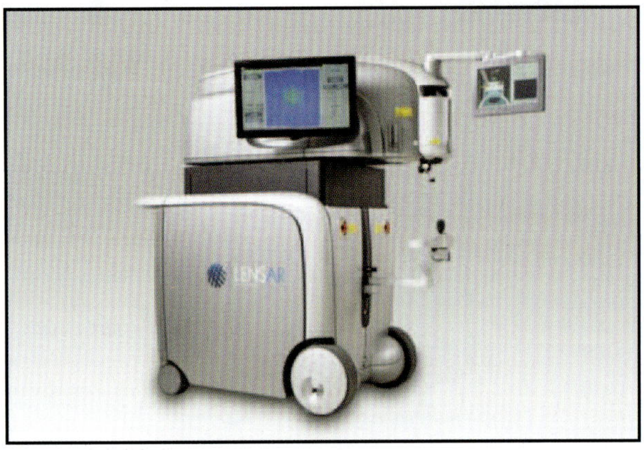

图 2-3 Lensar 激光系统。

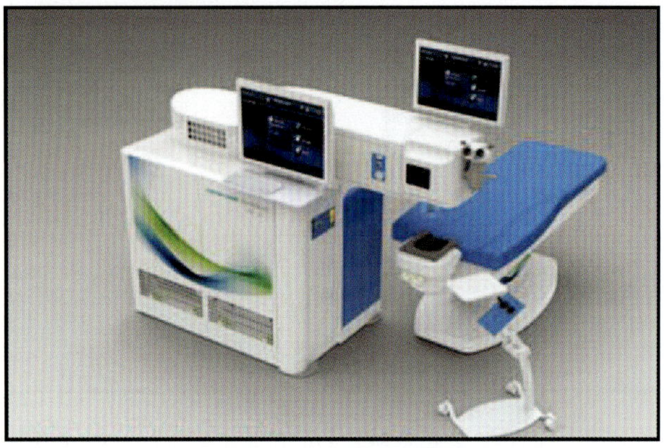

图 2-5 Victus 激光系统。

近至激光机进行治疗。

Ziemer 有 4 种不同型号的飞秒激光机(图 2-6)。我们主要讨论 LDV Z8，因为它能够开展FLACS。Ziemer 频域 OCT 系统专用于角膜和晶状体手术并为 Femto LDV Z8 量身定制。它可以清晰地显示角膜以前的手术切口(如 LASIK 制瓣或角膜移植术)和瘢痕，具有自动边缘检测功能(如瞳孔、角膜缘、角膜、晶状体和虹膜)，同时设计软件可以根据手术医生的习惯和患者的眼球情况自动提示切口的几何位置。该系统还可用于 LASIK 角膜瓣、角膜基质环植入隧道、基质内囊袋的制作和角膜移植术。该系统具有多功能性和可移动性的显著特征。与其他激光机类似，该系统的吸引环利用液体接触面吸附到角膜缘。Z8 的手臂可以自由移动，因此，医生必须在手术过程中保持机械臂的稳定。因为 Z8 的可移动性，可以在不移动患者的情况下，将机器从一个房间自由移动到另一个房间。

临床实践整合与过渡

找到了最符合实际情况的激光机，下一步就是将 FLACS 整合到实践中。要成功整合，必须考虑以下因素：

- 培训
  - ○患者
  - ○员工
  - ○医疗顾问
- 获得机器
  - ○自主购买
  - ○临时租用
- 与患者一起做决定
- 执行
  - ○效率
  - ○治疗流程
  - ○麻醉
  - ○眼部药物治疗
- 价格

培训不仅对患者很重要，对临床工作人员、手术人员和患者辅导员也都是至关重要的。从与白内障患者会面开始，我们的目的是尽可能多地了解患者及其视觉目标。我会特别关注患者的性格、生活方式和活动，及其对摘镜的需求程度。经过 5~10 分钟面对面的交流，我就可以明白怎么做可以让患者最满意，从而达到良好的屈光效果。如果患者是一个很好的屈光性白内障手术候选人，我们就会简要讨论激光散光矫正的优势，以及激光手术所带来的安全性和精确性。重要的是要给患者传达这样的信息：

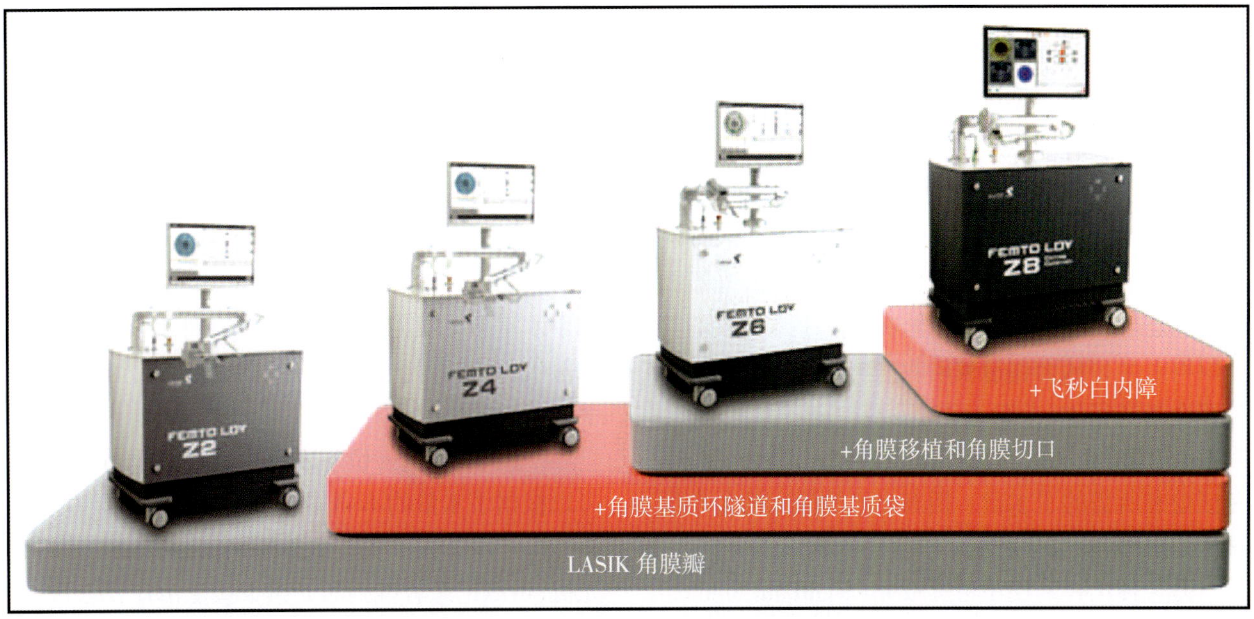

图 2-6　Ziemer 的激光机家族及其性能。

激光是一种手术工具，可以给患者提供良好的术后裸眼视力，而且也是一种矫正散光的重要手段。

临床技术人员需要精通这项技术。一旦我离开房间，患者经常开始问一些以前没有想过要问的问题。一个在行的工作人员对于患者的舒适度、临床效率和进一步的决定至关重要。一旦我们就手术计划达成一致，患者就会去咨询患者辅导员。在我们的诊疗工作中，患者辅导员非常重要，因为他们的任务是在医生诊后与患者进行深入的谈话。与患者的谈话主要集中在知情同意和使用 FLACS 进行屈光性白内障手术的优势上。患者会被告知有关手术的风险、优点和替代方案，以及 FLACS 的安全性和对散光的矫正。除了 FLACS，患者还可了解到多种地形图模式的额外优点和术前术中的像差测量，以确保预期的手术效果。这时，已经有三位不同的工作人员(医生、技术员和患者辅导员)在不同的场合对患者进行了培训。这一互动至关重要，这样患者回家前就对手术过程有了充分的理解。

飞秒激光设备是昂贵的。不仅初始投入大，而且每次使用费(即点击费)都会增加患者的治疗费用。如果价格是在行业内固定的，沟通会更容易。然而实际情况并非如此，即使是同一家公司，价格也会因为销售量、彼此的关系，以及不同技术的捆绑销售而不同。一般来说，你的手术量越大，你的财务方案可能越有效率。每个手术医生都必须计算其盈亏平衡点，来评估投资是否会有回报，并随之调整患者手术定价。一般来说，如果一名医生一个月能做大约 35 例屈光性白内障手术，那么就可以盈利。必须全面考虑是直接购买激光机，还是临时借用或租赁设备。每种选择都各有利弊。

重要的是要记住，资本成本是不能免税、减税的，而租用是可以的。拥有激光机的好处是，后续成本仅包括机器点击费、年度保养费和运行激光器的电费。还可以将激光机出租给在同一手术中心的其他眼科医生，从而创造被动收入。购买机器的缺点是资金投资很大，一般为 25 万~50 万美元。不确定因素是，你的团队是否相信这项技术，以及是否具有保证盈利所需的手术量。拥有自己的激光机会产生每年的维护费用，这可能是相对昂贵的。

另一种选择是使用租赁服务。SightPath Medical 可以在手术当天把激光机带到手术中心，为手术医生提供服务。他们会熟练地把机器调好，当天手术结束时再把它撤走。你可以把它当作一种分时计费方式，因为其他医生也会使用这台机器。SightPath Medical 按次收取费用，合同要求每天要有最小病例数量。这笔费用包括机器的点击费和每次使用的租赁费。租赁服务的好处是你的风险很低，而且你不需要负责激光机的保养维护。此外，这项服务是抵税的，最终会降低潜在客户的成本。租赁的缺点是租赁费相对较高，这使患者的治疗费用定价更高，从而可能会导致诊所 FLACS 的转化率较低。

一些公司在自己购买和租赁之间发明了一种愉快的折中方案，采取了“租赁到自有”的模式。在这种模式下，你可以同时获得拥有激光和租赁的所有好处。租赁费是按月收取的，大多数情况下不按手术量计算。公司在合同中约定，随着交易量的增加，循序渐进地降低点击费来刺激手术量。因为租金是抵税的，所以每个患者的手术费用更低，如果你的团队无法撑起这项技术，你也不会被困在你负担不起的机器上。与临时租用服务相比，这个模式的一个缺点是：激光机不使用时会占用空间。如果你有自己的门诊手术中心，这就不是问题，但对于没有手术中心的医生来说，这会需要你和门诊手术中心进行谈判。以公平的市场价格来租赁门诊手术中心的空间是处理这种情况的合理方式。

实施

让我们开始讨论如何实施 FLACS。正如前面讨论过的，为了让工作效率和成本效益比满足你的特殊要求，有很多事情需要考虑。在我们制订工作计划时，我们要根据激光机的大小、移动性、激光机位置、床的可移动性和易用性来选择一种激光机安置在手术室中。我们将从基本的“一间手术室、一位手术医生”模式开始，然后讨论具有更多手术室和更多手术医生的模式。

一间手术室，一位手术医生：有几种不同的方法可以根据手术量的不同进行手术。在手术量较低时，激光机可以放在手术室。如果使用装有活动床的激光机，可以把患者推到激光机下接受治疗，然后把床转动到手术显微镜下。使用固定床系统，就要求患者在完成激光治疗后起身并从一张床移动到另一张床。当手术量增加时,这样可能会降低效率。一些激光机可以转移到患者上面，这样就可以尽可能少地移动患者，从而提高工作效率。患者在激光机下完成治疗之后,医生可将激光机移动到一边,然后继续完成白内障摘除手术。这些激光机是在非无菌条件下使用的。这需要患者在应用激光机治疗后进行术前消毒。这也为医生在过渡期间创造了一些空闲的时间。

一间手术室,一间激光室,一位手术医生:这样的设置更适合患者多的手术医生。有一间指定的激光室的最大好处是,当手术室被占用时,手术医生可以在激光室里为下一位患者进行激光治疗。当手术医生早晨到达手术室时,已经有 2~3 位患者完成了激光治疗，这样的模式是最有效率的。当第一个患者做好准备和铺巾时，接下来的两个激光操作已经完成,工作循环就这样开始了。然后,手术医生完成第一位患者的白内障摘除,洗手擦净后前往激光室,在那里工作人员应该为下一位患者做好激光治疗的准备。当激光机启动时,手术室工作人员正在翻台,准备下一位患者，并在无菌条件下为患者做好术前准备。这个循环反复进行，直到完成当天所有的患者。该模式的另一个优点是应用移动床显得不很重要,并且不需要移动激光机。

两间手术室,一位手术医生:这种情况几乎需要一个移动式激光机来保证最高的效率和高转化率。如果转化率高达 55%~60%,效率就非常高。在这种情况下,激光机和操作员就要换房间工作。相反,如果 FLACS 手术患者比例低于 50%,另一半患者选择标准的白内障摘除联合人工晶状体植入术，可以使用固定激光机,就像“一间手术室,一位手术医生”的模式中一样。怎么做应该取决于转化率。我们可以指定手术室 1 为标准手术室,手术室 2 为 FLACS 手术室，因为激光治疗的时间和患者的术前准备时间增加，手术室 1 有 3~5 分钟的额外时间做准备工作。此外,当从手术室 1 过渡到手术室 2 时,工作人员可以在进行激光治疗的同时对房间进行准备工作,为他们争取额外的 2~3 分钟的准备时间。

两间以上的手术室，一间激光室，一位手术医生:我们现在开始深入研究大数量和高效率的情景,以满足一个拥有大量患者基础和高转化率诊所的需要。这种模式拥有一间手术室，一间激光室模式的所有优点，并增加了更多额外手术室的好处。它能让手术医生充分利用时间。在这种情况下，可以自由地使用激光机,而不依赖于床的可移动性、激光机器的可移动性和大小。

除了“一间手术室,一位手术医生”模式外,增加一位手术医生可以根据他的潜能使工作效率最大化,即这位医生可以是几种不同级别医生中的一种。在有些诊所中,可以是一位年长的外科医生,他不愿再做手术，但仍然希望待在手术室里做一些工作。在屈光不正治疗的新时代，一些诊所配备年轻的手术医生/专科培训医生,他们是激光机操作员。这对高级手术医生和初级手术医生来说都是理想的,原因如下。首先，这个专科培训医生在为高级手术医生维持手术室患者量的同时也正在成为飞秒激光应用方面的专家。在激光治疗期间，年轻的手术医生可以找到一间准备好的手术室，在导师的指导下完成一些白内障手术，由此而变成整个手术过程中的行家。此外,为了提高效率,诊所中每个房间都安装了摄像头，所有房间都安装了监视器。当激光操作完成后,激光机操作员可以积极地观察其他手术,以充分利用他在手术室的时间。最终，激光机操作员可能变成你的合作伙伴，在手术室中，你指导他手术,当你手术时,他协助你操作激光机。这看上去似乎是最不可能的情况，但在一些诊所中已经成功实现，缩短了总体手术室时间并节省了门诊手术中心的费用。在这些情况下,就像“一室一医”的模式一样,大手术量的场景下,拥有一位“交通警察”通常是非常有益的,他可以指导手术医生流动到哪里,以保持工作效率。

我们发现,进行 FLACS 时,术前用药方案变化不大。我们首选的术前方案是使用 3 天的喹诺酮类抗生素和非甾体抗炎药。甾体类药物在术后第一天开始使用。同样,麻醉在我们的诊所中也没有变过。这在很大程度上是因为患者从到达时起就没有换过床，因为我们使用了能满足需要的可移动床和激光机。这有利于发挥术前使用苯二氮䓬类药物的优点，增加了手术的成功率和工作效率，同时给患者提供了更为舒适的就医体验。我们的经验是，我们去除了已经用药的患者从床上到激光机、再从激光机回到床上这种低效率操作的根源。一旦患者进入手术室，在麻醉上就没有什么不同。在大多数情况下，我们使用监护麻醉护理和表面麻醉。值得注意的是，球后麻醉并不会阻碍飞秒激光的应用。只要没有心脏风险，大多数 FLACS 患者都会在激光治疗之前或之后立即接受 10%的去氧肾上腺素滴注。

费用

初次接触 FLACS 的常见障碍是购买和使用机器的初始成本，以及在你的团队获得或使用该机器的不确定性。大多数公司都有销售和营销团队，他们将帮助你启动这项技术。这些人都是经验丰富的诊所发展专家，来确保在诊所中成功启动 FLACS。这有利于员工的培训和技术实践整合。

大多数拥有 FLACS 设备的公司都推出了各种型号的 FLACS 设备，来帮助诊所掌握 FLACS 这项技术。一般来说，FLACS 的转化率越高，单个患者的成本就越低。值得警惕的是，这些公司会规定每月的最低病例数量。

这项技术的负担能力/盈利性取决于几个因素，包括转化率、手术量、资本投资和每个病例的成本。比如，简单来说，我们假设飞秒白内障激光机的售价是 50 万美元(包括第一年的维护费)。此外，每次点击费用根据病例数量计算如下：30 病例/月=500 美元/次；40 病例/月=450 美元/次；50 病例/月=400 美元/次；60 病例/月=350 美元/次；70 病例/月=325美元/次；80 病例/月=300 美元/次。使用“租赁到自有模式”，假设租金是售价的 1%，分摊至 100 个月，每月租金就是 5000 美元。

表 2-1 至表 2-3 说明了投资回报率（return on investment，ROI）。有一个清晰的点显示投资 FLACS 会失败。在评估 FLACS 是否适用于某一诊所时，必须同时评估手术量和转化率以确保诊所有利可图。请记住这些都是虚构的数字，每个医生都会有不同的资本成本、首付、患者的成本和与激光销售公司商定的分层比例。表 2-2 被包括在内是因为一些公司允许诊所有 3~6 个月的试用期，在此期间不收取租赁费以保证技术到位并可使诊所盈利。这对公司来说是一个很好的策略，对诊所也非常有利。从本质上讲，投资回报率是一个变化范围很大的变量，它基于手术量、其他技术的捆绑，以及与个别公司的谈判。精明的商人在投资 FLACS 之前会做一次彻底的投资回报率分析。

定价

在计算患者的费用时，医生必须考虑团队、人口统计数据、每个月的盈亏平衡点，以及竞争对手的收费标准。最终，FLACS 是一种选择性手术，我们要求患者自费，并与散光矫正和老视矫正捆绑在一起，这

表 2-1　每月转化为 FLACS 的百分比和病例数

每年病例	每月病例	10%	20%	30%	40%	50%	60%	70%	80%	90%	100%
100	8	0.8	1.6	2.4	3.2	4	4.8	5.6	6.4	7.2	8
200	17	1.7	3.4	5.1	6.8	8.5	10.2	11.9	13.6	15.3	17
300	2.5	2.5	5	7.5	10	12.5	15	17.5	20	22.5	25
400	33	3.3	6.6	9.9	13.2	16.5	19.8	23.1	26.4	29.7	33
500	42	4.2	8.4	12.6	16.8	21	25.2	29.4	33.6	37.8	42
600	50	5	10	15	20	25	30	35	40	45	50
700	58	5.8	116	17.4	23.2	29	34.8	40.6	46.4	52.2	58
800	67	6.7	13.4	20.1	26.8	33.5	40.2	46.9	53.6	60.3	67
900	75	7.5	15	22.5	30	37.5	45	52.5	60	7.5	75
1000	83	8.3	16.6	24.9	33.2	41.5	49.8	58.1	66.4	74.7	83

每例患者费用假设如下：白色= 500 美元/例；红色= 450 美元/例；橙色= 400 美元/例；黄色=350 美元/例；蓝色=325 美元/例；绿色= 300 美元/例。

表 2-2　激光机每月盈利额(未扣除成本)

每年病例	每月病例	10%	20%	30%	40%	50%	60%	70%	80%	90%	100%
100	8	400	800	1200	1600	2000	2400	2800	3200	3600	4000
200	17	850	1700	2550	3400	4250	5100	5950	6800	7650	8500
300	25	1250	2500	3750	5000	6250	7500	8750	10000	11250	12500
400	33	1650	3300	4950	6600	8250	9900	11550	13200	14850	16500
500	42	2100	4200	6300	8400	10500	12600	14700	16800	18900	23100
600	50	2500	5000	7500	10000	12500	15000	17500	22000	24750	30000
700	58	2900	5800	8700	11600	14500	17400	22330	25520	31320	34800
800	67	3350	6700	10050	13400	16750	22110	25795	32160	39195	43550
900	75	3750	7500	11250	15000	18750	24750	31500	39000	43875	50625
1000	83	4150	8300	12450	16600	22825	27390	34860	43160	504225	58100

每例患者费用假设如下:白色=500 美元/例;红色=450 美元/例;橙色=400 美元/例;黄色=350 美元/例;蓝色=325 美元/例;绿色=300 美元/例。

表 2-3　激光机每月盈利额(扣除成本)

每年病例	每月病例	10%	20%	30%	40%	50%	60%	70%	80%	90%	100%
100	8	-4600	-4200	-3800	-3400	-3000	-2600	-2200	-1800	-1400	-1000
200	17	-4150	-3300	-2450	-1600	-750	100	950	1800	2650	3500
300	25	-3750	-2500	-1250	0	1250	2500	3750	5000	6250	7500
400	33	-3350	-1700	-50	1600	3250	4900	6550	8200	9850	11500
500	42	-2900	-800	1300	3400	5500	7600	9700	11800	13900	18100
600	50	-2500	0	2500	5000	7500	10000	12500	17000	19750	25000
700	58	-2100	800	3700	6600	9500	12400	17330	20520	26320	29800
800	67	-1650	1700	5050	8400	11750	17110	20795	27160	34195	38550
900	75	-1250	2500	6250	10000	13750	19750	26500	34000	38875	45625
1000	83	-850	3300	7450	11600	17825	22390	29860	38160	454225	53100

每例患者费用假设如下:白色=500 美元/例;红色=450 美元/例;橙色=400 美元/例;黄色=350 美元/例;蓝色=325 美元/例;绿色=300 美元/例。

两项服务都不在保险范围内。作为医生，都希望尽可能以最合乎道德的方式提高患者的生活质量。因此,应该考虑适度的定价方案。FLACS 再加上准分子激光修饰功能，让我们能够在大多数情况下向患者承诺有一个成功的屈光效果。这一承诺具有金钱价值，应计算在成本之内。在与几位备受尊敬的 FLACS 手术医生交谈后,笔者了解到全美各地的诊所有几种不同的方式来提供服务。有些诊所在提供的技术中收取费用,而另一些诊所则采用菜单模式,患者可以选择其想要的技术，包括飞秒激光。我们发现有一点很重要,由于医患之间存在信息差,医生在介绍中可能产生负面影响,这会让患者不知所措。为此我们决定用易于理解的非专业的术语创建一个套餐。这些套餐在设计时考虑了患者的结果和预期,但也强调了所提供手术中需要自费的服务。我们提供了四个套餐,每个套餐都有独特的优点。随着使用技术越来越多,这些套餐的自付费用也会随之增加。

套餐 1 包括标准的白内障手术，通常由保险支付。我们的手术辅导员提醒患者，这意味着患者很可能需佩戴矫正眼镜矫正远、中、近视力。

- 单焦人工晶状体
- 手工连续环形撕囊
- 标准生物学测量

套餐 2 包含标准的白内障手术，增加了飞秒激光。这是我们诊所中可以做的最低级别的升级，不能保证术后摘镜。但是它确实提供了 FLACS 的优势，包括散光矫正弧形切口，有很高的可能性在看远距离时不需要佩戴眼镜。

- 单焦人工晶状体
- 多种附加的角膜分析测量和生物测量分析
- 飞秒激光连续环形撕囊和碎核
- 飞秒激光弧形切口
- 不能保证摘镜

当与患者谈论其需要自付的费用时，谨慎的做法是用日常语言向患者解释。虽然患者可能很难理解什么是散光，以及散光对其影响有多大，但患者会很容易理解减少对眼镜的依赖会如何降低余生的生活成本。从长远来看，很容易算出来，FLACS 实际上对患者来说是更便宜的，这应该与患者讨论一下。一旦患者了解到 4 副 500 美元的眼镜就可以做两只眼的 FLACS，谈话就会更容易推进。

套餐 3 是我们的定制视觉套餐。这就是我们真正寻求摆脱眼镜和隐形眼镜的程度，为我们的患者提供远视力服务。这个套餐包括散光人工晶状体和单眼视（如果需要）。此外，除了我们为每个患者提供的标准地形图/断层扫描外，我们还使用了另一种地形图/断层扫描模式来确保一致性。术中使用像差测量，可以更准确地选择人工晶状体的度数以及确定更合适的散光晶状体位置，如果有需要的话，会根据确定的植入后晶状体度数行手工角膜缘松解切口。

- 根据散光情况选择散光人工晶状体或单焦点人工晶状体
- 单眼视（如果需要）
  - 多重角膜测量分析
  - 发光二极管镜面反射地形图
  - 术中像差测量
  - 飞秒激光连续环形撕囊和碎核
  - 飞秒激光弧形切口
  - LASIK/准分子激光角膜切削术（如果需要）

套餐 4 是我们的高级套餐，包括老视矫正。它具有套装 3 的所有功能，但增加了多焦点人工晶状体和可调节人工晶状体。

- 多焦点或可调节人工晶状体
- 散光或单焦点人工晶状体
  - 多重角膜测量分析
  - 发光二极管镜面反射地形图
  - 术中像差测量
  - 飞秒激光连续环形撕囊和碎核
  - 飞秒激光弧形切口
  - LASIK/PRK 增效手术（如果需要）

在复杂病例中，可能导致并发症的危险因素应明确下来，每次都应对患者用飞秒激光进行手术。我认为，如果患者不能升级到套餐 2，并且有明显的危险因素需要 FLACS，那么应该对患者进行免费激光手术，以保证手术尽可能地安全。这将增加白内障摘除人工晶状体植入术的成功率，缩短患者的康复时间。

特殊情况

一些有合并症和需要药物治疗的患者，他们需要使用飞秒激光治疗使手术更安全。这些药物中有许多可以阻止瞳孔充分扩张，而另一些药物则会引起虹膜松弛综合征。每个手术医生必须决定其在手术中感到舒适的连续环形撕囊最小尺寸是多少。一旦确定了，就必须制订相应的计划。一些激光机有内置的安全宽容度，以避免激光照射到虹膜。0.25mm 的宽容性是相对安全的。因此，瞳孔要比计划的 CCC 直径大 0.5mm。如果患者瞳孔不能扩张到这个水平，并且其注定需要进行 FLACS，则必须采取特殊措施。目前，在局部散瞳失败的情况下，实现激光前散瞳的方法有两种。第一种使用瞳孔扩张器。这一方法需要制作一个透明的角膜切口，并将扩张器放到缩小的虹膜上，然后将激光机与患者的眼睛对接上，并进行激光治疗。飞秒激光治疗需要一个稳态的前房，以实现准确的切口和碎核。必须采取谨慎的措施，以确保切口闭合、适当的前房深度和眼压在正常水平或略高。还必须注意避免吸引环与切口之间相互作用。风险收益比和所需时间使大多数手术医生都不太采用这种方法。第二种方法是通过鼻侧穿刺前房注射 1%/0.3%的去氧肾上腺素和酮咯酸或肾上腺素和利多卡因。后一种方法的结果变化很大，大约半数患者的瞳孔在 2 分钟内扩张到合适的大小。这种方法的风险收益率很低，所以适合在一些复杂病例中尝试。

结论

眼科在过去的半个世纪里取得了长足的进步。创新技术的应用给我们的领域带来了令人难以置信的发展，最终无论是在成本上还是在视觉效果上为我们的患者带来福音。重要的是要指出，尽管有了这些新的进展，科技永远不会取代正确的判断力和手术技能。FLACS 手术是我们向更加完美的白内障手术迈出的一大步，也是我们必须为患者提供良好手术结果的另一种工具。

对于采用这项技术的外科医生来说，最重要的是相信这项技术。获得 FLACS 经验的最好方法是，找到一位在其诊所里成功应用 FLACS 技术的医生，并跟随其在手术室工作。这将在现实生活中证明有更好的患者流动、更好的结果、更好的散光矫正精度、更好的多焦点人工晶状体居中性和更少的手术并发症。

建立可行的商业模式可能很复杂，但通过仔细的评估和实际的预测，FLACS 几乎在所有诊所中都是可行的。从技术人员到手术辅导员的员工培训是成功整合的首要条件。训练有素的员工会更好地协调需要这种手术的患者以获得最安全的手术。如果有合适的计划和远见，FLACS 可以让患者和诊所均从中受益。一个医生成功过渡到 FLACS 而又不选择它，这几乎是闻所未闻的。绝大多数成功的屈光性白内障手术诊所认为，FLACS 是其成功的关键部分。

（刘志豪　曹伊婷　译）

参考文献

1. Juhasz T, Loesel FH, Kurtz RM, Horvath C, Bille JF, Mourou G. Corneal refractive surgery with femtosecond lasers. *IEEE J Sel Top Quantum Electron*. 1999;5(4):902-910.
2. Spooner GJR, Juhasz T, Ratkay-Traub I, et al. New developments in ophthalmic applications of ultrafast lasers. *Proc. SPIE 3934, Commercial and Biomedical Applications of Ultrafast Lasers II*; 2000. https://www.spiedigitallibrary.org/conference-proceedings-of-spie/3934/1/New-developments-in-ophthalmic-applications-of-ultrafast-lasers/10.1117/12.386348.short?tab=ArticleLink. Accessed March 20, 2020.
3. Nagy Z, Takács A, Filkorn T, Sarayba M. Initial clinical evaluation of an intraocular femtosecond laser in cataract surgery. *J Refract Surg*. 2009;25(12):1053-1060.
4. Reed H. Keratome or knife incision for cataract; assessment of 180 cases. *Br J Ophthalmol*. 1955;39(6):353-361.
5. Iliff CE, Khodadoust A. The control of astigmatism in cataract surgery. *Trans Am Ophthalmol Soc*. 1967;65:160.
6. Floyd G. Changes in the corneal curvature following cataract extraction. *Am J Ophthalmol*. 1951;34(11):1525-1533.
7. Kelman CD. Phaco-emulsification and aspiration: a new technique of cataract removal: a preliminary report. *Am J Ophthalmol*. 1967;64(1):23-35.
8. Filkorn T, Kovács I, Takács A, Horváth E, Knorz MC, Nagy ZZ. Comparison of IOL power calculation and refractive outcome after laser refractive cataract surgery with a femtosecond laser versus conventional phacoemulsification. *J Refract Surg*. 2012;28(8):540-544.
9. Mastropasqua L, Toto L, Mastropasqua A, et al. Femtosecond laser versus manual clear corneal incision in cataract surgery. *J Refract Surg*. 2014;30(1):27-33.
10. Nichamin LD. Nomogram for limbal relaxing incisions. *J Cataract Refract Surg*. 2006;32(9):1408.
11. Wang L, Misra M, Koch DD. Peripheral corneal relaxing incisions combined with cataract surgery. *J Cataract Refract Surg*. 2003;29(4):712-722.
12. Donnenfeld E, Rosenberg E. Assisting femto incisions with nomograms: treat corneal astigmatism during cataract surgery. *Ophthalmology Management*. 2015;615:48-52.
13. Ganekal S, Dorairaj S, Jhanji V. Limbal relaxing incisions during phacoemulsification: 6-month results. *J Cataract Refract Surg*. 2011;37(11):2081-2082.
14. Masket S, Sarayba M, Ignacio T, Fram N. Femtosecond laser-assisted cataract incisions: architectural stability and reproducibility. *J Cataract Refract Surg*. 2010;36(6):1048-1049.
15. Reddy KP, Kandulla J, Auffarth GU. Effectiveness and safety of femtosecond laser-assisted lens fragmentation and anterior capsulotomy versus the manual technique in cataract surgery. *J Cataract Refract Surg*. 2013;39(9):1297-1306.
16. Friedman NJ, Palanker DV, Schuele G, et al. Femtosecond laser capsulotomy. *J Cataract Refract Surg*. 2011;37(7):1189-1198.
17. Smith SR, Daynes T, Hinckley M, Wallin TR, Olson RJ. The effect of lens edge design versus anterior capsule overlap on posterior capsule opacification. *Am J Ophthalmol*. 2004;138(4):521-526.
18. Wallace RB III. Capsulotomy diameter mark. *J Cataract Refract Surg*. 2003;29(10):1866-1868.
19. Kránitz K, Takács A, Miháltz K, Kovács I, Knorz MC, Nagy ZZ. Femtosecond laser capsulotomy and manual continuous curvilinear capsulorrhexis parameters and their effects on intraocular lens centration. *J Refract Surg*. 2011;27(8):558-563.
20. Nagy ZZ, Kránitz K, Takács AI, Miháltz K, Kovács I, Knorz MC. Comparison of intraocular lens decentration parameters after femtosecond and manual capsulotomies. *J Refract Surg*. 2011;27(8):564-569.
21. Page TP, Whitman J. A stepwise approach for the management of capsular contraction syndrome in hinge-based accommodative intraocular lenses. *Clin Ophthalmol*. 2016;10:1039-1046.
22. Patel CK, Ormonde S, Rosen PH, Bron AJ. Postoperative intraocular lens rotation: a randomized comparison of plate and loop haptic implants. *Ophthalmology*. 1999;106(11):2190-2195.
23. Abell RG, Kerr NM, Vote BJ. Toward zero effective phacoemulsification time using femtosecond laser pretreatment. *Ophthalmology*. 2013;120(5):942-948.

第 3 章

晶状体手术飞秒激光机概述

3a Catalys 精密激光系统

Ramnas Rolius, MD; Kenneth Weinlander, MD; Keith Walter, MD

引言

OptiMedica 公司成立于 2004 年,最初,该公司计划开发一种用于治疗糖尿病视网膜病变的视网膜激光光凝系统[1]。在成功开发全视网膜光凝系统 PASCAL 后，该公司开始专注于开发一种用于辅助白内障手术的激光。Catalys 精密激光系统(图 3a-1)是专为白内障手术设计的飞秒激光系统，它采用光学相干断层扫描(OCT)引导技术。2007 年至 2010 年，在 William Culbertson 和 Juan Battle 的指导下，该系统在美国加利福尼亚和多米尼加共和国开发和测试。2011 年 11 月，该系统在 CE（Conformité Européenne)认证下在德国波鸿(Bochum)被首次应用[1]。美国 FDA 于 2011 年 12 月批准了 Catalys 用于白内障囊膜切开术、晶状体切割术,2012 年 9 月批准其用于角膜切开。至此,Catalys 成为第二个进入美国市场的飞秒激光辅助白内障手术(FLACS)的系统[1]。OptiMedica 最终在 2013 年被雅培医疗光学公司(Abbott Medical Optics)收购,而该公司于 2017 年又被强生视觉公司(Johnson & Johnson Vision)所收购。

Catalys 激光系统的设计目的是为了创造一个完美的前囊切开术、通过不同方块对晶状体进行完整分割、减少散光的角膜分段弧形切口,并且它有多达 5 种不同类型的角膜手术切口(视频 3a-1)。该系统由二极管泵浦的固态锁模飞秒激光束组成，激光束波长为 1030nm,脉冲时长<600fs,脉冲能量为 1~10μJ,脉冲重复频率为 120kHz[2]。Catalys 使用浸入式非压平液体光学眼球吸引环（PI)，并采用频域 OCT 和近红外图像成像系统来绘制眼表形态,同时实现治疗过程可视化[2]。

眼球吸引环和对接

Catalys 激光系统的最初设计包括一个扁平曲

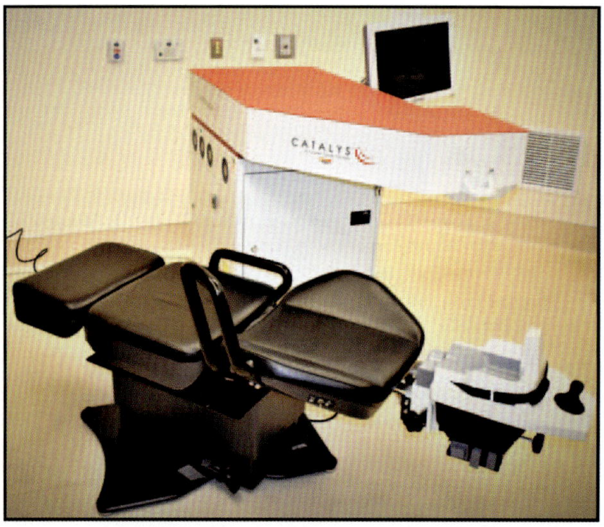

图 3a-1 Catalys 精密激光系统。

面透镜吸引环，与用于 LASIK 的飞秒激光非常相似。然而，由于角膜褶皱导致激光束发射不规则，该公司放弃了这个想法，而是开发了液体光学接口，一种非压平的液体浸入模式，避免了患者眼球与激光发射头接触[1]。结果表明，液体浸入式吸引环消除了角膜皱褶，与扁平吸引环相比，它可以更好地稳定眼球，并减少结膜下出血。也显著降低吸引过程中眼压的上升[3]。

Catalys 的工程师发现当对猪眼和人尸体眼施加 500mmHg（1mmHg=0.133kPa）的真空抽吸时，浸入式液体吸引环使眼压增加了 16.6±1.8mmHg，而曲面压平式吸引环使眼压增加了 80.4±10.4mmHg[3]。Schultz[4]和 Kerr[5]等的体内研究表明，使用激光系统时，平均眼压分别增加了 10.3mmHg 和 18.5±4.7mmHg。然而，这些研究都没有探讨整个飞秒激光手术过程中眼压的增加。

液体光学吸引环使用液体浸入式系统将激光成像和治疗系统与患者的眼球连接在一起（视频 3a-2）。它由带有塑料杯的硅胶吸环和一次性激光头透镜组成（图 3a-2）。该硅胶吸环有两种尺寸，内径分别为 14.5mm 和 12.0mm，以适应不同大小的眼球大小。在手术过程中，吸引环置于患者的巩膜上，并启动负压吸引（300~700mmHg）以固定眼球。之后，塑料杯会被平衡盐溶液（BSS）填充，手术医生可以操作操纵杆移动手术床，使充满液体的塑料杯与一次性激光透镜对接。多余的液体通常通过塑料杯顶部的开口流出。对于眉弓高、深眼窝的更具挑战性的患者，可以调整其头位，协助对接。有时，开睑器有助于正确定位、防止挤压和防止球结膜被吸引到角膜表面。手术医生可以利用实时监控视频（视频 3a-3）在对接过程中进行微调。目前，激光系统和病床是整合在一起的，手术医生可以在三维空间内移动患者的位置，患者激光治疗结束后需要移动到另一张手术床上。最近，美国 FDA 批准了一种可移动床（Johnson & Johnson Vision），患者在这张床上完成激光治疗后不需要转移到另一张床上。

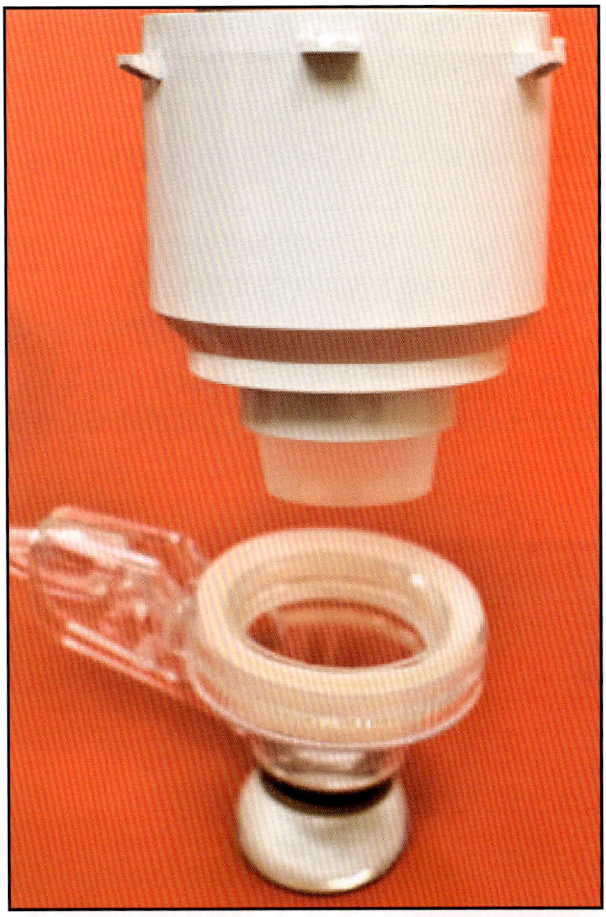

图 3a-2　对接界面。

飞秒激光成像

液体光学眼球吸引环为激光通过眼部结构提供了清晰的路径。与患者眼球对接后，Catalys 使用整体导航成像系统根据患者的眼部解剖结构和情况制定个性化的治疗方案。成像系统使用定制的频域 OCT（820~930nm）绘制眼前节结构，横向和轴向的分辨率分别为 15μm 和 30μm[2]。成像系统可以通过超过 10 000 张 A 超扫描图像来重建高分辨率的三维眼前节图像，并提供眼前节轴面和矢状面的可视化。这些图像可以识别前后角膜、虹膜和晶状体，并显示在触摸屏上，供手术医生查看和制订手术计划。OCT 成像以 0.5~2.0Hz 的频率反复更新，以便在手术过程中实时显示。激光软件有助于绘制切口方向和深度，并提供安全区域，甚至考虑到一定程度的晶状体倾斜。该系统还使用黑白电荷耦合装置实时视频成像来帮助实现可视化。它的波长为 735nm，运行速度大于 24 帧/秒，提供 17mm 的视野和超过 40μm 的光学分辨率[2]。

透明角膜切口和穿刺术

Catalys 系统能制作自闭、方形、三平面主切口(图 3a-3)和多达 4 种不同类型的白内障侧切口。切口的构造、大小和位置完全可由用户自行设计。如果手术医生需要，可将手术切口设计保留小的未切穿部分，以防在非无菌环境下意外进入前房导致感染。然而,事实上,保留未切穿区域是不必要的,因为手术切口有完整的密闭性，直到手术医生用钝器将其切开。手术医生可以以微米为单位或用角膜厚度的百分比来设置角膜切口深度。不同参数均可以个性化定制,包括飞秒激光线密度、水平和垂直光斑间距、脉冲能量、前后平面深度和侧切角度。

由 Catalys 制成的透明角膜切口(clear corneal incisions,CCI) 比人工制作的角膜切口更安全和更具一致性[6-8],但可能会对内皮细胞密度产生负面影响[9]。Grewal 和 Basti[6]使用眼前节 OCT 来比较术后 1 个月飞秒激光和手工 CCI 的形态学特征。研究发现,飞秒激光比手工制作的 CCI 更具一致性,并且误差在预期切口长度、深度和角度的 10%以内。在手工制作的切口中明显发现更多的内皮裂开和错位,以及可见的后切口伤口收缩。手工 CCI 的 16 只眼中有 3 只眼出现后弹力层脱离，但行飞秒激光的 20 只眼中没有发现该情况。尽管飞秒激光 CCI 具有形态学优势,但由于研究样本量较小,缺少一定的临床意义[6]。Schultz 等[7]研究了人活体角膜中白内障主切口和弧形切口的组织学特征，发现飞秒激光以最少的组织桥制作了准确和精确的切口。尽管形态学结构优越,但飞秒激光 CCI 可能会对内皮细胞密度产生负面影响。Abell 等[9]发现,利用飞秒激光制作 CCI 的患者比接受晶状体激光治疗和手工切口的眼睛损失更多的内皮细胞。作者指出，在经验丰富的手术医生手中,利用手工 CCI 联合晶状体飞秒激光治疗的可能更有益于内皮细胞[9]。

迄今为止,还没有研究评估过使用 Catalys 激光系统的切口的自闭性能;然而,我们的经验证实,这些角膜切口优于手工切口。此外，我们现在使用 130°的倒角,这样可以让切口更密闭,这是手术刀无法复制的。这种倒转的切口的出口角度，让我们可以将角膜隧道长度缩短为 1.2mm,切口宽为 2.4mm。较短的隧道有助于在白内障手术期间进行可视化,但仍能保持充分密闭。

Catalys 激光系统还可以制作在弧长和曲率具有高度一致性和精确度的角膜散光切口(astigmatic keratotomy,AK)[7]。切口可以是基质内或者前穿透的。前穿透切口在角膜后表面有一个未切穿的区域,而基质内切口在角膜前后表面均未切穿。瞳孔、角膜缘、扫描的晶状体囊袋或自定义位置均可用于调整 AK 的居中性。根据手术医生的习惯,切口可以在术中或稍后打开。激光系统能制作单个或成对的对称和非对称弧形切口。手术医生可以调整切口深度、光学区(2~11mm)、弧长(10°~120°)和脉冲能量(3~10μJ)。与 CCI 一样,手术医生可以选择自定义角膜线密度、水平和垂直光斑间距以及侧切角[2]。

基质内 AK 已被证明是安全有效的[10,11]。在Day 和 Stevens 评估的 319 只眼中[11],没有发生基质内 AK 穿孔或非意向性位置偏差。它也被证明能有效

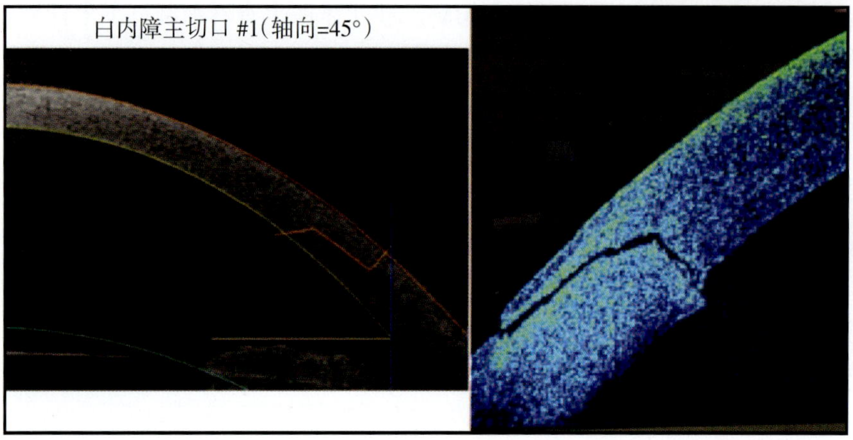

图 3a-3　超声乳化主切口的 OCT 图像。

减少角膜散光；然而，研究发现角膜切口弧长与散光矫正量之间的相关性较低[11]。Haque 等[12]报道，使用该系统造成的基质内 AK 切口有不少前表面切穿，但没有后表面切穿。该发现与 Wang 等[13]的研究结果一致，Wang 他们发现了基质内弧形切口比预期更靠前，患者之间存在差异。

目前还没有专为飞秒激光 AK 设计的特定的经验计算图表；然而，Baharozian 等[14]最近建议使用调整后的前穿透性 AK 的 Donnenfeld 计算图表。该研究中，大约有一半的眼睛术后散光小于 0.5D。据我们所知，还没有已发表的研究为飞秒激光 AK 修改 Nichamin 经验计算图表。更多关于后角膜散光和角膜生物力学的研究将有助于更好地制定 AK 方案。

当考虑激光弧形切口与人工角膜缘松解切口（limbal-relaxing incisions，LRI）时，激光弧形切口更优越和有效[15-21]。“白到白”值的大小因患者而异，这意味着一些 LRI 位于 9mm 光学区，而另一些 LRIs 可能位于 12mm 光学区。弧形切口放置的光学区域与其作用成反比。此外，LRIs 靠近角膜缘，因此由于其接近角膜缘血管网，所以易于愈合和（或）形成瘢痕。此外，大多数手术医生对整个切口宽度范围的角膜深度不完全一致。

前囊膜切开术

与人工撕囊术相比，由 Catalys 实施的前囊膜切开术更安全、更精确并且具有更好的居中性[8,22-26]。激光系统使用频域 OCT 成像来准确地定位前囊膜切开术并考虑晶状体倾斜的情况。可以利用瞳孔、角膜缘、扫描的晶状体前囊膜或手术医生的建议来定制中心位置，但与利用瞳孔的方式相比，基于扫描前囊膜定位的囊膜切开术居中性可能更好[27]。为了完成前囊膜切开术，激光以螺旋方式进行多行激光发射脉冲。在 Friedman 等的研究中[22]，使用激光系统时，前囊膜切开的中心落在预期位置的（77±47）μm 范围内，并且明显更圆。预期囊口直径和实际囊口的直径之间的差异，Catalys 为（29±26）μm，而手工撕囊为（337±258μm）[22]。

根据用户自定义的切口深度、水平和垂直间距以及脉冲能量设置，行囊膜切开术的时间通常为 0.7~1.4 秒。激光系统使用距虹膜和角膜 500μm 的安全距离，可以做直径为 2~8mm 的前囊膜切开术[2]。目前厂家推荐的设置包括：4.9mm 的前囊口直径，600μm 的切口深度，囊两侧 300μm（200~1000μm），水平和垂直间距分别为 5μm（3~7μm）和 10μm（5~20μm），脉冲能量 4μJ（3~10μJ）[2]。最近，Schultz 等[28]建议将垂直激光脉冲间隔增加到 15μm，以减少前囊膜锯齿状并提高前囊膜切开术质量。垂直间距的增加减少了总激光时间；然而，尚不清楚时间的减少或间距的增加是否会产生有益效果。更短的前囊膜切开持续时间可能会减少患者呼吸和心跳引起的运动伪影的影响[29]。该发现与另一项研究一致，该研究发现当切口深度减少到 400μm 且垂直间距增加到 15μm 时，囊口边缘不规则性减少，这使前囊膜切开时间缩短至 0.7 秒[30]。另一项基于动物模型的研究建议，水平间距应降低至 3μm，以减少前囊膜锯齿状；但这些动物是被深度麻醉，可能身体活动更少[31]。

据报道，使用 Catalys 激光系统的完整前囊膜切开率很高，而前囊膜撕裂率很低[8,22-26]。Day 等[23]报告了完整的前囊膜切开成功率为 99.8%，前囊膜撕裂率为 0.1%。Pantanelli 等[26]报道了 100%的完整前囊膜切开率，而没有前囊膜撕裂。Scott 等[30]的一项回顾性研究报告了前囊膜撕裂率为0.43%。相比之下，Abell 等[32]报道了 100%的完整前囊膜切开率，但前囊膜撕裂的发生率达到了 1.87%。作者们推测，固定频率的眼球运动可能导致异常激光脉冲和邻近囊膜切开边缘的邮票样穿孔，从而损害前囊膜完整性[32]。最近，通过组织学分析比较了 Catalys、LenSx（Alcon）、Victus（Bausch & Lomb）和 Lensar（Lensar Inc）几种系统操作下的前囊膜完整性[33]。研究显示 Catalys 系统造成的前囊膜损伤最小，部分原因是该系统使用的能量水平较低且激光时间较短[33]。较短的时间被认为可以减少前囊膜切开边缘的运动伪影和组织损伤。

已经证明 Catalys 可以用来治疗其他具有挑战性的膨胀性白色白内障，为其提供安全的前囊膜切开术[34]。在确认前囊膜切开术的完整性时建议谨慎处理，并使用台盼蓝染色。在 Conrad-Hengerer 等的一项研究中[34]，在接受前囊膜切开术的 25 名白内障患者中，有 12 只眼发现了前囊膜锯齿，3 只眼发现了小的粘连。该系统可用于后囊膜切开术，并为放射状角膜切开术后患者行前囊膜撕囊术[35-37]。然而，对于任何合并角膜瘢痕的患者应谨慎使用，因为所有飞秒激光可能不能穿透角膜混浊区域。

碎核与晶状体软化

Catalys 激光系统有不同的晶状体碎核模式。手术医生可以选择 1/4、1/6 或 1/8 的晶状体分割模式。此外，激光器可在碎核状态下增加网格模式，以软化晶状体。碎核和软化模式通常需要不到 30 秒的时间。用户可以调整各种参数进行设置，包括激光光斑间距、激光脉冲能量、图案间距，以及虹膜和前囊膜的安全距离。与晶状体前囊膜切开术一样，整体引导系统考虑晶状体倾斜，并相应地调整了碎核的安全距离。晶状体软化的体积由虹膜和后囊膜的边界决定，不受前囊膜撕囊的限制[2]。因此，尽管晶状体前囊膜撕囊口较小，但若瞳孔较大，可对更大范围的晶状体进行碎核。

FLACS 与传统白内障手术一样安全，具有降低超声乳化压力的优点[9,38-40]。Abell 等[9]报告激光预处理可以有效缩短 81%的超声乳化时间，改善术后早期角膜水肿。由于晶状体在 4 片、6 片或 8 片中有一个近乎完全的分割，因此超声乳化分割晶状体“刻槽”所消耗的能量大大减少。此外，晶状体更容易裂成碎片，而无须猜测刻槽的深度，而使晶状体“分裂”。飞秒激光的使用让无须行任何超声乳化手术的患者数量增加。Dick 和 Schultz[41]报告指出，在飞秒激光预处理后，他们 90%以上的手术不需要任何超声乳化。使用较小的碎核模式可以进一步缩短超声乳化时间和能量[39,42]。飞秒激光确实可以在晶状体内部和周围产生气体。使用 Catalys 碎核的一个意想不到的好处是晶状体核和表层核之间实现气体分离。这使得几乎所有需旋转晶状体的操作都变得更容易了。

（余琪　译）

参考文献

1. Krueger RR, Talamo JH, Lindstrom RL, eds. *Textbook of Refractive Laser Assisted Cataract Surgery (ReLACS)*. New York: Springer Science & Business Media; 2012.
2. Catalys Precision Laser System Operator Manual. Santa Clara, CA: OptiMedica Corp; 2018. https://www.jnjvisionpro.com/sites/us/files/public/Products/0160-6390_rev_b_mnl-op_eng-us_catalys_3-90.zip. Accessed March 21, 2020.
3. Talamo JH, Gooding P, Angeley D, et al. Optical patient interface in femtosecond laser-assisted cataract surgery: contact corneal applanation versus liquid immersion. *J Cataract Refract Surg*. 2013;39(4):501-510.
4. Schultz T, Conrad-Hengerer I, Hengerer FH, Dick HB. Intraocular pressure variation during femtosecond laser-assisted cataract surgery using a fluid-filled interface. *J Cataract Refract Surg*. 2013;39(1):22-27.
5. Kerr NM, Abell RG, Vote BJ, Toh T. Intraocular pressure during femtosecond laser pretreatment of cataract. *J Cataract Refract Surg*. 2013;39(3):339-342.
6. Grewal DS, Basti S. Comparison of morphologic features of clear corneal incisions created with a femtosecond laser or a keratome. *J Cataract Refract Surg*. 2014;40(4):521-530.
7. Schultz T, Tischoff I, Ezeanosike E, Dick HB. Histological sections of corneal incisions in OCT-guided femtosecond laser cataract surgery. *J Refract Surg*. 2013;29(12):863-864.
8. Palanker DV, Blumenkranz MS, Andersen D, et al. Femtosecond laser-assisted cataract surgery with integrated optical coherence tomography. *Sci Transl Med*. 2010;2(58):58-85.
9. Abell RG, Kerr NM, Howie AR, Mustaffa Kamal MA, Allen PL, Vote BJ. Effect of femtosecond laser-assisted cataract surgery on the corneal endothelium. *J Cataract Refract Surg*. 2014;40(11):1777-1783.
10. Day AC, Lau NM, Stevens JD. Nonpenetrating femtosecond laser intrastromal astigmatic keratotomy in eyes having cataract surgery. *J Cataract Refract Surg*. 2016;42(1):102-109.
11. Day AC, Stevens JD. Predictors of femtosecond laser intrastromal astigmatic keratotomy efficacy for astigmatism management in cataract surgery. *J Cataract Refract Surg*. 2016;42(2):251-257.
12. Haque M, Jabbour S, Fadlallah A, Harissi-Dagher M, Chelala E, Melki S. Integrity of intrastromal arcuate keratotomies performed by femtosecond laser. *J Refract Surg*. 2016;32(1):67-68.
13. Wang L, Jiang L, Hallahan K, Al-Mohtaseb ZN, Koch DD. Evaluation of femtosecond laser intrastromal incision location using optical coherence tomography. *Ophthalmology*. 2017;124(8):1120-1125.
14. Baharozian CJ, Song C, Hatch KM, Talamo JH. A novel nomogram for the treatment of astigmatism with femtosecond-laser arcuate incisions at the time of cataract surgery. *Clin Ophthalmol Auckl NZ*. 2017;11:1841-1848.
15. Vickers LA, Gupta PK. Femtosecond laser-assisted keratotomy. *Curr Opin Ophthalmol*. 2016;27(4):277-284.
16. Wu E. Femtosecond-assisted astigmatic keratotomy. *Int Ophthalmol Clin*. 2011;51(2):77-85.
17. Venter J, Blumenfeld R, Schallhorn S, Pelouskova M. Non-penetrating femtosecond laser intrastromal astigmatic keratotomy in patients with mixed astigmatism after previous refractive surgery. *J Refract Surg*. 2013;29(3):180-186.
18. Rückl T, Dexl AK, Bachernegg A, et al. Femtosecond laser-assisted intrastromal arcuate keratotomy to reduce corneal astigmatism. *J Cataract Refract Surg*. 2013;39(4):528-538.
19. Chan TC, Ng AL, Cheng GP, Wang Z, Woo VC, Jhanji V. Corneal astigmatism and aberrations after combined femtosecond-assisted phacoemulsification and arcuate keratotomy: two-year results. *Am J Ophthalmol*. 2016;170:83-90.
20. Hoffart L, Proust H, Matonti F, Conrath J, Ridings B. Correction of postkeratoplasty astigmatism by femtosecond laser compared with mechanized astigmatic keratotomy. *Am J Ophthalmol*. 2009;147(5):779-787.
21. Bahar I, Levinger E, Kaiserman I, Sansanayudh W, Rootman DS. IntraLase-enabled astigmatic keratotomy for postkeratoplasty astigmatism. *Am J Ophthalmol*. 2008;146(6):897-904.
22. Friedman NJ, Palanker DV, Schuele G, et al. Femtosecond laser capsulotomy. *J Cataract Refract Surg*. 2011;37(7):1189-1198.

23. Day AC, Gartry DS, Maurino V, Allan BD, Stevens JD. Efficacy of anterior capsulotomy creation in femtosecond laser–assisted cataract surgery. *J Cataract Refract Surg*. 2014;40(12):2031-2034.
24. Rivera RP, Hoopes PC, Linn SH, Hoopes PC. Comparative analysis of the performance of two different platforms for femtosecond laser-assisted cataract surgery. *Clin Ophthalmol Auckl NZ*. 2016;10:2069-2078.
25. Day AC, Dhallu SK, Maurino V, Wilkins MR. Initial experience using a femtosecond laser cataract surgery system at a UK National Health Service cataract surgery day care centre. *BMJ Open*. 2016;6(7):e012078.
26. Pantanelli SM, Diakonis VF, Al-Mohtaseb Z, et al. Anterior capsulotomy outcomes: a comparison between two femtosecond laser cataract surgery platforms. *J Refract Surg*. 2015;31(12):821-825.
27. Schultz T, Tsiampalis N, Dick HB. Laser-assisted capsulotomy centration: a prospective trial comparing pupil versus OCT-based scanned capsule centration. *J Refract Surg*. 2017;33(2):74-78.
28. Schultz T, Joachim SC, Noristani R, Scott W, Dick HB. Greater vertical spot spacing to improve femtosecond laser capsulotomy quality. *J Cataract Refract Surg*. 2017;43(3):353-357.
29. Schultz T, Joachim SC, Tischoff I, Dick HB. Histologic evaluation of in vivo femtosecond laser-generated capsulotomies reveals a potential cause for radial capsular tears. *Eur J Ophthalmol*. 2015;25(2):112-118.
30. Scott W, Tauber S, Gessler JA, Ohly J, Owsiak R, Eck C. Clinical comparison of effect of sub-one second femtosecond laser capsulotomy on capsulotomy irregularities. Paper presented at: ASCRS/ASOA Symposium & Congress; April 17-21, 2015; San Diego, CA.
31. Kang MJ, Lee YE, Choi JS, Joo CK. Ideal parameters for femtosecond laser-assisted anterior capsulotomy: animal studies. *PloS One*. 2018;13(1):e0190858.
32. Abell RG, Davies PEJ, Phelan D, Goemann K, McPherson ZE, Vote BJ. Anterior capsulotomy integrity after femtosecond laser-assisted cataract surgery. *Ophthalmology*. 2014;121(1):17-24.
33. Hengerer FH, Mittelbronn M, Hansmann M-L, Auffarth GU, Conrad-Hengerer I. Femtosecond laser-assisted capsulotomy: histological comparison of four different laser platforms. *J Refract Surg*. 2017;33(10):670-675.
34. Conrad-Hengerer I, Hengerer FH, Joachim SC, Schultz T, Dick HB. Femtosecond laser-assisted cataract surgery in intumescent white cataracts. *J Cataract Refract Surg*. 2014;40(1):44-50.
35. Noristani R, Schultz T, Dick HB. Femtosecond laser-assisted cataract surgery after radial keratotomy. *J Refract Surg*. 2016;32(6):426-428.
36. Dick HB, Schultz T. Primary posterior laser-assisted capsulotomy. *J Refract Surg*. 2014;30(2):128-133.
37. Schojai M, Schultz T, Haeussler-Sinangin Y, Boecker J, Dick HB. Safety of femtosecond laser–assisted primary posterior capsulotomy immediately after cataract surgery. *J Cataract Refract Surg*. 2017;43(9):1171-1176.
38. Conrad-Hengerer I, Hengerer FH, Schultz T, Dick HB. Effect of femtosecond laser fragmentation on effective phacoemulsification time in cataract surgery. *J Refract Surg*. 2012;28(12):879-883.
39. Conrad-Hengerer I, Hengerer FH, Schultz T, Dick HB. Effect of femtosecond laser fragmentation of the nucleus with different softening grid sizes on effective phaco time in cataract surgery. *J Cataract Refract Surg*. 2012;38(11):1888-1894.
40. Abell RG, Kerr NM, Vote BJ. Femtosecond laser-assisted cataract surgery compared with conventional cataract surgery. *Clin Experiment Ophthalmol*. 2013;41(5):455-462.
41. Dick HB, Schultz T. On the way to zero phaco. *J Cataract Refract Surg*. 2013;39(9):1442-1444.
42. Huseynova T, Mita M, Corpuz CCC, Sotoyama Y, Tomita M. Evaluating the different laser fragmentation patterns used in laser cataract surgeries in terms of effective phacoemulsification time and power. *Clin Ophthalmol Auckl NZ*. 2015;9:2067-2071.

3b LenSx 激光系统

Kendall E. Donaldson, MD, MS

引言

FLACS 为我们提供了一种替代传统超声乳化术的方法,它可以用于制作角膜切口,治疗散光,实施精确且居中性良好的前囊膜切开术，超声乳化术中晶状体有效碎核。目前，美国和世界各地都有多种激光设备上市。本章将专门介绍 LenSx 激光系统的潜在优点。

LenSx 激光系统自 2011 年获得美国 FDA 批准以来，一直是飞秒激光白内障手术专业的领导者。LenSx 激光机是第一台被批准用于白内障手术的飞秒激光机，它通过对软件和硬件的一系列不断升级和改造得以迅速发展，满足了手术医生和患者的需要。它拥有许多独特的功能,包括其小型踏板、通过实时频域 OCT 进行卓越的成像、直观的用户界面、舒适的对接系统，以及治疗过程中激光应用的安全有效性。LenSx 平台的多功能性无与伦比,不仅可用于白内障手术,还可用于角膜瓣制作(LASIK 或角膜基质植入物)、角膜隧道(用于角膜基质环植入术)和即将开展的角膜移植手术(FDA 510k 审核批准)。

背景和发展

LenSx 激光机于 2011 年被批准用于白内障手术,此后不断发展,致力于为患者、工作人员和手术医生提供更好、更安全、更快捷的体验(图 3b-1 和图 3b-2)(数据由 Alcon 提供)。目前,全球有 1000多台 LenSx 设备在使用,迄今已完成了超过 1 000 000 台手术(数据由 Alcon 提供)。

组成和特点

LenSx 激光机有一个非常小的踏板，约为其他飞秒激光机的一半。这台激光机占地面积 53.38 平方英寸（约 344.38cm^2 需要大约 1.5m×1.8m 的工作空间),并通过锁定轮进行固定。这种设计便于将它安装在激光室或手术室中，使其在有限空间之内也能有效应用(图 3b-3)(示意图由 Alcon 提供)。激光机没有固定床,因此,无须进行患者转移,即可快速、高效、方便、安全地将患者的眼睛定位在激光下方，为治疗做好准备。

图像

LenSx 激光成像系统提供了宽视野(12.5mm)和 8.5mm 深度的眼前节精确实时成像(数据由 Alcon 提供)。这使得即使在晶状体密度高的硬核白内障中也能进行安全、准确的成像,这样可以在术前放大图像进一步评估细节，使激光治疗更安全。用户界面也非常直观,并拥有多种保护措施,以确保激光发射前治疗信息安全输入和确认,以避免错误的发生。

LenSx 激光变量优化波束角，能最有效地为眼前节内的每个结构提供能量(宽光束为角膜设计,中宽光束为前囊膜设计，窄光束为最有效的晶状体碎核设计)。

吸引环

自 2011 年飞秒激光机被美国 FDA 批准以来，LenSx 的吸引环已经有了很大的变化。当前的软适(SoftFit)水凝胶是一种介于固体和液体之间的独特技术，允许在各种角膜形状中进行可视化和安全的激光切削。对接过程快速舒适，减少了重新对接的

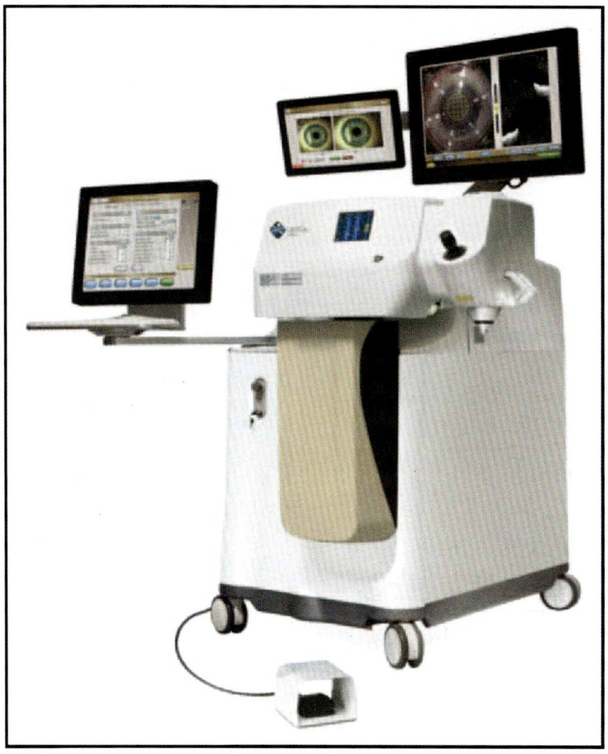
图 3b-1 Alcon LenSx 激光机。

需要和潜在的失吸。该吸引环非常稳定，最大限度地减少了传统吸引环可能导致的变形，压平界面可能会压缩角膜，导致角膜褶皱和不连续。尽管与吸引环配套的标准软适角膜镜适用于大多数角膜曲率，但 Alcon 推出了三种型号的专用吸引角膜镜，以适应各种角膜曲率（图 3b-4）。对接程序可能会导致眼压升高，约16mmHg，即那些青光眼控制良好的患者，对接过程也是舒适、安全的[1]。此外，平均吸引时间通常在 90 秒之内，平均治疗时间为 20~26 秒[2]。

前囊膜切开术

激光前囊膜切开术是 FLACS 的主要功能之一。作为手术医生，我们需要可靠的、规则的前囊膜切开术，没有锯齿状或撕裂，使我们的手术能顺利成功。随着人工晶状体设计变得更加复杂（例如，多焦点人工晶状体、区域多焦点人工晶状体和可调节型人工晶状体设计），它们的植入更加依赖于特定直径和形状规则的前囊膜切开术。已经证实飞秒激光能够以最佳居中性制作预定大小和形状的前囊口。研究发现，采用软适吸引环的 LenSx 激光可完全切开前囊膜，前囊膜撕裂率<0.1%，囊口强度与手工前囊膜撕囊术相当[3,4]。当使用扫描电子显微镜观察时，人们发现，相较于其他激光机，LenSx 激光机的激光脉冲错误定向和散射更少，它制作的前囊口边缘更光滑、更连续（图 3b-5）[5]。

晶状体碎核

飞秒激光的主要好处之一是能够在超声乳化手术前预先碎核，这使得在之后的手术中使用较少的超声乳化。多项研究显示，超声乳化过程中累积释放能量的减少取决于晶状体核的密度[6,7]。手术医生可以根据晶状体密度修改晶状体碎核模式以定制治疗方案，最终减少超声乳化过程中释放的能量（图 3b-6；视频 3b-1）。手术医生可以选择不同切割和柱形组合，便于晶状体碎核。医生在手术过程中还可以把晶状体分割成一半或更小的碎核，或者进一步细分晶状体核，有一种网格状模式备选，使晶状体核更易于分离。研究表明，这可以减少 51%的超声乳化时间和 43%的超声乳化能量[6,7]。最终使眼球创伤较小，同时使内皮细胞获得了潜在的保护。

角膜切口

LenSx 飞秒激光能够为治疗散光制作精确的角膜切口，并可为超声乳化制作主切口和穿刺切口。切口可以设计为复杂、可重复的三平面结构。随着飞秒激光引入白内障手术，加之多焦点人工晶状体对剩余散光的要求较高，使得飞秒激光矫正散光越来越受到重视。LRI 可以设定直径和弧长，以最佳的角度/位置来矫正散光。这对于高端人工晶状体尤为重要，因为该类人工晶状体需要精确矫正散光，实现最小剩余屈光不正，以获得最佳的视觉质量。有许多可用于帮助制定 LRI 的手术方案（例如，Nichamin、Donnenfeld）。大多数计算图表基于传统的超声乳化术，在 FLACS 病例中的数值减少 30%（表 3b-1 和表 3b-2）。大多数手术医生把切口定位在直径约 9mm 的角膜缘，大多数切口在术中打开以获得最佳效果。根据术后屈光度和角膜地形图评估，切口也可以保持闭合或术后打开。也可以使用 Verion 系统（Alcon）在术前制订手术方案，然后在FLACS 手术过程中应用，该方案考虑到患者仰卧位时眼球旋转引起的

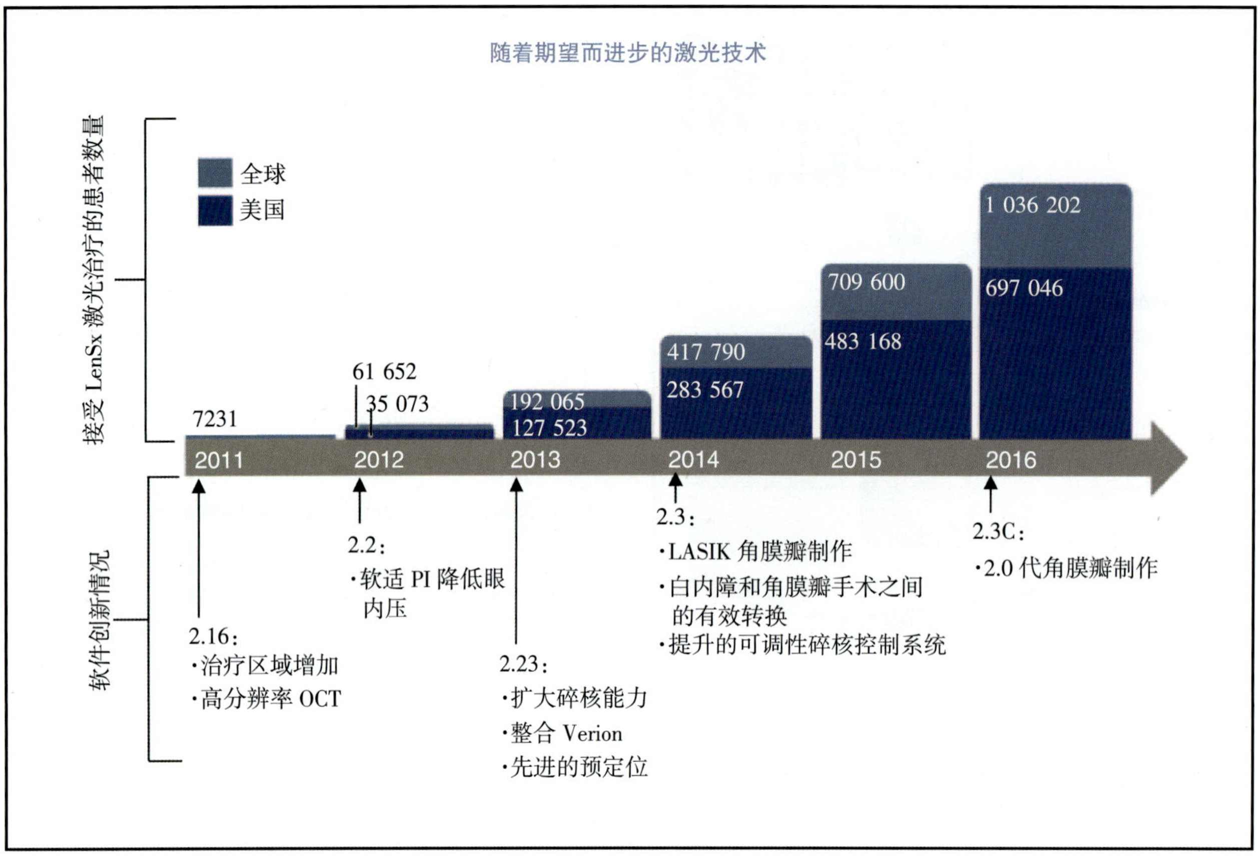

图 3b-2 系统持续升级与功能提升。

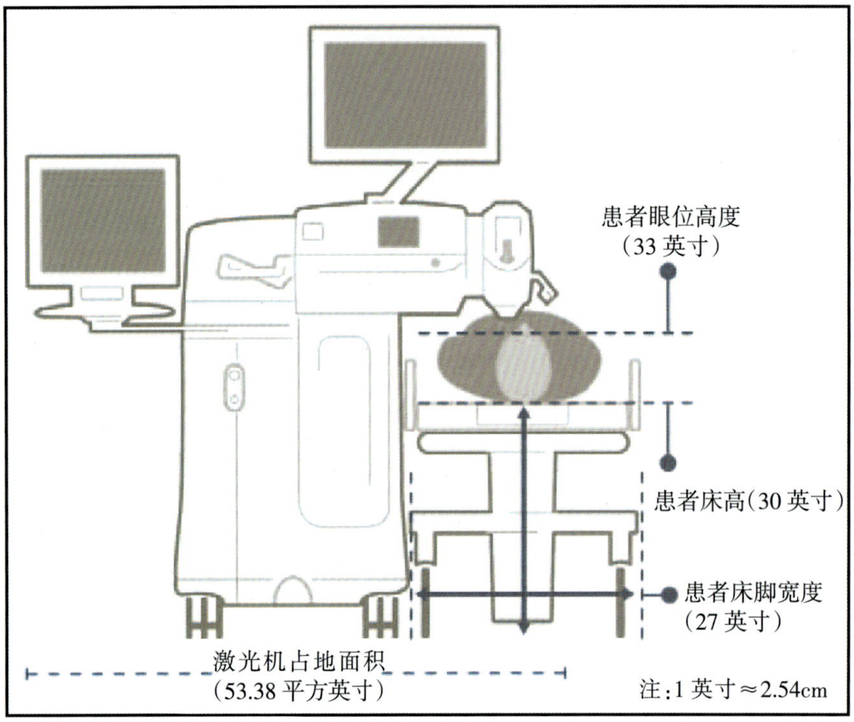

图 3b-3 LenSx 激光机尺寸（Alcon Laboratories）。53.38 平方英寸（约 344.38cm²）的占地宽度。

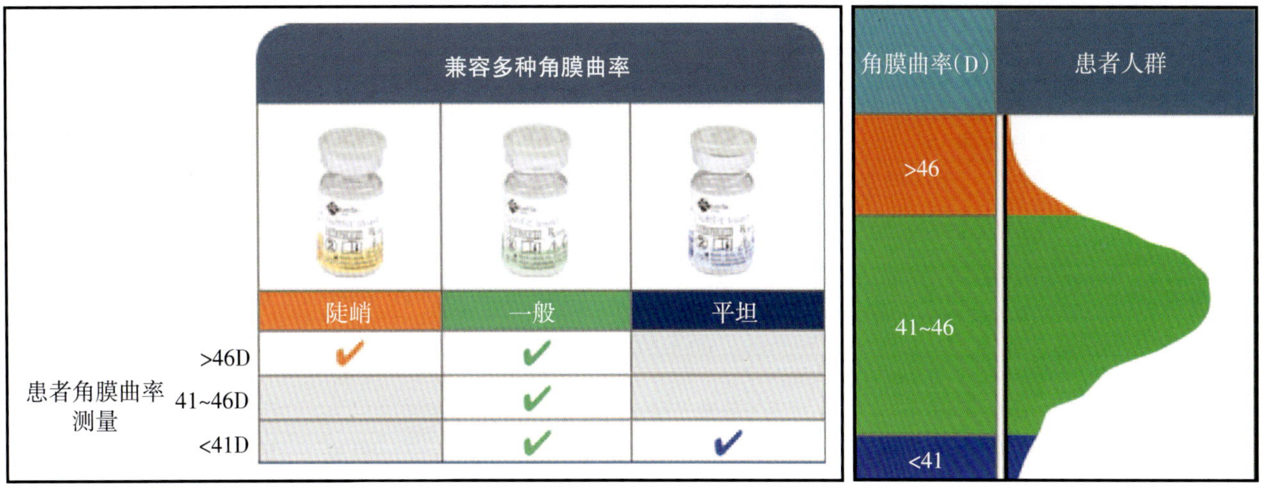

图 3b-4　(A)图示基于不同角膜曲率的三种当前可用的软适专用吸引角膜镜。(B)虽然大多数患者最好使用标准软适吸引角膜镜(角膜曲率 41~46D),但陡峭角膜(角膜曲率>46D)和扁平角膜(角膜曲率<41D)可以安全治疗,而不会产生角膜皱褶。

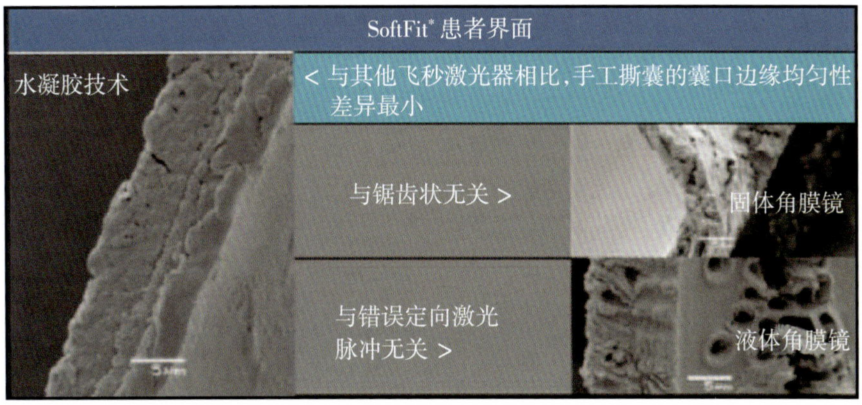

图 3b-5　前囊口边缘。

* 利用扫描电子显微镜图像分析前囊口边缘像素变化系数灰度共生矩阵分析法分析和均匀性。还对异常现象进行了定性评估。与手动技术相比，除带软适角膜镜的 LenSx 激光外，所有激光制作的均匀前囊口均较少。n=54(手工切开:n=10;LenSx 激光与软适 PI:n=10 P<0.001;LenSx 激光与软适 PI:n=10 P=0.23;VICTUS Ⅰ:n=4 P<0.001;VICTUS Ⅱ:n=10 P<0.001;CATALYS:n=10 P<0.001)。

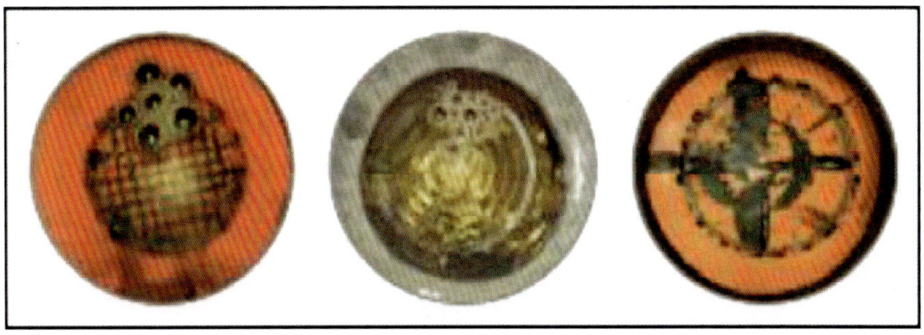

图 3b-6　LenSx 激光机晶状体碎核模式。

表 3b-1　适用于精确角膜切口的 Nichamin 计算表

透明角膜切口超声乳化手术的角膜边缘松解切口计算表

Louis D. Nichamin，MD 在直径 9mm 处减少飞秒激光切削深度 30%

顺规散光　　轴位 @0~30/150~180　　一对用飞秒激光制作的直径 9mm 的弧形切口

术前柱镜度数	20~30 岁	31~40 岁	41~50 岁	51~60 岁	61~70 岁	71~80 岁	81~90 岁	>90 岁
+0.75~+1.25D	39	39	35	32	28	25	24.5（鼻侧）	—
+1.50~+2.00D	49	49	46	42	39	32	28	25
+2.25~+2.75D	60	63	56	49	42	35	32	28
+3.00~+3.75D	63	63	63	60	49	42	35	32

逆规散光　　轴位 @45~145　　一对用飞秒激光制作的直径 9mm 的弧形切口

术前柱镜度数	20~30 岁	31~40 岁	41~50 岁	51~60 岁	61~70 岁	71~80 岁	81~90 岁	>90 岁
+0.75~+1.25D	39	35	32	28	25	21	—	—
+1.50~+2.00D	46	42	39	35	32	28	28	25
+2.25~+2.75D	56	49	46	42	39	35	32	28
+3.00~+3.75D	—	56	53	49	46	42	35	32

误差。

数据概述

尽管许多人喜欢争论 FLACS 的优点，但主要测量结果集中于安全性和屈光结果。Scott 等[8]对 2010—2014 年间的 7155 例（手工操作和 FLACS）病例进行了回顾性分析，结果显示玻璃体丢失率如下：手工操作为 1.17%，FLACS 为 0.65%。由于玻璃体丢失率与各种其他术中和术后并发症密切相关，因此这一结果被认为是安全性方面的重要参考。其他研究表明，传统手术方式和 FLACS 的安全性相同。Abell 等[9]前瞻性地评估了一个手术中心 5 名手术医生的 4000 例手术结果（FLACS，1852 只眼；手工操作，2228 只眼），发现这两种手术同样安全，前囊膜相关并发症的风险相似。此外，对那些缺乏传统超声乳化手术经验的住院医生来说，FLACS 也是安全的[10]。

当使用 Lensx 系统进行 FLACS 晶状体预碎核时，超声乳化的能量减少约 51%[11,12]。这项研究得到了 Yesilirmak 等[7]的支持，他们发现 FLACS 的优势与添加主动液流在减少累积能量释放（cumulative dissipated energy，CDE）方面可叠加。能量的减少可解释为手术过程中对眼睛创伤的减少，这可转化为对周围组织结构的损伤减少，尤其是在涉及硬核（成熟）白内障、浅前房白内障（手术操作空间有限）、在虹膜前操作的较差的超声乳化技术，以及 Fuchs 角膜内皮营养不良的患者。Al-Mohtaseb 等[11]在白内障分级、患者年龄、术前内皮细胞计数和前房深度匹配良好的病例中发现，与手工超声乳化相比，FLACS 病例中角膜内皮细胞丢失较少。在 FLACS 过程中，能量的减少、精确的晶状体前囊膜切开，以及减少晶状体操作的能力，使其成为处理复杂病例的有用工具（视频 3b-2）。

也有一些证据支持 FLACS 术后恢复更快[13]。此外，其他研究表明 FLACS 的屈光效果具有更高的可预测性，这可能与更精确的晶状体前囊膜切开术有关，从而提高了人工晶状体有效位置的可预测性[14]。

表 3b-2　角膜弧形切口的 Donnenfeld 计算图

角膜缘松解切口 Dummies Donnenfeld 计算图

Eric Donnenfeld，MD

- 0.50D：1 个切口 1.5 个钟点弧度
- 0.75D：2 个切口 1 个钟点弧度
- 1.50D：2 个切口 2 个钟点弧度
- 3.00D：2 个切口 3 个钟点弧度

- 逆规散光和年轻患者多增加一些。
- 老年患者减少一些。
- 个性化制作的计算图。

多功能性

LenSx 激光在基于晶状体和基于角膜的屈光手术中有多种应用。LenSx 平台的多功能性无与伦比，不仅可用于白内障手术，还可用角膜瓣术（LASIK 或角膜基质植入）、角膜隧道（用于角膜环状基质片植入）和角膜移植术（板层和穿透）[15]。

整合潜力

LenSx 激光能够与 Verion 系统集成，用于制订术前计划、术中校准和术后分析，以及计算图表开发。它还可以很容易地与 Centurion 超声乳化机（Alcon Laboratories）和 LuxOR LX3（Alcon Laboratories）手术显微镜结合。

白内障手术的未来

白内障手术的未来在于我们能够通过使用先进的人工晶状体和精确的计算图表来定制治疗方案。我们即将推出屈光力可变的人工晶状体，并寻求提供更高水平的调节力。飞秒激光是一种使我们能够最准确地执行预定治疗计划的工具，使我们的患者在白内障手术时能够实现最安全、最准确的屈光矫正。

（余琪 译）

参考文献

1. Talamo JH, Gooding P, Angeley D, et al. Optical patient interface in femtosecond laser-assisted cataract surgery: contact corneal applanation versus liquid immersion. *J Cataract Refract Surg.* 2013;39(4):501-510.
2. Yeoh R. Practical differences between 3 femtosecond phaco laser platforms. *J Cataract Refract Surg.* 2014;40(3):510.
3. Bala C, Xia Y, Meades K. Electron microscopy of laser capsulotomy edge: interplatform comparison. *J Cataract Refract Surg.* 2014;40(8):1382-1389.
4. Bala C, Meades K. SEM of femtosecond laser capsulotomy edge: an inter-platform comparison. *J Cataract Refract Surg.* In press.
5. Roberts TV, Lawless M, Sutton G, Hodge C. Update and clinical utility of the LENSX femtosecond laser in cataract surgery. *Clin Ophthalmol.* 2016;10:2021-2029.
6. Conrad-Hengerer I, Hengerer FH, Schultz T, Dick B. Effect of femtosecond laser fragmentation on effective phacoemulsification time in cataract surgery. *J Refract Surg.* 2012;28(12):879-883.
7. Yesilirmak N, Diakonis VF, Sise A, Waren DP, Yoo SH, Donaldson KE. Differences in energy expenditure for conventional and femtosecond-assisted cataract surgery using 2 different phacoemulsification systems. *J Cataract Refract Surg.* 2017;43(1):16-21.
8. Scott WJ, Tauber S, Gessler JA, Ohly JA, Owsiak RR, ECK CD. Comparison of vitreous loss rates between manual phacoemulsification and femtosecond laser-assisted cataract surgery. *J Cataract Refract Surg.* 2016;42(7):1003-1008.
9. Abell FG, Darian-Smith E, Kan JB, Allen PL, Ewe SY, Vote BJ. Femtosecond laser-assisted cataract surgery versus standard phacoemulsification cataract surgery: outcomes and safety in more than 4000 cases at a single center. *J Cataract Refract Surg.* 2015;41(1):47-52.
10. Hou JH, Prickett AL, Cortina MS, Jain S, de la Cruz J. Safety of femtosecond laser-assisted cataract surgery performed by surgeons in training. *J Refract Surg.* 2015;31(1):69-70.
11. Al-Mohtaseb Z, He X, Yesilirmak N, Waren D, Donaldson KE. Comparison of corneal endothelial cell loss between two femtosecond laser platforms and standard phacoemulsification. *J Refract Surg.* 2017;33(10):708-712.
12. Daya et al. Ultrasound power, translenticular hydrodissection, and lens fragmentation in femtosecond laser cataract surgery. Paper presented at: American Society of Cataract and Refractive Surgery Annual Meeting; April 9-14, 2013; San Francisco, CA.
13. Conrad-Hengerer I, Skeikh A, Hengerer FH, Schultz T, Dick HB. Comparison of visual recovery and refractive stability between FLACS and standard phacoemulsification: six-month follow-up. *J Cataract Refract Surg.* 2015;41(7):1356-1364.
14. Filkhorn T, Kovács I, Takács A, Horvath E, Knorz MC, Nagy ZZ. Comparison of IOL power calculation and refractive outcome after laser-assisted cataract surgery with a femtosecond laser versus conventional phacoemulsification. *J Refract Surg.* 2012;28(8):540-544.
15. Kymionis GD, Kankariya V, Plaka AD, Reinstein D. Femtosecond laser technology in corneal refractive surgery: a review. *J Refract Surg.* 2012;28(12):912-920.

3c Victus 飞秒激光平台

Y.Ralph Chu, MD; Jessica Heckman, OD

引言

随着技术的发展，患者对视觉效果的期望也在不断提高。高端人工晶状体(非球面、多焦点或复曲面人工晶状体）需要在囊袋内居中以获得最佳视觉表现。因此,囊袋切开的大小和环状的规则性是获得最佳视觉效果的重要因素[1]。这个目的可以在白内障手术用飞秒激光来实现。2008 年,飞秒激光首次被批准用于白内障手术。如今,在白内障手术中使用的飞秒激光技术是最先进的技术,可以提供更加可预测和精确的结果、更短的恢复时间和更少的并发症[1]。飞秒激光产生飞秒能量，光解组织并将其转化为等离子体,等离子体膨胀产生微气泡(瞬间汽化)[2]。这些气泡变成手术切口。

Victus 飞秒激光平台(Bausch & Lomb)是一个单一的集成平台,具有多种用途:①制作角膜瓣,适用于 LASIK 手术或需要初始角膜板层切开的其他治疗;②白内障手术中的前囊口切开;③制作角膜切口,如白内障手术或其他眼科手术;④核性白内障手术中碎核，而不适用于后囊下和皮质性白内障的碎核[3]。因为 Victus 可以很容易地在白内障和角膜手术之间切换,故其有一系列经批准的适应证。因此,激光在短时间之内可用于两种不同的治疗。本节重点讨论 Victus 如何应用于白内障治疗。

吸引环和对接

Victus 具有独特的对接技术 Verafit 吸引环。针对白内障手术,接口设计为非接触式液体填充。该设计旨在实现激光机稳定地吸引眼球、撕囊口适当地居中和对齐、精确地切口制作和碎核。为了尽可能减少失吸,Victus 吸引环有 12 个抽吸口和一个弯曲面(图 3c-1)。智能压力传感器监测吸引过程中施加在眼球上的绝对吸引力。对角膜施加的向下压力可以调整,以满足不同手术的需要。例如,吸引可能导致角膜皱褶,在晶状体囊口切开和晶状体碎核过程中,可以降低压平压力以实现无褶皱对接。

飞秒激光成像

Victus 拥有 Realeyez 扫描源 OCT，可在整个过程中提供实时和高分辨率可视化图像。这使白内障手术中利用高质量的图像进行引导监测成为可能。例如,在开始撕囊之前,实时 OCT 可用于验证前囊膜表面切口位置的正确性。OCT 可以通过评估几个平行、偏心(垂直和水平)的横截面,很容易地验证晶状体前囊膜和后囊膜的位置，以及晶状体前极和后极的位置。此外,在开始激光辅助碎核之前,OCT 可用于验证晶状体内部切口的位置。并且,OCT 视频图像可以验证靠近巩膜的角膜缘穿透性切口的位置和形状,以便进入眼内。OCT 可以引导控制和调整弧形切口的切口深度、长度、直径和轴向。与其他使用图片的飞秒激光平台不同,Victus OCT 提供实时图像。实时图像是 Victus 的最大优势,它是目前唯一一个具有实时、高分辨率 OCT 的飞秒激光平台。

角膜切口,包括穿刺、主切口和弧形切口

Victus 能根据医生设定的参数制作手术主切口、穿刺口和弧形切口(表 3c-1 和表 3c-2)。用 Victus 制作的透明角膜切口具有一致性和稳定性。厚度可以根据手术医生定义的参数来设计(见表 3c-1)。然而,为了提供稳定的弧形切口,Victus 默认

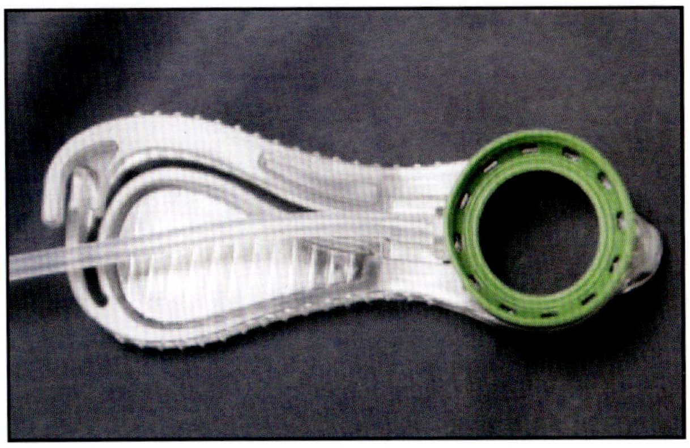

图 3c-1　Victus Verafit 吸引环。

表 3c-1　Victus 角膜切口参数

参数	范围
能量(μJ)	0.7~2.0
点间距(μm)	5.0~8.0
行间距(μm)	2.0~8.0
外切口宽度(mm)	0.5~5.0
内切口宽度(mm)	0.5~5.0
轴向(°)	0~359
弦长(μm)	自动计算
平面 1 深度(μm)	100~1500
角度(°)	15~90
平面 2 深度(μm)	100~1490
长度(μm)	10~3000
平面 3 深度(μm)	110~1500
角度(°)	15~90

切口深度为输入角膜最薄厚度的 80%(根据术前检查,包括角膜地图)[3]。如果医生愿意,切口深度可以调整。机器可以在手术医生指定的角度和方向(视频 3c-1)采用三平面自闭式切口制作主切口。理论上，三平面切口有三个角度，可以更紧密地实现自闭,以降低切口渗漏的风险。此外,手术医生还可以对 Victus 进行编程,使其在角膜上的任何钟点位置确定主切口的方向。这项功能有助于消除低度的角膜散光。

弧形切口可以根据方向、深度和长度进行编程,以帮助治疗散光。曲面吸引环特别适合弧形切口,因为它限制了可能导致弧形切口错位的角膜变形。一项回顾性研究评估了用 Victus 对 50 只眼（n=50 只眼）行弧形切口矫正角膜散光的两年稳定性。显示 Victus 辅助弧形角膜切口是稳定的。术后两个月

表 3c-2　Victus 弧形切口参数

参数	范围
能量(μJ)	0.65~2.00
单切角(°)	60~120
点间距(μm)	4.0~8.0
行间距(μm)	2.0~8.0
角膜切口的终点位置(μm)	-150~+150
直径(mm)	6.0~12.0
厚度(μm)	400~1000
深度百分比((%)	30~80
最终深度(μm)	200~900
角度(°)	0~359
范围(°)	15~120

(0.67±0.54D)和两年(0.74±0.53D)的角膜散光无显著差异[4]。

前囊膜切开术

Victus 能根据手术医生设定的参数(表 3c-3)在前囊膜上建立一个近乎完美的圆形切口，且直径具有可预性。使用实时 OCT 可以最大限度地降低与手工撕囊相关的手术并发症，因为它可以发现潜在的问题。例如，在手术过程中出现不完整的气泡可能表明前囊膜切开术不完整[3]。一项研究评估了 Victus 辅助晶状体前囊膜切开术(56 只眼)与手工撕囊(63 只眼)的安全性。与 Victus 治疗眼相比,手工撕囊治疗眼的并发症发生率更高(Victus 组≤5.4%,手工撕囊组≤23.8%)。具体来说,在手术当天,发生了以下并发症:不完全性前囊膜切开术[手工:0 只眼;Victus:2 只眼(3.6%)]、偏心的白内障囊切开术[手工:15 只眼(23.8%);Victus:3 只眼(5.4%)]、偏心的人工晶状体 [手工:11 只眼 (17.5%);Victus:1 只眼(1.8%)]、角膜灼伤[手工:0 只眼;Victus:1 只眼 (1.8%)] 和前囊膜撕裂 [手工:1 只眼 (1.6%);Victus:1 只眼(1.8%)][3]。

使用 Victus 的好处是其结果具有可预测性。一项包含 33 例患者的研究表明，一只眼接受 Victus 辅助白内障手术治疗，另一只眼接受传统手工超声乳化白内障摘除术治疗，比较了二者前囊口切开的

表 3c-3 Victus 前囊膜切开参数

参数	范围
直径(mm)	3.0~7.0
边缘高度(μm)	400~1000
能量(μJ)	5.0~9.0
点间距(μm)	5~10
行间距(μm)	2~10
距瞳孔缘安全距离(μm)	500~1000

形状及其在一年内的变化[5]。结果表明,Victus 手术眼的前囊口大小和形状更精确，与手工撕囊前囊口相比,它们更小,更接近目标。一年后,在传统手术中，手工撕囊组前囊口的大小或形状发生了明显变化(P=0.017)。相比之下,Victus 组没有明显改变。而且,Victus 治疗的眼睛前囊口纤维化裂较小且进展较慢。作者们推测,与手工操作相比较而言,这可能是因为 Victus 的撕囊口边缘更加规则。

Victus 辅助的前囊膜切开和碎核所需的最小瞳孔直径为 4.0mm。飞秒激光处理后,后续的超声乳化手术需要散瞳。吸引环压平角膜和激光能量释放可引起瞳孔缩小[6]。一项包括 198 只眼的研究,涉及 Victus、LenSx 和 Catalys 激光机，发现所有激光机 FLACS 手术后均显著诱发瞳孔缩小(P<0.05),但 Victus 诱发的瞳孔缩小程度最小[6]。尽管如此,使用局部非类固醇滴眼液和前房内散瞳剂进行预处理可以预防潜在的瞳孔缩小相关并发症。

碎核和晶状体软化

Victus 可用于切割晶状体(视频 3c-2),与传统超声乳化相比,Victus 具有多个优点,包括减少眼内操作、减少术后炎症、角膜水肿和内皮细胞丢失[7]。手术医生可以指定晶状体碎核的模式，包括环形切割、径向切割、网格状切割或联合切割(表 3c-4)。手术医生还可设置放射状切口的数量或网格的大小。白内障手术的脉冲频率为 80kHz，晶状体手术持续时间取决于白内障核的硬度。

使用飞秒激光碎核的另一个好处是减少超声乳化术中所需的超声能量。激光白内障联合会(the Laser Cataract Consortium)的一项研究,评估了 7200 只接受过 Victus、Catalys、Lensar、LenSx 平台(2231 只眼）或传统超声乳化术白内障手术的眼睛(5000 只眼)。这项研究认为,FLACS 在去除核密度较大的白内障(3 级、4 级和 4 级+)方面优于传统的超声乳化术,这是因为 FLACS 可以减少眼内的晶状体能量分散。减少能量的分散有助于提高角膜的安全性和视力恢复[8]。

表 3c-4 Victus 晶状体碎核参数

参数	范围
点间距(μm)	10~20
行间距(μm)	10~20
前安全距离(μm)	600~1200
后安全距离(μm)	700~1500
圈数	2~8
圈直径(mm)	1.0~8.0
圈内放射状切开数量	2~4
放射状数量	2~8
放射状切口直径(mm)	1.0~8.0
网格大小(μm)	300~1000
网格直径(mm)	1.0~7.0

一项研究评估了 Victus 辅助晶状体碎核(68 只眼)与人工晶状体碎核(68 只眼)的临床表现。白内障分级为 1~5 级。Victus 超声乳化时间小于或等于手工超声乳化时间。Victus 组（3 只眼 4 例不良事件)的不良事件发生率(adverse events,AE)小于或等于手工组(4 只眼 5 例不良事件)。手工组 2 只眼出现轻度前囊膜撕裂(术中并发症),而 Victus 组未发生该情况。

安全性

一项前瞻性、连续、对照队列研究中评估了 FLACS 的风险和安全性，该研究评估了 4000 只接受 FLACS 或传统超声乳化白内障手术的眼睛[9]。后囊膜撕裂是一个需要避免的重要并发症，因为它可能影响晶状体位置，最终影响屈光效果和患者满意度[9]。此外,后囊膜撕裂可导致内皮细胞丢失、青光眼、黄斑囊样水肿和眼内炎。后囊膜撕裂的发生率在各组之间无显著差异。飞秒激光治疗组发生前囊膜撕裂的风险明显高于传统超声乳化组（$P<0.001$；发生率分别为 1.84%和 0.22%），但与后囊膜撕裂相比，其临床相关性较小。作者发现这两种技术同样安全[9]。

最终，FLACS 的安全性取决于选择没有手术禁忌证的患者。例如，对于瞳孔扩张不良、前房深度<1mm或>4.8mm、可能导致计划的前囊膜切口与角膜内皮之间的空间不足的情况，以及年龄小于 40 岁的患者，禁止使用 Victus 进行前囊膜切开和晶状体碎核（译者注：该限制是因为美国 FDA 没有对 40 岁以下的患者进行研究）。有关禁忌证的完整列表，请参阅 Victus 用户手册[3]。

结论

飞秒激光用于白内障手术是一个新兴领域。与传统白内障手术相比，飞秒激光的优点包括：恢复时间更短，结果更可具预测性和精确性，手工操作更少，超声乳化能量需求更少，术后感染、角膜水肿和内皮细胞丢失更少。除了这些优点，Victus 在整个白内障手术过程中提供了实时、高分辨率 OCT。研究表明，Victus 的并发症发生率低，按照操作规程使用时是安全的。

致谢

感谢 Heather S.Oliff 博士（科学咨询集团有限责任公司，加利福尼亚州北图斯汀）的书面协助和博士伦外科（加利福尼亚州欧文市）提供的技术数据。

（余琪　译）

参考文献

1. Davis D. Improving patient outcomes with femtosecond laser. *Adv Ocular Care*. 2015;Nov/Dec:30-31.
2. Wu BM, Williams GP, Tan A, Mehta JS. A comparison of different operating systems for femtosecond lasers in cataract surgery. *J Ophthalmol*. 2015;2015:616478.
3. Victus Femtosecond Laser Platform, SW V3.3 User Manual. Munich, Germany: Technolas Perfect Vision GmbH; 2017. https://www.bausch.com/Portals/77/-/m/BL/United%20States/Files/Downloads/ECP/Surgical/REF-VCT-0148-Victus-3-3-User-Manual.pdf?ver=2018-11-27-102615-683. Accessed March 22, 2020.
4. Chan TC, Ng AL, Cheng GP, Wang Z, Woo VC, Jhanji V. Corneal astigmatism and aberrations after combined femtosecond-assisted phacoemulsification and arcuate keratotomy: two-year results. *Am J Ophthalmol*. 2016;170:83-90.
5. Panthier C, Costantini F, Rigal-Sastourne JC, et al. Change of capsulotomy over 1 year in femtosecond laser-assisted cataract surgery and its impact on visual quality. *J Refract Surg*. 2017;33(1):44-49.
6. Diakonis VF, Yesilirmak N, Sayed-Ahmed IO, et al. Effects of femtosecond laser-assisted cataract pretreatment on pupil diameter: a comparison between three laser platforms. *J Refract Surg*. 2016;32(2):84-88.
7. Abell RG, Kerr NM, Howie AR, Mustaffa Kamal MA, Allen PL, Vote BJ. Effect of femtosecond laser-assisted cataract surgery on the corneal endothelium. *J Cataract Refract Surg*. 2014;40(11):1777-1783.
8. Krader CG. Laser cataract surgery advantageous for reducing ultrasonic energy use. *Ophthalmol Times*. 2015;40(10):26-27.
9. Abell RG, Darian-Smith E, Kan JB, Allen PL, Ewe SY, Vote BJ. Femtosecond laser-assisted cataract surgery versus standard phacoemulsification cataract surgery: outcomes and safety in more than 4000 cases at a single center. *J Cataract Refract Surg*. 2015;41(1):47-52.

3d Lensar 激光系统

Jonathan D. Solomon, MD

引言

Lensar 激光系统已被美国 FDA 和欧洲 CE 批准用于白内障手术,包括角膜和弧形切口、前囊膜切开术、晶状体碎核和散光人工晶状体对位(图 3d-1)。该超短脉冲飞秒激光机采用共聚焦结构照明获得优质图像,使手术医生能得到高度精确和可重复的结果,包括游离前囊膜切开术、易打开的透明角膜切口和精确的弧形切口。Lensar 激光系统还具有术中确定白内障核密度和优化晶状体碎核模式的功能。最后,术前虹膜成像和术中虹膜识别的结合提高了弧形切口和散光人工晶状体居中的准确性,并在散光治疗中自动更正眼球的旋转误差。

本章将介绍 Lensar 激光系统的技术特点和临床应用。

吸引环和对接

Lensar 激光系统采用两片式非压平吸引环,该系统包括一个低压吸引环,用于稳定眼睛,而不会显著增加眼压,以及一个液体界面,可避免角膜压迫和角膜皱褶,确保眼前段清晰成像和准确的激光光斑定位(视频 3d-1)。高精度的激光聚焦使机器能以低能量水平进行有效切割,从而将附带损伤降至最低,降低并发症发生率,获得更好的手术结果。此外,低负压的非压平吸引环可确保患者在手术过程中的舒适度,这与视觉暂时消失无关。

在手术过程中,吸引环位于患者巩膜上,不接触角膜。激活低压吸引,以固定眼睛。机器持续监测和显示吸引负压。如果失吸,程序将自动终止[1,2]。

在用 BSS 填充吸入环后,吸引环窗口连接到伺服控制的激光头,与患者接口设备对接(patient interface device,PID)。先降低 PID 臂接触吸引环,然后旋转锁定杆至垂直位置进行固定。

成功对接后,旋转摄像系统获取图像,并提供完整的眼前节三维重建。每个图像都会自动分析,以确保准确捕捉角膜和晶状体的前后表面。手术医生可根据需要查看单个图像(图 3d-2)。该激光系统还为手术医生提供了一个选择,以确定晶状体前囊膜切开的中心位置,以及与瞳孔中心或晶状体光轴一致的晶状体超声乳化模式(角膜切口的位置以角膜缘为参照点)。然后,虹膜识别匹配术前和术中的虹膜图像,并自动纠正眼球旋转。选定的治疗模式叠加在三维图像上,并显示给手术医生参考。激光发射由手术医生控制,治疗依次为晶状体囊膜切开、晶状体碎核超声乳化、角膜切口制作。最后,解除负压,PID 从患者眼睛表面移开[1]。

Lensar 激光系统可对眼球运动进行校正,以达到最高精度。据报道,在整个过程中,该激光系统的眼球移动小于 70μm,在关键激光应用阶段移动仅为 15μm[3]。Lensar 激光在成像开始时测量并保存瞳孔位置,在激光发射前立即进行第二次测量。眼睛位置的任何相对移动都会立即得到纠正。Lensar 能够检测瞳孔位置偏移并立刻校正的量高达 250μm。在眼球运动大于 250μm 的罕见病例中,吸引环的正确对接可能会出现问题,安全软件会提示手术医生重新检查患者[3]。

飞秒激光成像

与传统的 OCT 成像系统不同,Lensar 激光系统能提供专有的基于 Scheimpflug 扫描的增强实时成像,每一幅图像中均提供整个眼前节的高分辨率可视化图片,而无须图像拼接。该激光系统采用超级发光二极管照明技术,确保具有较高和较低光散射度

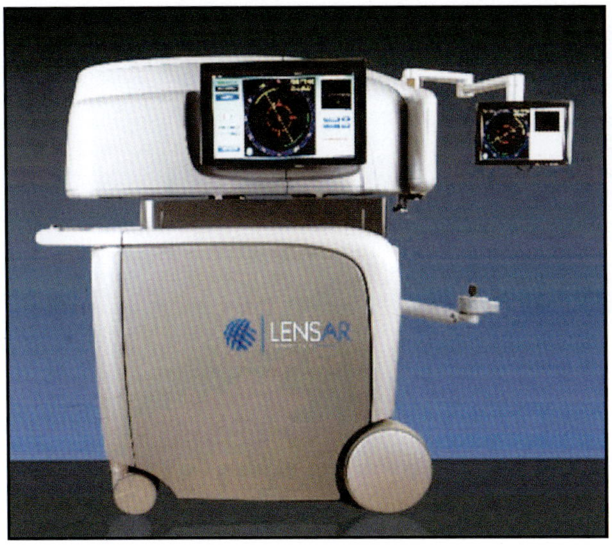

图 3d-1 Lensar 飞秒激光机。

的结构(即分别为角膜和晶状体后囊膜)具有最佳对比度(视频 3d-2)[3]。它可以识别主要的解剖界面,包括角膜前后表面、瞳孔、前后晶状体囊膜,与白内障分级无关。从不同角度获取的多幅图像可实现三维前段重建，每位患者的个体解剖结构指导定制的晶状体前囊膜切口、角膜切口和白内障超声乳化术碎核。该系统利用生物特征信息和 x-y-z 空间中的三维模型，甚至可以补偿相对于光轴的小角度晶状体倾斜,确保完整的前囊膜口切开,而无须在 z 轴方向增加激光能量，同时实现晶状体囊膜保护下的安全晶状体超声碎核(图 3d-3)。

除了术中成像外,Lensar 的高效功能还支持与术前角膜诊断仪器的无线连接,用于虹膜识别、眼球旋转矫正、高效散光治疗和消除潜在输入错误。高效功能目前可用于术前诊断设备,包括 Cassini 角膜形状分析仪（Cassini Technologies)、角膜分析仪 OPD-Scan Ⅲ(Nidek)、Aladdin(Topcon Corporation)、Pentacam HR 和 Pentacam AXL(Oculus)。虹膜识别能精确定位术中获得的虹膜特征，并与获得的术前图像匹配,以便检测和补偿眼球旋转,从而免除术前眼球标记。高效能虹膜识别系统不受药物性的结膜或巩膜血管细节缺失影响，这对其他图像识别系统而言是一个挑战(图 3d-4)。

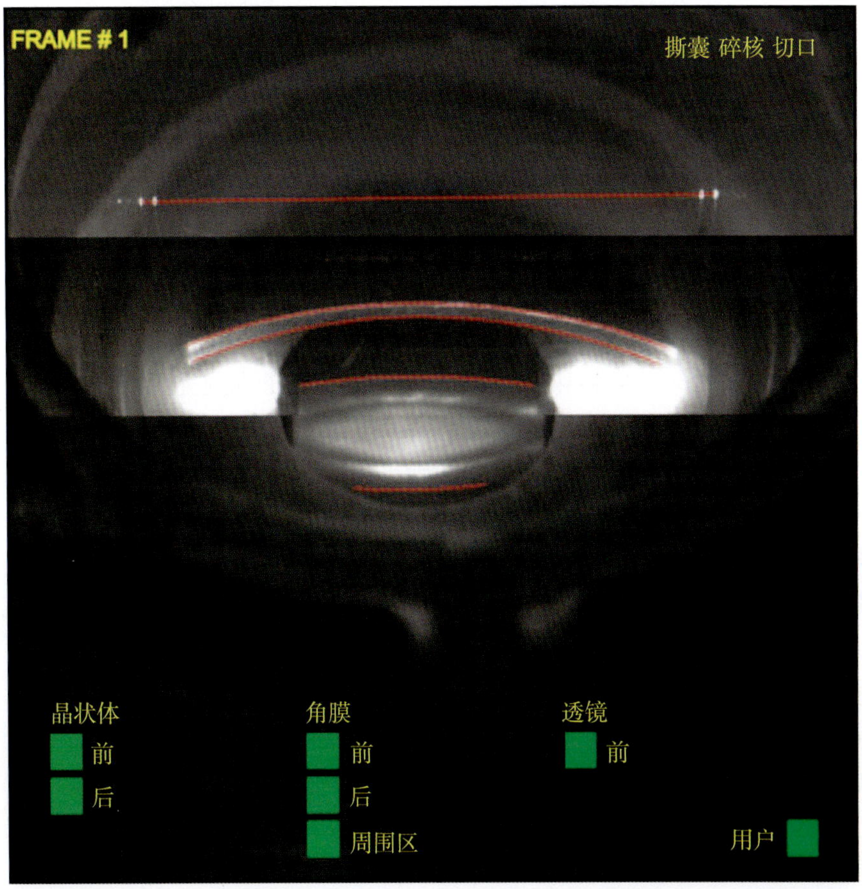

图 3d-2 Lensar 激光系统图像处理软件支持自动检测角膜和晶状体的前后表面,用红色高亮显示。屏幕底部的绿色指示灯确认前后表面检测。如有必要,手术医生可查看图像。

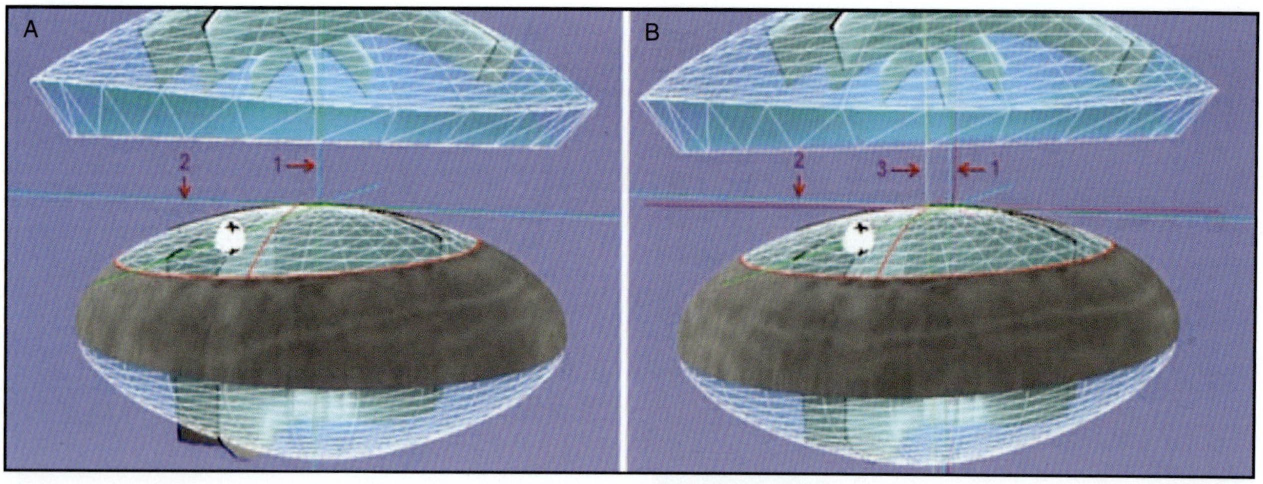

图 3d–3　(A)晶状体–倾斜补偿。如果没有补偿，晶状体相对于光轴的倾斜将导致偏心和(或)不完整的前囊膜切开。(B)从多张 Scheimpflug 图像中获取的生物特征数据使 Lensar 激光系统可补偿晶状体倾斜，确保前囊膜切开 100%居中和完整切除。

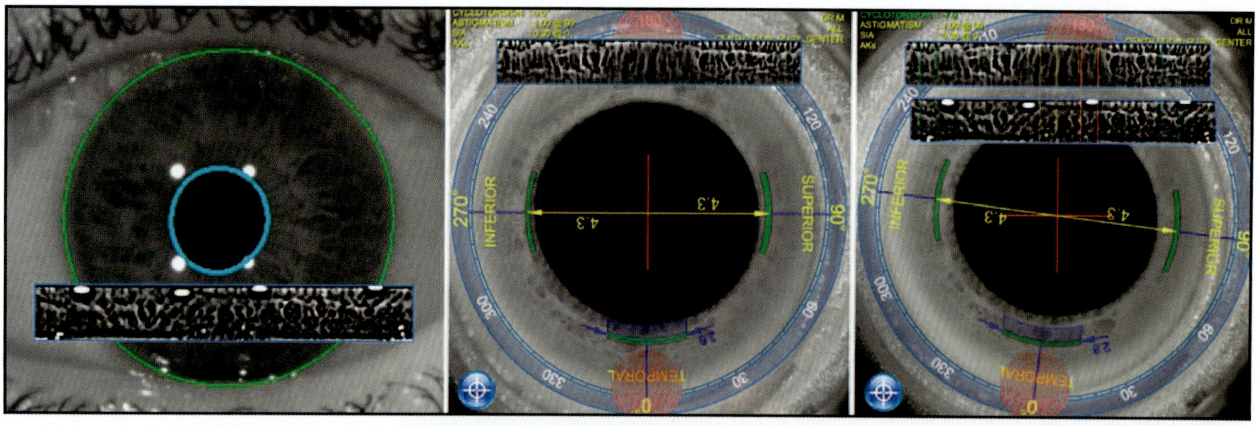

图 3d–4　Lensar 高效能系统从诊断设备连续捕获具有虹膜细节的术前图像，并将数据传输到激光机，在激光机中，术前图像和角膜测量数据与术中虹膜图像相匹配。然后，激光机会自动调整眼球旋转。在本例中，眼球旋转 7.0°可以使散光校正量下降 23%，如果不进行调整，这 23%的散光将得不到矫正。

前囊膜切开术

一个完美的圆形和适当大小的晶状体囊切开术有助于水分离、核旋转和分解、皮质吸出和人工晶状体植入。与人工晶状体光学系统相关的精确连续环形前囊膜切开术可确保稳定的人工晶状体定位，并将后囊膜混浊的风险降至最低。晶状体前囊膜切开术也与有效晶状体位置(effective lens position，ELP)密切相关，ELP 是人工晶状体度数计算中的主要误差来源[5]。使用飞秒激光进行精确、大小一致且中心良好的晶状体前囊膜切开术，可减少人工晶状体倾斜和偏心，并有助于提高 ELP 和屈光预测性。与标准手动白内障手术相比，Lensar 激光系统显著提高了白内障前囊膜切开术的准确性和重复性，以及术后屈光度的可预测性和稳定性[6]。

Lensar 的三维成像及其在真实 360°平面上测量晶状体倾斜的能力，能够实现自动前囊膜切开的精确维度，并可能提高 ELP 的可预测性，获得更好的结果[7]。Lensar 激光平台获取 x–y–z 空间测量的生物特征数据，以检测任何晶状体倾斜，从而降低晶状体劈裂过程中按钮和前囊标签不完整及后囊破裂的风险[8]。对于白色或暗褐色白内障患者，在后囊可能无法检测到的情况下，系统切换到缩小治疗区。

在一项离体猪眼研究中，飞秒激光辅助的前囊膜切开术显示出与人工构建的前囊膜撕囊相比，始终具有更高的断裂力和延展性。这项研究还表明，较大尺寸的囊切开术(>5.0mm)更能抵抗撕裂[4]。由于 Lensar 能够创建精确形状的前囊膜切开术，因此可以灵活选择前囊膜切开直径，并且可以安全地在瞳孔边缘 250μm 范围内构建更大直径的前囊膜切开术。在白内障摘除和人工晶状体植入过程中，较大尺寸的前囊膜切开术有助于维持囊袋边缘的完整性。

碎核与晶状体软化

Lensar 的高分辨率增强实时成像系统和 IntelliFrag 选件可在各种白内障分级中优化晶状体核的分割。激光成像系统和 LensDoctor 软件识别晶状体核最密集的部分，并将白内障密度自动分级为 1~5 级，类似于标准晶状体混浊分级系统Ⅲ[9]。根据白内障密度分析，IntelliFrag 推荐超声乳化模式，该模式是基于对激光能量和后续超声能量需求的优化。该软件可设置多个可定制的晶状体碎核模式。

尽管在选择 IntelliFrag 时，Lensar 会自动推荐最有效的碎核模式，但针对特殊病例，手术医生也可以根据白内障分级、患者眼球解剖状况和自身偏爱的手术技术修正治疗规则[3]。对于软核晶状体和棕色白内障，IntelliFrag 建议只进行两平面切割。尽管软核白内障不需要太多的分离就可以吸出，在棕色白内障中，该系统优化了后续进行的雕刻和碎核操作[8]。对于 2 级和 3 级白内障，激光系统采用的模式可以将中央核和中周边核完全分割成小方块，而不会产生过多的气泡(图 3d-5)[8]。

飞秒激光辅助晶状体碎核可降低超声乳化所需的超声能量，从而将角膜内皮细胞损失的风险降至最低。Lensar 辅助白内障超声碎核显示所有级别白内障的累积能量释放(cummulative dessipated energy，CDE)显著降低，1 级白内障的 CDE 降低近 100%，2 级白内障和 3 级及 4 级白内障的 CDE 分别降低>60%和>40%。另一研究包含 433 例连续病例显示，与单纯超声乳化手术的患者相比，Lensar 激光可降低角膜内皮细胞的丢失。

角膜切口

飞秒激光制作角膜切口的准确性依赖于预设激光光斑模式的精准输送。Lensar 的高分辨率增强实时成像技术使用生物测量数据和光学的光线追踪技术构建精确的眼前节三维模型，以保证激光光点准确照射。共焦结构扫描系统根据照明强度进行调整，确保稳定的图像处理，从而提高切口的准确性和可重复性。Lensar 激光系统被批准用于制作各种角膜切口，包括全层和板层、角膜单平面和多平面切口，用于精确穿刺切口、主切口和弧形切口[10]。在手术方案设计阶段，系统允许定制多个切口参数，包括平

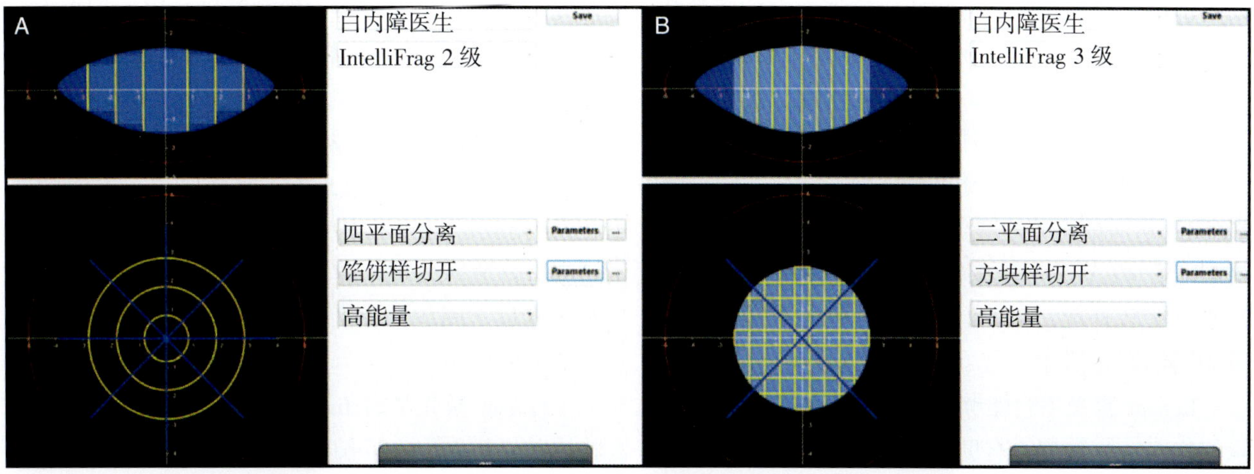

图 3d-5 Lensar 的 IntelliFrag 选项推荐了最有效的超声乳化碎核模式，以实现中央核和中周边核的完全碎核。Lensar 屏幕显示碎核模式：(A)2 级白内障的四平面分离和“馅饼样”切开，(B)3 级白内障的二平面分离和方块样切开。

面的数目(一,二和三平面)、宽度、隧道长度以及入口和出口角度。在制作每个角膜或弧形切口之前，摄像机从最多三个不同角度在特定位置重新成像，是确认角膜位置没有在 z 轴上移动，并且考虑了角膜厚度的变化,使之实现深度的准确性[3]。为了在角膜凹陷、倾斜或移动的情况下,获得一个完美定位的角膜切口,LensDoctor 软件在切口方向上的多个点收集信息，以计算每个激光脉冲的准确传输点。在每个平面上为角膜切口拍摄图像，以便在切口整个弧长上保持均匀的深度[10]。

为了使切口结构更完美，使用飞秒激光制作透明角膜切口(CCI),有助于切口的密闭[11]。结构良好的自闭性切口可以降低低眼压、虹膜脱出、眼内炎、伤口裂开和散光的风险[12]。在最近的一项研究中，使用 Lensar 飞秒激光制作的 CCI 与使用金属角膜刀制作的 CCI 相比,显示出明显更好的切口自闭性(平均得分：飞秒激光组和手动组分别为 2.35±0.84 和 1.32±0.65；其中,1 分为需要在手术结束时重建前房和水化切口;2 分为只需要重建前房;3 分为自动形成前房,不需要水化或前房重建)($P<0.001$)[13]。

散光处理

弧形切口

弧形切口减少散光的效果取决于其在角膜陡峭轴上的正确位置。在 FLACS 中,发生具有临床意义的眼部旋转可能影响散光矫正，导致视力和屈光结果不佳[14]。此外,在放置吸引环后很难定位陡峭轴,尤其是在患者眼球旋转的情况下。因此，建议进行眼球自旋补偿以确保最佳屈光结果。Lensar 高效能系统的虹膜定位功能自动补偿任何旋转，并定位弧形切口,从而最有效地减少散光。最近,Hummel 等[14]展示了在 FLACS 过程中成功使用虹膜定位系统进行眼球旋转补偿,从而通过 Lensar 激光系统实现有效的同轴散光治疗。

Lensar 激光平台能够无线获取术前角膜散光测量和虹膜特征数据，有助于精确定位和制作弧形切口，从而实现有效的散光治疗。为了确保每个切口的精确定位,Lensar 激光采用局部成像技术,在每个弧形切口制作之前监测瞬间角膜的位置。

Lensar 的弧形切口计划软件根据医生的偏好计算图表和术源性散光(surgically induced astigmatism, SIA)自动生成切口参数。此外,该系统根据患者年龄和三个额外的参数来增强计算弧形切口的结构。这些参数基于手术医生的认知，例如，角膜“白到白”、角膜厚度和角膜倾斜的变化率。如果有需要，图形界面触摸屏允许对几个切口参数进行手动调整,包括切口深度(250~900μm)、剩留角膜厚度(0~300μm)和厚度百分比(10%~100%)。激光系统为手术医生提供了逆规和顺规散光输入图表，可以根据散光度输入多个弧形切口长度的参数[15]。

使用额外的数据,如单一或成对的弧形切口、数据修正器和手术医生的偏好，可以进一步加强弧形切口的设计。此外,Lensar 还采用了年龄修正,使手术医生能够使用基于年龄的图表调整弧形切口长度。最后，显示屏上的切口位置弹出框可以让手术医生使用手术医生表和 SIA 信息在术前调整 CCI 的位置,以尽量减少术后剩余散光[15]。几位手术医生报告了在白内障手术中使用 Lensar 辅助弧形切口以减少术前散光安全有效的临床结果[16-18]。

散光人工晶状体对位

具有高效功能的 Lensar 通过 IntelliAxis 角膜标记系统促进并优化散光人工晶状体的对位，该系统制作可视化的基质内角膜切口标记，作为散光人工晶状体对位的参考点。Visco 和 Weinstock[19]在植入散光人工晶状体的患者中发现陡轴角膜标记手术效果良好(术前平均角膜柱镜度数,2.23±0.19D),术后 1 个月,93.2%的患者剩余散光≤0.50D,76.7%的患者剩余散光≤0.25D,平均剩余散光为 0.19±0.38D[19]。Stephenson[20]比较了散光人工晶状体植入术前IntelliAxis 角膜标记与术中应用像差仪引导两种技术的结果，该研究发现术前和术中测量的角膜散光轴位和散光量之间均存在高度相关性(R 分别为 0.94 和 0.72;$P<0.0001$)[20]。

Lensar 激光平台 IntelliAxis-L 的最新功能在晶状体前囊膜上引入了长期的具有生物力学稳定性的标记，以帮助术者精确将散光人工晶状体调整至预定轴位(图 3d-6)。这种创新方法包括在前囊口边缘

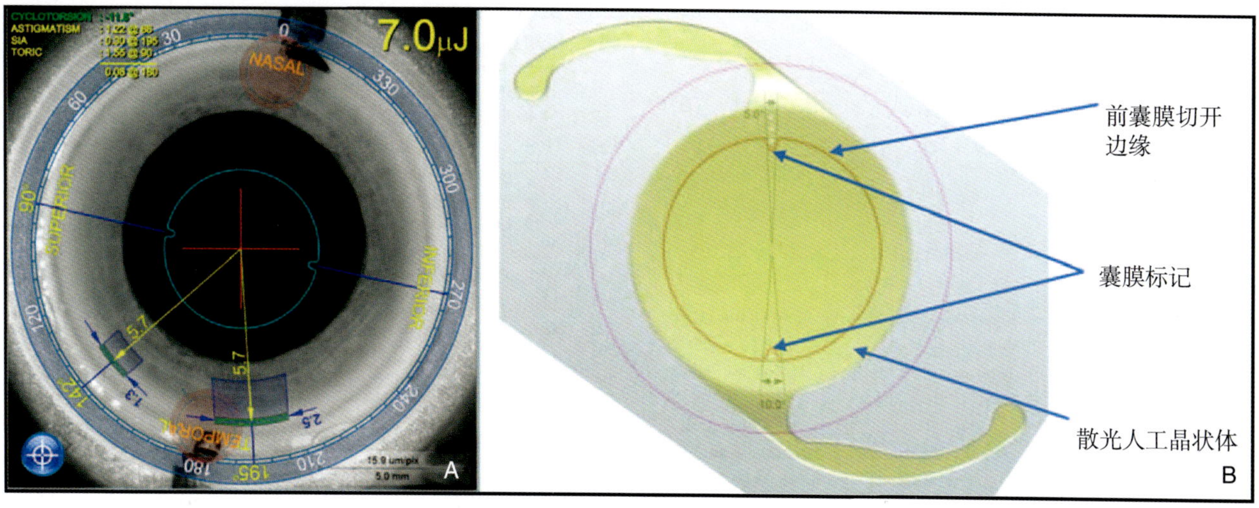

图 3d-6　(A)Lensar 屏幕显示前囊膜切开的形状(蓝色),一对标记与散光轴位对齐。(B)IntelliAxis-L 长期具有生物力学稳定性的标记或标签在囊口边缘的示意图。根据术前角膜陡峭曲率子午线、虹膜识别、旋转调整和手术引起的散光确定,标记沿预期植入轴位向内延伸至前囊膜切口中心。

上制作一对相隔 180°的小标签或记号,作为激光前囊膜切开术的一个组成部分。这些前囊膜标记在术中可见,术后仍可见。无论是在初始治疗还是作为增效手术的一部分,前囊膜标记均可作为预期植入散光人工晶状体轴位的标记,引导散光人工晶状体旋转至最佳位置(图 3d-7)。早期研究表明,晶状体前囊膜标记不仅减少了对位误差,而且为未来的长期术后对位提供了参考依据[21,22]。这些标记的正确位置和方向可由手术医生确定,或者可由激光平台根据患者的生物特征数据、术前角膜分析、Lensar 的虹膜注册算法和术源性散光偏移自动计算。

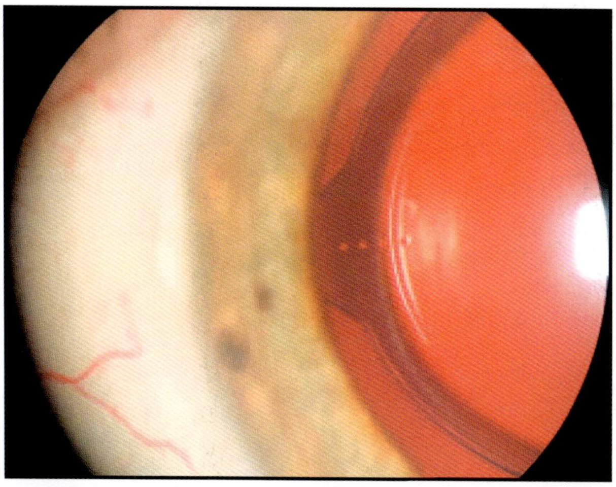

图 3d-7　IntelliAxis-L 标记是晶状体前囊膜切口边缘的向内突起,在散光人工晶状体标记上方可见,此人工晶状体显示约 7.5°逆时针方向偏位。

结论

Lensar 激光系统在屈光性白内障手术中具有重要的应用价值。精密三维成像系统为眼前节的重建提供精确的生物特征数据,允许前囊膜切开居中、优化能量应用、减少角膜散光。晶状体倾斜和前囊膜曲率的测量有助于沿视轴或瞳孔中心进行晶状体囊膜切开,精确的光斑定位可将直径扩大到瞳孔边缘 250μm 以内,最大限度地提高晶状体前囊膜切开术的强度和抗撕裂性。利用激光成像系统对白内障密度进行自动分级,可优化晶状体超声碎核模式、密度和能量,减少晶状体摘除所需的有效激光能量和后续有效超声乳化能量,消除不必要并发症的发生率,如角膜水肿和与眼部能量过度分散有关的眼内炎症。Lensar 高效能系统包括术前诊断成像和虹膜识别,可以准确定位角膜弧形切口以减少术前存在的散光,以及角膜或前囊标记以准确对齐散光人工晶状体。Lensar 激光系统提供了一系列精密、智能的工具,使屈光性白内障手术医生能够最大限度地提高晶状体摘除和人工晶状体植入的安全性和有效性。从高效准确的信息数字化传输,到前囊膜切开和晶状体碎核模式的优化,再到散光 IOL 对齐方法的创新,Lensar 继续在 FLACS 领域取得突破,为手术医生稳定提高患者满意度提供了技术保证。

（余琪 译）

参考文献

1. Gualdi F, Gualdi L. *Femtolaser Cataract Surgery*. New Delhi: Jaypee Brothers Medical Publishers; 2014.
2. Probst LE, Chan CC. *Femtosecond Cataract Surgery: A Primer*. Thorofare, NJ: SLACK Incorporated; 2012.
3. Packer M, Klyce SD. The LENSAR Laser System–fs 3D for femtosecond cataract surgery. *US Ophthalmic Rev*. 2014;7(2):89-94.
4. Packer M, Teuma EV, Glasser A, Bott S. Defining the ideal femtosecond laser capsulotomy. *Br J Ophthalmol*. 2015;99(8):1137-1142.
5. Norrby S. Sources of error in intraocular lens power calculation. *J Cataract Refract Surg*. 2008;34(3):368-376.
6. Yu AY, Ni LY, Wang QM, et al. Preliminary clinical investigation of cataract surgery with a noncontact femtosecond laser system. *Lasers Surg Med*. 2015;47(9):698-703.
7. FDA clears LensAR system for anterior capsulotomy, laser phacofragmentation. *Ocular Surgery News U.S. Edition*. July 25, 2012.
8. Donnenfeld ED, Holland D, Hanneken L, Ligabue E, Giordano C, Scott WJ. Laser lens fragmentation techniques. *Cataract & Refractive Surgery Today Europe*. February 2014.
9. Chylack LT Jr, Wolfe JK, Friend J, et al. Quantitating cataract and nuclear brunescence, the Harvard and LOCS systems. *Optom Vis Sci*. 1993;70(11):886-895.
10. Solomon J. Successfully reducing astigmatism with LENSAR-assisted arcuate incisions. *Cataract & Refractive Surgery Today*. 2014;1-2.
11. Mastropasqua L, Toto L, Mastropasqua A, et al. Femtosecond laser versus manual clear corneal incision in cataract surgery. *J Refract Surg*. 2014;30(1):27-33.
12. Trikha S, Turnbull AM, Morris RJ, Anderson DF, Hossain P. The journey to femtosecond laser-assisted cataract surgery: new beginnings or a false dawn? *Eye*. 2013;27(4):461-473.
13. Uy HS, Shah S, Packer M. Comparison of wound sealability between femtosecond laser-constructed and manual clear corneal incisions in patients undergoing cataract surgery: a pilot study. *J Refract Surg*. 2017;33(11):744-748.
14. Hummel CD, Diakonis VF, Desai NR, Arana A, Weinstock RJ. Cyclorotation during femtosecond laser-assisted cataract surgery measured using iris registration. *J Cataract Refract Surg*. 2017;43(7):952-955.
15. Packer M. Management of astigmatism with the LENSAR Laser System with Streamline. *US Ophthalmic Review*. 2017;10(2):99-103.
16. Visco DM. Managing corneal astigmatism using iris registration–guided, femtosecond laser–assisted arcuate incisions performed with cataract surgery. Paper presented at: American Society of Cataract and Refractive Surgery Annual Meeting; May 6-9, 2017; Los Angeles, CA.
17. Solomon JD. Efficacy of femtosecond laser–assisted partial thickness arcuate incisions to reduce astigmatism. Paper presented at: American Society of Cataract and Refractive Surgery Annual Meeting; May 7-10, 2016; New Orleans, LA.
18. Jackson MA. Treatment of corneal astigmatism using femtosecond laser–assisted arcuate incisions during cataract surgery. Paper presented at: American Society of Cataract and Refractive Surgery Annual Meeting; May 7-10, 2016; New Orleans, LA.
19. Visco DM, Weinstock RJ. Astigmatism management using steep-axis corneal landmarks created with a femtosecond laser: multicenter prospective clinical study. Paper presented at: American Society of Cataract and Refractive Surgery Annual Meeting; May 7-10, 2016; New Orleans, LA.
20. Stephenson PDG. Toric IOL axis alignment by total corneal astigmatism with femtosecond laser marking and intraoperative aberrometry. Paper presented at: American Society of Cataract and Refractive Surgery Annual Meeting; May 6-9, 2017; Los Angeles, CA.
21. Diakonis VF, Swann BF, Weinstock RJ. Femtosecond laser-assisted capsulotomy markings for alignment of toric IOLs: a new technique. *J Refract Surg*. 2018;34(10):711-712.
22. O'Neil BP. Accuracy and stability of iris registration femtosecond laser–assisted anterior capsule capsule axis markings for toric IOL placement. Paper presented at: American Society of Cataract and Refractive Surgery Annual Meeting; May 3-7, 2019; San Diego, CA.

第 4 章

散光的飞秒激光治疗

Brent A. Kramer, MD; Russell J. Swan, MD; John P. Berdahl, MD

引言

飞秒激光为角膜屈光手术带来了变革。从飞秒激光制瓣到微小切口基质透镜取出术，飞秒激光已经证明了它用于治疗角膜的能力。本章将重点介绍飞秒激光用于减少角膜散光的基本方法：飞秒激光辅助散光性角膜切开术(femtosecond laser-assisted astigmatic keratotomy,FSAK)。各种散光性角膜切开术(astigmatic keratotomy,AK)可以追溯到 19 世纪末，是已知最古老的散光手术治疗形式[1,2]。散光矫正的方法、工具和计算图表在过去几十年中逐步改进，手工 AK 和角膜缘松解切口术(LRI)成为治疗角膜散光的合理方法[3-6]。目前，在飞秒激光的辅助之下，AK 技术已经变得更加精准。

飞秒激光最初是手工 AK 的替代方式，应用于穿透性角膜移植术患者散光的治疗，在 AK 领域占据一席之地[7-11]。飞秒激光辅助白内障手术(FLACS)的出现同时带来了 FSAK 的增加。研究表明，准备进行白内障手术的患者中约 75%存在≥0.5D 的散光，1/3 以上的患者存在≥1.0D 的散光[12,13]。随着白内障手术的成功越来越依赖于屈光结果，白内障手术时将散光度数减小至≤0.5D 变得更为关键[14-16]。本章将讨论 FSAK 的基础知识，并将它作为散光治疗的基本工具。

基本原则

角膜松解切开术基于角膜切开对于组织具有垂直松解效应。在陡峭的轴向上做单个或成对的板层弧形切口以使该轴向曲率变平缓。通过“耦联效应”的机制，与其垂直轴向的曲率会变陡峭。如果变平缓和变陡峭的幅度相同，则耦联比为 1，眼睛的等效球镜没有变化。切口长度对耦联比的影响最大，见表 4-1[17]。

柱镜校正的大小基于许多因素，本章后面将对计算图进行更深入的讨论。一般来说，切口更长、深度更大、光学区更小、患者年龄更大和存在角膜移植手术史的情况下，矫正的效果更明显[6]。虽然切口位于角膜周边较远的地方矫正效果较差，但切口位置太靠近角膜中心也会导致眩光和不规则散光。

多年来，散光角膜松解切开术被赋予了许多名称。最常见的是散光性角膜切开术(AK)。最近，这些切口已移至透明角膜的周边，这些切口的测量从角膜缘开始而非角膜中心光学区，所以被定义为角膜缘松解切口(LRI)。当使用飞秒激光时，则是以光学区域为标准测量切口。为简单起见，本章将飞秒激光散光角膜松解切口称为 FSAK。

表 4-1　耦联比

	<20°	20°~90°	>90°
耦联比	>1	1	<1
SE 改变	远视漂移	无改变	近视漂移

SE，等效球镜。

飞秒激光与手工散光角膜切开术

尽管手术方法、工具和计算图表经过了几十年的改进[3-6],如今手工 AK 和 LRI 仍然受到长度、位置、深度和角度不精确的限制。通过使用飞秒激光制作切口,提高了手术精度、准确度和可重复性。一项关于穿透性角膜移植术后散光矫正的研究，比较了飞秒激光和手工 AK 的结果，使用飞秒激光可显著改善裸眼视力和最佳矫正视力[18]。另一项随机对照试验表明,与使用 Hanna 角膜刀的机械 AK 相比,飞秒激光可更大程度地降低柱镜度数，并减少轴向偏差和微小穿孔[9]。目前有关手工 LRI 与 FSAK 在白内障摘除术中散光矫正效果的研究尚未见报道。

截至 2018 年,手工切口相对于飞秒激光的一项优势是，在制作散光切口之前可以使用术中像差仪测量调整手术方案。从本质上讲,这意味着 FSAK 切口是根据术前测量结果制作的，而手工切口则可根据术中像差测量制作。这就整合了术源性散光（surgically induced astigmatism,SIA）和角膜后表面散光（posterior corneal astigmatism,PKA）的影响，PKA 可测量而不用估算。正如稍后将讨论的,可以通过在术中使用像差测量再打开 FSAK 切口，并用手工切口微调来克服这一缺点。飞秒激光机的发展能使之容易地整合到手术室中去，并将减少逻辑上的缺陷。

计算图表

大多数 FSAK 计算图表并不是全新的创作,而是源于现已完善的手工 AK/LRI 计算图表的修正改良。角膜切口的深度通常是恒定的，并基于角膜厚度最薄点的百分比，而弧长则被调整以纠正不同程度的散光。如果基于手工 AK 计算图表，除了弧长外,还可以调整光学区域。这在修改后的 LRI 计算图表中通常看不到,因为手工 LRI 设置是根据距角膜缘的距离而非光学区。通常，计算图表偏差通常体现在欠矫方面，以尽量减少更难以管理的过矫。由于迄今为止还没有任何大规模研究比较不同的 FSAK 计算图表,现有多种图表正在使用中。这里将提到一些更值得注意的计算图表。

改良 Donnenfeld 计算图表

使用最广泛的计算图表可能是强生公司提供的 Donnenfeld 计算图表的超适应证使用(图 4-1)。其特征性改良是弧长减少了 33%。尽管在线计算器考虑了 SIA 并且对年轻患者进行了校正，但它不包括对 PKA 的校正。然而,一些文献展示了不同类型散光的减少来解释这一点。一项回顾性队列研究得出了合理的结果:在 80%的角膜深度和 9.0mm 的光学区，顺规散光（with-the-rule,WTR）、逆规散光（against-the-rule,ATR）和斜轴散光分别减少了 30%、0%和 20%[19]。一项综述的作者分享了一种在 85%角膜深度和 8.5~9.0mm 光学区使 WTR 和 ATR 分别降低 25%和 20%的方法[20]。该计算图表允许治疗 0.5~3.0D 的散光,尽管改良后最大治疗量可能会获得稍多的矫正。

改良 Lindstrom 计算图表

Abbey 等[21]提出的改进 Lindstrom 计算图表以较小的光学区为代价治疗较高的散光(表 4-2)。注意该图表是基于患者年龄提出的矫正建议。虽然此计算表中没有纳入 SIA 和 PKA,但如果在白内障手术时使用此图表,仍应考虑它们。

角膜移植术后计算图表

已经表明，角膜移植术后角膜对散光切口的反应与原生角膜不同[22]。通过回归分析,St Claire 等[23]创建了一个计算图表,专门用于在 PKP 深前板层角膜移植(deep anterior lamellar keratoplasty，DALK)术后患者通过 FSAK 矫正 2.0~10.0D 的散光(表 4-3)。

只有少数非常成功和独特的计算图表被证明有效。无论使用哪种图表，评估结果和恰当的个性化应用都至关重要。

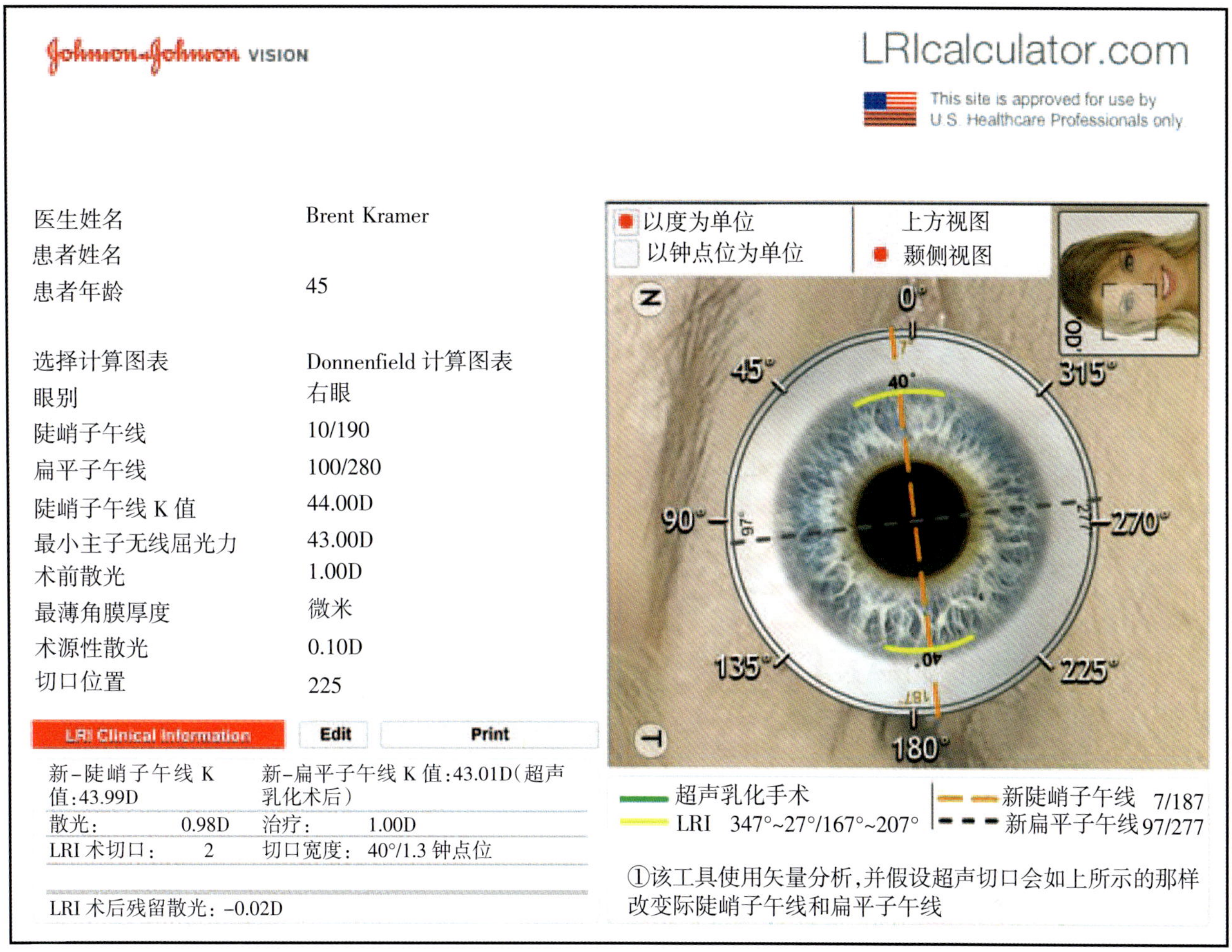

图 4-1　强生公司提供的在线 LRI 计算器的屏幕截图。该计算器可涵盖术源性散光,Donnenfeld 计算图表考虑了患者年龄。作者的操作标准是根据计算表推荐值减 33%,图示治疗病例参数;计算表推荐切口弧度 40°,实际切口弧度 26.8°(40×0.67),光学区 8mm,切口深度为 80%角膜厚度。

表 4-2　改良 Lidstrom 计算图表

散光度数(D[a])	光学检直径(mm)	弧长(°)
1.5~2.5	7.25	60
2.6~3.6	7	70
3.7~4.8	7	80
4.9~5.9	6.75	80
6.0~7.0	6.75	90
7.1~8.0	6.5	90

a.30 岁以下每年加 0.05D,30 岁以上每年减 0.05D,50 岁以上每年再减 0.02D。

注意:切口的深度为角膜最薄厚度的 90%。

Adapted from Vickers LA, Gupta PK. Femtosecond laser-assisted keratotomy. Curr Opin Ophthalmol. 2016;27 (4):277-284 and Abbey A, Ide T, Kymionis GD, Yoo SH. Femtosecond laser-assisted astigmatic keratotomy in natrally occurring high astigmatism. Br J Ophthalmol. 2009;93(12):1566-1569.

表 4-3　ST. Claire 穿透性角膜移植/深板层角膜移植 FSAK 术后计算图表

散光度数(基于角膜曲率计)	切口深度(%,角膜厚度)	弧长(°)	光学区直径(mm)	矫正量(%)
2	85	60	7.0	87
3	85	75	6.8	82
4	85	85	6.7	78
5	85	90	6.6	72
6	90	90	6.6	98
7	90	90	6.5	91
8	90	90	6.4	87
9	90	90	6.3	83
10	90	90	6.2	81

Adapted from Clair RM, Sharma A, Huang D, et al. Development of a nomogram for femtosecond last astigmatic keratotom for satigmatism after keratoplasty. *J Cataract Refract Surg*.2016;42(4):556-562.

白内障患者中的 FSAK

适用患者

当考虑哪些患者适用于 FSAK 时，考虑患者的需求和目标是至关重要的。如果目标是消除散光(减少至<0.5D)以实现摘镜或植入多焦点/焦深延展型人工晶状体的实用性，则建议仅治疗低度散光(0.5~1.5D)。尽管对此没有严格的上限,但治疗高度散光的结果更为多变，因为对手术成功的定义不那么严格，患者就会感到更满意。散光型人工晶状体(产自美国,具有多焦功能)是白内障手术时应该考虑的另一种减少散光的方法。一项研究比较接受散光型人工晶状体和 FSAK 的低散光患者(约 1.5D),术后显示了相似的屈光结果[24]。

术前评估

散光的有效治疗在很大程度上取决于对散光的精确测量。对于患者来说，在术前有一个符合验证标准的正确测量方法来获得准确的测量数据是非常重要的[25]。使用软性隐形眼镜的患者应停戴至少两周,对于硬性透气角膜镜和巩膜镜使用者,可能需要更长时间才能获得稳定的散光测量值。角膜曲率和厚度是大多数计算图表都需要的测量值。建议使用角膜地形图以确保患者是角膜规则散光，而没有合并其他潜在病理情况,并作为角膜曲率/生物测量的良好确认。Warren Hill 博士在他的网站上免费提供大量宝贵数据(https://doctor-hill.com).

手术技术

视频 4-1 中演示了以下技术。

在白内障摘除之前,将患者置于飞秒激光机下,并将激光机与眼球对接。手术方案确定后，调整并对准激光(请记住,重要的是要在患者直立时标记水平或垂直轴向，以避免仰卧时因旋转扭动而出现偏差)。除了白内障手术切口、前囊膜切开和碎核方法可根据术者的偏好设置,FSAK 垂直于角膜表面制作。制作切口后，患者被转移到手术室进行常规白内障摘除和人工晶状体植入。

如果不进行操作,角膜上皮将保持完整,其散光矫正效果比计算图表预测的要小。在手术结束时,术者可以选择对 FSAK 切口进行钝性分离。切口能够分步骤打开（完全打开、部分打开或不打开)是 FSAK 的一个优势,应该基于个人经验操作。如果不考虑 PKA,通常会导致 WTR 过矫和 ATR 欠矫。考虑到这一点，一些手术医生更喜欢在逆规性散光中水平轴向打开 FSAK，在顺规性散光中垂直轴向中打开 FSAK。术中像差测量是一种有用的工具,可在手术室中辅助医生做出决定[26]。正如将要讨论的那样,与过矫相比,欠矫的并发症通常更容易解决。

随访

如果与白内障手术联合进行，常规随访必须充分。如果角膜切口在术中没有完全打开，可以在术后 1~6 周根据需要逐步打开，以消除/最小化散光。有趣的是，术后散光回退很少，屈光度通常在术后 3~6 个月达到稳定[20]；然而，对高度散光的患者，手术两年后仍可观察到明显回退[27]。

剩余散光

对白内障手术和 FSAK 术后剩余散光不满意的后续处理，很大程度上取决于手术设计。如果患者欠矫，切口未在术中打开，可在裂隙灯前局部麻醉下逐步打开切口。还可以考虑手工扩大切口或激光手术矫正。过矫处理的选择方案非常有限，但所幸，通常过矫的发生率不到 10%[23]。在散光轴向的相交处做散光切口是禁忌的，因为可能会导致不规则散光。尽管切口缝合在 PKP 术后患者中有效并值得考虑，但用在白内障摘除术后/FSAK 患者中消除剩余散光可能效果并不理想。如果患者符合手术适应证且有摘镜的需求，激光矫正手术是一个合适的选择。虽然人工晶状体更换为散光人工晶状体手术效果并不理想，但如果散光是规则的这也是一种可能的选择。如前所述，术后也有可能会发生屈光回退，这对于散光过矫是有益的。

并发症

总体而言，FSAK 被认为是一种相对安全的手术，并发症很少见。但也曾有以下并发症报道：炎症、感染（局部感染、角膜炎、眼内炎）、切口裂开、瘢痕和角膜穿孔[27-30]。尽管使用光学相干断层扫描（optical coherence tomography，OCT）引导的飞秒激光角膜移植软件使角膜穿孔的可能性更小，但也存在相关报道[31]。

穿透性角膜移植术后患者的 FSAK

从历史上看，存在高度散光的 PKP 术后患者是最先开展 FSAK 的患者[8-11]。PKP 术后的散光患者可能无法忍受拆线、戴框架眼镜、软镜和硬镜，甚至需要手术干预的情况并不少见[32]。在这些情况下，在供体上行 FSAK 是一个很好的办法，它能将散光降低到可用眼镜或隐形眼镜控制的水平，它甚至已被证明对逆规散光有效[27]。表 4-3 中提供了 PKP 术后患者的计算图表。尽管角膜排斥反应罕见且通常可通过局部使用类固醇激素解决，但与患者讨论角膜移植排斥的风险依然很重要。

FSAK 也被描述用于治疗后弹力层剥离术后自动角膜内皮移植患者的高度散光[33]。FSAK 的全层角膜切口（受体和供体组织）常会导致过矫，该风险可通过用眼前节 OCT 测量宿主组织深度来避免，考虑到这一点，建议参考最薄的角膜厚度来设计切口深度进行治疗[34]。

其他患者中的 FSAK

由于耦联机制，FSAK 通常不会改变等效球镜，因此对于散光合并严重近视/远视的患者来说，FSAK 不是一种很好的治疗方法。

如果 FSAK 是主要手术，而且不在白内障手术同期进行，则应考虑显然验光，如果验光结果稳定，根据验光结果进行治疗。尽管如此，仍需角膜地形图检查排除潜在的病理情况。如果在地形图散光和显然验光散光之间存在显著差异，则应考虑晶状体散光的存在和白内障形成的可能性，这可能会影响治疗策略。PKA 是大多数角膜地形图无法确定的另一散光原因。

有个案研究报道了 FSAK 成功且安全地治疗了小梁切除术后的散光[35]。

其他技术

斜面切口

典型的 FSAK 切口垂直于角膜表面。已有人提出以向角膜缘或受体组织倾斜的角度制作切口。Cleary 等[36]的一项小型初步研究显示，通过将切口置于135°而不是90°,在PKP术后患者中取得了有希望的结果。然而，需要更大的研究人群和长期观察结果。理论上,斜切口允许角膜前表面向前滑动,从而减少切口裂开和上皮长入，以减少并发症和提高长期稳定性。

基质内散光角膜切开术

使用飞秒激光的另一个优点是能够将FSAK切口完全置于基质内，使前弹力层和后弹力层完好无损。从理论上讲，保持前弹力层完整可以防止手术切口裂开和角膜上皮长入，从而减少回退。角膜炎是FSAK的一种罕见并发症，术后正确使用抗生素滴眼液也可以有效减少其发生。切口距离角膜前表面60~100μm（或20%）至距离角膜后表面100μm或10%~20%的深度。这项技术已被证明可以作为一项独立手术治疗少量自然散光[37],或与FLACS[38]联合应用[39],并可显著减少PKP患者术后散光[40]。作为FSAK的新的改进方法，在被作为一种常规手术推广之前,还需要更大样本人群、改良计算图表和更长随访时间来进行研究。

激光弧形切除术

手工角膜楔形切除术治疗PKP后患者的高散光并非常规手术;但是,有病例报道了使用飞秒激光楔形切除术来提高手术精度和准确度的标准化手术技术[41]。

结论

手工AK/LRI根植于最古老的屈光手术技术。飞秒激光提高了这些技术的精度、准确度和可重复性,也增加了曾经不可能的新方法,如基质内切口。随着更多研究的进行、计算图表的更新和新技术的建立,FSAK/基质内散光角膜切开术的结果将变得更加具有重复性，其应用可能会得到扩展。就目前而言,FSAK是一个有用的工具,可作为一个独立手术矫正低度散光,也可以和FLACS联合手术,还可用于治疗PKP术后高度散光。

（周励洋　黄玉颜　译）

参考文献

1. Schiotz L. Hinfall von hochgradigem hornhautsastigmatismus nach staarextraction, besserung auf operativeum wege. *Arch Augenheilkd*. 1885;15:178-181.
2. Bates WH. A suggestion of an operation to correct astigmatism. *Arch Ophthalmol*. 1894;23(1):9-13.
3. Lans L. Experimentelle untersuchungen uber entstehung von astigmatismus durch nicperforirende corneawuden. *Graefes Arch Ophthalmol*. 1898;45:117-152.
4. Sato T. Experimental study on surgical correction of astigmatism. *Juntendo Kenkyukaizasshi*. 1943;589:37-39.
5. Fyodorov SN, Durnev VV. Surgical correction of complicated myopic astigmatism by means of dissection of circular ligament of cornea. *Ann Ophthalmol*. 1981;13(1):115-118.
6. Price FW, Grene RB, Marks RG, Gonzales JS. Astigmatism reduction clinical trial: a multicenter prospective evaluation of the predictability of arcuate keratotomy. Evaluation of surgical nomogram predictability. ARC-T Study Group. *Arch Ophthalmol*. 1995;113(3):277-282.
7. Kiraly L, Herrmann C, Amm M, Duncker G. Reduction of astigmatism by arcuate incisions using the femtosecond laser after corneal transplantation. *Klin Monbl Augenheilkd*. 2008;225(1):70-74.
8. Harissi-Dagher M, Azar DT. Femtosecond laser astigmatic keratotomy for postkeratoplasty astigmatism. *Can J Ophthalmol*. 2008;43(3):367-369.
9. Hoffart L, Proust H, Matonti F, Conrath J, Ridings B. Correction of postkeratoplasty astigmatism by femtosecond laser compared with mechanized astigmatic keratotomy. *Am J Ophthalmol*. 2009;147(5):779-787.
10. Buzzonetti L, Petrocelli G, Laborante A, Mazzilli E, Gaspari M, Valente P. Arcuate keratotomy for high postoperative keratoplasty astigmatism performed with the IntraLase femtosecond laser. *J Refract Surg*. 2009;25(8):709-714.
11. Kymionis GD, Yoo SH, Ide T, Culbertson WW. Femtosecond-assisted astigmatic keratotomy for post-keratoplasty irregular astigmatism. *J Cataract Refract Surg*. 2009;35(1):11-13.
12. Hoffmann PC, Hutz WW. Analysis of biometry and prevalence data for corneal astigmatism in 23,239 eyes. *J Cataract Refract Surg*. 2010;36(9):1479-1485.
13. Khan MI, Muhtaseb M. Prevalence of corneal astigmatism in patients having routine cataract surgery at a teaching hospital in the United Kingdom. *J Cataract Refract Surg*. 2011;37(10):1751-1755.
14. Villegas EA, Alcon E, Artal P. Minimum amount of astigmatism that should be corrected. *J Cataract Refract Surg*. 2014;40(1):13-19.
15. Hayashi K, Hayashi H, Nakao F, Hayashi F. Influence of astigmatism on multifocal and monofocal intraocular lenses. *Am J Ophthalmol*. 2000;130(4):477-482.
16. de Vries NE, Webers CA, Touwslager WR, et al. Dissatisfaction after implantation of multifocal intraocular lenses. *J Cataract Refract Surg*. 2011;37(5):859-865.
17. Wu E. Femtosecond-assisted astigmatic keratotomy. *Int Ophthalmol Clin*. 2011;51(2):77-85.
18. Bahar I, Levinger E, Kaiserman I, Sansanayudh W, Rootman DS. IntraLase-enabled astigmatic keratotomy for postkeratoplasty astigmatism. *Am J Ophthalmol*. 2008;146(6):897-904.
19. Baharozian CJ, Song C, Hatch KM, Talamo JH. A novel nomogram for the treatment of astigmatism with femtosecond-laser arcuate incisions at the time of cataract surgery. *Clin Ophthalmol*. 2017;11:1841-1848.

20. Vickers LA, Gupta PK. Femtosecond laser-assisted keratotomy. *Curr Opin Ophthalmol.* 2016;27(4):277-284.
21. Abbey A, Ide T, Kymionis GD, Yoo SH. Femtosecond laser-assisted astigmatic keratotomy in naturally occurring high astigmatism. *Br J Ophthalmol.* 2009;93(12):1566-1569.
22. Wilkins MR, Mehta JS, Larkin DF. Standardized arcuate keratotomy for postkeratoplasty astigmatism. *J Cataract Refract Surg.* 2005;31(2):297-301.
23. St Clair RM, Sharma A, Huang D, et al. Development of a nomogram for femtosecond laser astigmatic keratotomy for astigmatism after keratoplasty. *J Cataract Refract Surg.* 2016;42(4):556-562.
24. Yoo A, Yun S, Kim JY, Kim MJ, Tchah H. Femtosecond laser-assisted arcuate keratotomy versus toric IOL implantation for correcting astigmatism. *J Refract Surg.* 2015;31(9):574-578.
25. Hill WE, Abulafia A, Wang L, Koch DD. Pursuing perfection in IOL calculations. II. Measurement foibles: measurement errors, validation criteria, IOL constants, and lane length. *J Cataract Refract Surg.* 2017;43(7):869-870.
26. Wang MX, et al. Comparison of intraoperative refraction measured by wavefront aberrometer and postoperative refraction after cataract surgery. Paper presented at: ASCRS/ASOA Annual Meeting; April 19-23, 2013; San Francisco, CA.
27. Fadlallah A, Mehanna C, Saragoussi JJ, Chelala E, Amari B, Legeais JM. Safety and efficacy of femtosecond laser-assisted arcuate keratotomy to treat irregular astigmatism after penetrating keratoplasty. *J Cataract Refract Surg.* 2015;41(6):1168-1175.
28. Chou TY, Abazari A, Barash A, Shah S, Kaplowitz K. Early-onset methicillin-resistant *Staphylococcus aureus* keratitis and late-onset infectious keratitis in astigmatic keratotomy incision following femtosecond laser-assisted cataract surgery. *J Cataract Refract Surg.* 2015;41(8):1772-1777.
29. Nataneli N, Chai JS, Donnenfeld ED, Perry HD. Recurrent herpes simplex keratitis adjacent to femtosecond laser arcuate keratotomies. *JAMA Ophthalmol.* 2013;131(10):1372.
30. Vaddavalli PK, Hurmeric V, Yoo SH. Air bubble in anterior chamber as indicator of full-thickness incisions in femtosecond-assisted astigmatic keratotomy. *J Cataract Refract Surg.* 2011;37(9):1723-1725.
31. Cherfan DG, Melki SA. Corneal perforation by an astigmatic keratotomy performed with an optical coherence tomography-guided femtosecond laser. *J Cataract Refract Surg.* 2014;40(7):1224-1227.
32. Kirkness CM, Ficker LA, Steele AD, Rice NS. Refractive surgery for graft-induced astigmatism after penetrating keratoplasty for keratoconus. *Ophthalmology.* 1991;98(12):1786-1792.
33. Levinger E, Bahar I, Rootman DS. IntraLase-enabled astigmatic keratotomy for correction of astigmatism after Descemet stripping automated endothelial keratoplasty: a case report. *Cornea.* 2009;28(9):1074-1076.
34. Yoo SH, Kymionis GD, Ide T, Diakonis VF. Overcorrection after femtosecond-assisted astigmatic keratotomy in a post-Descemet-stripping automated endothelial keratoplasty patient. *J Cataract Refract Surg.* 2009;35(10):1833-1834.
35. Kankariya VP, Diakonis VF, Goldberg JL, Kymionis GD, Yoo SH. Femtosecond laser-assisted astigmatic keratotomy for postoperative trabeculectomy-induced corneal astigmatism. *J Refract Surg.* 2014;30(7):502-504.
36. Cleary C, Tang M, Ahmed H, Fox M, Huang D. Beveled femtosecond laser astigmatic keratotomy for the treatment of high astigmatism post-penetrating keratoplasty. *Cornea.* 2013;32(1):54-62.
37. Rückl T, Dexl AK, Bachernegg A, et al. Femtosecond laser-assisted intrastromal arcuate keratotomy to reduce corneal astigmatism. *J Cataract Refract Surg.* 2013;39(4):528-538.
38. Day AC, Lau NM, Stevens JD. Nonpenetrating femtosecond laser intrastromal astigmatic keratotomy in eyes having cataract surgery. *J Cataract Refract Surg.* 2016;42(1):102-109.
39. Venter J, Blumenfeld R, Schallhorn S, Pelouskova M. Non-penetrating femtosecond laser intrastromal astigmatic keratotomy in patients with mixed astigmatism after previous refractive surgery. *J Refract Surg.* 2013;29(3):180-186.
40. Viswanathan D, Kumar NL. Bilateral femtosecond laser-enabled intrastromal astigmatic keratotomy to correct high post-penetrating keratoplasty astigmatism. *J Cataract Refract Surg.* 2013;39(12):1916-1920.
41. Ghanem RC, Azar DT. Femtosecond-laser arcuate wedge-shaped resection to correct high residual astigmatism after penetrating keratoplasty. *J Cataract Refract Surg.* 2006;32(9):1415-1419.

第 5 章

治疗性激光辅助白内障手术

George O. Waring IV, MD, FACS; Karolinne M. Rocha, MD, PhD; Larissa Gouvea, MD

引言

2011 年，美国 FDA 批准了用于白内障手术的飞秒激光，该技术使传统超声乳化手术的很多步骤变得精确和自动化。“治疗性激光辅助白内障手术”(therapeutic laser-assisted cataract surgery,TLACS)这一专有名词被定义为：在具有挑战性的白内障病例中使用飞秒激光的治疗优势，可能有助于改善手术技术或结果。它代表了飞秒激光辅助白内障手术(femtosecond laser-assisted cataract surgery,FLACS)的特殊适应证和应用。飞秒激光已被证明能减少白内障手术中内皮细胞的丢失和有效超声乳化时间(effective phacoemulsification time,EPT)，从而有可能为具有挑战性的患者(如内皮功能障碍或过熟白内障)提供最佳或有效的手术选择[1-3]。在白内障手术中使用飞秒激光治疗的适应证可能包括但不限于儿童白内障和导致悬韧带受损的综合征，如马方综合征,这两种情况均已在文献中描述[1,2]。本章目的是描述 TLACS 的不同适应证和注意事项,如角膜内皮细胞计数减少、窄房角和浅前房、悬韧带断裂、小眼球和马方综合征患者。

TLACS 的适应证：基础理论、技术和数据

内皮功能障碍

内皮细胞泵负责维持角膜基质相对脱水状况和角膜透明度。无论是年龄因素、Fuchs 角膜营养不良等遗传性疾病,还是眼内手术的机械性损伤,都可能导致内皮细胞计数(endothelial cell count,ECC)减少,从而对患者的视功能产生不良影响。角膜内皮功能障碍可导致视力减退、图像质量下降、最佳矫正视力下降,甚至疼痛。晚期角膜内皮细胞功能障碍可能需要手术干预,如角膜内皮移植术。

已证明与传统超声乳化术相比，常规接受 FLACS 的白内障患者术后角膜水肿和内皮细胞丢失较少[1,4-6],部分原因可能是 EPT 较短。根据 Aber 等的研究[7],飞秒激光白内障手术的平均 EPT 较常规超声乳化术下降，其中 30%的飞秒激光白内障 EPT 为 0。即便是致密的白内障中,飞秒激光碎核和软化使快速抽吸核碎片所需要的超声能量更低。TLACS 需要的眼内手术时间和器械更少,因此所需的灌注量、抽吸时间,以及手术器械进出前房导致的机械性角膜内皮损伤都显著减少。

Fuchs 营养不良是一种以角膜内皮细胞慢性缺失为特征的遗传性角膜内皮疾病，在晚期病例中可能导致视觉质量下降、前向散光增加、高阶像差、角膜水肿和角膜失代偿[5,6]。内皮细胞功能受损和细胞密度减少的 Fuchs 角膜内皮营养不良患者，行白内

障超声乳化手术可能会增加术后角膜水肿风险，角膜内皮细胞的减少还与前房中超声能量释放有关[6,8-12]。因此，为减少白内障手术中内皮细胞的损失，应使用最小的能量。使用飞秒激光对 Fuchs 角膜内皮营养不良患者可能是有利的。已表明，与手工操作相比，用飞秒激光预劈核，术中使用的超声能量更少。研究还表明，飞秒激光在白内障手术中对内皮细胞的影响也较小。利用飞秒激光碎核可以使核吸出更有效，从而降低 EPT[7]。我们中心的研究已证明，在许多情况下，中度 Fuchs 角膜内皮营养不良患者 TLACS 术后的角膜厚度实际上较术前有所下降，这表明这类患者对 TLACS 耐受性良好(图 5-1)。

窄房角、浅前房和小眼球

原发性闭角型青光眼（angle closure glaucoma，ACG)是一种以房水流出小梁网受阻为特征的疾病，通常是由于房角原位或粘连性关闭，导致眼压(intraocular pressure，IOP)升高和视神经萎缩。原发性闭角型青光眼是全球不可逆失明的主要原因[13]。危险因素包括老龄化、远视、女性、虹膜高褶、较厚的前位晶状体、窄房角和浅前房。小眼球等其他疾病也可能出现明显狭窄的房角[14]。小眼球被定义为解剖学参数上变小但结构正常的眼睛，通常眼轴小于 20mm。

早期晶状体摘除治疗已被认为是一种有效和根本的原发性闭角型青光眼治疗方法[13]。然而，对窄房角、浅前房或小眼球患者进行白内障手术可能会带来许多手术挑战。小眼球白内障的手术并发症和风险更大[14-16]。由于前房较浅，眼内器械操作更加困难，使角膜内皮更容易受到机械性损伤。由于在浅前房内进行器械操作，手工撕囊可能具有挑战性，特别是在器械进入切口时黏弹剂丢失或存在较高的后房压力时。此外，由于超声乳化探头更接近角膜，以及超声相对接近脆弱的角膜内皮细胞，导致内皮细胞损伤的风险增加。

在进入拥挤和充血的前房之前，TLACS 实现了自动化的撕囊劈核(图 5-2)。在窄房角眼运用飞秒激光可最大限度地减少拥挤前房中的眼内操作，对 ECC 的潜在影响较小[11,12,17-19]。在超声乳化头进入眼内之前，按照预定形状、直径和位置自动精确切开前囊膜，可减小传统的眼内撕囊的挑战(视频 5-1)。在一项前瞻性研究中，我们发现小眼球使用飞秒激光进行白内障手术，术后的房角宽度增加了一倍(图 5-3)[20]。使用飞秒激光行晶状体劈核和核软化，可以避免在浅前房眼开始手术时使用超声靠近角膜内皮层去劈核，例如中央刻槽[17-19,21]。

总之，飞秒激光已被证明可降低术中使用超声能量，减少了了正常人群中后囊撕裂和内皮细胞损伤等并发症的可能性，因此在窄房角、浅前房或小眼球等情况下应当考虑使用[2,4-6,14-16,21]。

过熟白内障

核密度增加被认为是白内障手术期间内皮细胞丢失的最重要危险因素之一，并且与 EPT 相关[10,11]。此外，灌注量和抽吸时间的增加、术者手术技术和经验以及黏弹性的使用不当，都与内皮细胞丢失有关[5,12]。

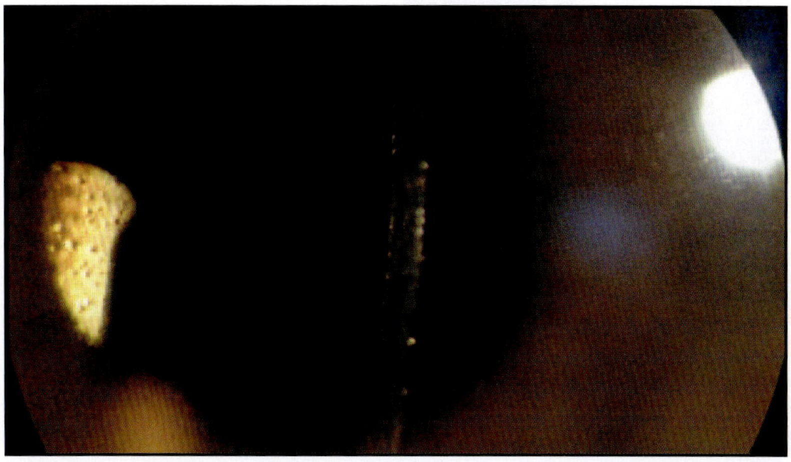

图 5-1　使用镜面反射技术的生物显微照片显示，TLACS 术后第一天，中度 Fuchs 角膜内皮营养不良的患者角膜透明。(Reprinted with permission from George O. Waring Ⅳ, MD, FACS.)

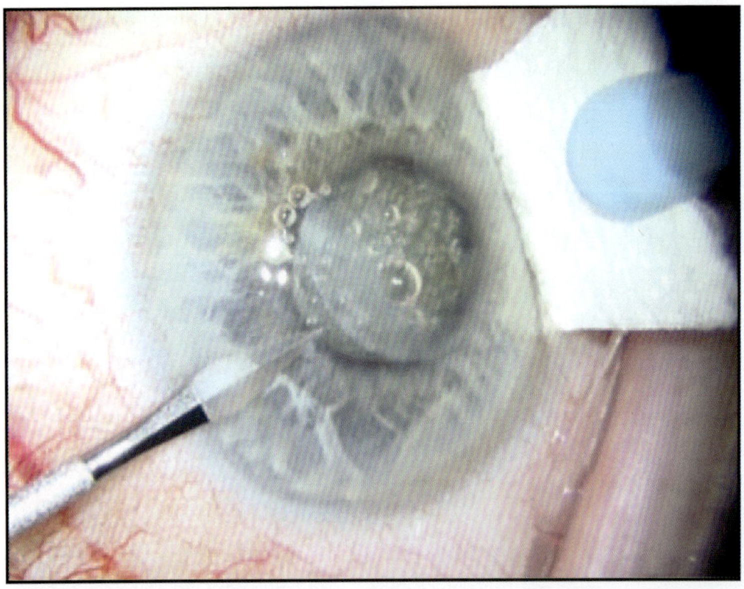

图 5-2 小眼球浅前房进行前房穿刺的照片，TLACS 术中前囊膜切开后预软化核，囊膜自由浮动。（Reprinted with permission from George O. Waring Ⅳ, MD, FACS.）

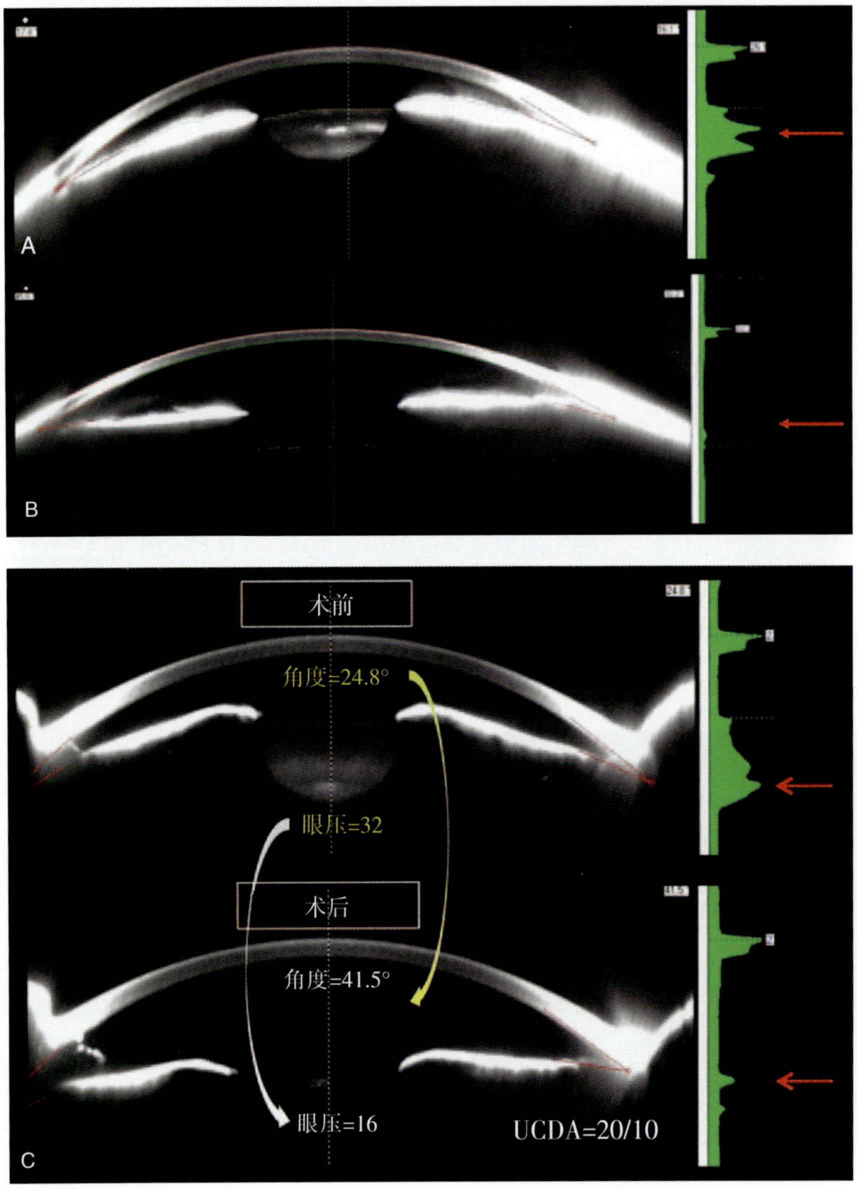

图 5-3 （A）小眼球。（B）慢性闭角性青光眼。（C）术前与术后 Scheimpflug 照片比较，TLACS 术后前房角加深，显示房角加宽和慢性房角关闭的改善。（Reprinted with permission from George O. Waring Ⅳ, MD, FACS.）

与手工操作相比，TLACS 被证明使用的 EPT 较短，因此可以减少内皮细胞损伤[17-19]。

飞秒激光可以对致密晶状体核的处理方案进行优化，增加切割次数（图 5-4）并减少网格间距（图 5-5），因为更紧密的网格间距可减少 EPT[19,22]。需要权衡的是，过小的晶状体核块会隐藏在虹膜下，因为激光碎核产生了较小的晶状体核碎片，相对增加了核碎片残留的风险。此外，对于致密的晶状体核，可以增加前囊膜口直径，以方便晶状体核的吸出。

悬韧带病变

悬韧带病变会给眼前节手术带来极大挑战。这些病例可以在穿透性或钝挫性眼外伤中出现，也可以继发于潜在疾病，如假性剥脱综合征、色素播散综合征或马方综合征。由于操作可能会增加悬韧带张力，在这些情况下，白内障的撕囊和晶状体核的摘除在技术上具有挑战性，在更严重的情况下，悬韧带缺乏稳定性会导致不可预测的囊膜撕裂。这些特征增加了玻璃体脱出和其他并发症的风险[23]。

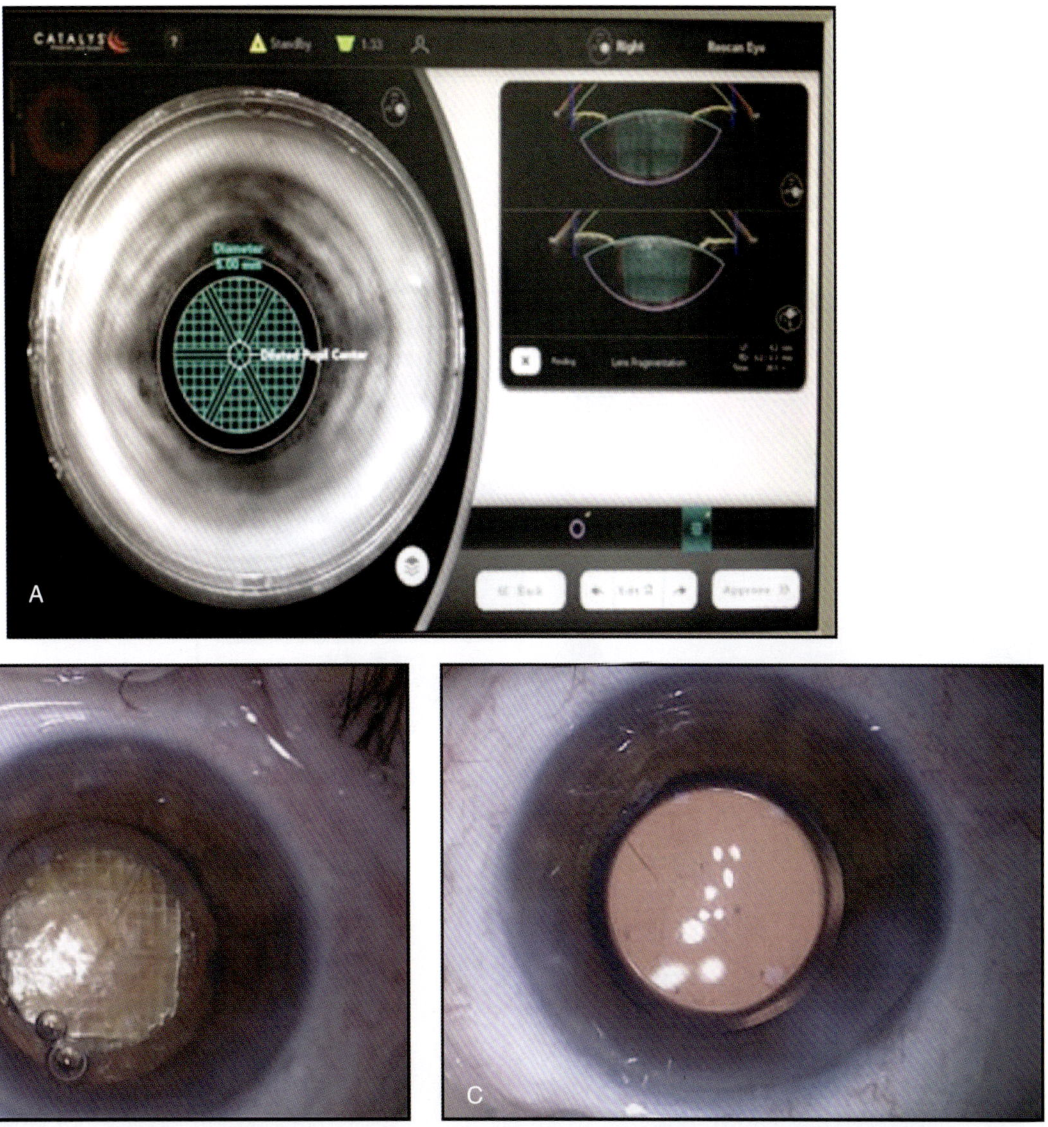

图 5-4　硬核的 TLACS 中，使用增强的分割模式联合六分格设置实现白内障核的预软化示意图。（Reprinted with permission from Leila Gouvea，MD.）

形状恰当、大小合适和位置居中的连续环行撕囊取决于悬韧带的稳定性和对抗力，而在悬韧带受损的患者中可能会受到限制。在这些患者中，不规则撕囊的风险较高，增加了玻璃体脱出的风险和不良并发症的可能。通过飞秒激光撕囊、劈核和软化，TLACS 的优势在于可以成功地进行环行撕囊，而不会对受损悬韧带施加额外的压力，并有利于以囊袋而非瞳孔为中心撕囊(视频 5-2)。TLACS 最大限度地减少了眼内操作，从而显著减少了囊袋和悬韧带张力，能在悬韧带病变的眼中实现更安全的手术(视频 5-3)[23,24]。Schultz 等[25]和 Crema 等[26]报道了马方综合征患者的 TLACS 病例，这些患者无须进行悬韧带牵引即可成功完成手术(图 5-6)。

穿透性外伤

在前囊膜受损的情况下，传统超声乳化术存在挑战，因为在撕囊时前囊膜撕裂和玻璃体脱出的可能性更高。在这种情况下，精准的飞秒激光有助于通过图像引导进行手术设计。即使在前囊不完整和悬韧带损伤的情况下，TLACS 撕囊也可能对准中央，因为它在撕囊时不依赖于悬韧带的对抗力[18,23-27]。TLACS 及其术中光学相干断层扫描技术还可评估前房受损的程度，包括异物穿透和晶状体损伤的程度[27]。

儿童手术

由于囊袋弹性较高以及具有扩张和放射延伸的倾向，幼儿的晶状体撕囊术在技术上具有挑战性。除了前囊膜切开术，年幼的儿童还经常需要切开后囊以防止后囊膜混浊。由于术后愈合反应更强烈，幼儿眼睛也更容易发生囊袋收缩综合征。TLACS 在某些儿童白内障病例中可能是有益的，因为它可以

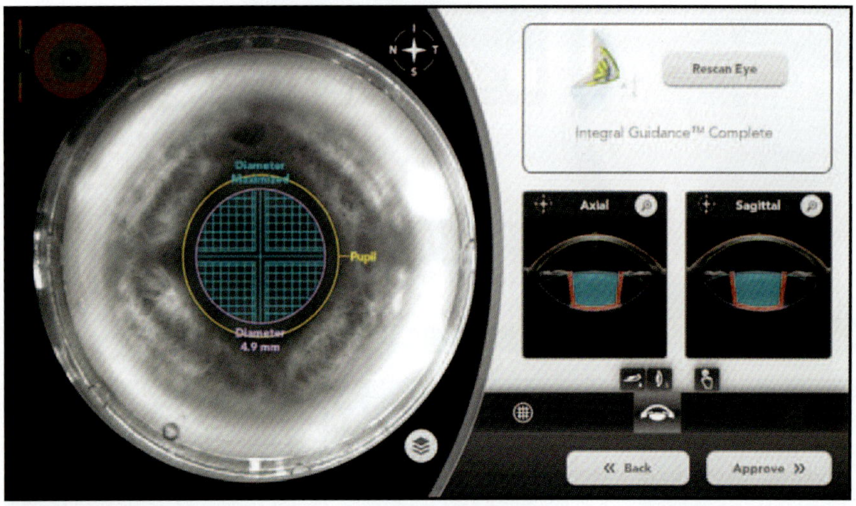

图 5-5　术中软化晶状体混浊度分级(LOCS)Ⅳ级核，网格样分割区域最大化示意图。(Reprinted with permission from George O. Waring Ⅳ, MD, FACS.)

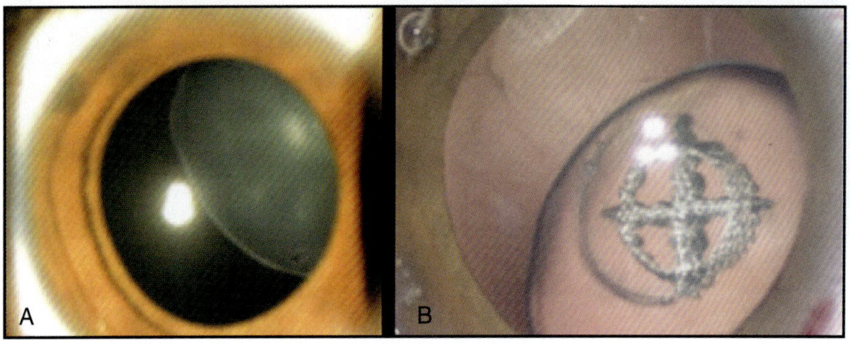

图 5-6　(A)马方综合征和晶状体半脱位患者。(B)飞秒激光用于节段性悬韧带缺失病例的前囊膜切开和核预软化。(Reprinted with permission from Armando Crema, MD, PhD.)

完成一个前后囊膜居中性都很好的囊膜切开术。使用飞秒激光时，需考虑囊袋弹性，调整撕囊口直径，否则，撕囊口可能会比预期的大[28,29]。第 8 章详细介绍了飞秒激光在儿童白内障手术中的应用。

结论

FLACS 在常规白内障手术中越来越受欢迎。FLACS 的各个方面使其非常适合具有潜在挑战性的病例，并且实际上可能代表了一种治疗选择和高危白内障手术的新适应证。在难以进行标准超声乳化术的挑战性病例中，TLACS 可能有助于白内障摘除。

（黄玉颜　周励洋　译）

参考文献

1. Dick HB, Schultz T. A review of laser-assisted versus traditional phacoemulsification cataract surgery. *Ophthalmol Ther*. 2017;6(1):7-18.
2. Nagy ZZ, McAlinden C. Femtosecond laser cataract surgery. *Eye Vision*. 2015;2(11).
3. Hatch KM, Talamo JH. Laser-assisted cataract surgery: benefits and barriers. *Curr Opin Ophthalmol*. 2014;25(1):54-61.
4. Brundrett AT, Waring GO. Corneal changes in Fuchs' endothelial dystrophy after femtosecond laser–assisted cataract surgery. Paper presented at: American Society of Cataract and Refractive Surgery Annual Meeting; April 16-21, 2015; San Diego, CA.
5. Takács AI, Kovács I, Miháltz AK, Filkorn T, Knorz MC, Nagy ZZ. Central corneal volume and endothelial cell count following femtosecond laser-assisted refractive cataract surgery compared to conventional phacoemulsification. *J Refract Surg*. 2012;28(6):387-391.
6. Conrad-Hengerer I, Al Juburi M, Schultz T, Hengerer FH, Dick HB. Corneal endothelial cell loss and corneal thickness in conventional compared with femtosecond laser-assisted cataract surgery: three-month follow-up. *J Cataract Refract Surg*. 2013;39(9):1307-1313.
7. Aber RG, Kerr NM, Vote BJ. Towards zero effective phacoemulsification time using femtosecond laser pretreatment. *Opthalmology*. 2013;120:942-948.
8. Murano N, Ishizaki M, Sato S, Fukuda Y, Takahashi H. Corneal endothelial cell damage by free radicals associated with ultrasound oscillation. *Arch Ophthalmol*. 2008;126(6):816-821.
9. Shin YJ, Nishi Y, Engler C, et al. The effect of phacoemulsification energy on the redox state of cultured human corneal endothelial cells. *Arch Ophthalmol*. 2009;127(4):435-441.
10. Suzuki H, Oki K, Takahashi K, Shiwa T, Takahashi H. Functional evaluation of corneal endothelium by combined measurement of corneal volume alteration and cell density after phacoemulsification. *J Cataract Refract Surg*. 2007;33(12):2077-2082.
11. Hayashi K, Hayashi H, Nakao F, Hayashi F. Risk factors for corneal endothelial injury during phacoemulsification. *J Cataract Refract Surg*. 1996;22(8):1079-1084.
12. Mahdy MA, Eid MZ, Mohammed MA, Hafez A, Bhatia J. Relationship between endothelial cell loss and microcoaxial phacoemulsification parameters in noncomplicated cataract surgery. *Clin Ophthalmol*. 2012;6:503-510.
13. Azuara-Blanco A, Burr J, Ramsay C, Cooper D, et al. Effectiveness of early lens extraction for the treatment of primary open-angle glaucoma (EAGLE): a randomized controlled trial. *Lancet*. 2016;388:1389-1397.
14. Moss H, Koch DD. Cataract surgery in the setting of nanophthalmos. *EyeWorld Weekly*. October 2012. https://www.eyeworld.org/article-cataract-surgery-in-the-setting-of-nanophthalmos. Accessed March 24, 2020.
15. Singh H, Wang JC, Desjardins DC, Baig K, Gagné S, Ahmed II. Refractive outcomes in nanophthalmic eyes after phacoemulsification and implantation of a high-refractive-power foldable intraocular lens. *J Cataract Refract Surg*. 2015;41(11):2394-2402.
16. Martin AI, Hughes P, Hodge C. First report of femtosecond laser cataract surgery in a nanophthalmic eye. *Clin Experiment Ophthalmol*. 2014;42(5):501-502.
17. Hatch KM, Schultz T, Talamo JH, Dick HB. Femtosecond laser-assisted compared with standard cataract surgery for removal of advanced cataracts. *J Cataract Refract Surg*. 2015;41(9):1833-1838.
18. Martin AI, Hodge C, Lawless M, Roberts T, Hughes P, Sutton G. Femtosecond laser cataract surgery: challenging cases. *Curr Opin Ophthalmol*. 2014;25(1):71-80.
19. Conrad-Hengerer I, Hengerer FH, Schultz T, Dick HB. Effect of femtosecond laser fragmentation of the nucleus with different softening grid sizes on effective phaco time in cataract surgery. *J Cataract Refract Surg*. 2012;38(11):1888-1894.
20. Schroeder AM, Tremblay DM, Waring GO IV. Analysis of biometric anterior chamber parameters using Scheimpflug imaging and IOP after laser cataract surgery in hyperopic eyes. Paper presented at: American Society of Cataract and Refractive Surgery Annual Meeting; April 16-21, 2015; San Diego, CA.
21. Kránitz K, Takács AI, Gyenes A, et al. Femtosecond laser-assisted cataract surgery in management of phacomorphic glaucoma. *J Refract Surg*. 2013;29(9):645-648.
22. Roberts HW, Wagh VK, Sullivan DL, et al. A randomized controlled trial comparing femtosecond laser-assisted cataract surgery versus conventional phacoemulsification surgery. *J Cataract Refract Surg*. 2019;45(1):11-20.
23. Chee SP, Wong MH, Jap A. Management of severely subluxated cataracts using femtosecond laser-assisted cataract surgery. *Am J Ophthalmol*. 2017;173:7-15.
24. Grewal DS, Basti S, Singh Grewal SP. Femtosecond laser-assisted cataract surgery in a subluxated traumatic cataract. *J Cataract Refract Surg*. 2014;40(7):1239-1240.
25. Schultz T, Ezeanosike E, Dick HB. Femtosecond laser-assisted cataract surgery in pediatric Marfan syndrome. *J Refract Surg*. 2013;29(9):650-652.
26. Crema AS, Walsh A, Yamane IS, Ventura BV, Santhiago MR. Femtosecond laser-assisted cataract surgery in patients with Marfan syndrome and subluxated lens. *J Refrac Surg*. 2015;31(5):338-341.
27. Conrad-Hengerer I, Dick HB, Schultz T, Hengerer FH. Femtosecond laser-assisted capsulotomy after penetrating injury of the cornea and lens capsule. *J Cataract Refract Surg*. 2014;40(1):153-156.
28. Nagy ZZ, Kránitz K, Takács A, Filkorn T, Gergely R, Knorz MC. Intraocular femtosecond laser use in traumatic cataracts following penetrating and blunt trauma. *J Refract Surg*. 2012;28(2):151-153.
29. Dick HB, Schultz T. Femtosecond laser-assisted cataract surgery in infants. *J Cataract Refract Surg*. 2013;39:665-668.

第6章

功能失调的晶状体置换

George O. Waring IV, MD, FACS; Larissa Gouvea, MD; Karolinne M. Rocha, MD, PhD

引言

老视的手术治疗近年来越来越受到关注，最近被描述为屈光手术的“第五次浪潮”。事实上，考虑到出现大量可供选择的手术方案，我们已经假设老视手术可以代表屈光手术中一个新兴的亚专业，同时基于大量手术选择的出现和可行性，其有可能受到支持而成为一项专门的培训技术。根据国际人口普查显示，这种普遍存在的老年眼疾影响着全球大约10亿人，这引起了人们越来越多的关注[1]。

人们对未矫正的老视导致的全球性视力损害进行了研究。在一项研究中，大约一半的老视患者没有配戴阅读眼镜，其中80%的人无法充分完成工作，到2050年，全球将有15亿人患有老视[1]。实际上，越来越多的证据表明，戴用双焦眼镜与老年人的跌倒风险及其相关的发病率、死亡率和卫生系统经济负担有关[2]。2014年，老年人跌倒导致的死亡人数超过乳腺癌和前列腺癌，据估计，其中1/3的跌倒与戴双焦眼镜相关[2]。

因为存在全程视脱镜需求导致手术需求日益增加[3-5]。过去接受过角膜激光矫正手术的老视患者，经常会觉得他们的矫正视力随着时间的推移而下降。这种情况下，为了以最佳方案满足患者视觉需求，术者需要在角膜屈光手术与晶状体置换术之间做出选择。手术方式取决于对老化晶状体测量值变化的客观评估，包括晶状体非均匀屈光指数变化导致的光散射、高阶像差（higher-order aberrations, HOA）和混浊（表6-1）[3-6]。

晶状体功能失调综合征

Alió 等[7]于2005年首次用“功能失调”这个名词描述老化晶状体。为进一步描述与老化晶状体相关的临床和解剖学变化，Durrie 等在2008年建议将其改为“功能失调综合征”（图6-1）。Waring 等[8]在2016年提出了晶状体功能失调综合征（dysfunctional lens syndrome, DLS）分级量表，其评分表由 Waring 和 Rocha[9]在2018年发表（图6-2）。

DLS 是指晶状体调节功能的逐步丧失（DLS 1期），高阶像差增加、前向散射增加、早期晶状体混浊造成的对比敏感度降低（DLS 2期），晶状体混浊导致视功能下降影响日常生活或白内障（DLS 3期）。如果要对 DLS 2期和3期患者进行角膜屈光手术，除了需要考虑到老年患者的再次治疗率较高之外，还需考虑在适当的时候对白内障行二期手术。

诊断注意事项

晶状体功能失调可根据 DLS 的特征、客观可靠的眼球散射指数和晶状体密度的测量所得的参数来评估。

眼球散射指数是指当光线经过非均匀的眼球介质时，光线在不同方向上发生混乱偏离。它是造成眩光、光晕和对比敏感度降低的原因之一[7,12,13]。晶状体的逐渐老化造成的屈光指数的改变是导致眼球散射持续增加的原因，特别是由于晶状体新皮质纤维

表 6–1　角膜或晶状体手术决策图解

	角膜	屈光性晶状体置换	超声乳化
年龄	50 岁以下	50 ~ 60 岁	60 岁以上
屈光不正	近视或平光老视	所有	所有
晶状体混浊(白内障手术)	透明	透明~1+	2+及以上
DLS 分期	0 ~ Ⅰ期	Ⅱ期	Ⅲ期
地形图	规则	规则	规则或不规则

Adapted from Waring Ⅳ GO, Waring Ⅲ GO. Decision making in refractive surgery. *Cornea*, Krachmer.

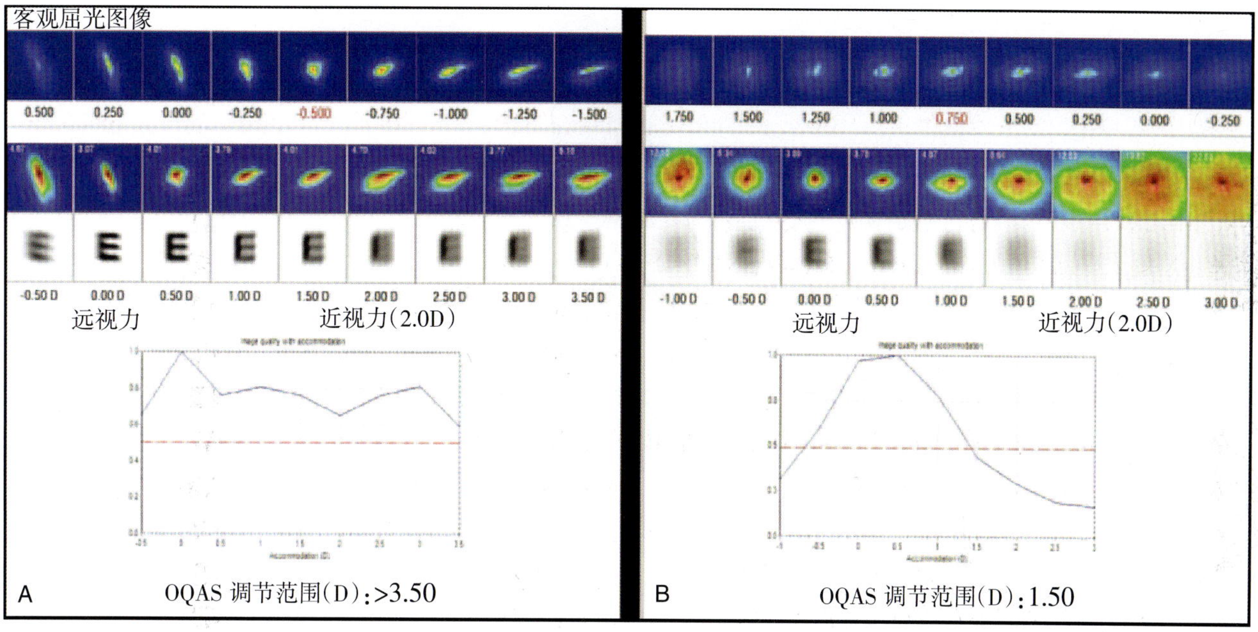

图 6–1　模拟视标的模糊。(**A**)30 岁患者,有调节功能,晶状体透明。(**B**)60 岁患者,调节功能减退,晶状体混浊。

的不断产生、不溶性蛋白质的增加和鞘脂含量的增加[6,7,14,15]而导致晶状体膨胀。

采用双通道客观视觉质量分析系统(OQAS,HD Analyzer, Visiometrics)测量客观散射指数(objective scatter index,OSI),分析和量化晶状体的动态光散射[15]。OSI 由中心和周边点扩散函数(point spread function,PSF)的光强度比决定,代表眼球透明度下降引起的客观散射。此外,Artal 等[15]已经使用该设备和相关参数对白内障患者进行分类(图 6–3),发现 OSI 的客观分级与传统的晶状体混浊度分级(the Lens Opacities Classification System,LOCS Ⅲ)相关。

高阶像差

高阶像差对视觉质量有很大的影响，主要来自角膜和晶状体,另外还受到瞳孔大小、调节能力和眼球运动的影响。晶状体的球差增加是导致年龄相关性高阶像差增加的主要原因[6]。虽然角膜球差不会随时间发生显著变化,但随着年龄的增长,角膜正球差的补偿作用会随着晶状体正球差的增加而降低。晶状体厚度和屈光指数的增加使得老化晶状体的近中心区变得平坦，表面变得陡峭。结果导致总的正球差增加,尤其是 40 岁以上的人(DLS 1 期)。像差

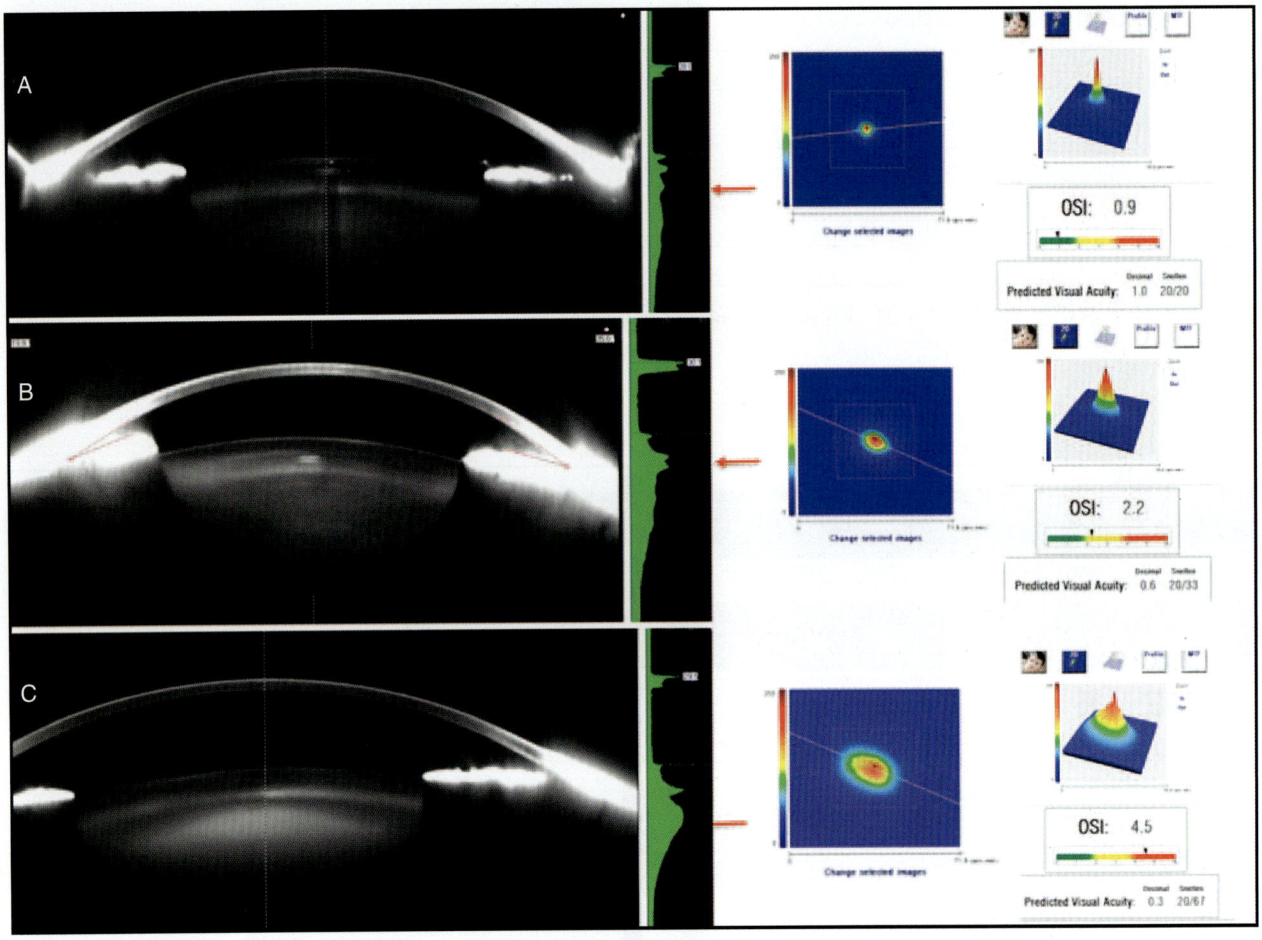

图 6-2　DLS 的分级。(A)DLS 1 期以老视、透明晶状体和低眼球散射指数为特征，如图所示 OSI<1.0。(B)DLS 2 期伴有早期晶状体混浊和中度眼球散射指数。(C)DLS 3 期(白内障)和高眼球散射指数(>4.0)。

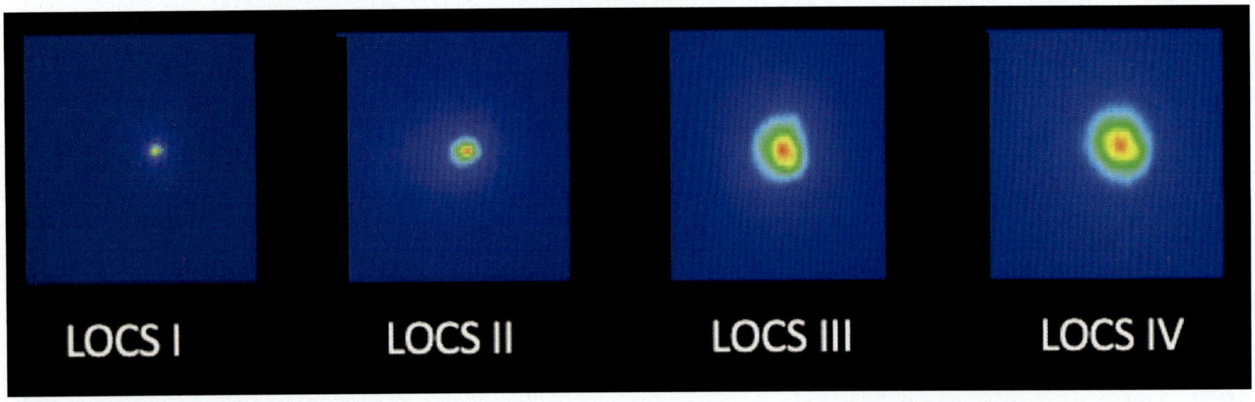

图 6-3　与 LOC Ⅲ分级与 OSI 增加的相关性。(Apapted from Artal P, Benito A, Pérez GM, et al. An objective scatter index based on double-pass retinal images of a point source to classify cataracts. *PLoS One*. 2011;6[2]:e16823.)

分布的变化同样与晶状体混浊类型有关，晶状体核硬化带来球差和皮质混浊，引起更大的彗差改变[6,15]。

Scheimpflug 地形图

Scheimpflug 地形图（Pentacam，Oculus Inc）创建眼前节的三维图像。它可以客观定量地测定晶状体密度[16]。同行评议文献显示，与 LOCSⅢ相比，其在灵敏度和可重复性方面具有优势。使用 Scheimpflug 进行晶状体密度分级和超乳动力学预测更为准确，这对于患者教育至关重要[17-19]。

晶状体功能失调的置换

自从飞秒激光被引入晶状体手术以来，我们已经将传统的激光视力矫正术从单纯基于角膜的手术扩展到包括基于角膜和晶状体的手术。Durrie 等[20]在 2008 年使用“前弹力层下激光角膜磨镶术”定义 LASIK 手术的先进技术，该技术运用飞秒激光制作更精确、更薄的角膜瓣。在屈光性晶状体置换术中，我们常规使用飞秒激光是出于屈光考量，目标包括获得精确的囊口大小、形状和位置，核预软化，以及制作激光弧形切口。我们提出“功能失调性晶状体置换术”（dysfunctional lens replacement，DLR）这个名词来描述使用飞秒激光（或其他自动装置）来辅助实行功能失调性晶状体置换的操作。当然，功能失调性晶状体置换常被纯手工技术解决。基于角膜的飞秒激光老视矫正术将在本文的其他部分介绍。

DLR 与角膜激光视力矫正相比，DLS 2 期的患者在手术中具有许多潜在优势。2015 年，Waring 等[21]报告了 DLR 术后，晶状体密度测定和前向光散射提高的客观数据（图 6-4）。Waring 和 Rocha[9]发表了 DLS 的特征和得益于 DLR 手术视网膜成像质量提升的资料（图 6-5）。此外，使用植入物矫正老视能维持立体视觉是其临床主要优势，该方法优于老视患者角膜激光矫正术中常用的混合视（单眼视）方法，除非使用带球差的微小单眼视法矫正。已有证据表明，低至 0.75D 的屈光参差就会导致立体视觉降低[22]。另外，DLR 提供了一个独立的永久性解决方案，可阻断 DLS 2 期患者早期的晶状体混浊进展到 DLS 3 期，从而避免白内障的形成和后续白内障手术。

在我们的实践中，DLR 已成为 DLS 2 期患者视

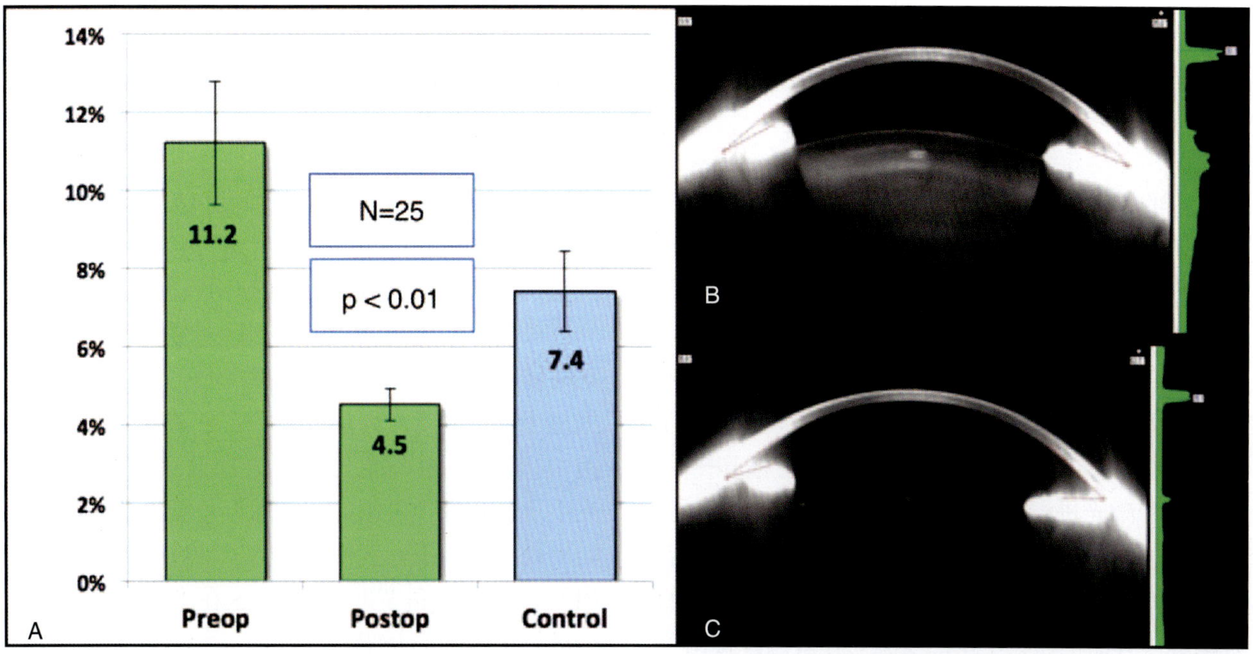

图 6-4　（A）运用 Scheimpflug 图像测量晶状体密度，显示术前和术后与正常眼对照组的比较。（B）DLR 术前晶状体密度测定。（C）DLR 晶状体术后密度变化。

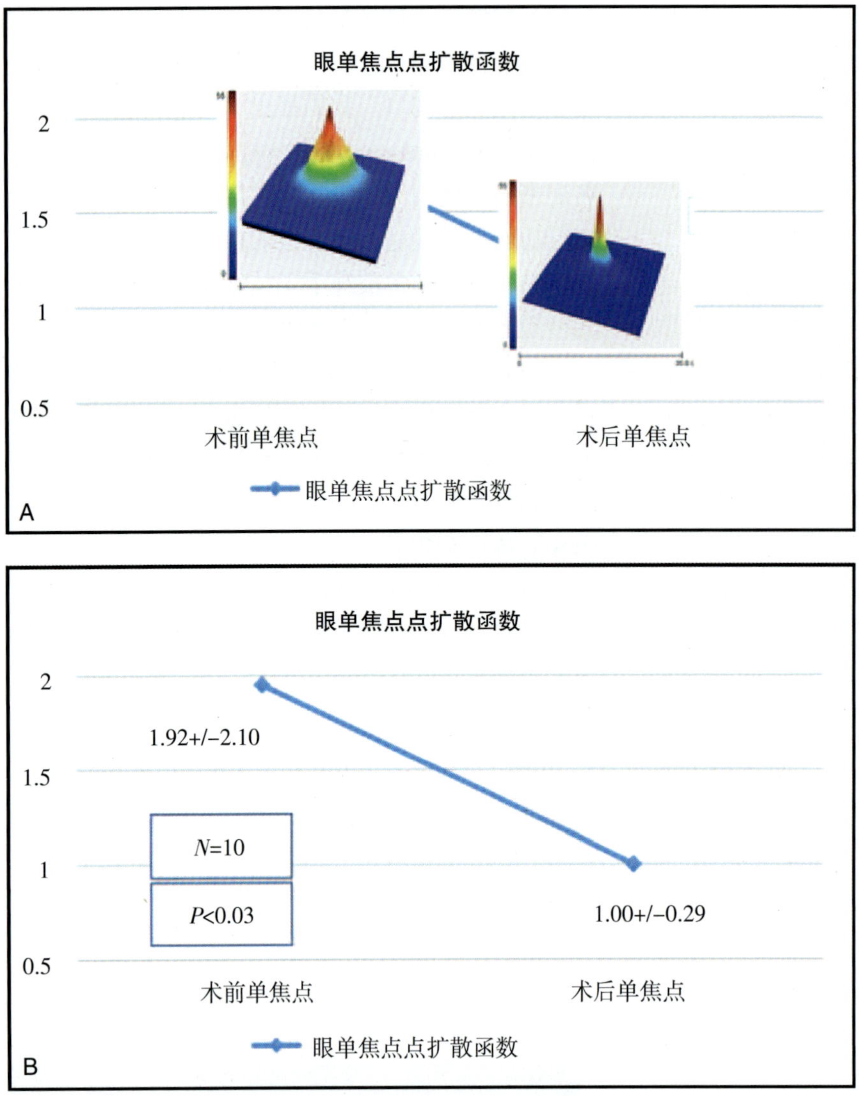

图 6-5　使用点扩散函数(point spread function,PSF)三维图像说明 OSI。(A)术前 PSF 和 OSI 水平较高,说明由于 DLS 2 期的眼球散射指数增加,视网膜图像质量下降。术后在用单焦点人工晶状体置换功能失调的晶状体后,OSI 下降。(B)DLR 术后 OSI 改善,从术前的 1.95±2.10 到术后的 1.00±0.29(P<0.03)。(Adapted from Waring GO IV, Din H, Tremblay D, Trivedi R. Evaluation of the change in forward light scatter after implantation of monofocal and multifocal IOLs after dysfunctional lens replacement. Paper presented at: XⅢ Congress of the European Society of Cataract and Refractive Surgeons; September 5-9, 2015; Barcelona, Spain.)

力矫正的首选手术方法。如前所述,DLR 与屈光性晶状体置换术(refractive lens exchange,RLE)的区别可能在于使用飞秒激光等先进技术来置换功能失调的晶状体。多种技术可用于功能失调的晶状体置换,而基本原理相同[5]。虽然飞秒激光辅助白内障手术与手工操作的优先选择存在争议,飞秒激光技术在白内障(DLS 3 期)摘除术中的益处已被广泛报道[23-28]。应用飞秒激光进行 RLE(DLR)是合理的,因为它能得到收益。当然,对于 DLS 1 期或 2 期,可能较少需要晶状体软化;软核手术很具挑战性,而晶状体核的自动解体有助于软核手术的实施。作者已经提出了在 DLR 手术中“飞秒预分离晶状体软化”的模式和技术(图 6-6)。

DLR 的应用与年龄和眼轴负相关。尤其是对于高度轴性近视应给予特殊的考虑,例如,仔细评估视网膜周边部、玻璃体基底部和视网膜间隙,仔细检查和记录视网膜脱离风险因素和后遗症。角膜激光矫正可能适用于高度轴性近视的 DLS 2 期,而且应根据每个病例进行个性化治疗。相反,在早期的 DLS 1 期中,轴性远视可能会受益于 DLR,以避免角膜激光手术矫正远视带来的高椭球形角膜,这种情形可能出现屈光回退。我们还评估了轴性远视患者进行 DLR 手术后房角宽度的增加,这在本书的其他章节会进行更详细的介绍。

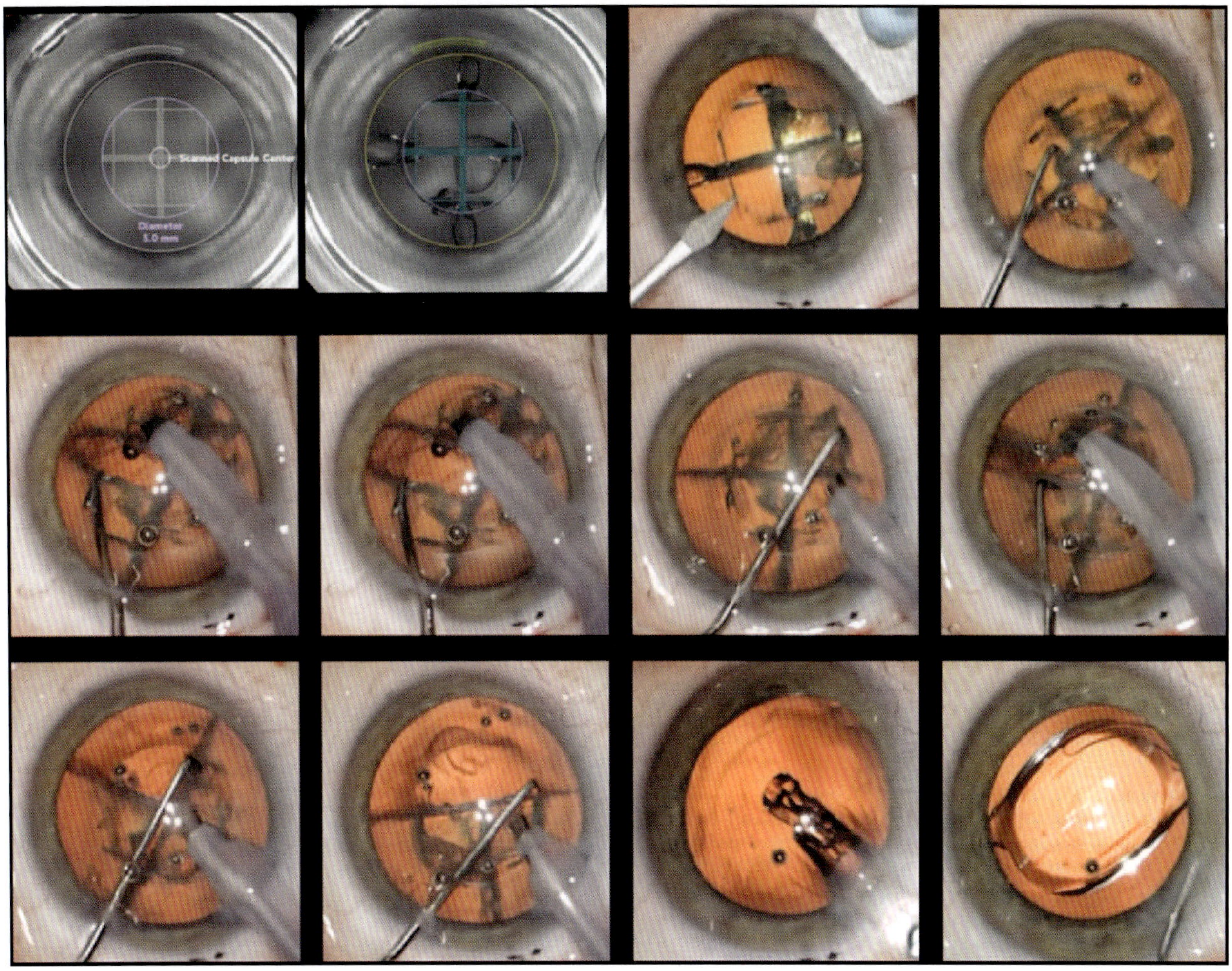

图 6-6　用于 DLR 手术的飞秒预切割技术。使用飞秒激光四分法进行软核预劈核，然后制作一个 4.9~5.0mm 的晶状体前囊膜撕囊口。在每个线性切口的远端制作十字形图案，以帮助扩展和旋转软核。为了矫正低度散光，在治疗过程中使用激光制作角膜弧形切口。使用多焦点人工晶状体矫正老视。

讨论

描述晶状体老化概念的 DLS 和作为 DLS 治疗方案的 DLR 在眼科领域获得广泛认可[11]。本文所述的晶状体定量和定性客观评价可用于指导术者在角膜或晶状体手术中的决策。对于早期 DLS，治疗老视的药理学方法正在发展中。对于 DLS 1 期或失去调节能力但晶状体透明的情况，倾向于选择基于角膜的手术。例如，LASIK、PRK、SMILE，或者角膜基质植入物。对于远视的老视眼患者，DLR 可能是首选。对于 DLS 2 期，除有视网膜脱落风险的高度轴性近视外，DLR 可能是值得选择的手术方式。DLR 的前提是基于单一晶状体置换手术直接解决功能失调的潜在病因，同时预防老化晶状体发展为白内障。如有指征，DLR 可能优于角膜屈光手术，因为后者需进行后续的晶状体手术，并且需要在手术中引入屈光参差来达到远近视力的需求。当然，每个手术的风险和收益都应根据具体情况进行考虑。

结论

无论是角膜手术还是晶状体的手术，都反映了具有长期满意度的一体式选择或分阶段手术之间的差异。客观评估晶状体密度和眼内散射指数有助于诊断晶状体功能失调，也有助于提高临床决策、合理进行患者教育和决定矫正老视的手术方案。提高视觉质量需要铭记在心。

（周励洋　黄玉颜　译）

参考文献

1. Holden BA, Fricke TR, Ho SM, et al. Global vision impairment due to uncorrected presbyopia. *Arch Ophthalmol*. 2008;126(12):1731-1739.
2. Lord SR, Dayhew J, Howland A. Multifocal glasses impair edge-contrast sensitivity and depth. *J Am Geriatr Soc*. 2002;50(11):1760-1766.
3. Waring GO IV, Duncan BE. Advances in the surgical correction of presbyopia. *Int Ophthalmol Clin*. 2013;531(1):129-152.
4. Schallhorn SC, Teenan D, Venter JA, et al. Monovision LASIK versus presbyopia- correcting IOLs: comparison of clinical and patient-reported outcomes. *J Refract Surg*. 2017;33(11):749-758.
5. Alió JL, Grzybowski A, El Aswad A, Romaniuk D. Refractive lens exchange. *Surv Ophthalmol*. 2014;9:579-598.
6. Rocha KM, Nosé W, Bottós K, Bottós J, Morimoto L, Soriano E. Higher-order aberrations of age-related cataract. *J Cataract Refract Surg*. 2007;33(8):1442-1446.
7. Alió JL, Schimchak P, Negri HP. Crystalline lens optical dysfunction through aging. *Ophthalmology*. 2005;112:2022-2029.
8. Waring GO IV, Rocha KM, Durrie DS, Thompson VM. Use of dysfunctional lens syndrome grading to guide decision making in the surgical correction of presbyopia. Paper presented at: ASCRS/ASOA Symposium & Congress; May 6-10, 2016; New Orleans, LA.
9. Waring GO IV, Rocha K. Dysfunctional lens syndrome. *Focal Points: Clinical Practice Perspectives*. San Francisco, CA: American Academy of Ophthalmology; 2018.
10. Ghanem RC, de la Cruz J, Tobaigy FM, Ang LP, Azar DT. LASIK in the presbyopic age group: safety, efficacy, and predictability in 40- to 69-year-old patients. *Ophthalmology*. 2007;114(7):1303-1310.
11. Pokroy R, Mimouni M, Sela T, Munzer G, Kaiserman I. Myopic laser in situ keratomileusis retreatment: incidence and associations. *J Cataract Refract Surg*. 2016;42(10):1408-1414.
12. Lee JH, Choo HG, Kim SW. Spherical aberration reduction in nuclear cataracts. *Graefes Arch Clin Exp Ophthalmol*. 2016;254(6):1127-1133.
13. Piñero DP, Ortiz D, Alió JL. Ocular scattering. *Optom Vis Sci*. 2010;87(9):E682-696.
14. Radhakrishnan H, Charman WN. Age-related changes in ocular aberrations with accommodation. *J Vis*. 2007;7(7):11.1-21.
15. Artal P, Benito A, Pérez GM, et al. An objective scatter index based on double-pass retinal images of a point source to classify cataracts. *PLoS One*. 2011;6(2):1-7.
16. Weiner X, Baumeister M, Kohnen T, Bühren J. Repeatability of lens densitometry using Scheimpflug imaging. *J Cataract Refract Surg*. 2014;40(5):756-763.
17. Grewal DS, Brar GS, Grewal SP. Correlation of nuclear cataract lens density using Scheimpflug images with Lens Opacities Classification System III and visual function. *Ophthalmology*. 2009;116(8):1436-1443.
18. Gupta M, Ram J, Jain A, Sukhija J, Chaudhary M. Correlation of nuclear density using the Lens Opacity Classification System III versus Scheimpflug imaging with phacoemulsification parameters. *J Cataract Refract Surg*. 2013;39(12):1818-1823.
19. Faria-Correia F, Ramos I, Lopes B, Monteiro T, Franqueira N, Ambrósio R Jr. Correlations of objective metrics for quantifying dysfunctional lens syndrome with visual acuity and phacodynamics. *J Refract Surg*. 2017;33(2):79-84.
20. Durrie DS, Slade SG, Marshall J. Wavefront-guided excimer laser ablation using photorefractive keratectomy and sub-Bowman's keratomileusis: a contralateral eye study. *J Cataract Refract Surg*. 2008;24(1):S77-S84.
21. Waring GO IV, Din H, Tremblay D, Trivedi R. Evaluation of the change in forward light scatter after implantation of monofocal and multifocal IOLs after dysfunctional lens replacement. Paper presented at: XXIII Congress of the European Society of Cataract and Refractive Surgeons; September 5-9, 2015; Barcelona, Spain.
22. Durrie DS. The effect of different monovision contact lens powers on the visual function of emmetropic presbyopic patients (an American Ophthalmological Society thesis). *Trans Am Ophthalmol Soc*. 2006;104:366-401.
23. Hatch KM, Schultz T, Talamo JH, Dick HB. Femtosecond laser-assisted compared with standard cataract surgery for removal of advanced cataracts. *J Cataract Refract Surg*. 2015;41(9):1833-1838.
24. Berk TA, Schlenker MB, Campos-Möller X, Pereira AM, Ahmed IIK. Visual and refractive outcomes in manual versus femtosecond laser-assisted cataract surgery: a single-center retrospective cohort analysis of 1838 eyes. *Ophthalmology*. 2018;125(8):1172-1180.
25. Ewe SY, Abell RG, Oakley CL, et al. A comparative cohort study of visual outcomes in femtosecond laser-assisted versus phacoemulsification cataract surgery. *Ophthalmology*. 2016;123(1):178-182.
26. Roberts HW, Wagh VK, Sullivan DL, et al. A randomized controlled trial comparing femtosecond laser-assisted cataract surgery versus conventional phacoemulsification surgery. *J Cataract Refract Surg*. 2019;45(1):11-20.
27. Lee JA, Song WK, Kim JY, Kim MJ, Tchah H. Femtosecond laser-assisted cataract surgery versus conventional phacoemulsification: refractive and aberrometric outcomes with a diffractive multifocal intraocular lens. *J Cataract Refract Surg*. 2019;45(1):21-27.
28. Ernest PH, Popovic M, Schlenker MB, Klumpp L, Ahmed IIK. Higher order aberrations in femtosecond laser-assisted versus manual cataract surgery: a retrospective cohort study. *J Refract Surg*. 2019;35(2):102-108.

第 7 章

复杂病例

Brandon D. Ayres, MD; Nicole R. Fram, MD; Steven Naids, MD

引言

医生在解决具有挑战性的晶状体手术时，飞秒激光辅助白内障手术(FLACS)是他们可利用的最新工具。这项技术最初于 2011 年推出，飞秒激光用于辅助制作主切口、侧切口、弧形切口、撕囊和晶状体碎核[1]。目前手术采用的吸引环(PI)包括压平式、液体式以及混合式。FLACS 的独特优势包括前囊膜切开术的大小和环形可重复性、晶状体碎核、深度标准化，以及规划角膜弧形切口[2]。然而，眼前节光学相干断层扫描(OCT)成像是 FLACS 一个未被重视的优点，它可以为手术医生术中操作做好准备，特别是进行复杂的白内障手术时。

关于手工操作和 FLACS 手术的优越性和安全性，文献报道的结果存在相互矛盾[3]，但是在特定的临床情况下，飞秒激光技术的应用可能会使具有挑战性的复杂病例变得不那么令人生畏。这些临床情况包括浅前房、既有的悬韧带病变、棕褐色白内障和膨胀性白内障等(图 7–1)。

在本章中，我们将讨论飞秒激光技术在每种类型中的具体应用，以及重要的术前和围术期注意事项。

术前注意事项

在计划 FLACS 时，需要仔细记录散瞳后瞳孔直径、角膜老年环或血管翳，以及结膜松弛等临床特征(表 7–1)。建议瞳孔大小至少为 5.5mm，以完成适当的激光前囊膜切开术，并在中央瞳孔缘或瞳孔领处留出足够的安全区域。虽然有些人主张小瞳孔的 FLACS 手术需要术中使用瞳孔扩张器，但由于存在新制作的角膜切口，这可能会带来潜在的感染风险，而且只能在激光手术室的无菌环境中进行。结膜松弛症可能会影响吸引环和眼球对接，导致 PI 发生明显移动。在这种情况下，放置开睑器或使用较小直径的 PI 通常会有所帮助。在 FLACS 治疗的任何阶段，患者的移动都可能引起位置偏移，导致不能完成前囊膜游离、晶状体碎核或角膜缘松解切口(LRI)等操作。另一个重要的临床情况是，角膜老年环或血管翳可能会阻止激光穿透，影响辅助 LRI/弧形切口制作。同样，明确“白到白”角膜直径如何影响 LRI/弧形切口位置对于临床效果至关重要。例如，如果“白到白”值>12mm，而弧形切口的默认位置为 9.5mm，这就可能导致位置太靠中心，更重要的是，矫正力量太强。术前评估这些特征会提升手术效果。最后，对于有明显角膜水肿或中央角膜瘢痕的患者，应避免使用 FLACS，因为在前囊膜切开过程中可能会出现前囊口跳跃区域而未完全切开。

浅前房

对浅前房患者进行白内障手术可能极具挑战性，尤其是当晶状体厚度>5mm 时。由于难以完成足够大小的前囊膜切口(4.8~5.0mm)和晶状体分离操作，手工白内障手术可能会变得复杂。在使用飞秒激光的情况下，最困难的操作在进入眼内之前已完成，

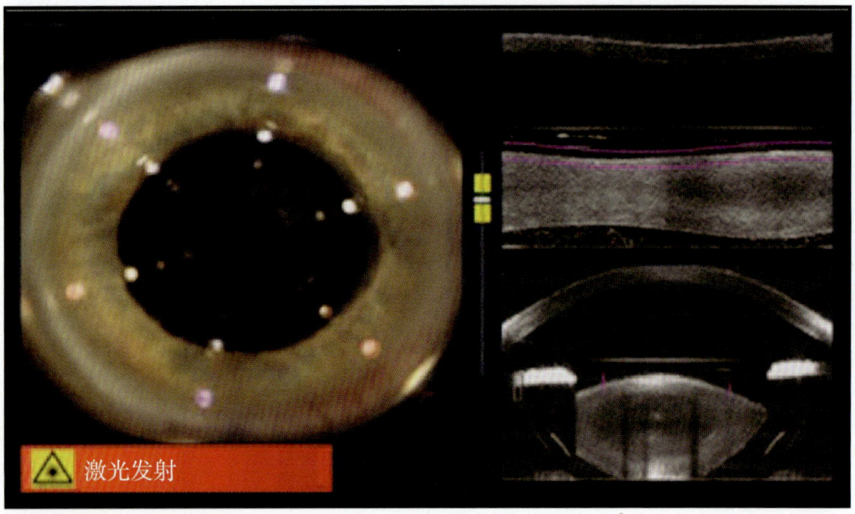

图 7–1　图像显示马方综合征患者晶状体半脱位。

表 7–1　术前核查表

• 散瞳下瞳孔大小
• 角膜老年环/角膜血管翳
• 为角膜切口松解术/弧度设计测量“白到白”角膜直径

这为手术的成功做好了准备。这种临床情况还突出了术前 OCT 成像的优势。弥散性眼黏弹剂可能有利于浅前房<3mm 和晶状体厚度>5mm 的手术。例如，静脉注射 12.5g 甘露醇进行玻璃体减压，并在前房留出更多空间以便操作和调整超声乳化器械（图 7–2）。

注意在手术过程中需仔细地将前房内套管放置在前囊口上方和中央，以防前囊膜不受控制地移动到房角或内皮处。虽然这些问题通常很容易处理，但如果在前囊膜上存在不完整的激光发射（即跳跃区域），就可能导致意外的前囊膜撕裂。

既有的悬韧带病变

既有的悬韧带病变可能使白内障手术复杂化，通过完整的病史可以发现患者存在悬韧带病变重要线索。如果患者告知近期外伤或跌倒，且未散瞳时裂隙灯检查发现前囊膜不对称，术者应怀疑悬韧带病变。悬韧带病变的其他病因包括剥脱综合征、马方综合征、韦–马切山尼综合征、早产儿视网膜病变、高度近视、慢性葡萄膜炎、玻璃体切割术或小梁切除术。在这种情况下，手工操作的好处是前囊膜切开时可以检查囊膜压力（图 7–3），但当使用FLACS 时，这个重要指征就不再存在了。手术医生必须依靠其他新的悬韧带病变的临床表现。例如，在轻柔水分离时碎核囊袋复合物的运动性，晶状体摘除后前囊口的规整度（图 7–4）或皮质吸除过程中的悬韧带病变迹象（图 7–5）。因此，如果怀疑明显的悬韧带病变，在摘除晶状体甚至水分离之前，早期使用囊膜拉钩的指征应该放宽。

最近已有关于在悬韧带病变的患者中使用激光行前囊膜切开的张力的报道。FLACS 能制作大小合适且可重复的前囊口及预碎核，从而更容易摘除晶状体。但处理这些患者时，也应采用处理悬韧带病变的基本原则。

液化白内障

白色膨胀型白内障给术者带来了挑战。在许多情况下，主要的挑战在于撕囊而不是劈核。在白色膨胀型白内障中，通常晶状体内压增加，晶状体受压。

这增加了前囊撕裂的可能性。晶状体内压力与浅前房相结合，导致前囊膜在最初使用囊膜穿刺刀进行穿刺时迅速径向撕裂。此时用台盼蓝染色前囊膜，可突显出中央的白色晶状体，Daniel Perrone 博

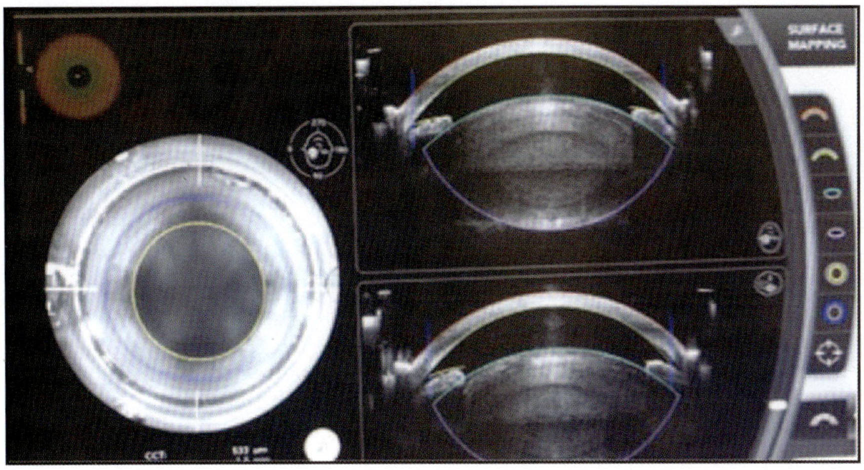

图 7-2　OCT 图像显示浅前房，深度<2mm，晶状体厚度>5mm。

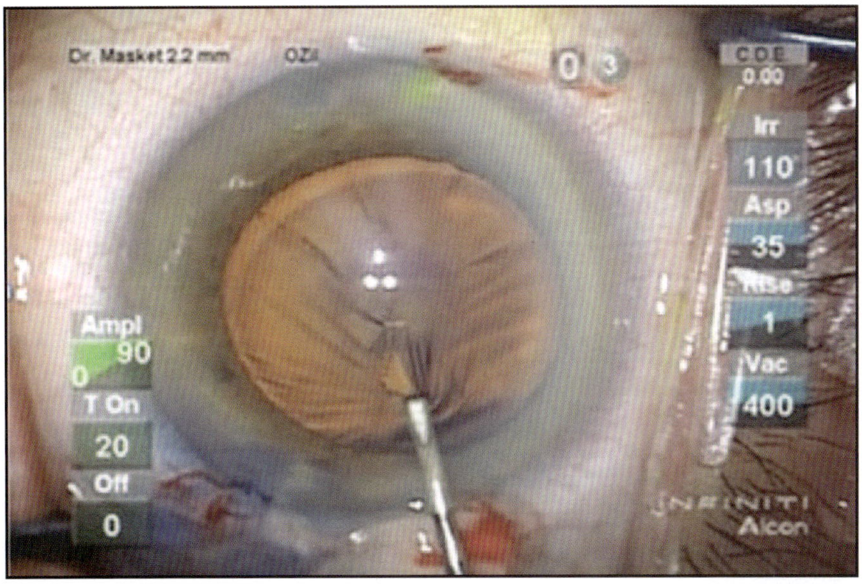

图 7-3　使用截囊刀开始撕囊时前囊膜“象皮样”外观中的条纹提示悬韧带病变严重。(Reprinted with permission form Samule Masket, MD.)

士称其为“阿根廷国旗征”。

飞秒激光对这类患者具有显著优势，它无须行前囊膜减压即可快速切开前囊膜。飞秒激光进行前囊膜切开术的安全性已经在液化白内障[4]和囊膜破裂的白色外伤性白内障中得到证实[5,6]。激光制作的前囊膜口的整体居中性和大小得到改善，但使用飞秒激光并不能保证得到自由浮动的前囊膜(图 7-6)。晶状体蛋白仍可在撕囊时释放出来，从而增加产生跳跃区域的概率。仍然建议使用台盼蓝来增加显色，并且在显色之前应特别注意确保黏弹剂不要打在前囊膜口下，因为它会导致前囊撕裂。

随着飞秒激光经验的积累，开发了减少撕囊时径向撕裂的新技术。其中一种是微型囊膜切开术。这种技术可制作一个非常小的前囊口，允许乳白色的晶状体蛋白逸出。蛋白质通过手术从前房中取出，将患者与设备重新对接以进行二次前囊膜切开术[7]。如前所述，任何眼睛开大之后的对接都应当在无菌条件下进行，以避免潜在的眼内感染。

制作前囊膜口并不是飞秒激光在液化白内障手术治疗中的唯一优势，激光也可以对晶状体进行碎裂。在许多但并非所有的情况下，激光能够穿透足够深的晶状体帮助碎核。在一项研究中，碎核对 81.6%的液化白内障有效或部分有效。这项研究还显示，激光碎核对过熟期白内障无效，这类白内障中撕囊与碎核可能存在交叉。

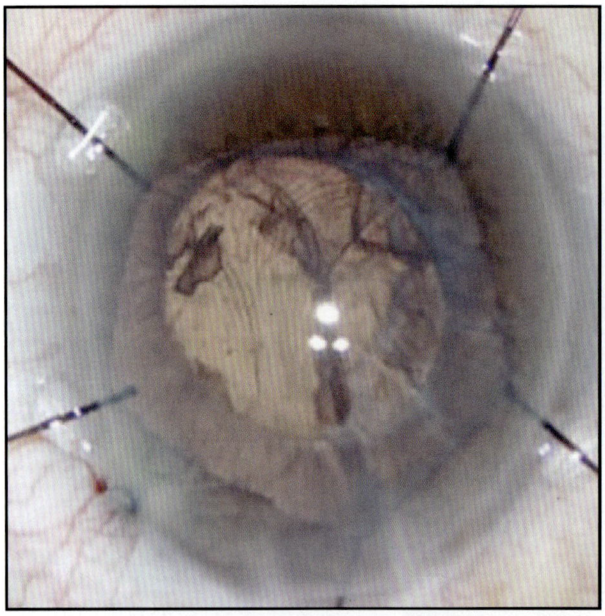

图 7–4　用超声乳化术摘除晶状体核后的前囊膜口呈椭圆形可能表明在飞秒撕囊时存在悬韧带薄弱。

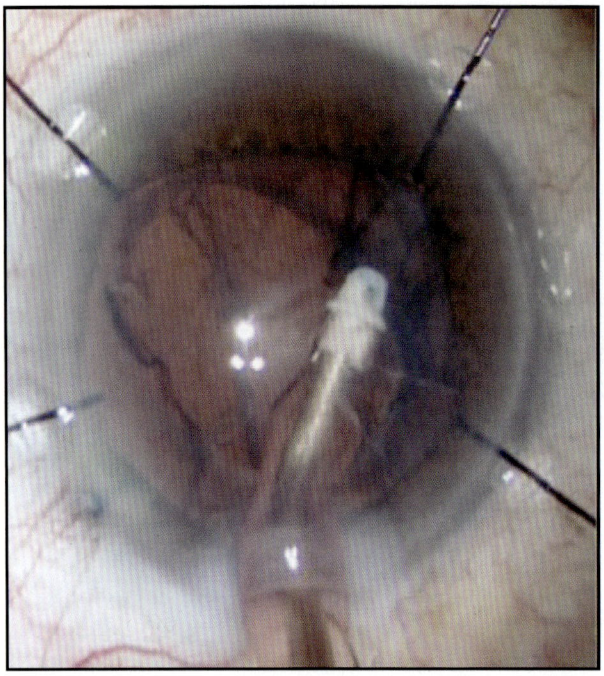

图 7–5　在皮质灌注和抽吸过程中见到椭圆形前囊膜口和囊袋赤道部，表明在飞秒撕囊时存在悬韧带薄弱。

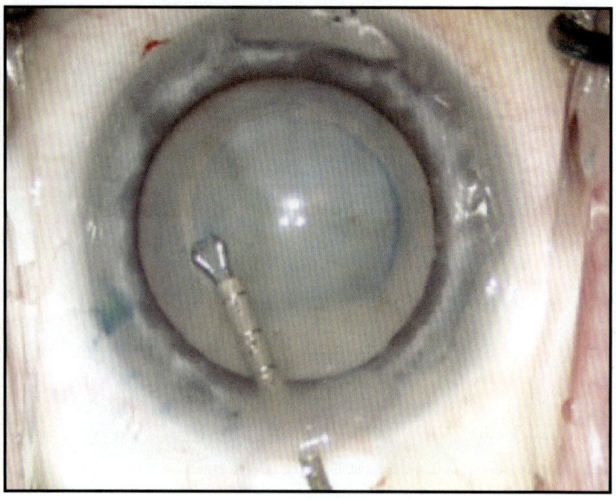

图 7–6　台盼蓝染色可视 FLACS 撕囊具有不完整的区域。

结论

飞秒激光是治疗白内障的有力工具，在复杂白内障病例中具有优势。对第一代激光切开的前囊膜口的强度和发生前囊膜撕裂的概率存在明显担忧。最近，有证据表明前囊膜口的强度可与手工撕囊术的前囊膜口相媲美[9]。尽管如此，建议在放置囊袋拉钩或缝合囊袋张力装置时要小心，以免在前囊膜口施加过大的压力，并且在放置这些装置之前应仔细检查前囊膜口的特征(图 7–7)。飞秒激光技术有利于摘除具有挑战性的白内障。例如，浅前房、液化和棕褐色白内障[10]，以及存在既往外伤和悬韧带受损的病例。如果设计得当，飞秒激光可以成为手术成功和出现手术并发症的分水岭。

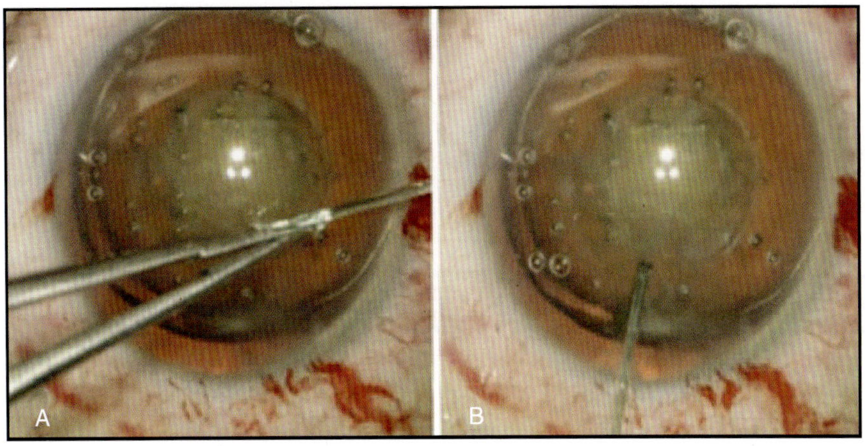

图 7–7　外伤性悬韧带病变患者的晶状体摘除。(A)已经使用飞秒激光切开前囊膜和碎核，并且正在检查囊膜拉钩。请注意拉钩的圆形末端放置在囊袋内。(B)在晶状体摘除之前，植入囊膜拉钩，以增加手术过程中的囊袋张力。

（黄玉颜　周励洋　译）

参考文献

1. He L, Sheehy K, Culbertson W. Femtosecond laser-assisted cataract surgery. *Curr Opin Ophthalmol.* 2011;22(1):43-52.
2. Ali MH, Javaid M, Jamal S, Butt NH. Femtosecond laser assisted cataract surgery, beginning of a new era in cataract surgery. *Oman J Ophthalmol.* 2015;8(3):141-146.
3. Ewe SY, Abell RG, Vote BJ. Femtosecond laser-assisted versus phacoemulsification for cataract extraction and intraocular lens implantation: clinical outcomes review. *Curr Opin Ophthalmol.* 2018;29(1):54-60.
4. Conrad-Hengerer I, Hengerer FH, Joachim SC, Schultz T, Dick HB. Femtosecond laser-assisted cataract surgery in intumescent white cataracts. *J Cataract Refract Surg.* 2014;40(1):44-50.
5. Nagy ZZ, Kránitz K, Takács A, Filkorn T, Gergely R, Knorz MC. Intraocular femtosecond laser use in traumatic cataracts following penetrating and blunt trauma. *J Refract Surg.* 2012;28(2):151-153.
6. Titiyal JS, Kaur M, Singh A, Arora T, Sharma N. Comparative evaluation of femtosecond laser-assisted cataract surgery and conventional phacoemulsification in white cataract. *Clin Ophthalmol.* 2016;10:1357-1364.
7. Schultz T, Dick HB. Laser-assisted mini-capsulotomy: a new technique for intumescent white cataracts. *J Refract Surg.* 2014;30(11):742-745.
8. Chee SP, Chan NS, Yang Y, Ti SE. Femtosecond laser-assisted cataract surgery for the white cataract. *Br J Ophthalmol.* 2019;103(4):544-550.
9. Chan T, Pattamatta U, Butlin M, Meades K, Bala C. Intereye comparison of femtosecond laser-assisted cataract surgery capsulotomy and manual capsulorhexis edge strength. *J Cataract Refract Surg.* 2017;43(4):480-485.
10. Chen X, Yu Y, Song X, Zhu Y, Wang W, Yao K. Clinical outcomes of femtosecond laser-assisted cataract surgery versus conventional phacoemulsification surgery for hard nuclear cataracts. *J Cataract Refract Surg.* 2017;43(4):486-491.

第8章

飞秒激光在儿童白内障手术中的应用

H. Burkhard Dick, MD, FEBOS-CR, PhD; Tim Schultz, MD, FEBO; Ronald D. Gerste, MD, PhD

引言

在中世纪及早期现代艺术作品中，儿童常常被描绘成具有相同身体比例缩小版的成人，在他们成熟得有些奇怪的脸上，往往带着一种世故的、甚至是悲伤的表情。但儿童并不是缩小版的成人，对于婴儿手术时眼科医生面临的挑战来说，这一点显得尤为正确。儿童白内障对术者技术要求更高，发生炎症、伤口愈合不良等多种术后并发症的概率也更高，更重要的是几乎所有患者在术后都会出现不同寻常的致密的晶状体后囊膜混浊(posterior capsule opacification,PCO)(与成人相比)。先天性白内障一般在患儿出生后不久被发现，为防止引起弱视，通常需要尽快手术。先天性白内障常常合并其他眼部疾病，这不仅增加了手术难度，也提高了术后并发症的风险。发育性白内障通常在儿童及青少年时期发病，因其对个体视觉发育的影响程度不同，部分病例不需要立即手术。有时儿童时期的白内障还合并有全身疾病或综合征，如21-三体综合征(图8-1)。

尽管在过去的20年中儿童白内障手术发展迅速，但是相比于没有大的危险因素和合并症的常规老年性白内障手术，儿童白内障的治疗更为复杂。因为我们团队在激光治疗婴幼儿、儿童及青少年白内障方面有丰富的经验，像其他很多婴儿眼部手术一样，某些飞秒激光平台可作为超适应证或超禁忌证的治疗，我们认为飞秒激光作为一种工具可以为年幼患者带来良好和安全的手术结果。

儿童白内障手术

对术者的挑战

儿童白内障发病率相比于成人白内障并不高，却是儿童眼盲及视功能低下比较常见的原因。在欧洲及北美多数地区，儿童白内障属于可治愈性疾病(需要手术)，但在世界范围内，由于某些地区缺乏必要的眼部手术基础设施，儿童白内障导致的眼盲大约占总体眼盲人群的10%。据文献报道，先天性和青少年白内障患病率为(1.2~13.6)/10 000[1]。一般认为，早期手术及积极的术后管理是唯一有效的治疗途径[2]。在眼科基础设施完善的地区，儿童白内障患者通常会在出生后几周内接受眼科手术治疗，手术的早晚主要取决于患儿是单眼还是双眼发病。而在美国，白内障摘除是最常见的儿童内眼手术[3]。

由于儿童眼部组织娇嫩，巩膜硬度低，手术医生不仅要进行手术，而且也需要在患者全身麻醉状态下进行术前术后相关检查、人工晶状体(IOL)屈光度计算、角膜曲率测量和超声。重要的是，白内障手

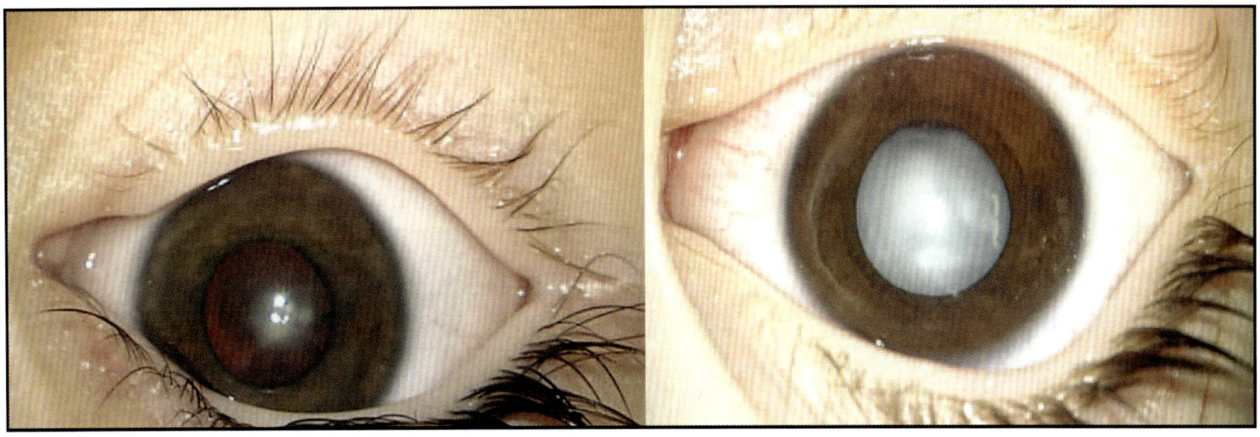

图 8–1　儿童白内障的不同表现。

术医生必须掌握玻璃体切除技术。

潜在的并发症

如果不是手术带来的直接并发症，在手术后的几周至几个月内，还会出现一些意料之外的潜在并发症，这超越了儿童白内障给手术医生带来的挑战和术中增加的风险。例如，术后 PCO、继发膜形成、晶状体组织再增殖、继发性青光眼、人工晶状体偏位(已经植入 IOL)等。其中 PCO 发生非常常见，因此在初次摘除白内障时，会常规联合晶状体后囊膜切除及前部玻璃体切除，以降低后囊混浊发生率。晶状体后囊膜上残余的上皮细胞发生增殖是引起后囊混浊的原因。事实上，几乎所有儿童病例都会发生不同程度的晶状体细胞增殖现象。在术后无晶状体眼中，这种增殖会导致虹膜后出现 Soemmering 环或者形成晶状体囊袋外 Elschnig 珍珠样小体。尽管植入人工晶状体，增殖的晶状体组织也会布满整个囊袋，并有可能向后囊膜及前玻璃体表面中央移行。另外，术后瞳孔区产生的炎性渗出膜可能会导致视轴继发性混浊，如引起明显视力下降就需要进行手术清除。最后，另一潜在困难根源是炎症，儿童在白内障手术后往往比成人有更强烈的炎症反应[4]。

此外，视网膜脱离(retinal detachment，RD)也是儿童白内障术后常见并发症之一，通常发生在手术后几个月或几年内。根据 Agarkar 等[5]报道，无眼部或全身异常的儿童白内障术后第一个 10 年内发生视网膜脱离的风险约为 5.5%，这种风险在男性、智力障碍及近视患儿中更高。鉴于在一般人群中近视是公认的 RD 危险因素，后者当然并不令人惊讶。

总之，因为现代手术技术使得儿童白内障术后并发症风险比一二十年前低，白内障摘除联合 IOL 植入术也成为目前常见的手术流程。现有文献表明，两岁及以上的患儿在接受双眼白内障摘除联合 IOL 植入术后，96% 患儿最佳矫正视力能够达到 20/40 甚至更高。这一结果非常理想，几乎相当于成人白内障术后可以达到的视功能水平[6]。然而，与成人白内障手术不同，植入幼儿眼内的人工晶状体无法在很长时间内提供完美或良好的屈光，儿童在白内障手术后数年内将经历多种屈光变化，IOL 屈光力的选择通常要从长计议。尽管基于儿童近视变化平均水平的治疗指南提供了为不同年龄患者制定的 IOL 目标屈光度，但患儿术后屈光度变异依然很大。其中婴幼儿患者因为接受 IOL 植入时年龄较小，术后屈光度的差异也更大。同时，婴儿患者白内障术后早期发生青光眼的风险也更大，这也导致早期眼轴延长更快及转化为近视的可能性更大。相比于婴儿及年幼患儿，大龄儿童术后目标屈光度及 IOL 屈光力选择就相对准确。正如 Indaram 等[7]指出的那样，未来改进后的生物测量设备、为儿童定制的人工晶状体计算公式以及能预测术后眼轴生长的多种方法也能够减少目前存在的不确定因素。

先天性白内障患儿如在出生后 4 周内接受手术治疗，术后并发症的发生概率很高，尤其是青光眼[8,9]。无论是单眼还是双眼发病，最好在出生后 4~6 周后接受手术。如果想取得较为理想的术后视力，双眼白内障患儿至少应在出生后 10 周内（6~10 周）手术，单眼患儿则应在满 4~6 周后立即手术[10]。对于较大的幼儿或青少年白内障，尽管儿童眼科医生和白内障手术医生心中要有预防弱视的意识，但发病年龄较大,手术时机并非十分迫切。

新技术进展

除了早期的 IOL 植入,在过去 20 年中,儿童白内障手术的主要创新在于小切口、手工前囊撕囊术、双手灌注/抽吸、早期后囊膜切除及玻璃体切除技术。在成人白内障手术中,Zoltan Nagy 博士首次引入了飞秒激光，激光白内障手术（laser cataract surgery,LCS)的出现开创了一个新的时代[11]。这是约 40 年前 Charles Kelman 引入超声乳化技术后,白内障手术领域第一次重大革新。目前已有大量文献强调了飞秒激光进行白内障手术的优势,如精确撕囊、减少激光（预）碎核后吸出晶状体所需的超声能量等，甚至在很多情况下无须使用超声能量即可完成白内障摘除,并且这样对角膜内皮细胞损伤更小[12]。我们的研究表明,与传统超声乳化手术相比,飞秒激光造成的平均角膜内皮细胞丢失更少[13]。

儿童白内障激光手术的术前准备

在儿童白内障手术中，使用激光是为了进行安全精确的晶状体前囊膜和后囊膜切开。传统（即手工)儿童白内障手术中,前囊膜撕囊是整个手术最关键的步骤,它决定了 IOL 的固定位置及后续的手术策略。儿童晶状体前囊膜张力很大,因此,有经验的手术医生即使在成人眼中可以轻松完成手工连续环形撕囊，在儿童白内障手术中这一过程也可能变得非常困难。使用激光撕囊可以避免手工撕囊中的一个主要问题,即囊膜开口向周边扩张。此外,儿童的瞳孔散大能力往往很差，导致手工环形撕囊更加困难。由于儿童晶状体质地较软，通常不需要进行碎核处理(图 8-2)。

儿童飞秒激光白内障手术与传统手术的术前检查并无不同。当患儿年龄过小,无法使用 Snellen 视力表检测视力时，如有固视和追光能力往往提示其视功能和合作力较好，而出现眼球震颤则可能提示患儿视力不良。与儿童白内障手工手术一样，飞秒激光白内障术前需要散瞳并进行全面眼科检查。

飞秒激光辅助的婴幼儿白内障手术对手术设备和团队人员有一系列要求。首先，手术室需在无菌环境下配备飞秒激光系统(图 8-3),特别是在激光系统需要和眼球重新对接的情况下，无菌条件尤为重要[14]。在完成激光撕囊后,把患者转到手术显微镜下完成后续常规手术治疗,此过程安全、方便且省时。此外,手术室内的空调控制系统要有保障,也需要预留足够的空间给手术团队其他人员，包括麻醉师及其专业设备等。

囊膜切开:手术的关键步骤

儿童与成人手术步骤的差异首先体现在激光与眼球的对接上。需要注意的是，儿童实际上并非小型号成人。此前并没有针对低龄儿童设计的激光系统,使得激光系统与眼球之间的吸引环(PI)对接变得困难。但幸运的是，目前至少有一家公司推出了更小的 PI,尤其是针对小睑裂儿童患者设计直径为 12mm 的规格(常规直径 14.1mm):即 Catalys 精准激光系统(Johnson & Johnson Vision),我们在使用中获得了许多临床经验,将在本章中与大家分享。

激光晶状体前囊膜切开的典型步骤为，在巩膜上放置充满液体的非压平 PI,启动负压。PI 中随即充满平衡盐溶液并与系统的一次性无菌接触镜进行对接。计算机软件根据频域相干断层扫描(OCT)结果设计三维治疗方案(图 8-4)。在确认前囊膜切口和虹膜位置关系安全后，启动激光。激光系统常规设置为 4μJ 的脉冲能量,切开深度为 600μm。整个前囊膜切开用时不超过 1 秒(图 8-5),最后激光系统解除对接并移开。

比设计大的囊膜切开及其解决方案:Bochum 公式

前囊膜切开是手术和患者术后视觉恢复至关重要的步骤。在我们的第一例儿童激光白内障手术中，飞秒激光能够做到将晶状体前囊膜和后囊膜圆形精

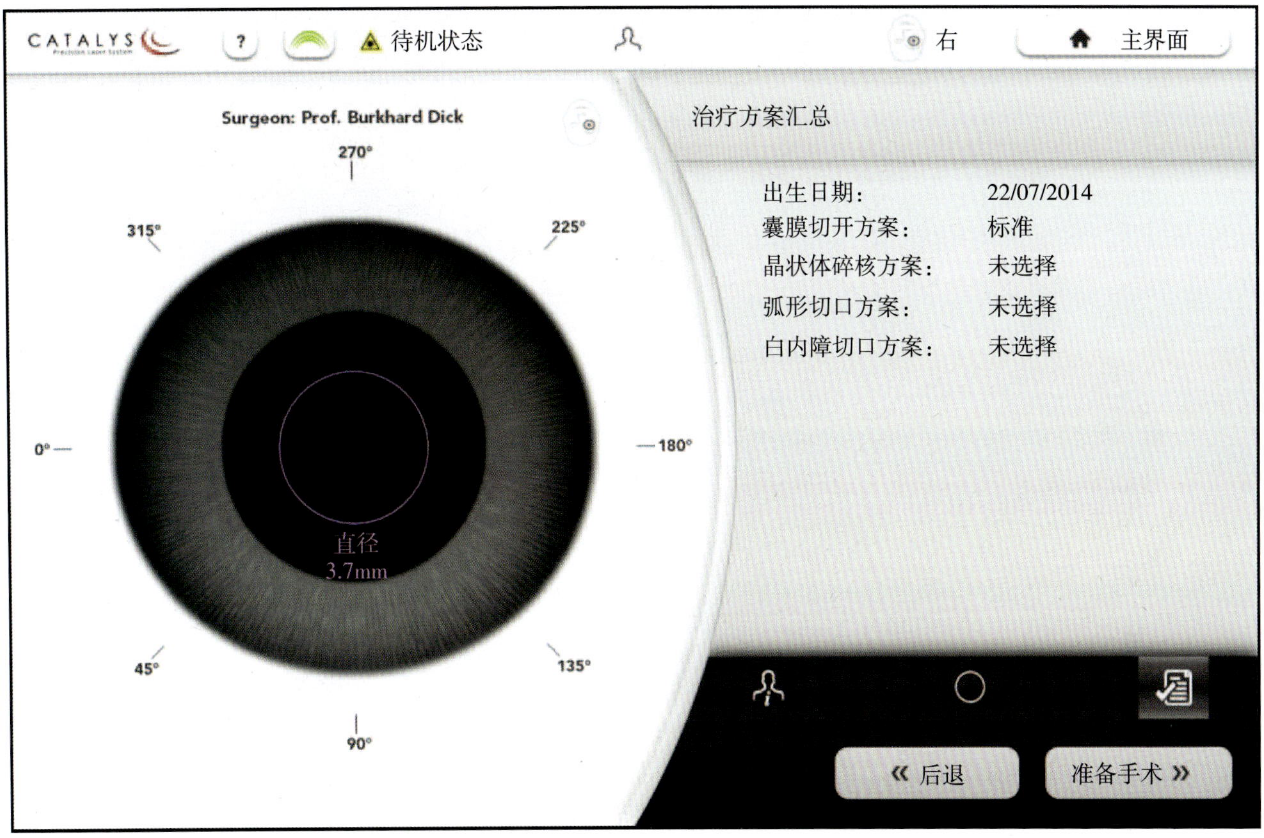

图 8–2　激光系统治疗方案界面。儿童晶状体囊膜张力较大，因此使用 Bochum 公式计算激光治疗直径。

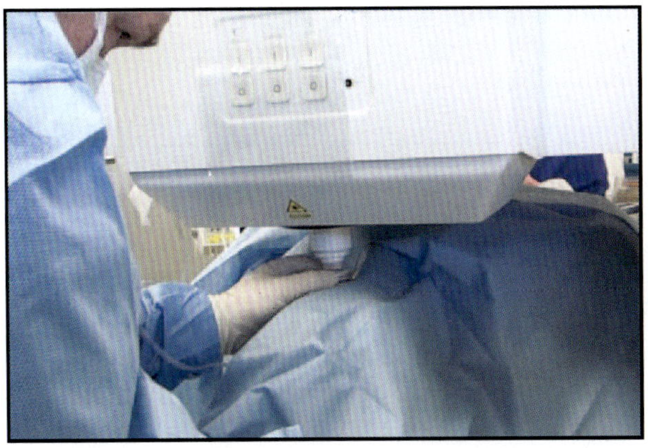

图 8–3　手术室无菌铺巾下进行飞秒激光操作。

确切开，这让我们非常满意。正如预期的那样，因为前文提到的儿童晶状体囊膜张力问题，前囊膜切开的实际大小与术前预计是有出入的。激光切开后，囊膜口有明显扩大的现象。随着手术经验不断丰富，我们发现激光切开的囊膜口直径的确会比预计的大一些，尤其在低龄患儿手术中。然而，在 IOL 植入尤其是囊袋固定型 IOL 植入时，要求前囊膜切开直径与预期设定的一致[15]。

在一项包含 18 例患者 22 只眼的临床研究中，我们发明了能够纠正上述偏差的 Bochum 公式。本研究中，患者平均年龄为 9.15±6.08 岁（0.17~18 岁），有 7 例小于 6 岁，11 例大于 6 岁，所有患者均安全有效地接受了飞秒激光白内障手术。其中，22 只眼均顺利进行了激光前囊膜切开，其中 6 例使用中心酒窝技术解离了激光未切断的残余微小囊膜组织桥，所有病例均未发生前囊膜撕裂的情况。研究中 20 只眼全部进行了激光后囊膜切开，有 2 只眼因合并永存玻璃体动脉已经开放，均未发生囊膜破裂或撕裂。在术后 2 年（平均 13±6 个月，3~30 个月）的随访过程中，未发现有明显囊袋收缩，也没有玻璃体脱出、视网膜脱离、PCO、异常炎症反应等征象。其中有 1 例患者发生了前玻璃体表面混浊，随后使用 23G 玻切头进行了前部玻璃体切除。Fung 等[16]在一项包含 3 个儿童 5 只眼的研究中使用另一种激光设备进行前囊膜切开，利用我们的经验同样得到大小适中的前囊膜切口直径。

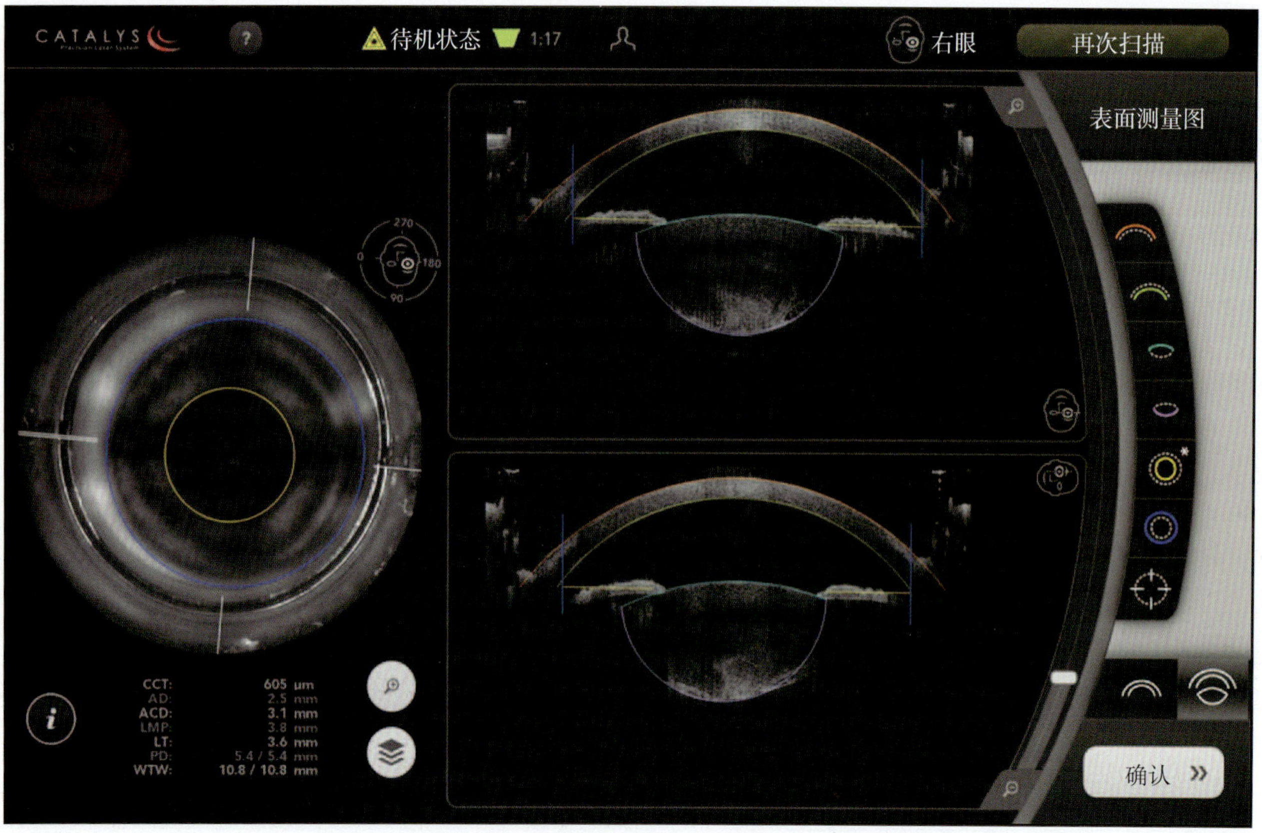

图 8–4　一例儿童白内障患者的眼前节三维频域 OCT 扫描图像。

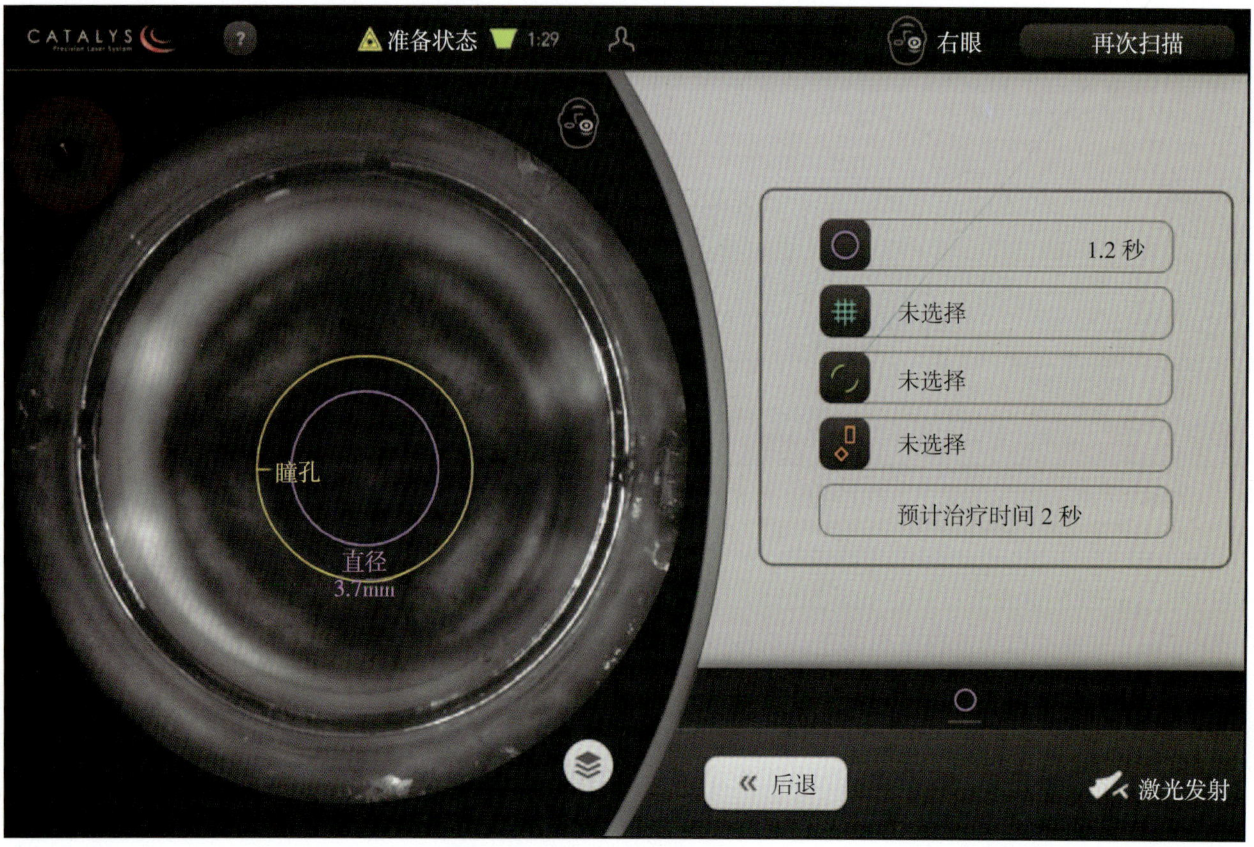

图 8–5　治疗前的激光设计界面。

基于上述研究的数据,如计划前囊膜口直径、实际前囊膜口直径,结合每一例患者特有的囊膜切开扩大因素,我们发明了能够精确得出前囊膜切开直径的 Bochum 公式:

囊膜切口扩张系数=1.34+(-0.009×年龄)

因此,可以通过以下公式达到精确的囊膜切开直径:

程序设置直径=目标直径/[1.34+(-0.009×年龄)]

在上述研究中,所有病例后膜囊切开直径均比前膜囊切开直径小 0.1mm 以内。

根据我们团队开展儿童白内障激光手术的经验,Bochum 激光公式能够预估晶状体前囊膜、后囊膜的精准切开直径并进行安全切开(图 8-6)[17]。

晶状体摘除及 IOL 植入

手术医生在完成激光囊膜切开并解除激光和眼对接后,还需要在同一手术床上完成晶状体摘除。首先使用穿刺刀在透明角膜缘 10 点及 2 点位分别制作 1.2mm 切口,之后进行前囊膜台盼蓝染色,这样做不仅使前囊膜着色更加便于观察,也能降低囊膜的弹性更易于撕囊。前房内注入眼科手术黏弹剂(1.0%透明质酸钠)后,使用显微镊取出游离漂浮的前囊膜,并在 Stellaris Elite(Bausch & Lomb)超声乳化设备下完成晶状体皮质和晶状体核吸出。之后,在前房内注满黏弹剂,水密角膜缘切口,必要时可用 11-0 尼龙线缝合以达到完全密闭的切口。

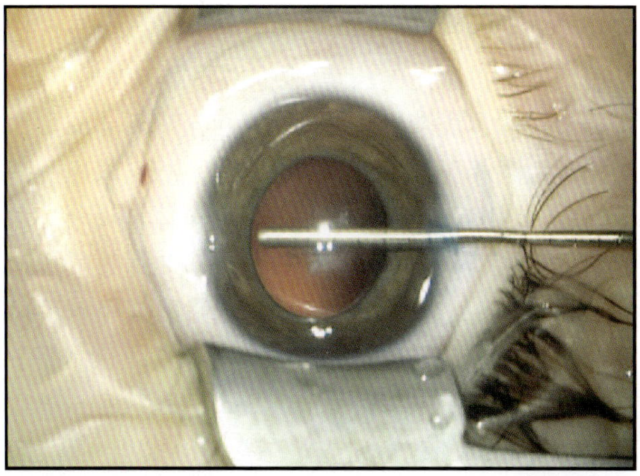

图 8-6 使用 Engel 测量仪测量扩大的激光前囊膜切口直径。

随后,再次使用无菌的 PI 对接眼球进行激光后囊切开。目前还没有专门用于激光后囊切开的软件程序,因此需要手动定位后囊膜切开区域。后囊膜三维 OCT 扫描有助于激光更精确地对准后囊膜。激光后囊膜切开的治疗参数通常设定为 4mJ 能量,最大切开深度为 1000μm;治疗持续时间 2~10 秒。在解除眼球固定后,使用 Koch 显微镊(Geuder AG)取出切下的后囊膜组织。在激光切开后囊时,玻璃体前皮质并没有同时被切开,因此最后一步需要用 23G 玻切头经两个角膜切口行前部玻璃体中央区切除,这样也避免了扰动周边和后部玻璃体。另一种情况就是在囊带内植入 IOL,这种情况下不需要行前部玻璃体切除(框 8-1)。最后,水密角膜缘切口,必要时可用 11-0 尼龙线缝合。通常,经验丰富的手术医生能在 15~30 分钟完成手术。并且新型小直径 PI 的应用也免去了浅层外眦切开术这一步骤[19]。

儿童白内障术中有一个关键问题,那就是在激光完成且晶状体吸出后,术者需要决定是否植入 IOL 还是使患儿保持无晶状体状态,这对年幼的患儿来说十分重要。婴幼儿无晶状体眼治疗研究对 110 多例白内障患儿进行了随访,这些患儿均在婴儿早期进行了白内障手术,他们发现术中 IOL 植入组的不良反应明显更多。有 68%的人工晶状体眼因出现视轴区混浊需要再次接受手术,而无晶状体组中只有

框 8-1 Bag-in-the-lens(BIL)技术

众所周知,后囊混浊在儿童白内障术后十分常见。而 BIL 技术能够减轻白内障术后 PCO 的发生,最早在 2002 年由 Marie-Jose Tassignon 报道。在使用飞秒激光进行前后囊膜切开之后,前、后囊膜卡在人工晶状体边缘。一个完全居中的后囊膜切开离不开飞秒激光技术。这项技术所使用的 IOL 是一种亲水性可折叠一片式 IOL(含有前后两组襻),它能够在植入前房后顺利展开,术者需要将前襻放置于前囊前方,后襻则放置于后囊后方。这项技术能够在白内障术后长期抑制晶状体上皮细胞的增殖和移行,从而达到预防 PCO 的目的。因此,飞秒激光为人工操作具有挑战性的、还没有植入过 BIL IOL 的手术医生提供了新选择[18]。

14%因视轴混浊而再次手术。从另一角度来看，白内障术后无晶状体组中，有 79%通过戴用接触镜就可以进行屈光矫正，无须进行额外的内眼手术。而人工晶状体组中，只有 28%戴用接触镜可以达到屈光矫正而无须手术的效果[20]。对于年幼患儿来说，每次处理都意味着需要经历全身麻醉，需要承受全身麻醉带来的潜在并发症。这项研究阐明的观点是，“7 月龄以下的单眼白内障患儿，我们推荐术中不植入 IOL，术后使用角膜接触镜矫正屈光不正”[21]。一般来说，我们更倾向于在 1 岁及以上的患儿中植入 IOL（视频 8-1）。

马方综合征和唐氏综合征

马方综合征患儿的情况特殊，他们接受手术的原因并非真的患有白内障，而是因晶状体半脱位造成的视轴区无晶状体状态以及晶状体边缘引起的不规则散光，偶尔也会发生晶状体混浊的情况。晶状体摘除联合 IOL 植入是解决上述问题最有效的手术方法。然而，像先天性白内障患儿一样，由于晶状体囊膜张力较大，手工撕囊时的力量非常容易向外扩展导致后囊膜撕裂，并在操作过程中会因压力损伤晶状体悬韧带。此外，这类病例撕囊位置常常出现偏中心，这些都使得年幼患者术中并发症的风险增加。

在最早一批接受飞秒激光晶状体手术的患者中，有一位双眼晶状体脱位的 10 岁男孩，他在全身麻醉下经 Catalys 飞秒激光系统进行了右眼手术。经过对眼表情况的识别和综合计算后，计算机软件自动定位以瞳孔颞上方偏位的囊膜中心进行前囊切开。这一手术系统有一内径为 13.5mm 的光圈，可以在虹膜的安全范围内自由定位前囊膜切口。一般情况下，前囊膜切口直径设置为 4.1mm（切削深度 1000μm），不使用激光晶状体碎核技术。总负压吸引时间为 2 分 45 秒。使用显微手术镊取出圆形前囊膜，没有发现囊膜向周边撕裂的现象。使用 Stellaris 超声乳化系统的标准程序吸出柔软的晶状体。术后随访 10 周，未发现并发症[22]。

唐氏综合征患儿白内障发生率比普通人群高。根据 Salfee 等[23]的研究发现，唐氏综合征患儿行白内障摘除的手术并发症风险，似乎并没有比普通的先天性白内障人群高。所以我们不能假设，唐氏综合征患儿激光辅助白内障手术的安全性和有效性低于普通白内障患儿。另外，唐氏综合征患儿合并先天心脏病十分常见（Salfee 等的研究人群中达92.3%[23]），所以手术的麻醉医生应重点考虑这一问题。

术后随访

白内障患儿视觉康复的第一步是手术，之后就需要眼科医生术后长期随访。必须对患儿的父母或看护人进行宣教：患儿术后需要持续随访，这样术后常见并发症如炎症、青光眼、PCO 等，能够早期被发现并得到处理，同时也能及时矫正术后的屈光不正和弱视。在术后早期，患儿父母或看护人必须遵循手术医生或眼科医生的医嘱用药。一般情况下，需要使用 3 种滴眼液：分别是抗生素、抗炎药物和散瞳药/睫状肌麻痹剂。术后 1 周内需要使用抗生素类药物（如氟喹诺酮类抗生素），通常为每 6 小时 1 次，患儿对这类抗生素通常有较好的耐受性。环丙沙星是公认的全身副作用最小、角膜内皮耐受良好的药物；加替沙星、莫西沙星等四代氟喹诺酮类药物也是儿童白内障术前术后常用的抗菌药物。儿童白内障术后炎症反应重，因此需要频繁使用局部甚至全身类固醇激素药物，这对于减轻术后纤维素膜形成、虹膜粘连、IOL 炎性细胞沉着、黄斑囊样水肿等并发症至关重要。局部用药一般指滴眼液，如使用 1%醋酸泼尼松龙点眼，每 1~6 小时 1 次。激素类药物是术后抗感染治疗最常用的药物，根据患儿临床表现不同，局部使用激素类药物的时间最长可至术后 4 周。如果出现激素相关并发症，如伤口延迟愈合、眼压升高等，就需换用双氯芬酸、酮咯酸等非甾体消炎药。术后使用散瞳药或睫状肌麻痹剂的原理是通过散大瞳孔、减轻炎症反应、稳定血-房水屏障以减轻术后疼痛，并且能够减轻虹膜粘连、瞳孔阻滞及睫状体痉挛的风险。

由于年幼的儿童屈光状态常常会发生变化，因此建议每 2~3 个月进行 1 次检查。

结论

儿童白内障术后良好的视觉功能恢复是一个漫长且艰辛的过程，晶状体手术虽然是其中决定性的一步，但也仅仅是第一步。根据长期临床经验，我们相信飞秒激光能发挥有价值的作用，使白内障手术更加精准、安全和有效。我们可能还处于儿童白内障激光手术时代的早期阶段，有一些问题亟待解决，如缺少激光后囊膜切开的专用软件程序、这项技术的经济费用问题等，目前需要进一步改进。对待年幼的患儿，我们要尽己所能使用最好的诊治设备，因为白内障手术不仅仅关系到眼睛的功能和健康，更关系到整个视觉-脑复合体的健康。我们的所作所为将会影响患儿的整个人生。

（张珣　张泳　译）

参考文献

1. Haargard B, Wohlfahrt J, Fledelius HC, Rosenberg T, Melbye M. Incidence and cumulative risk of childhood cataract in a cohort of 2.6 million Danish children. *Invest Ophthalmol Vis Sci.* 2004;45:1316-1320.
2. Ram J, Gupta N, Sukhija JS, et al. Outcome of cataract surgery with primary intraocular lens implantation in children. *Br J Ophthalmol.* 2011;95(8):1086-1090.
3. Wilson ME Jr, Bartholomew LR, Trivedi RH. Pediatric cataract surgery and intraocular lens implantation: practice styles and preferences of the 2001 ASCRS and AAPOS memberships. *J Cataract Refract Surg.* 2003;29(9):1811-1820.
4. Whitman MC, VanderVenn DK. Complications of pediatric cataract surgery. *Semin Ophthalmol.* 2014;29(5-6):414-420.
5. Agarkar S, Gokhale VV, Raman R, Bhende M, Swaminathan G, Jain M. Incidence, risk factors, and outcomes of retinal detachment after pediatric cataract surgery. *Ophthalmology.* 2018;125(1):36-42.
6. Nihalani BR, VanderVeen DK. Benchmarks for outcome indicators in pediatric cataract surgery. *Eye (Lond).* 2017;31(3):417-421.
7. Indaram M, VanderVeen DK. Postoperative refractive errors following pediatric cataract extraction with intraocular lens implantation. *Semin Ophthalmol.* 2018;33(1):51-58.
8. Keech RV, Tongue AC, Scott WE. Complications after surgery for congenital and infantile cataracts. *Am J Ophthalmol.* 1989;108: 136-141.
9. Vishwanath M, Cheong-Leen R, Taylor D, Russell-Eggitt I, Rahi J. Is early surgery for congenital cataract a risk factor for glaucoma? *Br J Ophthalmol.* 2004;88(7):905-910.
10. Vasavada V. Paradigms for pediatric cataract surgery. *Asia Pac J Ophthalmol (Phila).* 2018;7(2):123-127.
11. Nagy Z, Takács A, Filkorn T, Sarayba M. Initial clinical evaluation of an intraocular femtosecond laser in cataract surgery. *J Refract Surg.* 2009;25(12):1053-1060.
12. Dick HB, Schultz T. On the way to zero phaco. *J Cataract Refract Surg.* 2013;39(9):1442-1444.
13. Conrad-Hengerer I, Al Juburi M, Schultz T, Hengerer FH, Dick HB. Corneal endothelial cell loss and corneal thickness in conventional compared with femtosecond laser-assisted cataract surgery: three-month follow-up. *J Cataract Refract Surg.* 2013;39(9):1307-1313.
14. Dick HB, Gerste RD. Plea for femtosecond laser pre-treatment and cataract surgery in the same room. *J Cataract Refract Surg.* 2014;40(3):499-500.
15. Dick HB, Canto AP, Culbertson WW, Schultz T. Femtosecond laser–assisted technique for performing bag-in-the-lens intraocular lens implantation. *J Cataract Refract Surg.* 2013;39(9):1286-1290.
16. Fung SSM, Brookes J, Wilkins MR, Adams GGW. Mobile femtosecond laser platform for pediatric cataract surgery. *Eur J Ophthalmol.* 2018;28(2):246-250.
17. Dick HB, Schelenz D, Schulz T. Femtosecond laser-assisted pediatric cataract surgery: Bochum formula. *J Cataract Refract Surg.* 2015;41:821-826.
18. Dick HB, Canto AP, Culbertson WW, Schultz T. Femtosecond laser–assisted technique for performing bag-in-the-lens intraocular lens implantation. *J Cataract Refract Surg.* 2013;39:1286-1290.
19. Dick HB, Schultz T. Femtosecond laser-assisted cataract surgery in infants. *J Cataract Refract Surg.* 2013;39(5):665-668.
20. Plager DA, Lynn MJ, Buckley EG, Wilson ME, Lambert SR; Infant Aphakia Treatment Study Group. Complications in the first 5 years following cataract surgery in infants with and without intraocular lens implantation in the Infant Aphakia Treatment Study. *Am J Ophthalmol.* 2014;158(5):892-898.
21. Infant Aphakia Treatment Study Group, Lambert SR, Lynn MJ, et al. Comparison of contact lens and intraocular lens correction of monocular aphakia during infancy: a randomized clinical trial of HOTV optotype acuity at age 4.5 years and clinical findings at age 5 years. *JAMA Ophthalmol.* 2014;132(6):676-682.
22. Schultz T, Ezeanosike E, Dick HB. Femtosecond laser–assisted cataract surgery in pediatric Marfan syndrome. *J Refract Surg.* 2013;29(9):650-652.
23. Saifee M, Kong L, Yen KG. Outcomes of cataract surgery in children with Down syndrome. *J Ophthalmic Vis Res.* 2017;12(2):243-244.

第9章

未来发展方向

9a 晶状体密度自动分级系统

Denise M. Visco, MD, Mba

引言

飞秒激光辅助晶状体碎核可以减少超声乳化和吸出白内障时所需的超声能量，减少的能量与白内障硬度呈正相关[1]。因此，白内障密度越大受益越大。然而，即使超声能量水平降低，仍可能导致炎症、黄斑水肿和角膜内皮细胞的丢失[2,3]。因此，飞秒激光辅助白内障手术(FLACS)的目标是进一步减小并努力消除对超声乳化能量的需要。

飞秒激光晶状体碎核的有效性依赖于其在晶状体内的精确定位[4]。成像和三维重建的不准确性降低了激光脉冲的精度，并可能危及安全。在晶状体碎核面周围保持较大的安全区域可以提高其安全性；然而，这样做可能会限制激光的效能。例如，激光脉冲定位的不准确可能会增加后囊破裂的风险。

成功的激光靶向定位是通过使用内置的三维成像系统对角膜、虹膜和晶状体进行详细的可视化分析来实现的，该系统可以对手术中涉及的参数进行成像、映射和识别[5,6]。目前可用于定位的激光系统使用光学相干断层扫描(OCT)或Scheimpflug成像技术来确定从角膜前表面到晶状体后囊膜的眼前节结构。

实现激光碎核最大效益的关键是有效地利用飞秒激光能量。将能量集中在晶状体的特定区域是提高晶状体碎核效率的一种方法。一些飞秒激光允许用户根据手术医生对平台图像的观察来手动调整碎核模式。Lensar激光系统(Lensar Inc)是唯一一种通过对晶状体核、外层核和皮质进行详细成像、图像处理和计算机测算来自动选择碎核参数的飞秒激光机，从而实现更高效的晶状体碎核，并进一步减少对超声能量和乳化时间的需要。

先进的Scheimpflug成像技术

Lensar激光系统使用改良的Scheimpflug成像系统、光线追踪和称为实景增强的三维共聚焦结构照明技术，通过非接触式界面构建角膜、虹膜和晶状体的三维图像(图9a-1)。Lensar的三维实景增强成像软件不仅能识别主要界面（角膜前后表面和晶状体前后囊膜)，还能识别晶状体核的位置，以及晶状体核、表层核和皮质之间的边界(图9a-2)。

Scheimpflug成像系统不同于其他激光系统所使用的OCT，其中物镜平面、透镜平面和像平面相互平行。与此相反，通过Scheimpflug成像系统可使三个平面相交在一条直线上。因此，Scheimpflug在激光聚焦中具有景深更大和精确度更高的优点[5]。此外，旋转增强实景相机可从多达8个角度扫描和显示眼前节的结构，生成16幅用于三维重建的图像(图9a-3，参见图9a-1)。相比之下，基于OCT的系统只显示两个角度的图像，即一个矢状面和一个横

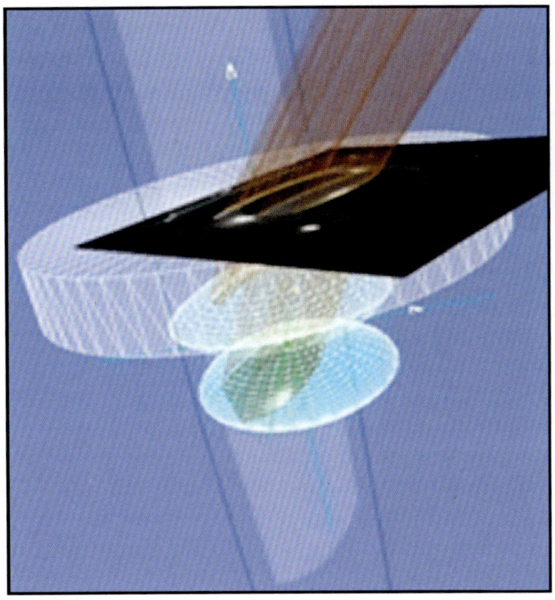

图 9a-1　使用光线追踪技术的三维重建示意图。旋转增强摄像机从多达 8 个角度扫描显示眼前节的结构，并生成 16 幅图像进行三维重建。

断面[7]。因此，Lensar 激光系统可以生成无须拼接的连续聚焦、高清晰度三维图像。在制订治疗计划的过程中，使用者可以清晰地看到前房结构和晶状体图像[7,8]。表 9a-1 比较了 Scheimpflug 成像系统和 OCT 的成像特征。

实景增强结构扫描照明采用超级发光二极管(super luminescent diode，SLD)技术，针对每种特定结构调整照明强度，使暗淡的特征变得更亮，并防止明亮的特征饱和。这种技术可以清晰显示从角膜前部到晶状体后囊的图像，从而保证图像处理的稳定性，并且提高了自动表面检测的准确性和可靠性。其优势包括在所有坐标轴上对晶状体的倾斜和曲率进行精确校正，以及准确进行生物测量，而不用考虑白内障的核密度。

这些独特的先进成像技术优点使 Lensar 激光系统能够准确描绘晶状体内部结构，包括晶状体前囊膜、后囊膜、晶状体核、晶状体外层核和皮质，即使是在致密核硬化的情况下。Lensar 激光机最大限度地提高了手术的安全性和有效性，能够自动精确地将晶状体切割成多种形状。事实上，激光脉冲可以精确地定位在后囊 500μm 范围内。

晶状体密度自动分级

除了描绘出晶状体核、外层核和皮质层外，三维实景增强成像软件还可以对晶状体核密度进行分级。Lensar 激光将根据所描绘的核分级定制超声碎核模式。与 Pentacam 三维眼前节分析仪(Oculus)对白内障进行分级的方式类似，Lensar 的实景增强图像分级功能够识别白内障密度最集中的部分，并以与晶状体混浊分类系统Ⅲ(LOC Ⅲ)类似的方式对白内障密度进行分级[9]。

基于 Scheimpflug 的白内障密度成像系统是一

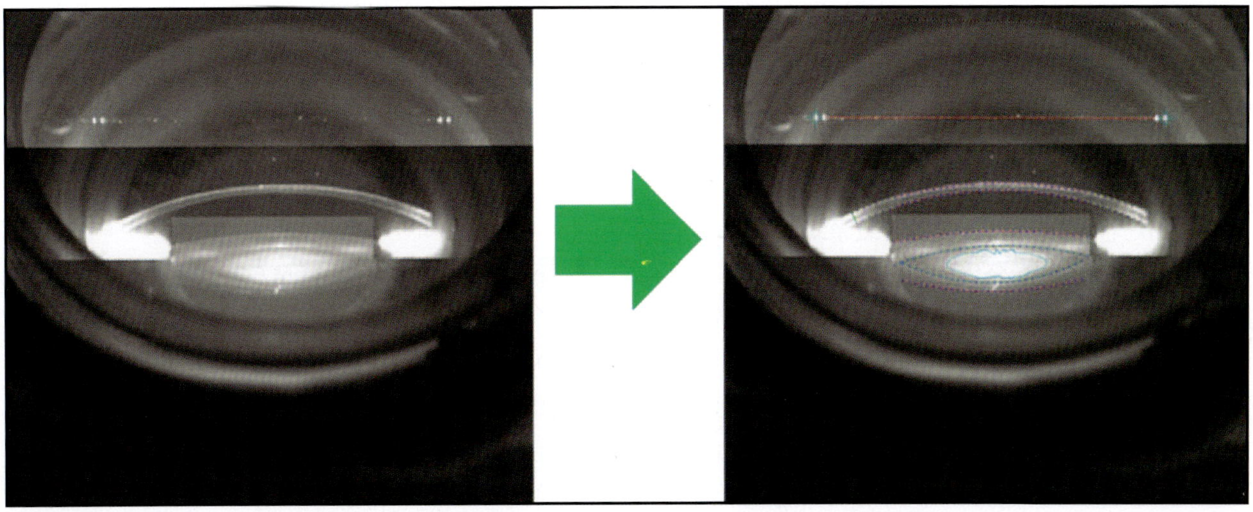

图 9a-2　白内障自动分级过程实际上是将晶状体分割，通过定位内核边界并分析核和外层核的密度，提高了碎核模式选择的效率。

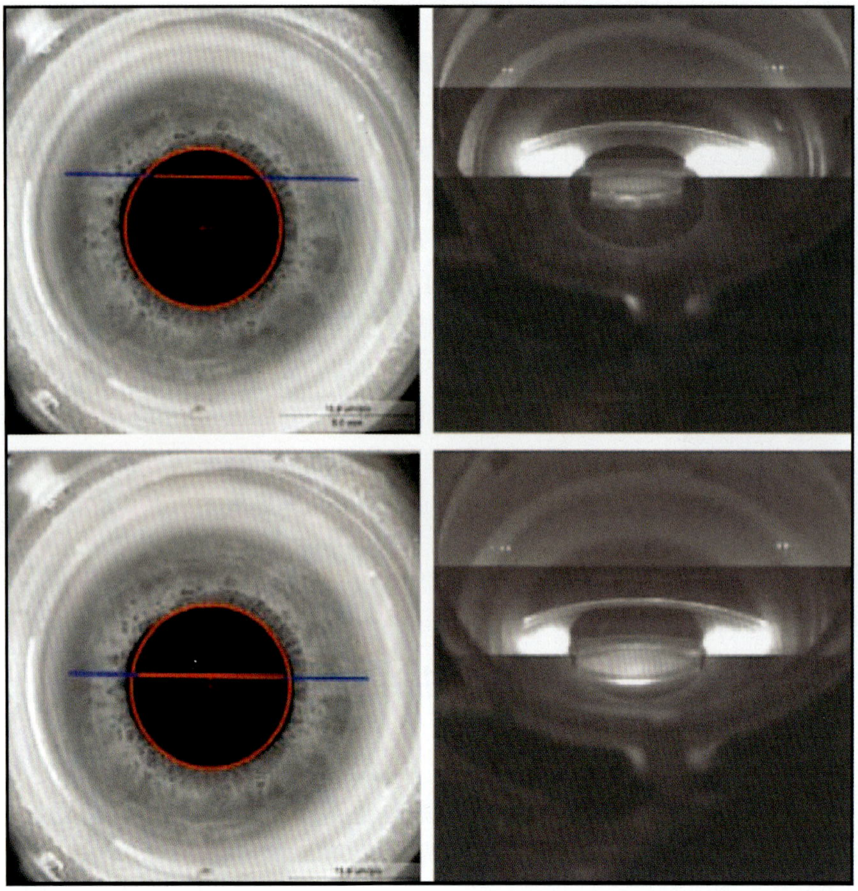

图 9a-3 实景增强技术从 8 个观察角度，每一个角度执行两次扫描，生成 16 幅用于三维重建的图像。位置 1 如图所示。

表 9a-1

	Scheimpflug	OCT
光源	超级发光二极管	820~930nm SD-OCT
焦深	大焦深可以高分辨率全横截面成像	有限的光谱分辨率限制了焦深
角相机的拍摄机位	8	2
显示	16 层光线追踪 3D 重建	x 轴和 y 轴横截面图像
表层检测	结构化扫描照明装置	反向散射装置
安全边界	距离瞳孔边缘：250μm 距离后囊膜：500μm	距离瞳孔边缘：500μm 距离后囊膜：500~1000μm

种简单、快速、客观和可重复的分级系统[10]。Lensar激光系统自动将白内障分为 5 级，如下所示（图 9a-4）。

- 1 级：低密度，未出现晶状体核。
- 2 级：低密度，出现晶状体核。
- 3 级：高密度，出现晶状体核。
- 4 级：高密度，晶状体核边界不清。
- 5 级：高密度，晶状体核与后表面边界不清。

不同碎核模式的碎核效率

Nichamin 和 Uy [11]的一项研究发现，不同碎核模式的效率取决于白内障的硬度。激光机制造公司提供了多种晶状体碎核模式，如切碎、凹槽、小方块和馅饼状，供眼科医生在不同分级的白内障中使用，从而消除了对所有白内障密度都采用相同碎核模式的状况。同样，基于 OCT 成像的激光机也将依赖于

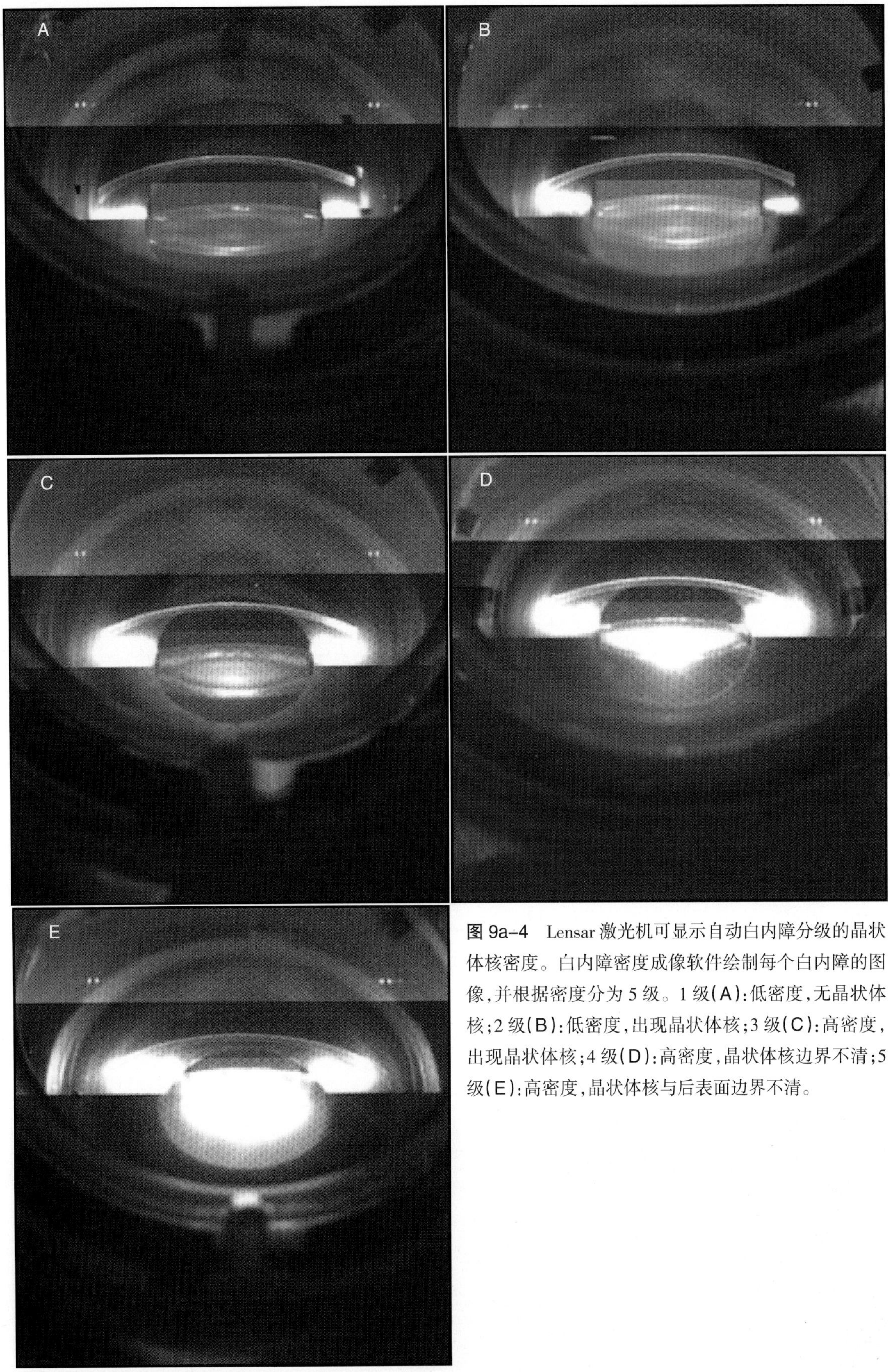

图 9a-4　Lensar 激光机可显示自动白内障分级的晶状体核密度。白内障密度成像软件绘制每个白内障的图像，并根据密度分为 5 级。1 级（A）：低密度，无晶状体核；2 级（B）：低密度，出现晶状体核；3 级（C）：高密度，出现晶状体核；4 级（D）：高密度，晶状体核边界不清；5 级（E）：高密度，晶状体核与后表面边界不清。

手术医生根据术前临床检查和手术预期来预选碎核模式。具备三维实景增强的 Lensar 激光机将在术中精确地对晶状体核进行分级，并自动提供所选择的模式。

按照 5 级分类法，Lensar 激光机在将患者晶状体分级后，根据成像系统识别白内障形态和密度，依据医生的偏好推荐或自动分配特定的碎核模式。预先确立的碎核模式最大限度地提高了分割、乳化和摘除晶状体的效率，并最大限度地减少了飞秒激光和超声能量的需求(图 9a–5)。此外，限制飞秒能量进入晶状体核可以优化碎核所需的能量，并缩短激光在眼内扫描的时间(图 9a–6)。医生还可以进入选择菜单，根据个人手术偏好为不同分级的核定制碎核模式。然而，不管核密度如何，从透明晶状体到 4+ 级硬核，激光机推荐的碎核模式可能是分解晶状体最有效的方法。

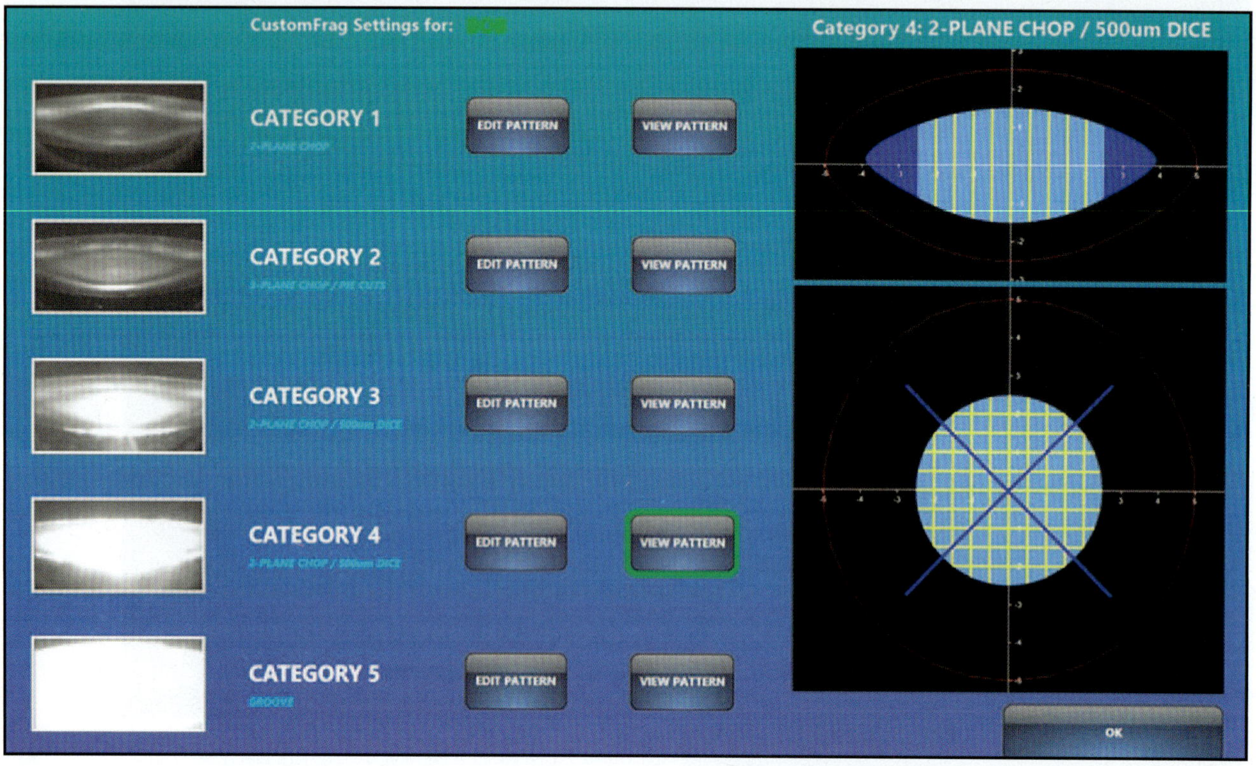

图 9a–5　基于白内障形态和医生手术偏好的个性化模式。Lensar 激光机中的白内障密度成像软件绘制了每一级白内障的图像，从第 1 级到第 5 级，并自动分配已经预设碎核模式。图中显示了第 4 级(2–平面分割/500–μm 小方块)模式。

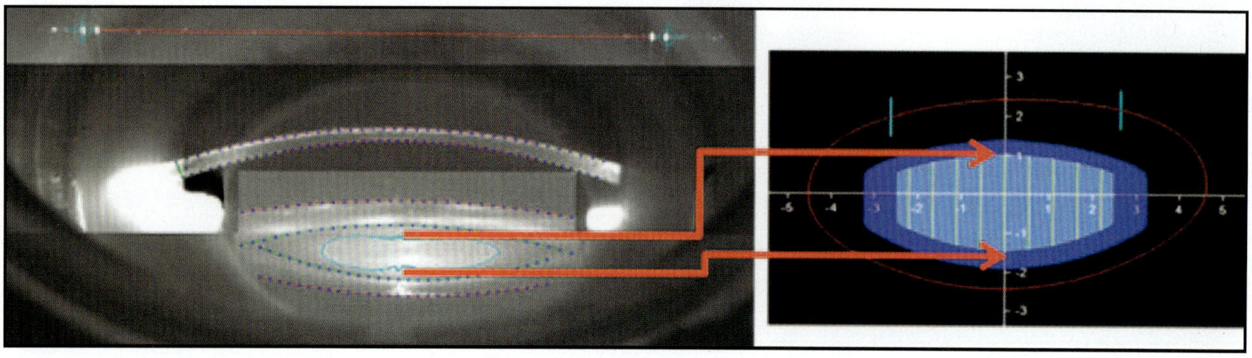

图 9a–6　晶状体核的限定分解功能使碎核操作仅在晶状体核区域进行，可优化/减少碎核所需的能量，并缩短手术时间。

晶状体密度自动分级和晶状体碎核分级限定的优势

白内障密度分级的自动化、对晶状体碎核的分级限定及晶状体密度模式个性化的使用，使手术医生能够主动管理进入眼内的激光能量，从而有效地降低飞秒激光和超声乳化的能量。

降低飞秒激光能量有助于减少气泡的产生，从而降低术中并发症的风险[12,13]。晶状体碎核的激光能量大小与气泡的形成直接相关，气泡连同释放的少量自由基进入房水，可引起瞳孔收缩。

与传统的超声乳化术相比，飞秒激光辅助的晶状体摘除术可以减少超声乳化能量。Nichamin 等报道[14]，标准激光白内障和传统超声乳化手术相比，1 级白内障的超声乳化能量降低了 100%，2 级降低超过60%，3 级和 4 级降低超过 40%。

与标准飞秒激光手术相比，个性化的飞秒激光方案（使用 Lensar 激光机的高分辨率成像系统对白内障进行自动分级和定制的碎核模式）可以进一步降低超声乳化能量。Visco[15]的一项回顾性研究比较了个性化飞秒激光与标准飞秒激光在碎核中所使用的累积释放能量（cumulative dissipated energy，CDE）。研究发现，个性化飞秒激光手术的平均 CDE 减少了 10.4%（从 4.44±3.06 降至 3.98±2.94）。作者得出结论，个性化的飞秒激光通过对激光碎核能量控制，优化了超声乳化中能量的利用。

Weinstock[16]的一项研究比较了个性化飞秒激光和标准飞秒激光手术的效果。按白内障分级，1 级、2 级、3 级和 4 级白内障的个性化模式与标准模式的平均时间效应分别为 10.33 对 33.67（P=0.001）、13.67 对 26.00（P=0.004）、22.67 对 23.67（P=0.588），以及 8.00 对 17.00（P=0.403）。作者认为，采用白内障密度成像与自动碎核模式，使手术医生能够控制和优化输送到眼中的激光能量，从而减少激光和超声乳化的时间，加快手术流程，提高手术效率。（视频 9a–1）

个性化飞秒激光手术可使超声乳化时间和 CDE 减少，从而进一步减少眼前节炎症，降低角膜内皮细胞损伤和黄斑水肿的风险。

结论

Lensar 飞秒激光机是目前唯一能自动检测和对晶状体密度进行分级的激光机，并使用高分辨率、高清晰度实景增强成像系统精确定位晶状体内核边界、表层核和皮质。然后激光机会根据白内障混浊程度自动分配最合适的碎核模式。然而，对于特殊病例，手术医生可以自行改变设置。对每只眼量身定制碎核模式，有助于减少白内障摘除手术所需的总激光时间、超声乳化时间，降低释放的能量。其优点是能够提高手术效率、降低潜在的术中和术后并发症，如炎症、角膜内皮细胞丢失和黄斑水肿。

（王华　译）

参考文献

1. Mayer WJ, Klaproth OK, Hengerer FH, Kohnen T. Impact of crystalline lens opacification on effective phacoemulsification time in femtosecond laser-assisted cataract surgery. *Am J Ophthalmol.* 2014;157(2):426-432.
2. Dick HB, Schultz T. A review of laser-assisted versus traditional phacoemulsification cataract surgery. *Ophthalmol Ther.* 2017;6(1):7-18.
3. Popovic M, Campos-Moller X, Schlenker MB, Ahmed II. Efficacy and safety of femtosecond laser-assisted cataract surgery compared with manual cataract surgery: a meta-analysis of 14,567 eyes. *Ophthalmology.* 2016;123(10):2113-2126.
4. Wu BM, Williams GP, Tan A, Mehta JS. A comparison of different operating systems for femtosecond lasers in cataract surgery. *J Ophthalmol.* 2015;2015:616478.
5. Alió JL. Cataract surgery with femtosecond lasers. *Saudi J Ophthalmol.* 2011;25(3):219-223.
6. Sachdev G, Sachdev MS, Sachdev R, Gupta H. Unilateral corneal ectasia following small-incision lenticule extraction. *J Cataract Refract Surg.* 2015;41(9):2014-2018.
7. Packer M, Klyce SD, Smith C. The LENSART Laser System–fs 3D for femtosecond cataract surgery. *US Ophthalmic Rev.* 2014;7(2):89-94.
8. Yu AY, Ni LY, Wang QM, et al. Preliminary clinical investigation of cataract surgery with a noncontact femtosecond laser system. *Lasers Surg Med.* 2015;47(9):698-703.
9. Pan AP, Wang QM, Huang F, Huang JH, Bao FJ, Yu AY. Correlation among lens opacities classification system III grading, visual function index-14, pentacam nucleus staging, and objective scatter index for cataract assessment. *Am J Ophthalmol.* 2015;159(2):241-247.
10. Demircan S, Atas M, Koksal M, Pangal E, Yuvaci I, Göktas A. Relationship between lens density measurements by Pentacam Scheimpflug imaging and torsional phacoemulsification parameters. *Guoji Yanke Zazhi.* 2014;14(10):1739-1743.
11. Nichamin L, Uy H. Choice of fragmentation algorithm impacts the reduction in CDE during cataract surgery. Paper presented at: Annual Meeting of the American Academy of Ophthalmology; October 16-19, 2010; Chicago, IL.

12. Pajic B, Cvejic Z, Pajic-Eggspuehler B. Cataract surgery performed by high frequency LDV Z8 femtosecond laser: safety, efficacy, and its physical properties. *Sensors (Basel)*. 2017;17(6).
13. Yu AY, Lin CX, Wang QM, Zheng MQ, Qin XY. Safety of femtosecond laser-assisted cataract surgery: assessment of aqueous humour and lens capsule. *Acta Ophthalmol*. 2016;94(7):e534-e540.
14. Packer M. Small incision and femtosecond laser cataract surgery In: Yanoff M, Duker JS, eds. *Ophthalmology*. 4th ed. Philadelphia, PA: Elsevier; 2013:371-377.
15. Visco D. Lensar Inc: Lensar with Streamline III: successful refractive outcomes. Paper presented at: ASCRS/ASOA Symposium & Congress; May 5-9, 2017; Los Angeles, CA.
16. Weinstock J. Femto update. Caribbean Eye Meeting; January 29–February 2, 2016; Cancun, Mexico.

9b 飞秒激光在老视矫正和调节力恢复中的应用

Ronald R. Krueger, MD, MSE; Syeda Ahmed, MSIV

什么是老视？为什么需要治疗老视？

调节是人眼通过改变晶状体形状达到使近距离物体聚焦的本能。随着年龄的增长，这种调节力会逐渐下降，到一定年龄后，近视力受到明显损害，调节能力几乎完全丧失，这种现象称为老视（Presbyopia）。Presbyopia 一词源于古希腊语 presbys，意思为老年人，而 opsis 的意思是视力。老视通常发生于 40~50 岁的健康人。

老视不知不觉地影响一些人最基本的日常活动，如阅读和书写，这会显著降低一个人的生活质量。Frick 等[1]在 2015 年发表的一项研究表明，由于老视带来的影响，会造成生产力下降并且增加全球经济负担。假如人工作到 65 岁，他们估计，老视会使经济损失 253.67 亿美元，占全球国内生产总值（GDP）的 0.037%。此外，如果能为全球老视人群进行矫治的话，这可能会使经济负担下降 87%，减少大约 13.9 亿美元的支出。

多年来，人们一直在尝试用多种光学辅助方式来矫正老视。最常用的光学设备可以追溯到 1784 年，即由 Benjamin Franklin 发明的双光镜。几个世纪过去了，我们仍然很依赖双光镜来矫正老视，因为在减缓或阻止老视的进展或有效治疗老视方面，并没有取得重大进展。直到最近，才有越来越多新的手术方法被提出，其中一些最令人兴奋的技术是在调节恢复领域。其中皮秒和飞秒激光的发现和应用，为眼屈光手术医生在老化晶状体恢复调节力方面带来了新的曙光。适当的超短、高频、低能量激光脉冲在增强晶状体内部柔韧性方面显示出了早期而有希望的效果，且不会导致进行性白内障或影响视力的白内障。我们将在本章中进一步讨论这个问题。

调节力和老视的基础理论

调节所提供的晶状体屈光力变化是眼睛屈光特性的基础。虽然在现代眼科学中，调节的概念已是众所周知的现象，但关于其真正的机制理论要追溯到 17 世纪。1677 年，Descartes 首次提出晶状体曲率变化与人观察近物能力之间有直接关系[2]。然而，直到 1853 年，Cramer 借助浦肯野图像提出了实验证据[3]。经过假设、实验和争论，几十年后，Helmholtz 最终提出了我们今天最广泛认可的调节理论[4]。Helmholtz 调节理论指出，眼睛可以通过睫状肌收缩来聚焦于一个近距离物体。睫状肌收缩可降低悬韧带的张力，从而增加晶状体的厚度及其前后表面曲率，同时减少晶状体赤道部直径。这一系列连续变化会导致晶状体的调节能力增强。但是，晶状体前后表面曲率的变化是不对称的。前表面的曲率改变更为明显，部分原因是晶状体核和皮质的密度不同，以及前后悬韧带与晶状体之间的夹角不同。

老视是由于晶状体、悬韧带、睫状体发生了年龄相关的生化、结构和解剖的改变，从而逐渐导致调节能力完全丧失。病因是多因素的，尚未完全探明。尽管大多数人在 40~60 岁时会出现视力模糊，有些人可能更早。在对他们进行客观测量时会发现，屈光度会从 10 岁时的 10D 下降到 60 岁时 0D[5]。

睫状肌的纵向纤维和网状纤维随年龄增长而减少，同时环状纤维增多。睫状肌和睫状体的内端向前和向内运动，会增加悬韧带纤维的张力。然而，尽管年龄增长会影响到睫状体和悬韧带，但调节能力的下降主要是因为晶状体结构的变化。晶状体结构的变化，主要是轴向厚度增加、核硬化、囊膜弹性降低。晶状体上皮细胞不能像其他表皮细胞一样发生脱落，因为它被包裹在囊膜内部。因此，晶状体细胞脱落后分化，形成晶状体纤维。新的纤维向内生长，并开始压缩原有的旧纤维，导致晶状体的轴向长度增加(图 9b-1)。随着年龄增长,晶状体纤维压缩的增加也会导致晶状体硬度指数增加，晶状体核和皮层都会变硬，然而晶状体核受到的影响更明显。晶状体硬化至今仍被认为是老视发病最大的驱动因素[6]。

晶状体光散射在调节能力恢复中的应用

基础理论

如前所述，我们已经能够将导致老视眼的最大因素归结为与年龄相关的晶状体变化。因此，主要针对晶状体内的治疗来恢复调节似乎十分合理。

由于现代白内障手术的成功，大多数人建议的老视最终解决方案是需要去除和更换功能失调的老化晶状体。尽管老视在 50 岁时就已经很明显了,但一般要经过很长的时间才会发展成损害视力的白内障，并符合白内障手术的适应证。尽管一些医生很喜欢在白内障手术中使用单眼视或多焦点人工晶状体(IOL)植入同时矫正老视问题,大多数为恢复调节力而设计的新的可调节人工晶状体仍然不成功。

虽然在 1998 年由 Myers 和 Krueger[7]首次提出了使用激光进行微创调节力修复，但通过在晶状体微结构内引导激光脉冲软化硬核从而恢复晶状体弹性，是一个非常超前的想法。由于晶状体结构和功能的复杂性、激光技术和传输系统的不足,使得这一领域 20 年前开始的早期研究进展十分缓慢,并且投入巨大。

2001 年,第一个体外实验是在新鲜摘除的尸体晶状体上进行测试,来验证这一概念[8]。首先,弹性研究(旋转变形能力)使用 Fischer 法[9]确定与年龄相关的晶状体硬度。然后用 Nd:YAG 激光处理一侧老化的晶状体，测量其旋转变形能力并与未处理的对侧晶状体进行比较。显示处理组的晶状体弹性显著增强,部分晶状体可以恢复到 20 年前的弹性能力(图 9b-2)。这项研究为激光有可能恢复晶状体调节力提供了有力的证据，并且一直朝着正确的方向努力。然而,高能量 Nd:YAG 激光机的粗糙和对晶状体微观结构知识的缺乏意味着仍有许多工作要做。

白内障病因治疗与安全性

由于晶状体的功能完全取决于它的透明性,因此保持晶状体透明永远是最重要的。不幸的是,大家普遍认为,对透明晶状体的任何创伤/干预都可能导致进行性白内障的形成。长期以来，这种观念一直阻碍着手术技术的进步。同样，使用激光恢复晶状体调节力的想法也会使人们对于它的收益风险比

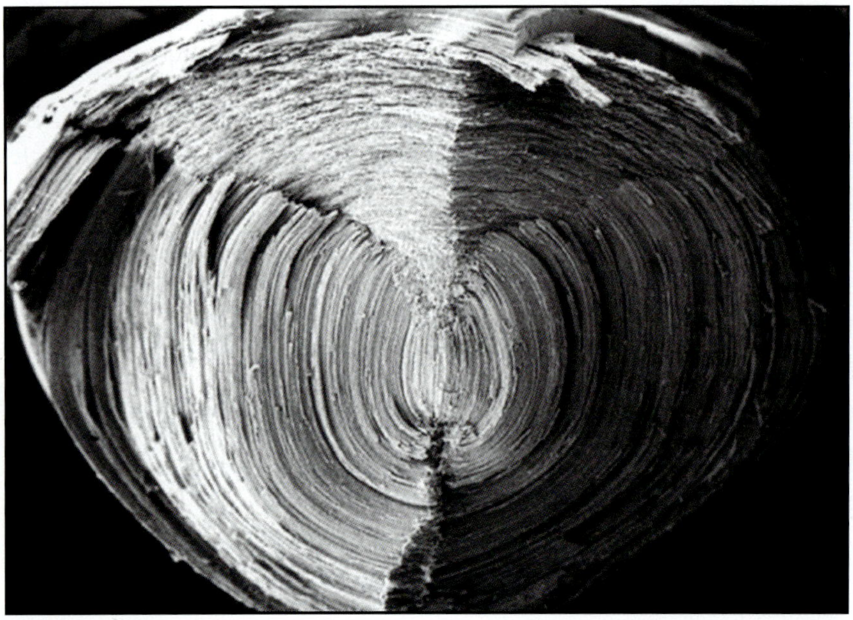

图 9b-1　扫描电子显微镜观察老化的晶状体，发现内在压缩致密层导致晶状体的轴向厚度增加。

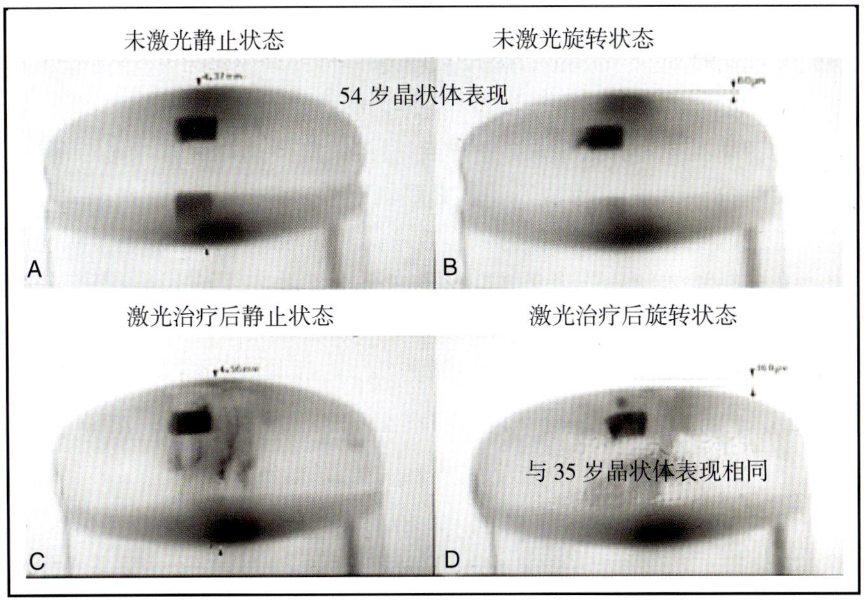

图 9b-2 54 岁人尸眼晶状体在 Nd:YAG 激光晶状体内治疗前后，以每分钟 1000rpm 速度在底座上发生旋转变形。(A)在激光治疗前保持静止。(B)在激光治疗前旋转变形 60μm。(C)在激光处理后保持静止。(D)激光处理后旋转变形 160μm。

产生怀疑。

根据 Vogel 等的观察[10]，我们了解到缩短激光脉冲持续时间可以减少光破坏效应所需要的能量，从而减小对晶状体的损害。因此，尽管高能量的纳秒激光会带来一些其他的附加损伤，但使用一些更安全的超短激光脉冲(如皮秒和飞秒激光)会有更令人满意的结果。有结果表明，超短激光的使用可将光破坏产生的三种影响(等离子体形成、冲击波产生和空泡形成)降至最低。具体而言，这个过程产生的热能可以忽略，并消除了热传导带来的损伤，以及将冲击波带来的对周围组织振动产生的影响降至最小。一个大的膨胀的空化气泡有助于将组织在脉冲之间分离，然后分解成一个小的残余气泡，最终吸收[10]。所有这些特点使飞秒激光成为晶状体手术中独特而重要的工具。

在探索晶状体内光致爆破恢复调节功能的有效性之前，明确该手术的安全性至关重要。Krueger 等[11]最早发表的安全性研究是在 2005 年，用数十万个 1μJ 能量飞秒激光脉冲和 10μm 点间距治疗 6 只活体兔眼，用对侧眼作为对照。随访 3 个月后，发现 6 只兔眼中有 5 只眼未出现白内障，与对照眼相似(图 9a-3)。一只兔子的双眼(处理眼和未处理眼)晶状体都出现了混浊。这个发现可以证明它的白内障与激光无关。

这些带来希望的发现激励人们对激光白内障病

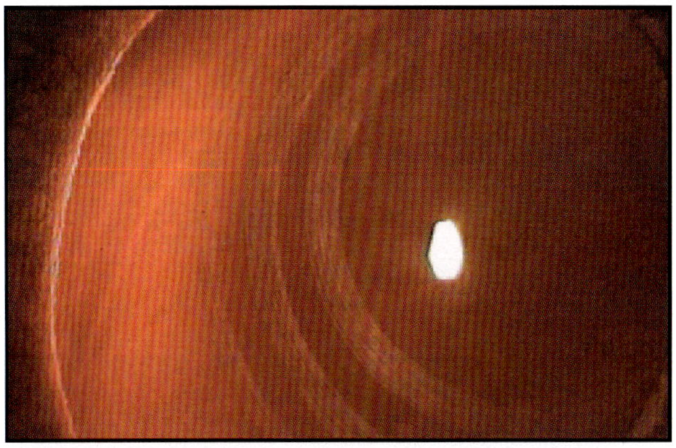

图 9b-3 飞秒激光治疗后兔眼晶状体内出现的环形，显示无进展性白内障形成。

因进行更深入的研究。于是有学者首次对 7 只恒河猴进行了长期安全性的随访研究，随访时间超过 4.5 年[12]。为了更好地记录主观和客观的结果，所有恒河猴的眼睛都进行了全虹膜切除术，以提高晶状体、悬韧带和睫状体的可见度。与之前兔眼的研究相比，这项研究应用了总能量更高的激光脉冲，使用了 25~45μJ 的皮秒激光脉冲，每只眼有 200 万~1000 万个光斑。在最初的 7 只灵长类动物中，只有 4 只活到 4.5 年后。其中一只未接受任何治疗，一只仅治疗一只眼(另一只眼作为对照)，另外两只双眼接受治疗。这项研究的结论是，局部激光光致破裂不会导致进行性或影响视力的白内障的形成。然而，接受较高能量激光照射的恒河猴晶状体似乎确实出现了局灶性的微混浊，这些混浊非常细微，不会影响对后极部的清晰观察(图 9b–4)。这些细微的微混浊自限于光致破裂的点，即使用几百万脉冲的密集激光照射，它也没有进展或威胁视力。

从这些观察中可以得出以下建议：①更低能量和更精细的超短激光脉冲可以最大限度减少晶状体混浊或白内障的形成；②避免在已存在白内障的情况下进行治疗，因为这可能会将病情进展归因于激光干预，而不是与年龄相关的自然原因[12]。

最后，为了进一步证实我们的论点，即超短脉冲激光应用不会导致白内障的发生，我们在人类眼中进行了实验。在菲律宾对患有早期核硬化的老视人群进行了研究，他们同意在计划白内障摘除加 IOL 植入术前至少一个月的时间段参与这项实验。在这组 80 名参与者中，虽然没有发生任何白内障的进展，但一些参与者表现出了一些视力不佳症状和最佳戴镜矫正视力（best spectacle corrected visual acuity，BSCVA）[12]的轻度下降。由于这些症状主要归因于涉及晶状体中心的激光模式的使用，因此建议未来的激光照射模式应留出晶状体中心 2mm 区域，以避免不必要的光散射。

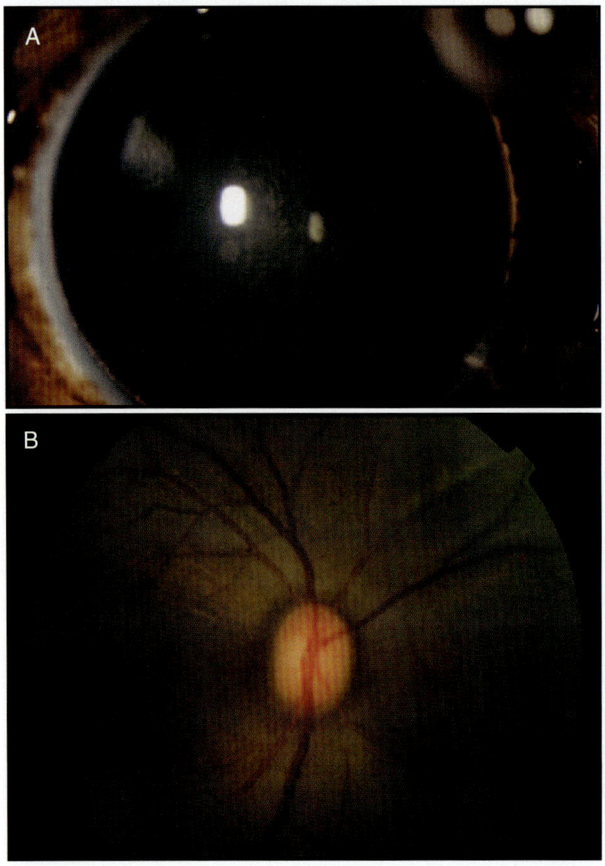

图 9b–4 接受 1130 万次飞秒激光脉冲光致爆破治疗 3 年后的恒河猴眼晶状体。(A)晶状体仅见微弱的局灶性微混浊，无进展性白内障形成。(B)眼底照片显示视网膜细节观察清晰。

作为安全性考虑的最后一个因素，通过眼睛的透明介质进行眼内激光传输是微创的，比外部侵入性内眼手术更安全，因为它避免了切口和眼内操作带来炎症或感染的风险，同时保持了晶状体囊膜的完整性。

激光参数和治疗模式

除了安全性外，其他需要解决的问题是有效性和合适的激光模式。鉴于人类晶状体的复杂性，在设计最佳激光模式时需要面对一些挑战。首先，激光模式需要遵循晶状体内生理的不连续性和晶状体内不同区域的界限，同时避开晶状体中心区域。这样可能最大限度减少激光对视觉的影响。其次，激光光斑的间距应该足够近，以便在晶状体纤维之间产生裂缝，而不会产生可能干扰后续激光脉冲的空泡。最后，考虑到晶状体核、皮质和晶状体周边部的相对透明度、深度和密度均有所差异，针对这些区域都需要设置特定的激光参数。

Kuszak 等根据电子显微镜照片的定量分析，开发了一种晶状体模型，这对未来激光模式的研究有很大帮助(图 9b–5)。一开始尝试过的最直观的两种模式是同心壳和同心圆筒。它们最终被修改为“洗衣机”模式和“华夫薯条样”模式，用于早期临床试验。在“洗衣机”模式中，能量集中在前部和后部中周，同时保留光学中心(图 9b–6)。这种设计不仅可以增加老化晶状体的柔韧性，而且可以减小周边晶状体的体积，从而在调节过程中使中央晶状体的中心曲率变陡峭。而“华夫薯条样”模式使用相同的原理，但脉冲密度更小，中心间距更大(图 9b–7)。更加重要的是，前段“华夫薯条样”模式做出了进一步的调整，使激光治疗仅限于晶状体的前半部。也有人建议进一步降低脉冲密度，这是基于前部微混浊对视觉影响较小的临床观察所得出的结论。

尽管开发设计出了多个激光模式，但仍没有确定一个最理想的激光模式。根据早期临床研究的报

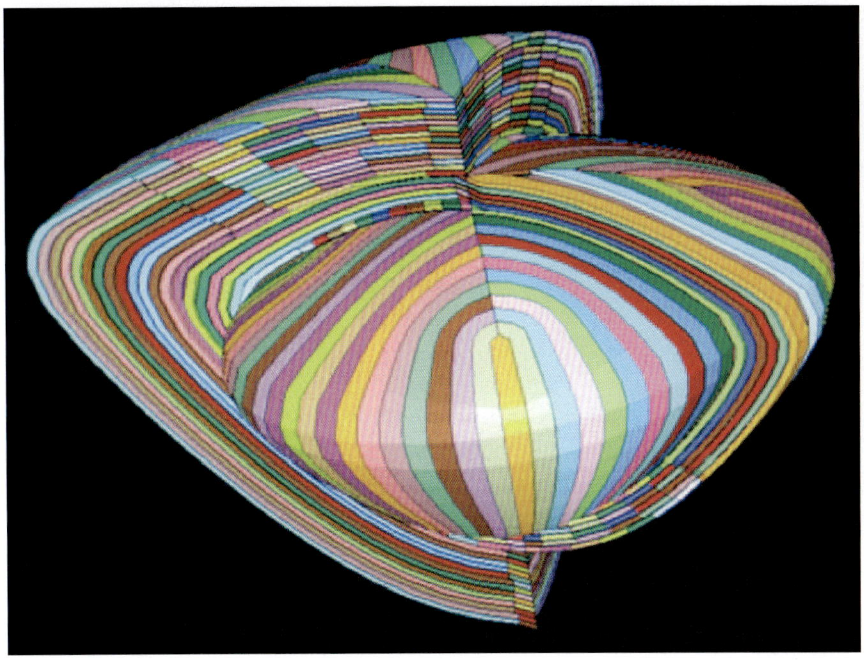

图 9b-5　用于设计晶状体内激光治疗模式的自然晶状体的复杂有限元素模型。

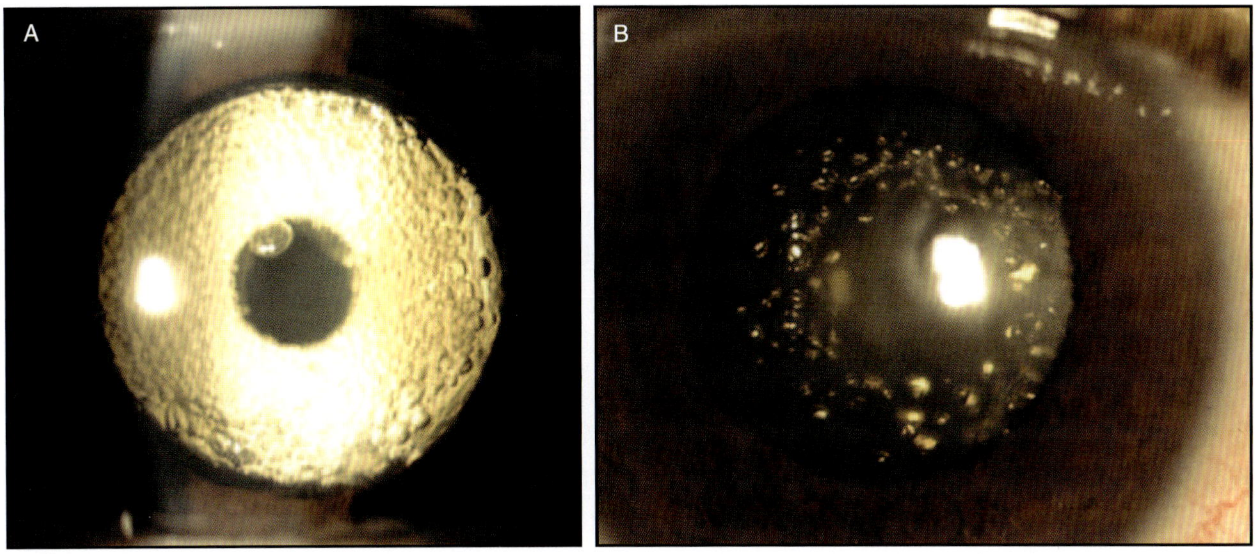

图 9b-6　晶状体内激光治疗的致密“洗衣机样”图案。(A)激光治疗之后即刻。(B)激光治疗后 1 天，晶状体内仍有未吸收的气泡。

道，更复杂的情况是，中心治疗确实会使近视力提高，但其代价是出现了更严重的术后眩光[12]。

评估激光光致破裂恢复晶状体调节功能的临床研究

虽然最初在动物研究中得到了一些令人鼓舞的结果，但由于兔子、灵长类动物和人类晶状体在生理上存在着显著差异，因此还需要对人体进行大量的临床研究。

2008 年，Ramon Naranjo Tackman 博士率先在墨西哥城使用早期的原型激光器进行了第一次人体研究，但大多数临床数据是由 Harvey Uy 博士在菲律宾用不断更新的激光平台收集的。这些研究纳入的标准包括年龄为 45~60 岁，最佳矫正视力≥20/40，晶状体混浊程度按 Scale Ⅱ分级标准不超过Ⅱ级且决定接受白内障或透明晶状体摘除手术的人群。受试者接受单侧的激光治疗，激光治疗模式是随机选

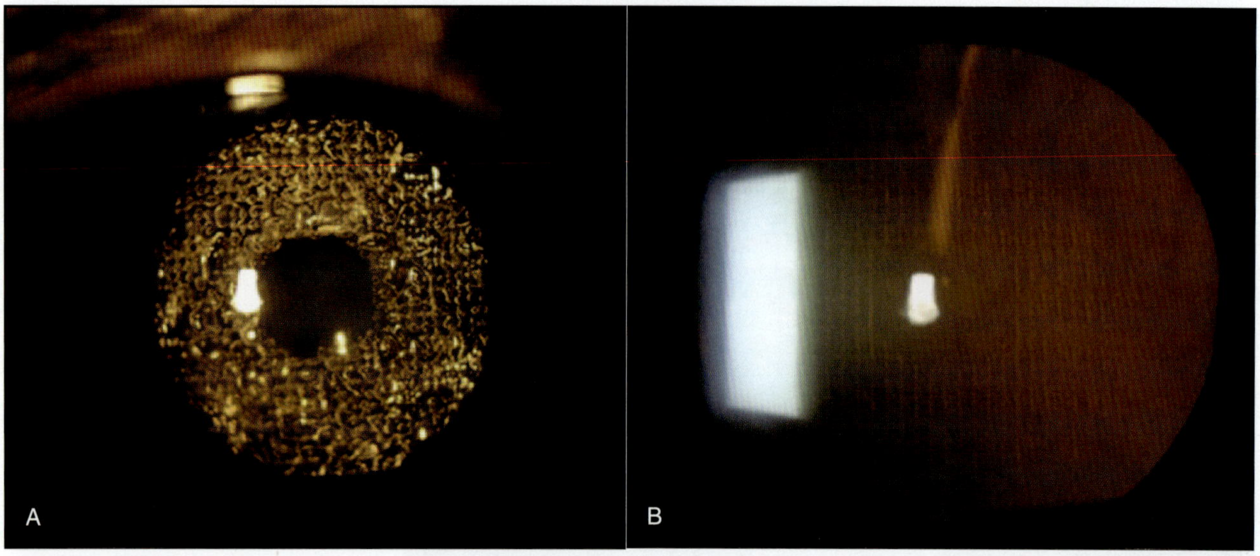

图 9b–7 保留中心的晶状体内“华夫薯条样”激光治疗模式。(A)激光治疗之后即刻。(B)激光治疗后 1 个月,晶状体内仅显示淡的半透明痕迹。

择的。从接受治疗开始，受试者可以在两个方案之中选一：选择在 1 个月内进行择期白内障手术或者在晶状体摘除术之前 36 个月内接受定期随访。为了尽可能达到非白内障的老视标准，只选择晶状体混浊程度低的受试者。此外，晶状体混浊程度过高会增加晶状体破裂和白内障进展的风险，这是应该避免的。

结果显示，激光治疗后无术中并发症发生。最初只有 10%~15%的病例有一过性眼压升高(IOP > 25mmHg)并在 30 分钟内迅速恢复正常[12]。有一些受试者出现明显的视力障碍，裂隙灯显微镜观察发现是由于晶状体内气泡形成所致，这些气泡通常在术后 1~2 天消失。另外,可见激光治疗后局部残余的晶状体微混浊,最初并不影响视力。

然而,在随后的几个月里,受试者在明暗环境下都出现了一些光干扰现象，比如眩光、光晕和闪光感。据报道,激光模式超出了中央 2mm 区域的保护区会出现更明显的症状。尚未有进展性影响视力的白内障和视网膜副作用的报道[12]。

有趣的是,在激光治疗后的眼睛中发现了+0.5D 远视偏移,但无统计学意义[12]。这种远视性变化是可以预测到的,因为在静止状态下,如晶状体弹性增加，它将被进一步拉伸使曲率变小。评价激光对调节恢复的影响主要采用客观检测(Grand Seiko 验光仪)和主观检测(push down 测试)方法,并通过测量最适距离的最佳矫正近视力(BDCNVA)的提高。在治疗的前 5 只眼中,2 只眼客观检测调节力没有变化,2 只眼有 0.25~0.75D 范围的客观调节力,1 只眼有令人满意的 1.62D 的调节力。

在菲律宾更大样本的队列研究中观察 80 只眼,在术后 1 周的随访中，有 53%主观调节力得到改善,37% BDCNVA 得到改善。经过 1 个月的随访,两个指标分别提高到 55%和 40.8%。

2013 年,商用的 Lensar 激光机投入使用并取得了进一步进展,它不局限于原来的模式并对“华夫薯条样” 模式进行了改进。Lensar 激光机已经被美国 FDA 批准用于美国 FLACS(飞秒激光辅助的白内障手术）的临床应用。因此这种用于调节力恢复的脉冲技术已经可以获得。与原模式相比，商用激光机提供了更短的脉冲宽度，更小的脉冲能量，更低的 CDE。此外,特殊的成像系统使晶状体和整个眼前节更加清晰，使医生更容易看到清晰的晶状体并进行定位，进一步提高了治疗的精确度和安全性。在英国,Sunil Shah 博士进行的第一个 20 只眼睛的队列研究中,也取得了很好的结果,尤其是正视眼中。在后一组群的患者中，术后 1 个月，远距离视力矫正后,100%的患者可在 40cm 处看到 20/40 或更好的近视力,而在治疗前没有一只眼睛能看到 20/40。在这些眼睛中，患者的平均最佳阅读距离改善了 8.6cm,从 45.8cm 远改善到 37.2cm。其中效果最显著的一位57岁正视眼患者，调节范围增至1.75D，同时远视力维持在LogMAR视力0.00（Snellen视力20/20）。该患者手术前后的焦深曲线如图9b-8所示。

在商用激光机的第一次队列研究结束之后，于2015年，Harvey Uy博士在菲律宾又对另外24只眼进行治疗，并且关注试验的安全性和有效性。术后第一周，未矫正近视力(uncorrected near visual acuity, UCNVA）和BDCNVA分别提高了94.7%和88.2%。患者平均阅读距离由(47.00±11.96)cm改善到(41.37±10.98)cm，平均logMAR未矫正近视力从0.51(Snellen视力20/65)提高到0.14(Snellen视力20/27)。术后即刻和术后一周的图像如图9b-9所示，显示了无混浊的晶状体内气泡的消退情况。

除了对LENSAR激光器的研究外，Kermani、

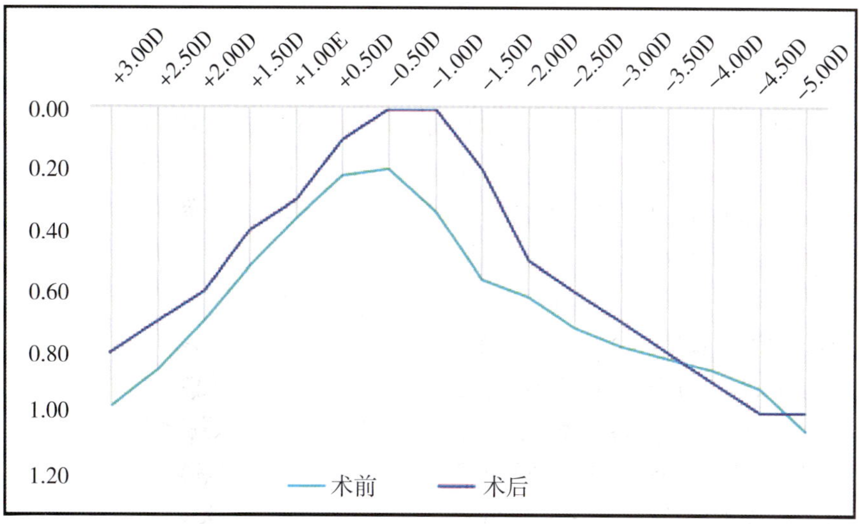

图9b-8　一位57岁亚洲女性正视眼接受了激光恢复调节力术后的焦深曲线，术后调节力恢复了1.75D，同时保持了20/20的裸眼视力。

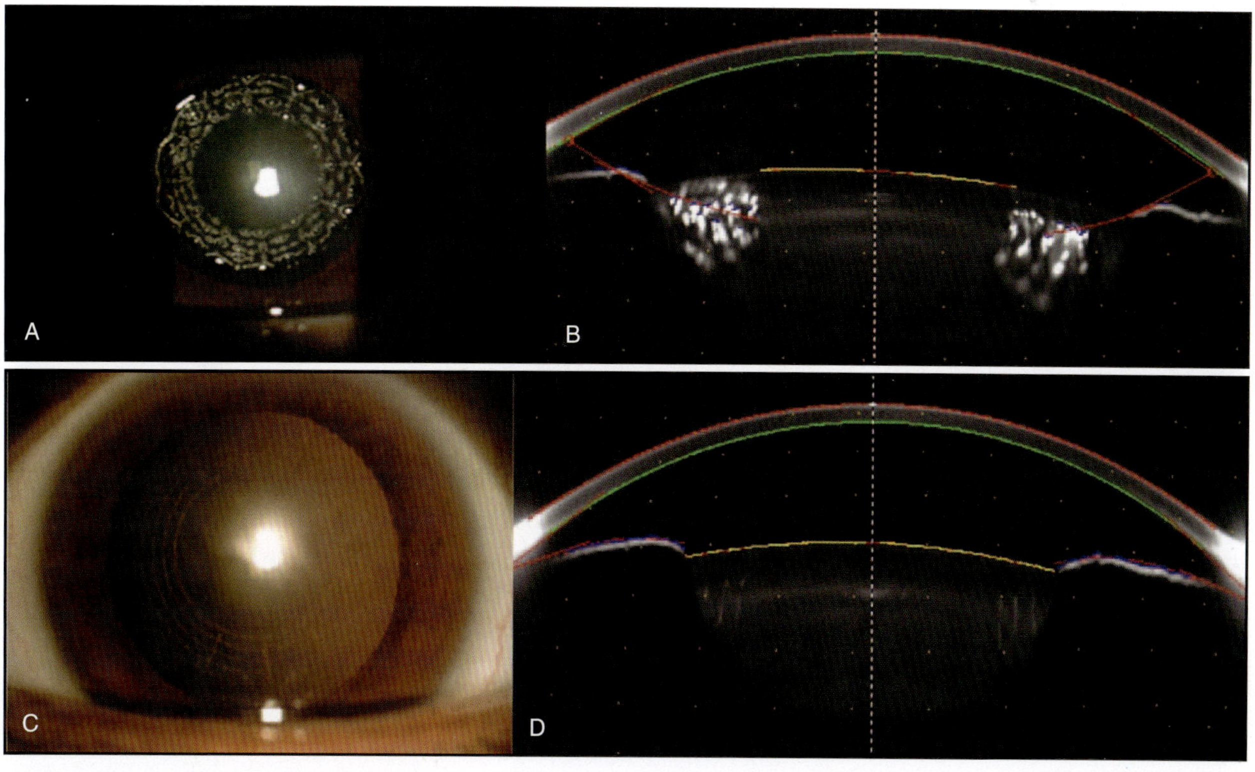

图9b-9　商用Lensar激光机进行晶状体内激光治疗的环形轮辐样图案。(A)激光治疗后即刻出现的气泡图案。(B)激光治疗后即刻出现在截面图中的气泡。(C)激光治疗1周后气泡消退，仅有淡淡的微半透明痕迹。(D)激光治疗1周后微透明纵截面成像。

Guthoff 和 Lubatschowski 同时也使用另一家公司(Rowiak Inc)不同品牌的激光机样机进行了类似的研究[13]。最近,一项未发表的研究纳入年龄为 50~65 岁的参与者，单眼接受激光治疗。在进行传统白内障手术前，对他们进行 1 周的随访。主要用像差仪进行测量,同时用 OCT 成像进行辅助分析。由于实验数据和激光治疗模式的特殊性，关于这些结果的细节仍然没有完全公布。然而，到目前为止的初步结果表明,晶状体的厚度随着其曲率、折射率和调节球差的增加而增加(未发表的数据)。发生的解剖学和生理学变化类似于老视前期的年轻晶状体，表明调节功能可能恢复。

激光光致爆破恢复晶状体调节力的未来

迄今为止，我们认为晶状体内光致爆破有非常好的前景。有可能改变老视的流行病学特征。之前进行的多项临床研究也帮助我们更好地了解怎样安全地使用飞秒激光。比如，避开晶状体中心直径 2mm 的区域,尽管中央区治疗在调节恢复方面更有效。这一问题需要进一步的临床研究才能得出明确的结论。为什么一些患者对手术没有反应，而另一些看起来类似的患者却在术后达到了满意的恢复程度？从长远来看调节恢复真的安全有效吗？这些都需要进一步的研究来解释。未来将激光光致爆破和巩膜手术结合起来有可能获得更好的调节功能。

晶状体囊袋-再填充技术

背景

虽然一些医生已经探索了激光在调节恢复中的相关概念，但也有一些医生对用晶状体囊袋填充技术恢复调节的可能性更感兴趣。20 世纪 50 年代初，Julius Kessler[14]首次提出用聚合物填充囊袋的概念。这个想法当时是超前的,又过了 30 年,出现了 Phaco-Ersatz 的概念,旨在保持和恢复晶状体调节功能,就好比白内障手术一样[15]。该过程是在晶状体周边做一个微小的囊膜破裂,然后吸出囊袋内容物,用可塑形的材料填充囊袋，然后使用外部光源交联充填的聚合物。不幸的是，这是一个相当具有技术挑战性的概念,只取得了有限的成功,而没有在临床上实施。

在 20 世纪 90 年代,Nishi 等[16]提出了另一种技术,他们将一个小的、未充气的球囊通过撕囊口植入晶状体囊袋内,在球囊处于空的晶状体囊内时,用可塑形的材料充填。对灵长类动物的研究证明了这项技术在恢复调节功能方面是有潜力的。

虽然晶状体填充技术听起来可能是一种更有效的恢复调节的解决方案，但其过程中会出现注射材料渗漏和晶状体囊膜混浊问题。避免渗漏可以通过球囊内植入可膨胀的全尺寸人工晶状体和囊袋密封栓子来解决。然而,这些好的想法受到技术的挑战。为了防止渗漏,可以通过 1mm 的撕囊进行有效的超声乳化,这也很有挑战性,而且不一定每次都可行。

为了避免晶状体混浊，已经提出并使用了不同的抗有丝分裂药物(甲氨蝶呤、丝裂霉素 C、5-氟尿嘧啶)、高渗溶液、乙二胺四乙酸、毒素来阻止晶状体上皮细胞的增殖[17]。然而,如果这些药物渗入前房,则存在额外的风险,增加了角膜内皮毒性的可能性。最近,Malecaze 等[18]新提出了一种类似基因治疗的方法,即将病毒介导的载体注射到晶状体囊袋内,以诱导晶状体上皮细胞凋亡，从而消除晶状体混浊的根源。不幸的是,早期研究由于发生炎症反应,并不是很成功。通过使用凝胶在囊袋中原位释放载体来改进这个方法,可以潜在地防止后囊膜混浊,而不会激发不想要的炎症反应。

飞秒激光在晶状体填充技术中的作用

目前为止，飞秒激光在晶状体填充技术方面还没有取得任何进展。理论上来说，飞秒激光与人工连续环形撕囊相比具有更高的效率和精度，可以做更多的环形和可重复的撕囊口。在成像技术的帮助下,可以准确地置于晶状体碎核的位置,甚至可以放在晶状体周边,减小尺寸以优化晶状体填充技术。

结论

虽然飞秒激光在白内障手术、植入多焦点和焦深延展型 IOL 来矫正老视的屈光晶状体置换手术中发挥了关键作用，但在通过晶状体内激光或晶状体填充技术来恢复调节功能方面仍处于起步阶段。尽管调节晶状体结合飞秒激光辅助老视手术的新努力超出了本章讨论范围，但在晶状体内运用飞秒激光展示了一个有希望的、可使调节功能恢复的微创手术，当未来晶状体进一步混浊时，该技术可灵活地为患者实施不受影响的白内障手术。这项技术在广泛商业化推广之前，需要对它持续稳定的有效性和安全性进行进一步的研究和探讨。

（王华　译）

参考文献

1. Frick KD, Joy SM, Wilson DA, Naidoo KS, Holden DA. The global burden of potential productivity loss from uncorrected presbyopia. *Ophthalmology*. 2015;122(8):1706-1710.
2. Strenk SA, Strenk LM, Koretz JF. The mechanism of presbyopia. *Prog Retin Eye Res*. 2005;24(3):379-393.
3. Fincham EF. The mechanism of accommodation. *Br J Ophthalmol*. 1937;suppl VIII:1-80.
4. Helmholtz H. Über die Akkommodation des Auges. *Graefe Archiv für Ophthalmologie*. 1855;1:1-89.
5. Glasser A, Campbell MC. Presbyopia and the optical changes in the human crystalline lens with age. *Vision Res*. 1998;38(2):209-229.
6. Weeber HA, Eckert G, Pechhold W, van der Heijde RG. Stiffness gradient in the crystalline lens. *Graefes Arch Clin Exp Ophthalmol*. 2007;245(9):1357-1366.
7. Myers RI, Krueger RR. Novel approaches to correction of presbyopia with laser modification of the crystalline lens. *J Refract Surg*. 1998;14(2):136-139.
8. Krueger RR, Sun XK, Stroh J, Myers RI. Experimental increase in accommodative potential after neodymium: yttrium-aluminum-garnet laser photodisruption of paired cadaver lenses. *Ophthalmology*. 2001;108(11):2122-2129.
9. Fisher RF. The elastic constants of the human lens. *J Physiol*. 1971;212(1):147-180.
10. Vogel A, Busch S, Jungnickel K, Birngruber R. Mechanisms of intraocular photodisruption with picosecond and nanosecond laser pulses. *Lasers Surg Med*. 1994;15(1):32-43.
11. Krueger RR, Kuszak J, Lubatschowski H, Myers RI, Ripken T, Heisterkamp A. First safety study of femtosecond laser photodisruption in animal lenses: tissue morphology and cataractogenesis. *J Cataract Refract Surg*. 2005;31(12):2386-2394.
12. Krueger RR, Uy H, McDonald J, Edwards K. Ultrashort-pulse lasers treating the crystalline lens: will they cause vision-threatening cataract? (An American Ophthalmological Society thesis). *Trans Am Ophthalmol Soc*. 2012;110:130-165.
13. Lubatschowski H, Schumacher S, Fromm M, et al. Femtosecond lentotomy: generating gliding planes inside the crystalline lens to regain accommodations ability. *J Biophotonics*. 2010;3(5-6):265-268.
14. Kessler J. Experiments in refilling the lens. *Arch Ophthalmol*. 1964;71:412-417.
15. Parel JM, Gelender H, Trefers WF, Norton EW. Phaco-Ersatz: cataract surgery designed to preserve accommodation. *Graefes Arch Clin Exp Ophthalmol*. 1986;224(2):165-173.
16. Nishi O, Nakai Y, Yamada Y, Mizumoto Y. Amplitudes of accommodation of primate lenses refilled with two types of inflatable balloons. *Arch Ophthalmol*. 1993;111(12):1677-1684.
17. Wertheimer C, Kassumeh S, Piravej NP, et al. The intraocular lens as a drug delivery device: in vitro screening of pharmacologic substances for the prophylaxis of posterior capsule opacification. *Invest Ophthalmol Vis Sci*. 2017;58(14):6408-6418.
18. Malecaze F, Couderc B, de Neuville S, et al. Adenovirus-mediated suicide gene transduction: feasibility in lens epithelium and in prevention of posterior capsule opacification in rabbits. *Hum Gene Ther*. 1999;10(14):2365-2372.

9c 使用具有动态多点扫描的飞秒激光系统进行白内障光乳化和角膜屈光手术

Mark Packer, MD, FACS, CPI

引言

在本节中，我们介绍一种新型的飞秒激光系统，它具有一种潜在的功能，在大部分白内障手术中无须超声波，同时减少手术时间、易化操作流程并改进角膜屈光手术程序。移动式矩阵飞秒激光系统（Keranova）将多种创新型技术运用到优越的手术方案中，包括动态三维数字相位掩模，通过增加激光扫描光斑的数量、机器人患者对接臂和整合的灌注/抽吸系统来显著提高手术速度和效率。与目前的飞秒激光相比，矩阵激光超乳系统使每次的聚焦光斑数量增加 4~10 倍，与今天的逐行切割系统相比，扫描模式中 U 型转弯的中断更少，组织桥残留的风险也更低。使用矩阵激光超乳系统，在不到 1 分钟的时间内，将白内障分割至 2 万个 200μm 微小立方体，整合的灌注/抽吸泵可以在激光治疗后立即去除晶状体物质，且在大多数情况下不需要再使用超声乳化。

Matrix 矩阵超乳激光机还具有全息传输光纤，该光纤通过一个机械臂延伸，将激光机连接到患者连接面（PI），第一次实现完全自动化地对准和吸引。此外，创新的光学设计将聚焦的激光能量传递给角膜和晶状体，减小了光斑尺寸，同时保证了视网膜的安全性。

该激光的多功能性还能进行所有形式的角膜屈光手术，包括弧形切口、角膜瓣、角膜基质囊袋和基质内屈光手术，它还可以辅助角膜移植。激光器的智能、机动、人体工程学设计可在任何操作环境中方便使用。Matrix 矩阵激光器主要被设计用于白内障摘除和角膜屈光手术，它代表了一项真正具有技术颠覆性的进展。

本节中，我们介绍 Matrix 背后的技术突破并报告概念验证阶段的临床前研究结果。2019 年，完成了首例人体临床试验，目前正在进行一项更大样本的临床研究（图 9c-1）。

当前技术的局限性

目前，用于白内障手术的飞秒激光主要用于辅助晶状体超声碎核、制作囊膜切口和角膜切口。然而，晶状体摘除仍然需要超声乳化机。即使在不使用超声能量的情况下，也需要大口径的超声头吸除白内障物质[1]。另外，目前市场上的飞秒激光白内障机通常不能做出一致、高质量和透明角膜切口。FLACS 飞秒激光辅助的白内障手术既需要飞秒激光机，也需要超声乳化机，在手术过程中，患者和手术医生都需要移动位置。

为了适应飞秒激光机和超声乳化机的需要，手术医生采用了各种不同的手术流程。例如，一些手术医生将飞秒激光机放在手术室外，由另外一名医生来操作激光机，以提高效率。其他一些医生选择把飞秒激光机放在手术室里，按正常流程进行手术。无论哪种情况，都需要中断手术流程，将患者从激光机的位置移到超声乳化机和手术显微镜的位置。

Keranova 专门开发了 Matrix 作为白内障手术的独立解决方案，应用激光科学和机器人技术，为眼科医生提供最高效、有效和安全的激光乳化和白内障晶状体摘除方法。

Matrix 光乳化

目前通用的飞秒激光手术采用逐行切开的方

式，将单个焦点在组织中移动并在每一行后进行U形转弯。相比之下，Matrix在制作这些切口时速度更快效率更高，因为它能在目标手术区域可编程扫描出精确间隔的矩阵光斑。Keranova公司的专利矩阵技术采用先进的物理原理，通过个性化的相位掩模来调整激光束的波阵面。这个技术可以在激光焦平面上同时产生多个光斑，这些光斑的位置在空间中按照矩阵图形的设计而分布，大大加速和改善组织切割的效率。该技术的工作速度比目前通用的激光快20倍，并在不到1分钟内完成晶状体的光乳化。

为了理解相位掩模的工作原理，我们首先想象将石头投掷进水面时所出现的波纹(图9c-2A)。波浪呈环形出现在水面上，每个环上的水波代表处于同一状态的波点集合，就好像那些处于振荡位置的最高点，这种点的集合称为波阵面。重要的是要注意，波阵面形状决定了波的传播方式。在把石头扔进水里的情况下，我们看到一个圆桶状的强烈发散的波阵面。对于一个激光来说，在描述波阵面时也采用了类似的模型，只不过振荡是由电磁场而不是水这样的介质来产生(图9c-2B)。激光波阵面决定着激光传播方式、扫描模式，以及光束聚焦特性。当激光束平行时，波阵面几乎是平的，在传播距离上产生非常小的发散和相对均匀的光强度分布。在光束路径中放置一个透镜会改变焦平面上的光强度分布和光斑大小[图9c-2(C)]。透镜起到了调控波阵面的作用，决定光束的形状。除了改变光强和光束形状之外，还可以改变光束的相位，由此可进行更复杂和更有策略的波阵面设计，沿着光的传播方向产生更个性化、更复杂的激光扫描形状[图9c-2(D)]。

有几种方法可用于调控激光波阵面。最直观的

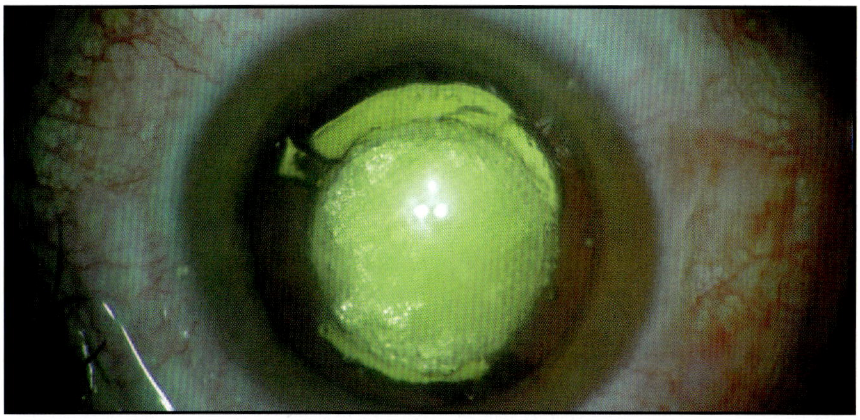

图9c-1 激光晶状体囊膜切开术和光乳化的第一次人眼临床试验术中所见。

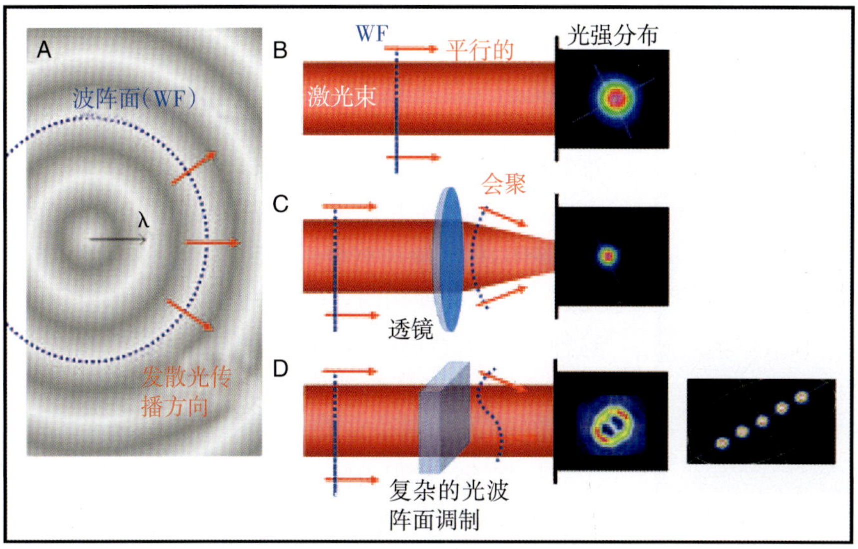

图9c-2 (A)波阵面光束的传播。(B)平行激光束波阵面。(C)透镜调制的光波阵面。(D)复杂调制的光波阵面。

工具是变形镜，它通过变形镜表面的形状设计来形成激光波阵面形状[2]。以液晶(liquid crystal,LC)为原理的技术[如空间光调器(spatial light modulators,SLM)]可更快、分辨率更高地塑造成更复杂并可调控的光束形状[3]。电信号用于SLM中动态地调控LC分子的方向。根据LC的方向，以类似变形镜的方式来产生预想的激光波阵面。在极高的激光功率下[8]，SLM已被广泛应用于高能激光的表面处理[4,5]和体积处理[6,7]。为了缩短处理时间，光形状改变技术可使一束激光同时产生许多的光斑，在特定的焦点区域或体积内，这些光斑同时执行相同的任务[9]。所以，处理时间可以按相同光斑点的数量成比例地减少。有几种算法已被运用于调控波阵面，以产生几个平行激光光束，最终达到多光斑点产生的效果[10]。

我们很容易想象，利用平行激光束构制角膜瓣的过程，就像在平面上排列紧密的光致爆破产生了板层分离。使用常规的飞秒聚焦激光束，单个激光光斑必须在二维平面范围内扫描生成平面切口，平面切割的持续时间为5~10秒。使用具有空间光束塑形功能的多个平行激光斑点可将手术时间缩短到1秒以内(图9c-3和图9c-4)[11]。

将这种技术的优点拓展到三维空间是很简单的。通过产生三维激光光斑阵列，可以在更短的时间内对整个生物组织进行光乳化。同时进行三维激光切割，将组织分成小块和易于吸出的形状，这在白内障手术中是一个颠覆性的突破，可以快速进行整个晶状体的光乳化(图9c-5)[12]。该新技术代表了一个巨大的进步，不仅可以减少手术时间，还可以减少或者消除手术中对手工超声乳化的需求。

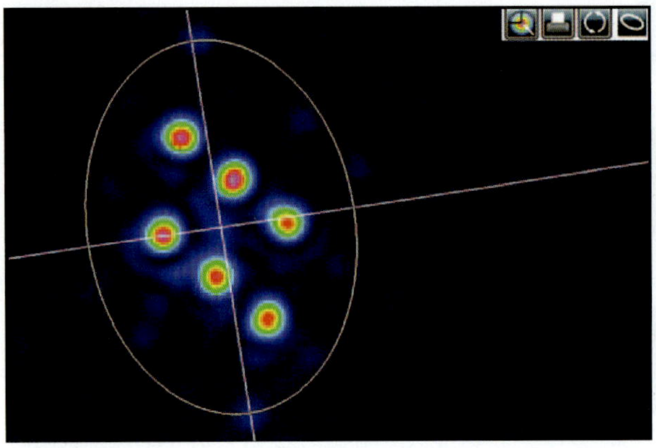

图 9c-3 空间激光束形成的平行激光光斑。

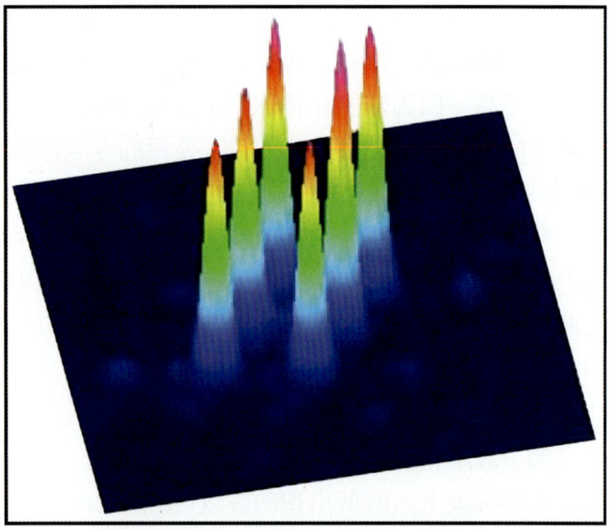

图 9c-4 平行激光光斑的光强阵列。

值得注意的是，Matrix光乳化系统具有视网膜保护功能[13]。飞秒激光手术的主要危害是视网膜热损伤，这种损伤是因为激光脉冲在视网膜上的重复分布，而能量被视网膜色素上皮细胞吸收。通过光线追踪，对所有激光斑能量进行汇总，并考虑激光在视网膜上的扫描模式和光斑大小，激光实际的视网膜照射量可以计算出来。Keranova在晶状体中产生的多点分布和紧密聚焦光束，导致光斑在视网膜上分布更分散、激光能量更弥散。Matrix光乳化模式的计算表明，Keranova光学系统产生的最大视网膜暴露能量在指南的安全范围之内[14]。

机械臂和吸引环(PI)

Matrix配备了精密的机械臂，利用视觉技术、先进的传感器和智能程序，自动将PI对接到患者的眼睛。这使系统能够在手术医生的指导下，以极其精准和轻柔的方式吸引患者的眼球(图9c-6)。

Keranova还开发了一种创新的PI装置(PI device,PID)用于眼球对接，该装置将负压分布在整个角膜表面，并使用内置的灌洗/抽吸模块液流系统。这种新颖的设计在与眼睛接触时提供快速、自动、低真空负压，同时还自动用平衡盐溶液(BSS)填充整个吸引环，从而减少光束的畸变。PID有两个用途：

1. 在治疗过程中保持眼睛稳定以防止移动。
2. 减少对接过程中角膜变形产生的光学效应

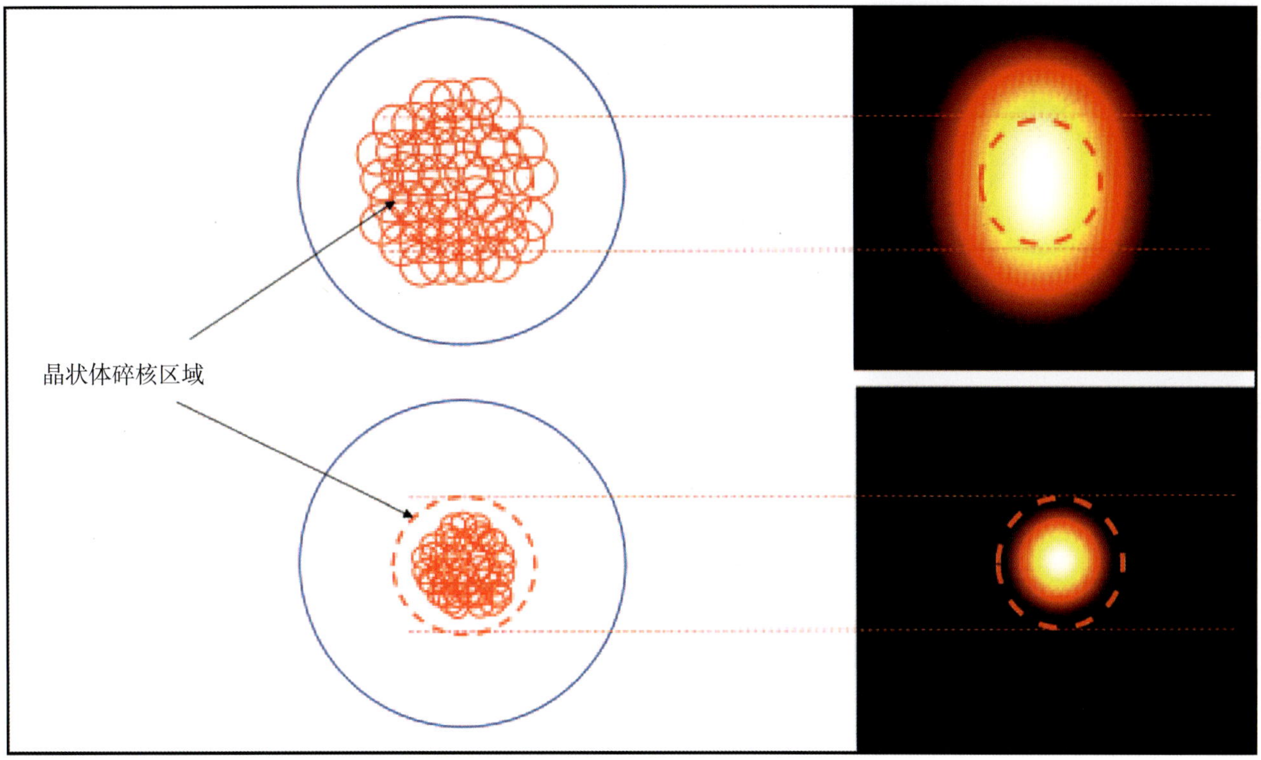

图 9c-5　对组织同时进行三维切割。

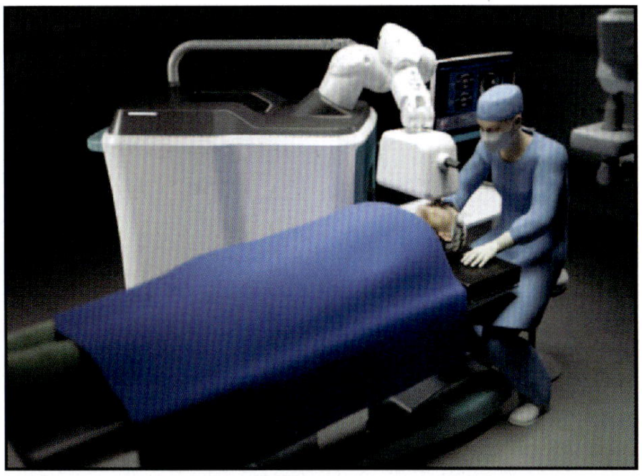

图 9c-6　带有机器人对接功能的手术激光机模型。

便于激光聚焦。

在过去的一些激光机中，眼球的固定是通过负压吸引环完成的，吸引环由两个环形接触环界定的外周凹槽组成，通常应用于角膜缘后 0.5~2.0mm 的结膜处。通过凹槽施加吸力以固定眼球，这种方法有很明显的局限性。结膜和两个圆形环之间必须完全接触才能保持负压，这会升高眼压，同时吸引力作用在狭小的区域会使结膜充血，影响患者的形象。由于患者眼睛的几何形状是可变的，通常通过将 PID 紧紧按压在患者眼睛上来完成吸引。达到需要的压力可能会使患者感到不适，高负压可能会导致明显的结膜下出血而影响美观[15]。

使用曲面玻璃、曲面水凝胶或液体界面可以减少角膜前表面的光学干扰。液体界面的优点是避免角膜压迫和减轻患者的疼痛。目前，PID 的液体界面都是用手工充填的 BSS。

Keranova 开发的这种新型 PID，开始是单个环形环和结膜之间接触(图 9c-7)。与传统的吸引环不同，Martrix 吸引腔只需要在结膜上接触一个圆形环，不需要施加很大的压力。由于吸引环顶部用透明的密封圈密封，因此吸力作用于整个角膜，而不是在一个薄的圆形环内，可以在 60mmHg 的低负压状态下保持固定。这种低负压可能消除结膜下出血、提高患者的舒适度。此外，具有这种新型吸引腔的吸引环，在开始吸引几秒钟后，便可自动对 PID 进行 BSS 填充，从而减少了对接的困难。

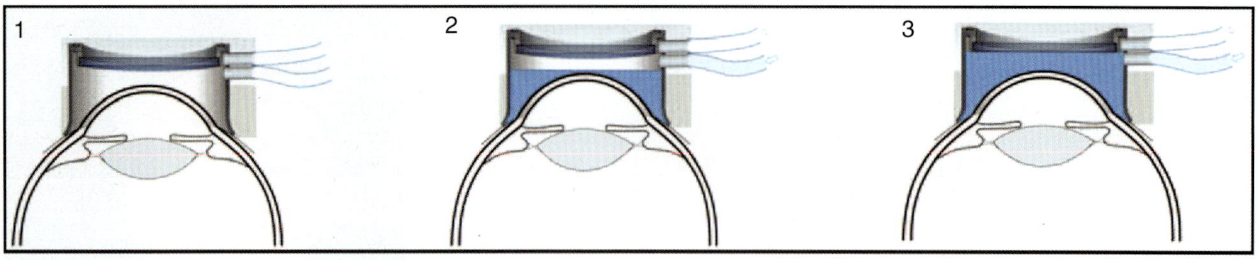

图 9c-7　新型吸引环示意图，低负压吸引作用于整个角膜。

临床前研究

Keranova 使用四种模型进行了临床前研究。

1. 聚甲基丙烯酸甲酯的立方体，一种透明的热塑性材料，折射率为 1.49%。

2. 硅胶模型。

3. 生物材料（离体猪和兔眼以及分离的人晶状体）。

4. 活体兔。

对接

对接实验在离体猪眼和兔眼上进行。由于 Keranova 的新型 PI，可以在低至 0.5N 的外力下获得对接，平均用力不到 1N。同时对接的真空压力非常低，大约为 60mmHg。对接过程中施加在眼球的累积力和吸引力，合计导致平均眼压上升不到 50mmHg，低于患者出现黑矇的眼压阈值。

晶状体囊膜切开和光乳化术

激光切割模式首先在最简单的模型——聚甲基丙烯酸甲酯立方体和硅胶中评估。在硅胶模型上，Keranova 开发的系统进行了完整的前囊膜切开术，圆度（圆度=最小直径/最大直径）为 0.98±0.002，直径精度和准确度在 30μm 以内。利用这些模型，晶状体光乳化的精度和准确度优于 60μm，这意味着立方体的侧面设置精度最大可达±30μm（图 9c-8）。

然后分别对 3 个月和 6 个月大的兔和猪的晶状体进行切割。用能量/光斑 3μJ 进行囊膜切开，能量/光斑 2μJ 进行光乳化，可观察到完整的切割。未见放射状撕裂或囊膜破裂。

体内临床前可行性研究

一项研究用 10 只新西兰白兔比较 Matrix 光乳化与传统白内障超声乳化机（CataRhex 3，Oertli）的性能，包括晶状体前囊膜切开和晶状体摘除。根据视觉和眼科研究协会发布的《眼科和视觉研究中使用动物申明》（*Statement for the Use of Animals in Ophthalmic and Vision Research*）的建议，每只兔子 1 眼纳入实验组进行手术，而另 1 眼不处理纳入对照组[17]。手术当天（0 天）对麻醉的白兔行术前检查，然后行标准超声乳化手术（超声乳化组，n=5）或飞秒激光乳化手术（光乳化组，n=5）。分别于术后第 1、7、14、15 天进行检查，第 14 或 15 天处死兔，然后进行眼部大体检查。

手术过程中没有出现并发症，灌注/抽吸完全用来去除光乳化后的晶状体碎片。术中没有使用超声波和超声手柄（图 9c-9）。术后 1 天观察角膜透明度良好，炎症反应较轻。两组均出现轻至中度的结膜充血。术后第 7 天炎症反应减轻，第 14 天没有观察到前房细胞和房水闪辉。角膜透明，角膜厚度正常，眼压正常。超声乳化和光乳化组之间的内皮细胞丢失率无显著差异。

在兔眼的光乳化实验研究取得了成功，为 Matrix 系统行 FLACS 手术提供了安全性和有效性的支持。

体外人眼晶状体光乳化

将混浊的人眼晶状体置于带有硅胶角膜的人工眼中，进行 Matrix 光乳化。在乳化后的白内障中（图 9c-10），可以清楚地看到光乳化后的晶状体小方块，并通过灌注/抽吸系统吸出。这项研究表明，Matrix 能够完全实现晶状体核的光乳化，将其分割成足够

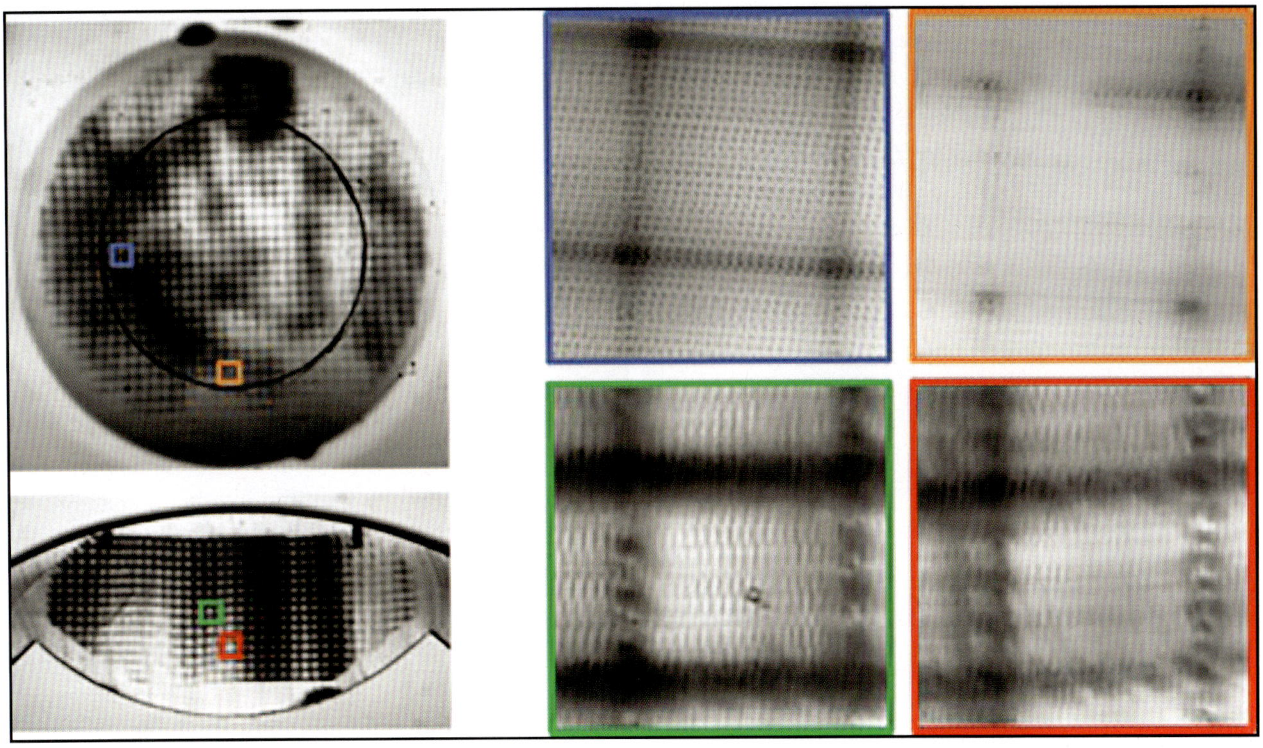

图 9c-8 晶状体光乳化的精度和准确度超过 60μm，这意味着立方体侧面的最大设计精度为±30μm。

小的碎片，以便通过激光系统中一个简单的灌注/抽吸套管进行吸除。因此这为光乳化作为白内障手术的独立治疗方案提供了验证。

结论

Matrix 光乳化使我们离成功的 FLACS 手术更近一步。这种新型激光技术代表了一种真正的颠覆性技术，一种可用于白内障摘除的独立治疗方案。这个加快的治疗过程速度比现在的激光技术快 20 倍，这是基于三维相位掩模，它可以在整个目标手术区进行扫描，同时设计出成组的精准的激光扫描点。新型机械臂和 PID 允许在低负压状态下进行简洁的、舒适的眼机对接，小体积的激光机和符合人体工程学的设计使手术室工作更加流畅和灵活。Matrix 系统高速精准地施行角膜切口、个性化的晶状体前囊膜切开和晶状体核的完全光乳化。Matrix 能够彻底实现晶状体核的光乳化，并在不到一分钟内将其分割成足够小的碎片，通过一体化灌注/抽吸系统吸除。除了白内障手术，Matrix 激光机完全有能力进行角膜板层和基质的屈光手术，未来还可能运用到青光眼和老视手术中。Matrix 可能成为眼科手术中最不可缺少的单个治疗工具。

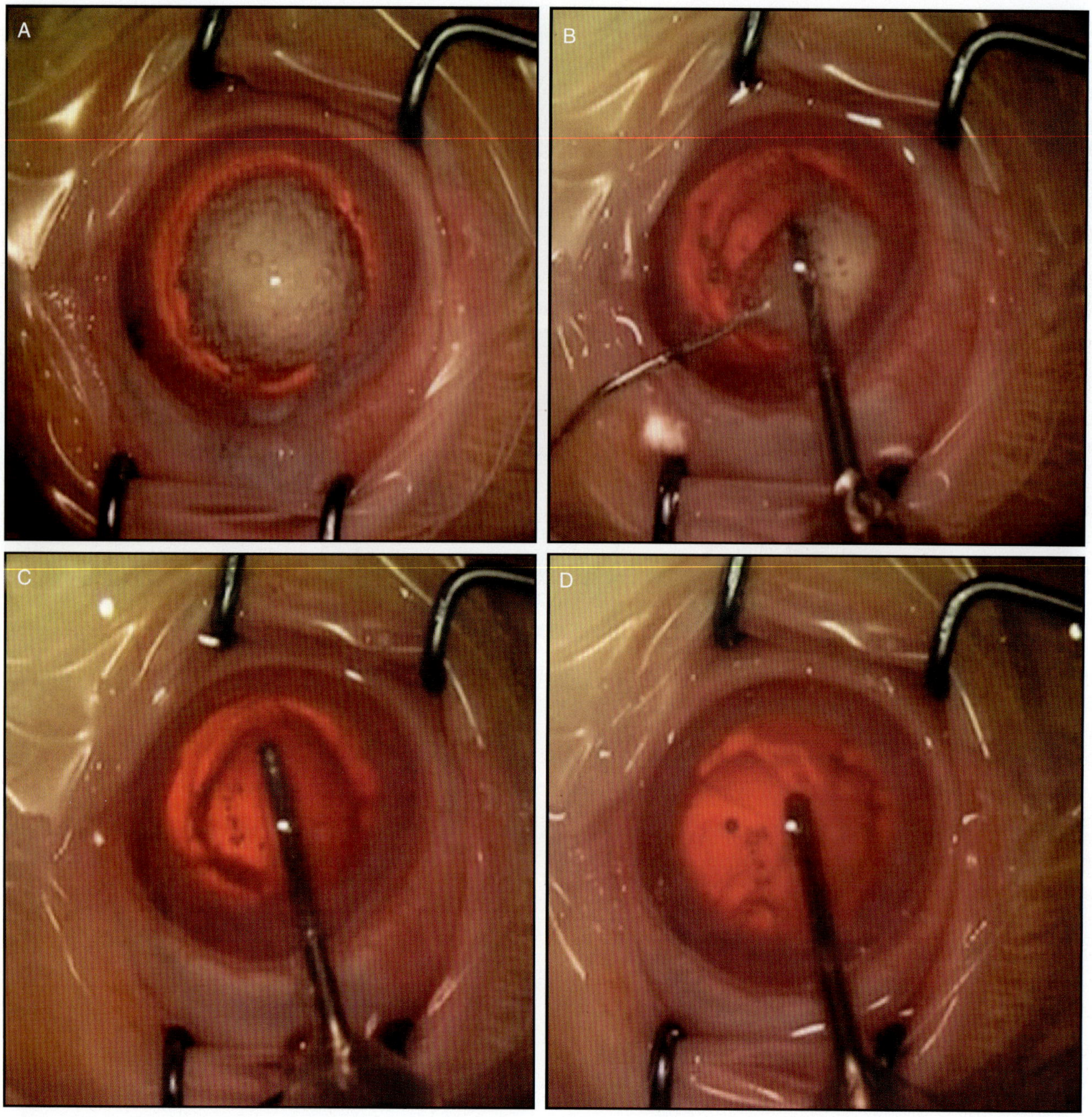

图 9c–9　(A)完成兔眼晶状体光乳化手术。(B)仅通过抽吸系统吸出乳化的晶状体。(C)吸除晶状体表层核。(D)吸除晶状体皮质。

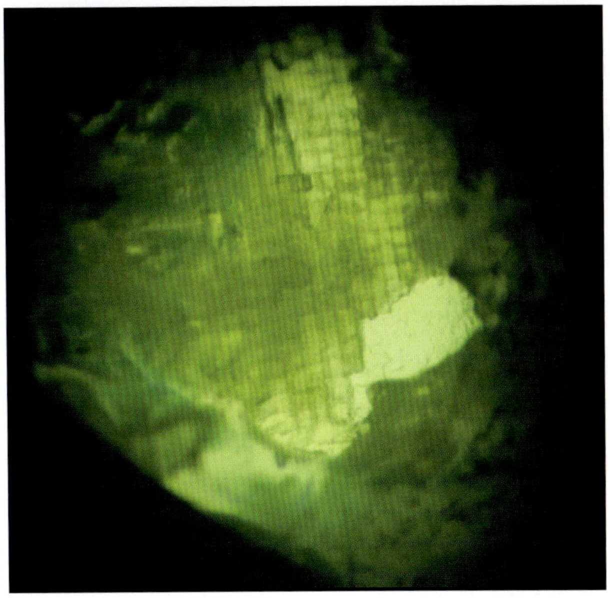

图 9c-10 人眼晶状体光乳化后形成的微小立方体。

（王华 译）

参考文献

1. Abell RG, Kerr NM, Vote BJ. Toward zero effective phacoemulsification time using femtosecond laser pretreatment. *Ophthalmology*. 2013;120(5):942-948.
2. Dickey FM, ed. *Laser Beam Shaping: Theory and Techniques*. 2nd ed. Boca Raton, FL: CRC Press; 2014.
3. Ronzitti E, Guillon M, de Sars V, Emiliani V. LCoS nematic SLM characterization and modeling for diffraction efficiency optimization, zero and ghost orders suppression. *Opt Express*. 2012;20(16):17843-17855.
4. Kuang Z, Liu D, Perrie W, et al. Fast parallel diffractive multi-beam femtosecond laser surface micro-structuring. *Applied Surface Science*. 2009;255(13-14):6582-6588.
5. Saint-Pierre D, Granier J, Egaud G, Baubeau E, Mauclair C. Fast uniform micro structuring of DLC surfaces using multiple ultrashort laser spots through spatial beam shaping. *Physics Procedia*. 2016;83:1178-1183.
6. Mauclair CG, Cheng N, Huot N, et al. Dynamic ultrafast laser spatial tailoring for parallel micromachining of photonic devices in transparent materials. *Opt Express*. 2009;17(5):3531-3542.
7. Jesacher A, Booth MJ. Parallel direct laser writing in three dimensions with spatially dependent aberration correction. *Opt Express*. 2010;18(20):21090-21099.
8. Kaakkunen JJ, Laakso P, Kujanpaa V. Adaptive multibeam laser cutting of thin steel sheets with fiber laser using spatial light modulator. *J Laser Appl*. 2014;26(3):032008.
9. Mauclair C, Pietroy D, Di Maïo Y, et al. Ultrafast laser micro-cutting of stainless steel and PZT using a modulated line of multiple foci formed by spatial beam shaping. *Opt Lasers Eng*. 2015;67:212-217.
10. Gerchberg RW, Saxton WO. A practical algorithm for the determination of the phase from image and diffraction plane pictures. *Optik*. 1972;35(2):237-246.
11. Bernard A, Gain P, Mauclair C, et al. Device and method for cutting a cornea or crystalline lens. US patent application 15/517,480.
12. Romano F. Ophthalmology Innovation Showcase. Ophthalmology Innovation Summit at ASCRS 2018. http://www.keranova.fr/en/technology/. Accessed May 24, 2018.
13. Delori FC, Webb RH, Sliney DH; American National Standards Institute. Maximum permissible exposures for ocular safety (ANSI 2000), with emphasis on ophthalmic devices. *J Opt Soc Am A Opt Image Sci Vis*. 2007;24(5):1250-1265.
14. Wang J, Sramek C, Paulus YM, et al. Retinal safety of near-infrared lasers in cataract surgery. *J Biomed Opt*. 2012;17(9):95001-1-095001-12.
15. Rivera RP, Hoopes PC Jr, Linn SH, Hoopes PC. Comparative analysis of the performance of two different platforms for femtosecond laser-assisted cataract surgery. *Clin Ophthalmol*. 2016;10:2069-2078.
16. Talamo JH, Gooding P, Angeley D, et al. Optical patient interface in femtosecond laser-assisted cataract surgery: contact corneal applanation versus liquid immersion. *J Cataract Refract Surg*. 2013;39(4):501-510.
17. Association for Research in Vision and Ophthalmology. Statement for the use of animals in ophthalmic and vision research. https://www.arvo.org/About/policies/statement-for-the-use-of-animals-in-ophthalmic-and-vision-research/#six. Accessed March 27, 2020.

9d 屈光指数的调整：人工晶状体的个性化定制

Ruth Sahler; Susan Macdonald, MD; George O. Waring Ⅳ, MD, FACS; Josef Bille, PhD

引言

一种新的飞秒激光技术可以用来改变标准亲水性或疏水性人工晶状体的度数，折射率调整（refractive index shaping，RIS）过程是通过激光与材料的相互作用改变目标区域的亲水性，其所用激光能量远低于光消融阈值。这项技术有可能改变术后屈光不正的处理方式，包括严格的术后人工晶状体位置测量和残余屈光不正处理。

手术医生可以在术后进行个性化治疗，优化患者视力，而且这种微创治疗可以在眼科激光诊室实施。这种治疗是白内障术后的一种特殊选择性治疗，它不需要术前选择特别设计的人工晶状体。在植入人工晶状体后和手术结果已知的情况下，可为医生和患者提供更多的时间来讨论术后视力恢复问题和下一步个性化治疗方案。有些患者在术前面对大量信息和选项不知所措，有些患者对已实施的手术方案（主动选择或被动接受）感到后悔，对他们来说屈光指数调整有特别的帮助作用。未来人工晶状体的屈光指数个性化调整方案可以提高患者视功能，并减少对眼镜的依赖性，提高患者术后的整体体验。

这项技术的未来应用令人激动。例如，人工晶状体屈光力可以根据手术误差、人工晶状体倾斜度、人工晶状体偏心度和眼生理参数的改变来增加或减少。因为每次调整只改变人工晶状体光学区非常薄的一层，所以可以对同一人工晶状体进行多次调整。如果有必要，可以给人工晶状体增加高级的功能，也可以将这些功能去除。例如，可以通过应用相反特征的模式来取消添加的多焦点功能。

球-柱镜度数的个性化治疗、增加及移除多焦点功能将转变手术医生对人工晶状体选择的方法。通过添加球镜和柱镜对球-柱镜的度数进行调整，添加或去除多焦点的选择，可以让人工晶状体的中心更精准地定位于视轴，当患者不能耐受多焦点功能时可及时去除这种功能。白内障手术过程与人工晶状体个性化定制及功能增强相对独立，能够为提高患者视觉体验增加更多机会。

术后屈光不正

白内障摘除及人工晶状体植入术是世界上最常见的手术方式。2016年，美国白内障及人工晶状体植入术超过420万例，而全世界共实施该手术超过2700万例[1]。在过去的半个世纪中，通过提高手术技术、人工晶状体改进和术前评估，白内障手术变得更加安全精准。随着技术的进步，患者的术后目标和期望已经不再局限于恢复视力，他们希望在不戴眼镜的情况下达到最好的视觉质量，从而看清楚世界。

虽然患者期望拥有极好的视觉质量，但白内障术后最常见的不满意原因还是剩余屈光不正。剩余屈光不正会导致患者术后无法达到最佳矫正视力。剩余屈光不正包括远视、近视和散光，以及球面像差的影响。Brandser等[2]报道，2298名正视眼患者接受超声乳化或囊外摘除术，只有45%的患者术后屈光度在预期目标值0.5D以内。Murphy等报道[3]，在包含1676只眼的白内障手术患者中，只有72.3%的术眼屈光度在目标屈光度1.0D以内，而有6.4%的术眼超过目标屈光度2.0D。

剩余屈光不正的原因包括术前测量误差，比如术后人工晶状体位置估计不准确、伤口愈合或手术引入的屈光变化以及术前眼轴长度和角膜屈光力测量误差。人为造成的误差包括人工晶状体选择错误、计算公式的局限性，以及晶状体生产误差[4]。

患者的眼部疾病也会影响术后结果的准确性。角膜疾病、圆锥角膜、不规则散光、角膜表面曲率不规则增加了误差的潜在风险。据报道，术前散光超过

1.0D 会影响大约 1/3 白内障患者术后的裸眼视力。如果患者曾进行过屈光手术，如 LASIK、PRK、RK，也会增加人工晶状体屈光力计算难度。术后屈光不正的原因还可见于术后晶状体囊袋纤维化和收缩导致的人工晶状体位置前移。一些研究表明，从术后一天至两个月，患者等效球镜向近视漂移约 0.7D。

大部分情况下，这种残余的屈光不正可以通过戴框架眼镜或角膜接触镜来矫正，但如果误差过大，则只能进行人工晶状体的置换手术或二期背驮式人工晶状体植入术（piggyback IOL implantation）。事实上，人工晶状体更换最常见的原因是人工晶状体屈光力选择的错误。Mamalis 等[5-9]的研究表明，一片式和三片式人工晶状体置换术的主要适应证之一就是人工晶状体屈光力选择错误（据年份不同，概率约为 20%~40%）。

目前有几种手术方法可以矫正剩余屈光不正，但会有不同程度的侵袭性和相关的并发症，包括角膜内皮细胞损伤、视网膜脱离和眼内炎[1]。对于较大程度的剩余屈光不正，植入新的具有正确屈光力的人工晶状体是一种好的选择。对于术后较低程度的屈光不正，准分子激光应用更加广泛，可通过 LASIK 和 PRK 进行矫正。白内障术后通过微创手术来矫正剩余屈光不正将是手术的一大进步，在提高患者的视力同时，避免进一步的手术治疗。

历史观点

美国 FDA 已经批准飞秒激光用于制作精准的角膜切口、晶状体囊膜切开术，以及白内障晶状体碎核。每年有成千上万的患者接受安全有效的飞秒激光屈光手术和飞秒激光辅助白内障治疗。

多年来人们一直在研究使用飞秒激光改变不同材料的折射率。许多实验小组专注于用能量来增加折射率。Ohmachi 和 Igo[10]使用飞秒激光将玻璃的折射率增加了 0.056。Ding等[11]使用飞秒激光将水凝胶聚合物中的折射率增加了 0.06。

关于飞秒激光与材料相互作用对折射率变化的影响有不同的理论。Rochester 小组认为，飞秒激光会在亲水性材料中诱导交联从而使折射率增加[12]。Takeshima 等[13]认为，由相位分离引起的局部热效应可使玻璃的折射率发生变化，而 Katayama 和 Horiike[14]则认为所有的变化都是由交联、相位分离或分解引起的。

屈光指数调节技术的演变

在 Sahler 等[15]之前，人们一直致力于研究如何增加折射率。Sahler 等选择了一种不同的实验方法，他们降低总体分布的能量，使热效应最小化，并改变材料的化学特性，使其吸水性发生变化。实验数据表明，将疏水性丙烯酸材料浸没在水中，暴露在波长为 520nm 的飞秒激光下，其折射率会显著降低。

人们通过观察处理过的材料，发现材料目标区域的亲水性增加。因为整体的变化相对较小，材料仍然是疏水性，但关键是可以产生一个折射率改变的界面，并且改变了透镜的曲率，从而制作出新的“透镜”。

聚合物材料是运用在水介质中的光诱导水解（图 9d-1）过程来促进亲水性的增加。激光与材料的相互作用使酯基转变为酸根和醇基，从而产生了两个亲水官能团，提高了处理后聚合物的亲水性。Bille 等[16]根据光谱特征确认了飞秒激光产生极性分子其中之一为苯胺，如 N-苯基-4-（苯偶氮基）-苯胺（$C_{18}H_{15}N_3$）。此外，Raman 光谱还表明，激光产生的另一个荧光团可能是吩嗪-1-羧酸（$C_{13}H_8N_2O_2$）分子。

由于对晶状体材料进行飞秒激光处理是在水介质中进行的，所以水分子可用于光诱导的酯类水解。科学家已经很清楚水分子与酸和醇的亲水基团之间存在着氢键，因此处理过的聚合物的折射率将发生改变。

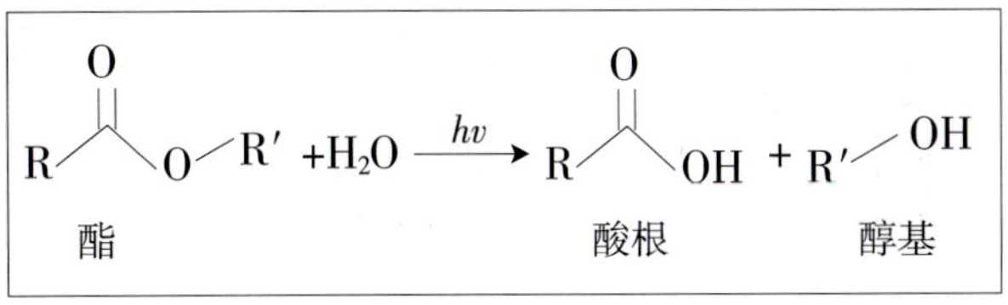

图 9d-1　发生机制。

人工晶状体内制作透镜

RIS 是一项通过改变已经植入的人工晶状体内预定区域的折射率来塑造人工晶状体屈光力的技术。为了在人工晶状体内制作一层“透镜”,关键要知道人工晶状体折射是如何获得的，以及该过程的局限性是什么。

传统人工晶状体屈光度数使用以下公式计算：

$$D=\Delta n\times C=(n-n')\times 1/r$$

其中 D 是屈光度,Δn 是折射率变化,C 是人工晶状体的曲率,n 是人工晶状体材料的折射率,n' 是人工晶状体周围材料的折射率,r 是人工晶状体的曲率半径。

因此,折射效应需要这两种特性一起发挥作用。对于高质量的人工晶状体，折射率变化以及曲率的塑造必须可重复且精准。对于小的折射率变化,曲率是影响屈光度变化的主要因素，但在传统的人工晶状体中，大曲率也需要增加人工晶状体的高度和深度。

图 9d-2 左侧图片显示了一个高屈光力的传统凸透镜，右侧图片模拟一个装入人工晶状体的特殊透镜。一种基于双凸设计的现代人工晶状体，其中材料的折射率(约 1.47)明显大于房水的折射率(约 1.34)。因此,现代人工晶状体可以制作得非常薄,通常厚度<1mm,光学区约 6mm。人工晶状体中不受顶部或底部凸起部分影响的区域甚至更薄，通常只有 200μm 左右。

因此,传统的透镜因为使用了低折射率材料,所以无法在人工晶状体内提供足够的空间来获得较大的屈光力变化。

相位折叠技术

只有通过构建一个相位折叠结构，将传统凸透镜或凹透镜的整个曲率折叠成一层，才有可能在如此小且限定的区域内获得显著的折射率变化。

相位折叠透镜(图 9d-3)理论上是一个完美的菲涅尔透镜(Fresnel lens)。在厚度为 200μm 的 6.0mm 传统晶状体中，折射率变化 0.01 将产生 0.4D 的屈光度变化，相比之下，在相同尺寸的相位折叠透镜

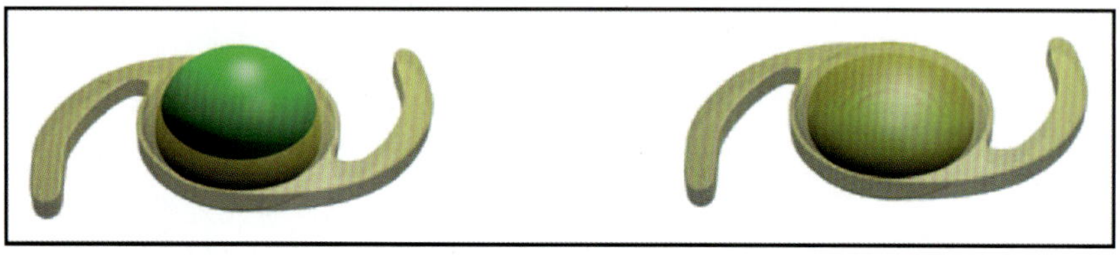

图 9d-2 人工晶状体内部有限空间的图示。

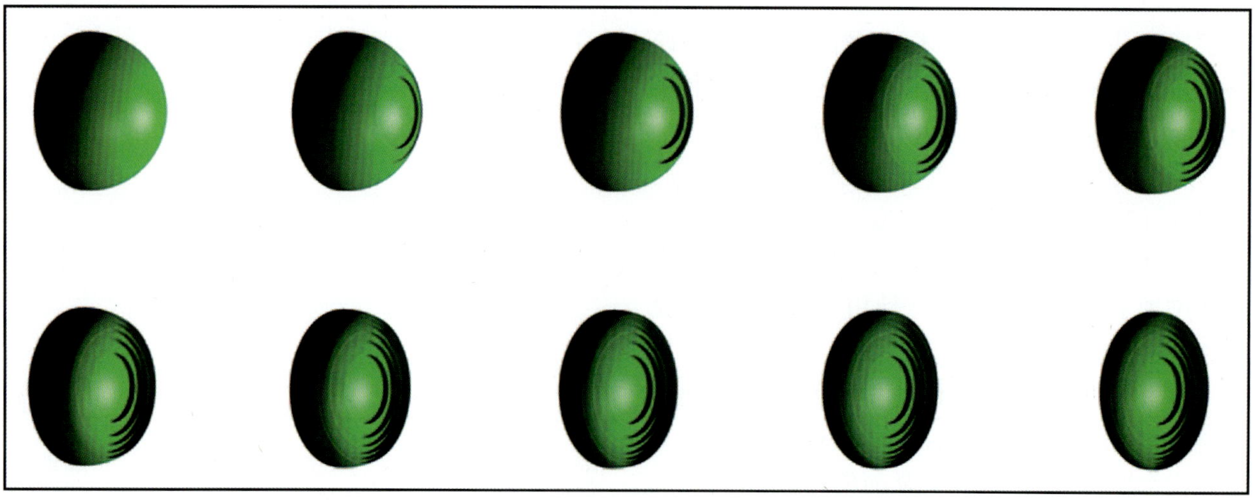

图 9d-3 相位折叠透镜的介绍。将透镜曲率折叠成一层的模拟图。

中，折射率变化 0.01 可以产生 3.3D 的屈光度变化。

传统的相位折叠人工晶状体，是通过恒定屈光指数条件下改变晶状体的曲率产生而形成的。要想在体内应用此技术是不现实的，因为这需要运用一个基于单层的技术，即使是小的移动也会影响其结果，而且，以此原理制造也需要花很多的时间。

图 9d-4 显示在一枚人工晶状体内模拟梯度相位折叠透镜的过程。晶状体是在单层内产生，而晶状体曲率是通过折射率变化的调整产生的。蓝色变化显示出了吸水率的不同，因此折射率变化也不同。视频 9d-1 演示了如何使用飞秒激光创建这样的梯度相位折叠透镜。

原理的证明

激光引起的屈光度改变已被证明都是非常精确的，均在预期目标屈光度的 0.1D 内，而且，它不会引起调制传递函数（modulation transfer function，MTF）产生明显的降低。如图 9d-5 所示，在 9 枚人工晶状体内制作相同的-2.0D RIS 透镜均显示出良好的可重复性。图 9d-5 显示经折射率调整后人工晶状体的屈光度的变化。

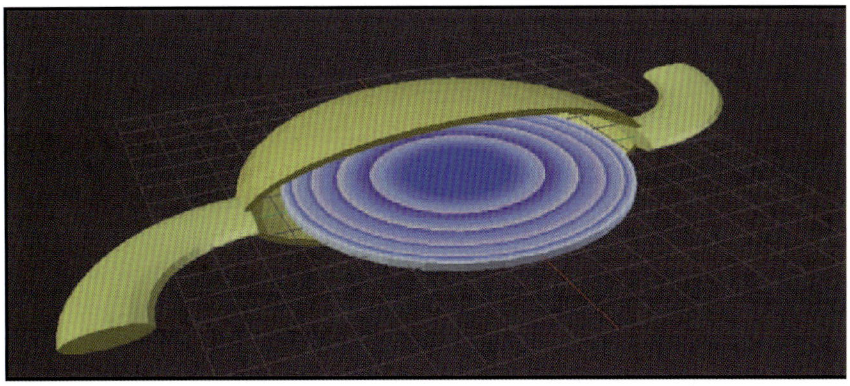

图 9d-4　梯度相位折叠透镜。

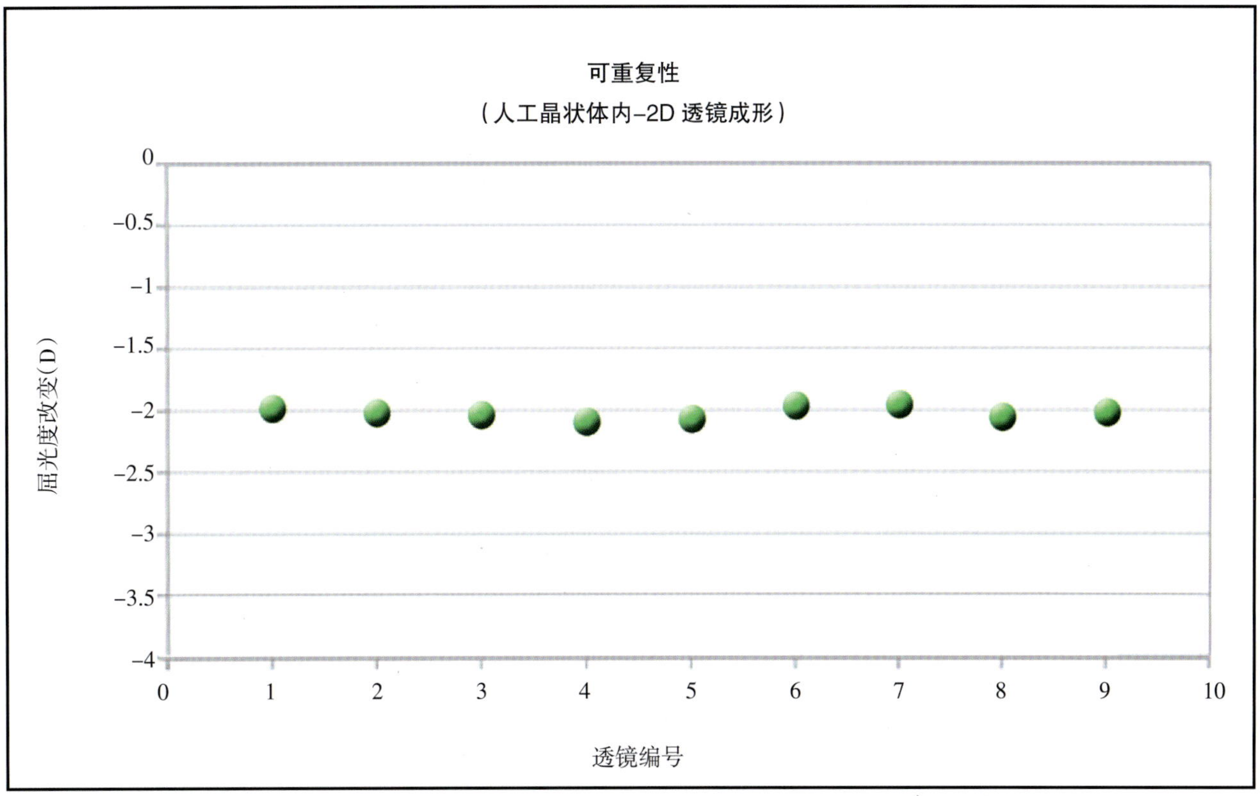

图 9d-5　一个-2D RIS 透镜的可重复性。

如果涉及医疗需要或想保留已植入的人工晶状体，上述的这个程序特别有益。例如，当患者无法耐受多焦点人工晶状体时，RIS 技术可能提供不同的解决方案。我们可以将多焦点人工晶状体中多焦点成分去除，而将其变为单焦点人工晶状体(表 9d-1)。

多焦点人工晶状体本身的屈光度为 20.85D(近附加 3.58D)在 100lp/mm 测量中远 MTF 为 0.37，近 MTF 为 0.26。RIS 透镜设计是在人工晶状体内重塑，以抵销现有的近附加，并将其与已植入的人工晶状体分离。治疗后产生的单焦点人工晶状体，其屈光度为 21.04D，100lp/mm 测量中 MTF 为 0.57。

根据患者无法耐受/适应多焦点人工晶状体的原因，也有其他可替代的治疗方案。比如，如果由于剩余高度散光或者剩余散光加上剩余屈光不正导致神经适应不良，则可以采取这些巧妙的方法来解决问题，从而保留已植入的人工晶状体的多焦点。

图 9d-6 显示一个单焦点人工晶状体是如何转变成散光型人工晶状体。左侧是 RIS 之前 PMTF (Lambad X)测量结果，右侧是 RIS 后测量结果。这两次测量都使用相同的参数设置：离焦测量，孔径为 3 mm，垂直和水平轴测量均为 100lp/mm。对于原始图像，蓝线和红线显示了 100lp/mm 测量的相同测量值，因为它是一个球面晶状体，在垂直轴和水平轴上的屈光度和质量都相同。散光晶状体的离焦曲线表明：由于散光的存在，采用 100lp/mm 检测时垂直和水平方向之间屈光度有 3.5D 的差异。

光度增加了 2D，同时产生了 1D 的散光改变。

表 9d-1　去除人工晶状体多焦点

	Diopter		MTF	
	远	近	远	近
RIS 前	20.85D	+3.58D	0.37	0.26
RIS 后	21.04	NA	0.57	NA

Diopter，屈光度；MTF，调制传递函数；NA，未记录；RIS，折射率塑形。

左侧显示初始的未经处理的人工晶状体，右侧显示 RIS后人工晶状体测量结果[17]。

对于问题已经存在、无法选择、不需要也不了解人工晶状体特征的患者，这种可以改变眼内人工晶状体屈光特征的方法，为他们提供了新的思路和有用的改变。

无论患者对于术后结果满意还是不满意，如果他们对当前视力不满意，又担心手术风险而不想选择再次手术，该方法是一种独特的选择。

体内研究

一项体内研究证实，经过 RIS 处理的人工晶状体和未经处理的人工晶状体在葡萄膜和晶状体囊膜生物相容性方面的结果相似。RIS 处理不会引起眼内的炎症反应或人工晶状体光学面损伤。

结论

RIS 是一项令人激动的技术，能够精确地调整人工晶状体的屈光力。这一过程受到激光设备的影响而不依赖人工晶状体，但目前这项技术还未得到批准。未来该技术有可能改变白内障手术进程和人工晶状体精确度。同时有望为白内障术后的屈光意外提供微创治疗处理。我们可以激动地设想，这项治疗白内障术后剩余屈光不正的微创技术不但能规避手术风险，而且无须在手术室操作，在眼科诊室就可以完成。

可以使用飞秒激光个性化调整已植入眼内的晶状体屈光力。微创激光治疗可为白内障术后患者提供个性化的矫正，这项新兴技术也为眼科医生改善患者的视力提供了更多选择。它将人工晶状体的个性化方案和白内障手术分离开来，使患者和医生有更多的时间来讨论和考虑这种治疗。

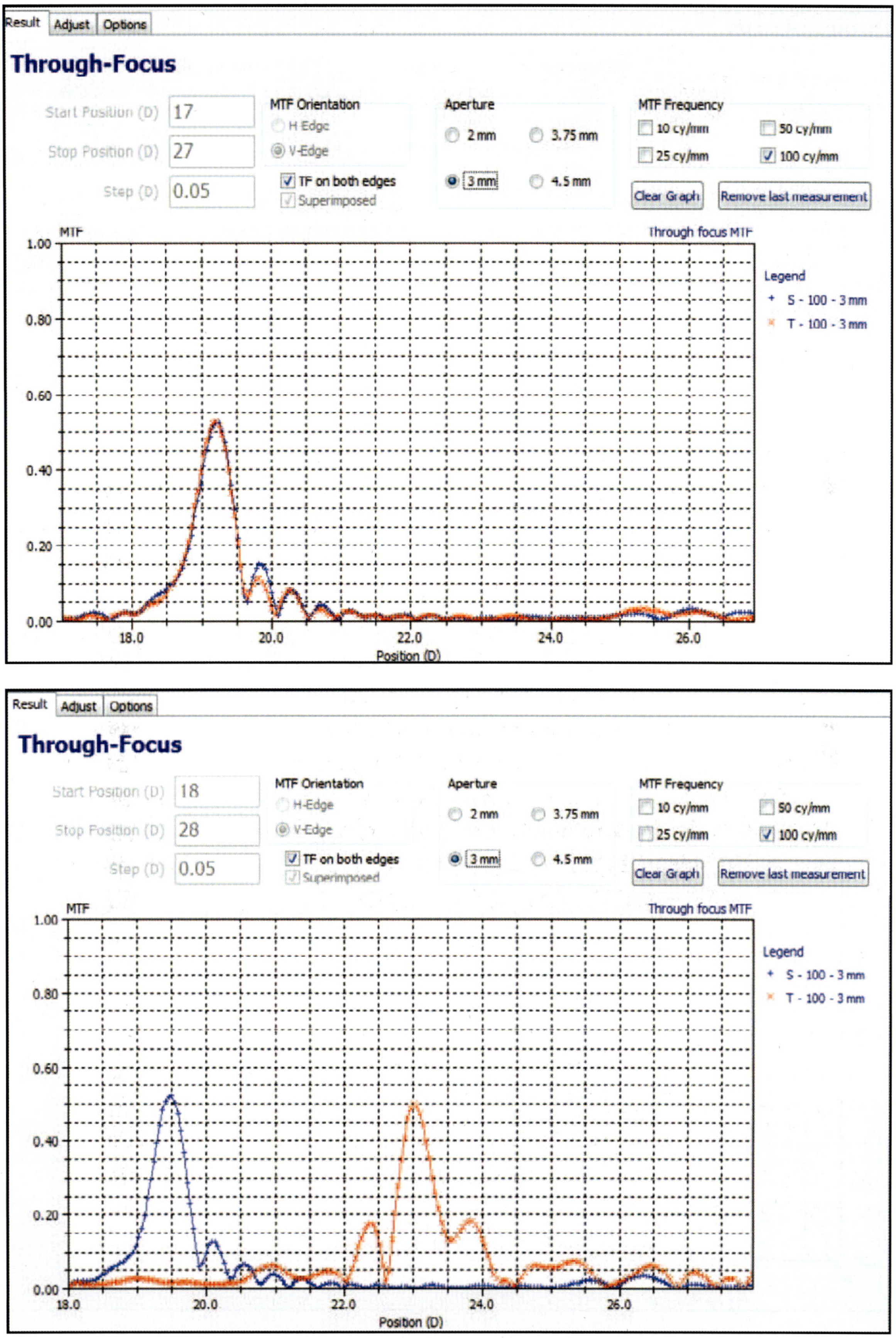

图 9d–6　制作柱镜成分示例。

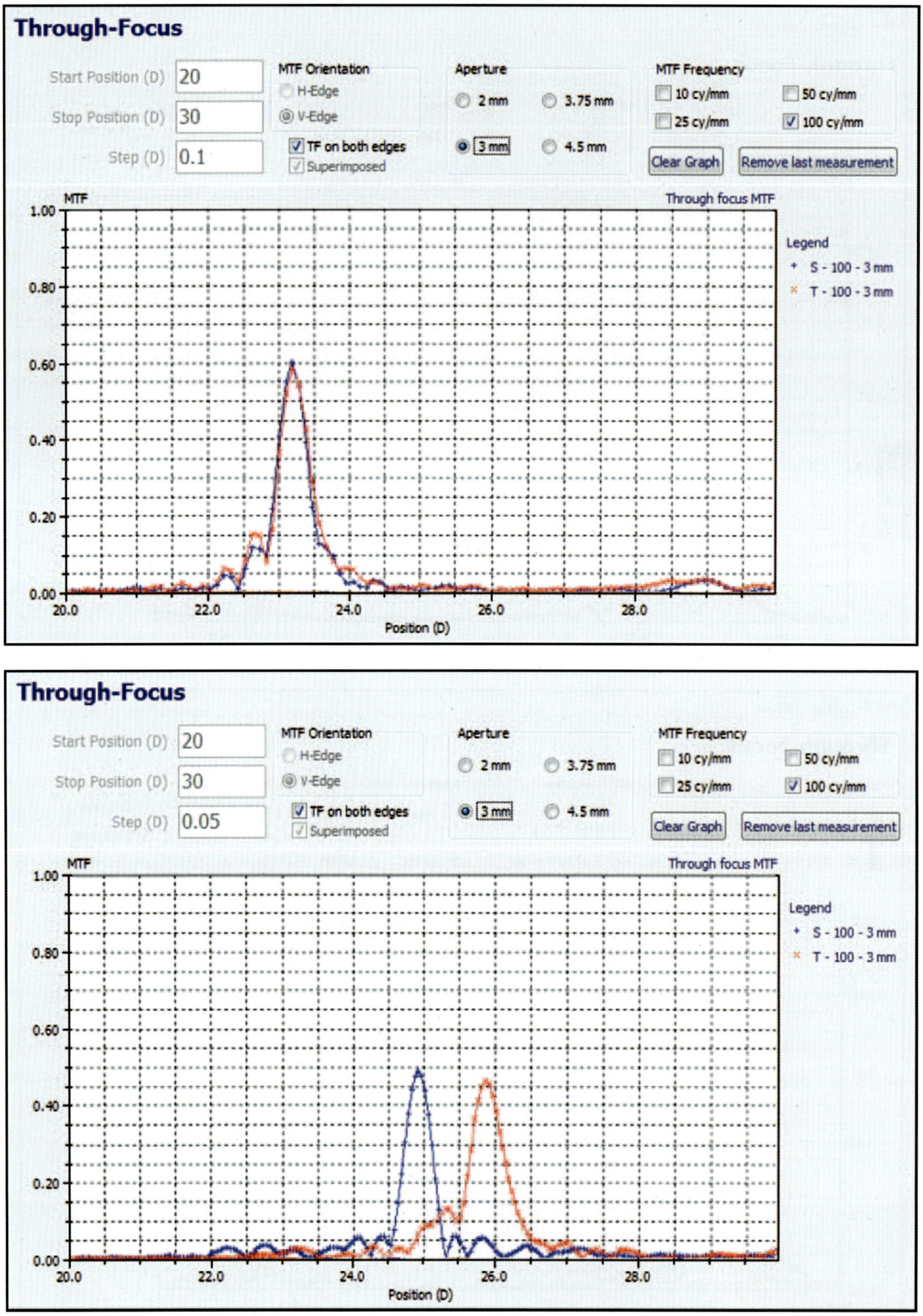

图 9d–7　制作球镜成分和柱镜成分示例。

（王华　译）

参考文献

1. 2017 cataract surgical equipment report: a global market analysis for 2016 to 2022. http://market-scope.com.
2. Brandser R, Haaskjold E, Drolsum L. Accuracy of IOL calculation in cataract surgery. *Acta Ophthalmol Scand*. 1997;75:162-165.
3. Murphy C, Tuft SJ, Minassian DC. Refractive error and visual outcome after cataract extraction. *J Cataract Refract Surg*. 2002;28(1):62-66.
4. Jin GJ, Crandall AS, Jones JJ. Intraocular lens exchange due to incorrect lens power *Ophthalmology*. 2007;114(3):417-424.
5. Mamalis N, Brubaker J, Davis D, Espandar L, Werner L. Complications of foldable intraocular lenses requiring explantation or secondary intervention—2007 survey update. *J Cataract Refract Surg*. 2008;34(9):1584-1591.
6. Mamalis N. Complications of foldable intraocular lenses requiring explantation or secondary intervention—1998 survey. *J Cataract Refract Surg*. 2000;26(5):766-772.
7. Mamalis N, Spencer TS. Complications of foldable intraocular lenses requiring explantation or secondary intervention—2000 survey update. *J Cataract Refract Surg*. 2001;27(8):1310-1317.
8. Mamalis N. Complications of foldable intraocular lenses requiring explantation or secondary intervention—2001 survey update. *J Cataract Refract Surg*. 2002;28(12):2193-2201.
9. Mamalis N, Davis B, Nilson CD, Hickman MS, Leboyer RM. Complications of foldable intraocular lenses requiring explantation or secondary intervention—2003 survey update. *J Cataract Refract Surg*. 2004;30(10):2209-2218.
10. Ohmachi Y, Igo T. Laser-induced refractive-index change in As–S–Ge glasses. *Appl Phys Lett*. 1972;20(12):506-508.
11. Ding L, Blackwell R, Künzler JF, Knox WH. Large refractive index change in silicone-based and non-silicone-based hydrogel polymers induced by femtosecond laser micro-machining. *Opt Express*. 2006;14(24):11901-11909.
12. Ding L. *Micro-Processing of Polymers and Biological Materials Using High Repetition Rate Femtosecond Laser Pulses* [doctoral thesis]. Rochester, NY: University of Rochester; 2009.
13. Takeshima N, Kuroiwa Y, Narita Y, Tanaka S, Hirao K. Fabrication of a periodic structure with a high refractive-index difference by femtosecond laser pulses. *Opt Express*. 2004;12(17):4019-4024.
14. Katayama S, Horiike M. Plastic object. US patent application 2002/0117624.
15. Sahler R, Bille J, Enright S, Chhoeung S, Chan K. Creation of a refractive lens within an existing intraocular lens using a femtosecond laser. *J Cataract Refract Surg*. 2016;42(8):1207-1215.
16. Bille JF, Engelhardt J, Volpp HR, et al. Chemical basis for alteration of an intraocular lens using a femtosecond laser. *Biomed Opt Express*. 2017;8(3):1390-1404.
17. Sahler R, Bille J, Enright S, et al. Simultaneous refractive and toric creation inside a standard hydrophobic intraocular lens using a femtosecond laser. XXXV Congress of the ESCRS; October 7-11, 2017; Lisbon, Spain.

第二部分

飞秒激光角膜手术

第 10 章

飞秒激光角膜手术的历史及背景

Tibor Juhasz, PhD

引言

人眼是实施激光手术的理想器官，因为激光能很好地通过透明的屈光间质达到治疗作用。飞秒激光具体限定的眼部组织效应，并且对相邻组织的损伤最小，是高精度内眼手术的首选。本章将介绍光致裂解引起激光与眼部组织相互作用的基本原理，以及飞秒激光技术在眼科中的发展应用。我们也总结了二极管泵浦的飞秒激光联合计算机控制的三维高分辨率激光束传输装置的技术发展，其构建了高精度角膜飞秒激光手术。通过在眼表放置压平锥镜形成接触表面，实现了首例飞秒激光角膜手术，这项技术至今仍在屈光手术中占据主导地位。本章将对目前商用激光机及其在眼前节手术中的应用进行简要概述。

眼科手术中的激光设备

眼是重要的视觉功能器官，光几乎可以传输到眼部任何结构，因此眼睛一直是激光手术的理想器官，所以新型激光设备能够早期运用于眼部手术也就不足为奇了。激光技术可以按照激光与组织相互作用的类型进行分类。光凝是指靶组织吸收激光的能量。被吸收的激光能量会加热靶组织，导致组织凝固和收缩[1,2]。视网膜光凝和氩激光小梁成形术就是光凝激光的应用实例[3,4]。

消融型激光是眼科激光的另一重要类型，它通过对组织表面进行消融发挥作用。这种激光发出的光线能被组织表面的浅层吸收，使得组织温度迅速升高以达到切除表面组织的作用。屈光手术中的准分子激光就是一种很好的消融型激光。紫外线脉冲激光能够被非常薄的表层组织吸收，使其从角膜表面迅速汽化并逐步脱落，从而达到微米级精确度的角膜重塑[5]。因为整个消融过程时间极短，在激光脉冲作用的短暂时间内就已完成，因此热能没有时间进一步扩散至深层组织，从而将邻近组织的损伤降到了最低[6,7]。

第三类激光是光致裂解激光。这种激光的波长属于可见光或近红外光，可以穿透大部分眼组织，因此平行的光致裂解激光光束能够穿过角膜且对组织无直接作用。光致裂解激光聚焦于一个直径为几微米的点，对组织产生作用。高强度激光能够破坏聚焦区域内的组织，Q 开关掺钕钇铝石榴石（Nd:YAG）激光是眼科第一台使用最早且应用最广泛的光致裂解激光，它能产生 1.06μm 波长、10ns 持续时间的脉冲激光。直到今天，晶状体囊膜切开或周边虹膜切开仍然使用这种激光[8]。由于 Nd:YAG 激光产生的裂解脉冲激光能量较大，通常会对周边组织造成较大的破坏[9,10]。为了降低 Nd:YAG 激光对邻近组织的破坏，飞秒激光逐渐在眼科领域发展起来。

光致裂解激光与组织的相互作用

光致裂解激光是基于透明组织离子化的一个复杂的、非线性的过程。正如无机材料一样，组织的激光裂解是基于激光诱导光学分解(laser-induced optical breakdown,LIOB)实现的。首先,短时间激光脉冲高度聚焦产生高强度电场，在聚焦区域内与自由电子及离子相互作用。在激光脉冲产生的巨大电场下,这些带电粒子就会加速并碰撞周围较大的分子,产生更多电子和离子。只要激光电场持续驱动,就会不断有新产生的带电粒子发生加速及碰撞，这一过程就叫作雪崩电离，雪崩电离会使自由电子和离子产生所谓的等离子状态[11]。随后,更多的激光能量被等离子体吸收,直到激光场被熄灭并迅速升温。在此情况下,被加热的等离子体能以超音速膨胀,并取代周围组织[11-15]。最终,绝热膨胀过程使得等离子体温度降低,扩散速度减慢,超声组织位移波以冲击波的形式在周围组织中传播。这种冲击波在传播过程中能量逐渐损耗，其速度下降为一般声波的速度,以一种无害的方式消散[9]。与局部热扩散时间常数相比,等离子体的绝热膨胀过程发生时间极短,因此造成的热损伤有限。降温的等离子体内成分随后产生化学重组，形成更小的分子，最终产生空化气泡。空化气泡内的主要成分是二氧化碳、氮气和水，这些成分均可通过正常机制在组织中扩散[16]。

需要着重说明的是,LIOB 的产生需要阈值能量。在阈值能量以下,激光脉冲产生的自由电子密度较低，不足以引发激光裂解组织所需的雪崩电离过程。而达到能量阈值以上时,LIOB 过程就能发生[17,18]。

20 世纪 80 年代初，纳秒脉冲 Nd:YAG 激光就已较好地应用于眼科临床，比如进行晶状体后囊膜切开、周边虹膜切除、内部巩膜造口[8]。然而,Nd:YAG 激光的阈值能量非常高,因此会产生强冲击波和大的空化气泡。这些不需要的副作用会造成邻近组织大面积损伤，因而限制了 Nd:YAG 激光的使用。尽管 Nd:YAG 激光设备还在应用,眼科界已感到它不能满足需求，需要发展对周围组织损伤更小的光致裂解激光。

LIOB 的第一步是雪崩电离,这一过程是一个已被充分了解的物理现象，因此可以构建计算机函数模型,计算阈值的依赖性作为脉冲能量函数[17,18]。结果显示,阈值能量随脉冲持续时间延长而下降,脉冲持续时间是微秒(microsecond,μs)级,两者呈线性关系;当脉冲持续时间是皮秒(picosecond,ps)及纳秒(ns)级时,两者则为平方根关系(图 10-1)。而在 1ps 内，这种依赖关系变得愈发微弱。经计算机模型显示,当激光脉冲时间为飞秒级(femtosecond,fs)时,阈值能量与持续时间无相关性。为了验证上述结论的正确性,我们进行了两组不同的试验。结果显示,当激光脉冲时间为 100ps 至约 20fs 时,其数据与我们构建的模型具有良好的一致性（图 10-2）。如图 10-3 所示,通过测量激光聚焦于角膜表面组织产生的荧光发散强度确定阈值能量，当脉冲持续时间分别为 150fs(图 10-3A)和 300fs(图 10-3B)时,荧光强度与脉冲能量之间均呈函数关系。图 10-3A 呈现曲线的斜率变化表明较短脉冲时间 150fs 能够获得清晰明确的阈值,而图 10-3B 没有明确的斜率变化关系;此外,荧光强度总是在阈值附近呈现统计上的波动，表明在脉冲时间 300ps 时数据的偶然性较大(即函数关系不明确)。

经过上述研究,我们获得了以下结论[17]:

• 缩短激光的脉冲时间，可以降低激光光致裂解的阈值能量。

• 在激光脉冲时间缩短至几百飞秒时，阈值能量不再显著降低。

• 控制激光脉冲时间在几百飞秒内时，可获得与阈值能量相近的脉冲能量，产生稳定且一致的光致裂解效果;而脉冲时间增加,就需要比阈值能量更高的能量来实现稳定且一致的光致裂解效果。

因此我们得出结论,当脉冲时间为几百飞秒时,可以实现理想的激光光致裂解过程。而缩短脉冲时间至 100fs 内,不仅在技术上具有一定困难,而且手术也没有更明显的收益。

此外,在牛眼角膜实验中,我们测量了经飞秒激光脉冲产生的空化气泡大小和冲击波范围。与皮秒激光相比,我们发现冲击波的范围缩小至约 10μm,而空化气泡大小也只有几微米，这预示着飞秒激光脉冲可以实现微米级的精准切开[19,20]。

为了在角膜上进行切开操作,比如制作角膜瓣,飞秒激光光束需要瞄准角膜表面下的特定深度的组织,随后聚焦激光进行扫描,确保激光产生的空化气泡能够彼此相连。

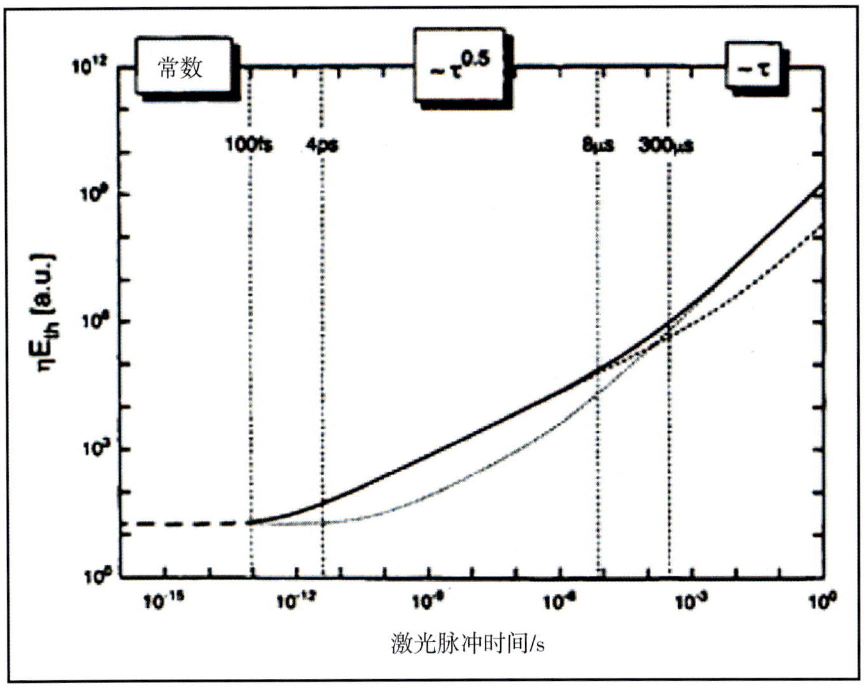

图 10-1　LIOB 阈值与激光脉冲时间在理论上的依赖关系。

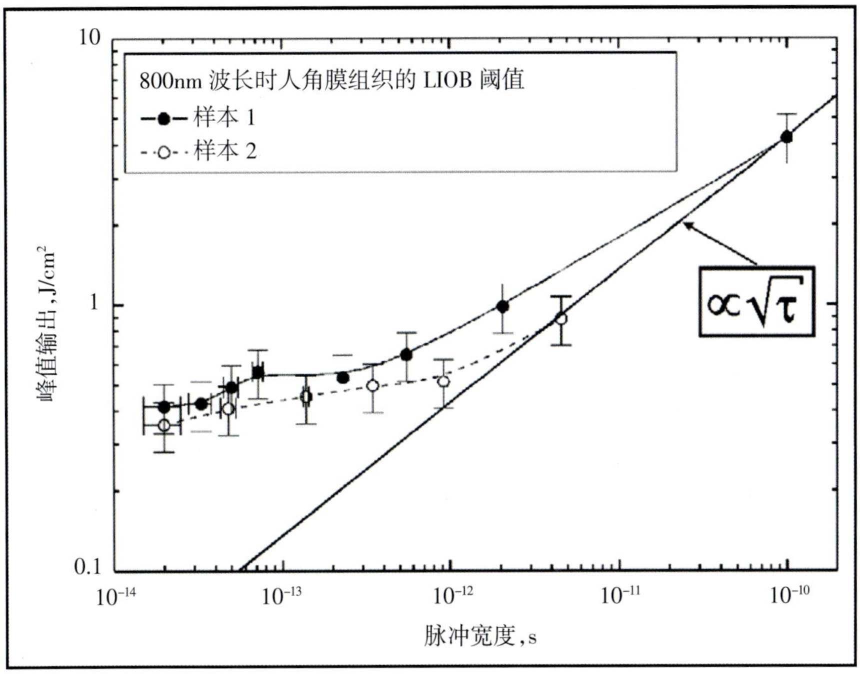

图 10-2　在人尸眼表面实验中测得的 LIOB 阈值与激光脉冲时间的函数关系。

第一台紧凑型角膜激光机的开发

尽管在 20 世纪 80 年代初就能使用实验室版本的飞秒激光机，但那些飞秒激光机十分复杂，需要日复一日地进行调试和维护，因此不适合投入市场。在飞秒激光设备投入市场的众多里程碑事件中，固态可饱和吸收模式锁定器[21,22]、固态材料的二极管泵浦[23]和啁啾脉冲放大技术的开发最为重要[24]。在这些技术的支持下，IntraLase 公司在 20 世纪 90 年代末推出了第一台使用钕玻璃(Nd:glass)作为激光材料的便携式二极管泵浦飞秒激光[25](原理图见图 10-4)。这台激光机由三部分组件组成：二极管泵浦激光振荡器、便携式脉冲展宽压缩器，以及二极管泵浦再生放大器。二极管泵浦振荡器首先在固态可饱和吸收器作用下产生具有较低能量（几十纳米焦耳）、较高重复频率（120MHz）的飞秒激光脉冲。随后，展宽–压缩器组件将飞秒激光的脉冲时间延长至几百倍，避免激光材料在放大器中受到损伤。之后，二极管泵浦再生放大器将选择的飞秒激光脉冲放大至所需的微焦耳级别能量，同时将重复频率达到 150MHz。最后一步，展宽–压缩器将激光脉冲时间重新压缩至初始飞秒脉冲时间。每一个单元约鞋盒大小，整个临床使用激光机占地约 3 英尺×3 英尺（1 平方英尺≈929cm²）。

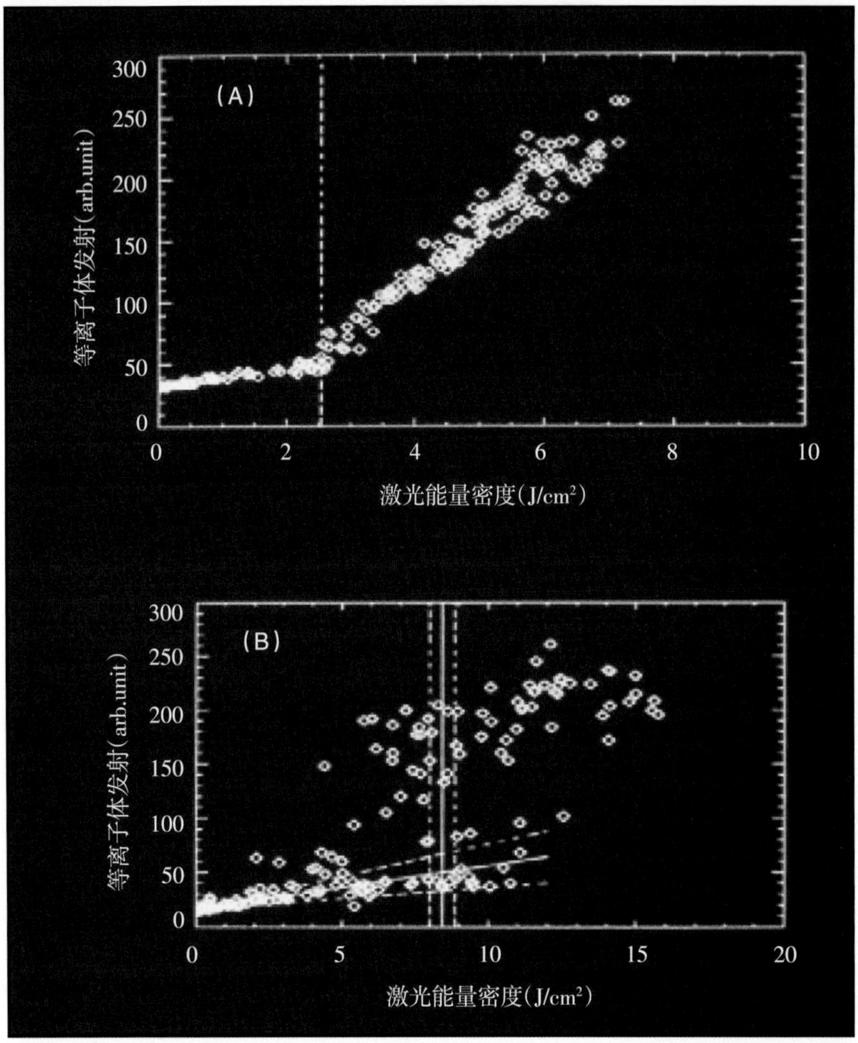

图 10–3　激光脉冲时间分别为 150fs（A）和 300ps（B）时，荧光密度与激光能量的函数关系。清晰的斜率变化能够确切地描述飞秒激光 LIOB 阈值的特点。

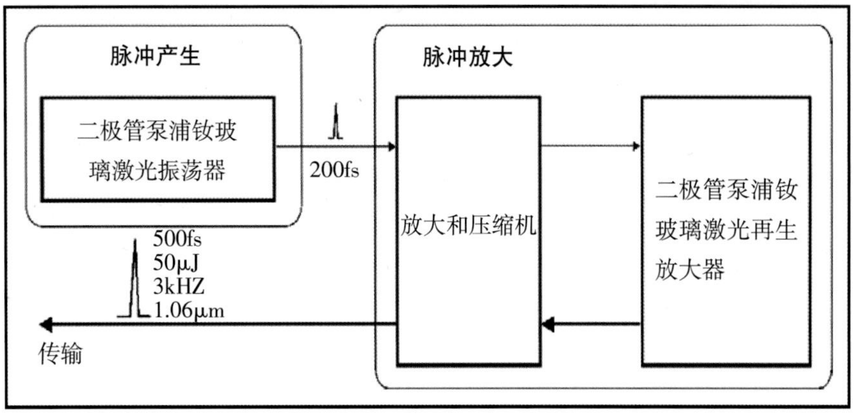

图 10–4　IntraLase 公司在 20 世纪 90 年代末推出的二极管泵浦角膜激光系统原理图。

角膜飞秒激光技术

角膜容易接触，其本身无血管，因而是飞秒激光手术最早关注的目标。角膜中央厚度只有 500~600μm，使得飞秒激光脉冲能够以微弱的非线性效应传导。近红外区光线在角膜穿透率很高，即 1.2μm 波长的近红外飞秒激光的使用没有限制。

图 10-5 是角膜飞秒激光示意框图。在技术层面上最重要的构成部分就是激光机、激光传送系统、吸引环(PI)及控制系统。图 10-6 所示的是压平式吸引环的细节示意图。在接下来的段落中，我们会从激光机开始，逐一介绍上述几个构成部分所需的要素。

因为对角膜的高精度切割要求激光产生的空化气泡直径小于 10μm，所以必须要使用飞秒激光。由此，商用飞秒激光脉冲时间范围为 200~800fs。最好将角膜飞秒激光的能量设置得尽可能接近光致裂解的分解阈值。虽然第一台商用激光机的脉冲工作能量为 1~3μJ，但新一代激光机的工作能量级别均降低到了亚微焦水平。

利用激光切开形成角膜瓣需要几百万个激光脉冲，缩短操作时间的临床意义极为重要，要求角膜飞秒激光的重复频率非常高。事实上，重复频率是角膜飞秒激光发展最为重要的技术驱动因素。在产品说明中，第一台飞秒激光设备的重复频率显示为 30kHz(图 10-7)，而新一代激光设备运行时的重复频率则在几百 kHz 范围内。但是明显有个例外，Ziemer 飞秒激光机(Ziemer AG)的重复频率可达MHz 级别。虽然角膜治疗所用激光的重复频率是一个重要的技术特征，但激光治疗的时间与重复频率并不单纯地成反比关系。通常，具有较高重复频率的激光设备也会具备较低激光能量脉冲，脉冲的点间距彼此会更接近。因此，与低重复频率的激光设备相比，治疗相同区域的组织时，使用高重复频率的激光设备就需要更多数量的激光脉冲，但治疗时间会更短。在过去，第一台 IntraLase 角膜激光设备制作角膜瓣所用时间约 1 分钟，而现在新型激光设备 10 秒内就可以完成角膜瓣制作。

虽然飞秒激光机是整个角膜激光系统技术上最先进的组成部分，但激光传送系统也同样重要，并且价格昂贵。传送系统中最重要的部分就是聚焦物镜的数控光圈结构，它决定着机器的激光斑大小。更小的激光斑使系统具有更低的激光脉冲能量，它能提供更精准的角膜瓣切削厚度。因而，商用角膜飞秒激光设备的设计者们会在人脸型允许的情况下尽可能将激光斑设计成最小。因为各类文献中有关激

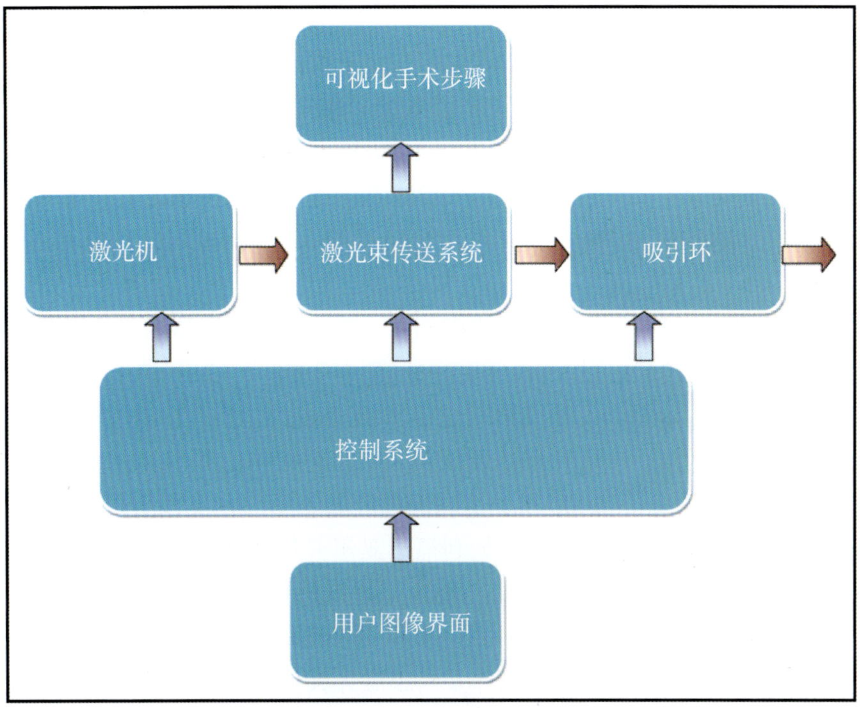

图 10-5　角膜飞秒激光系统框图。

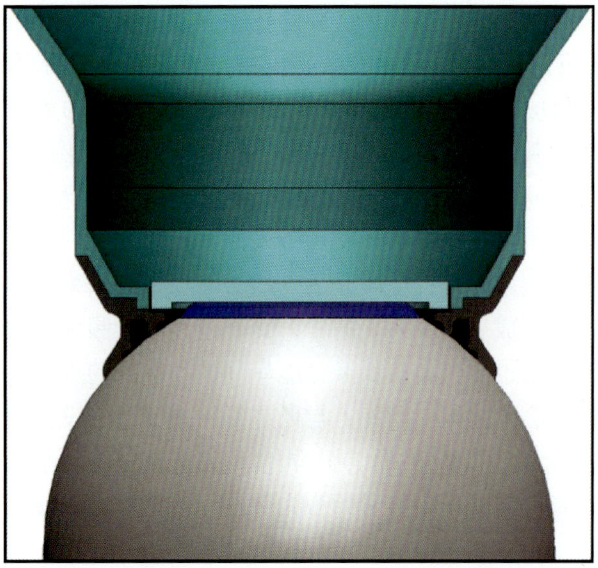

图 10-6 压平式吸引环示意图。

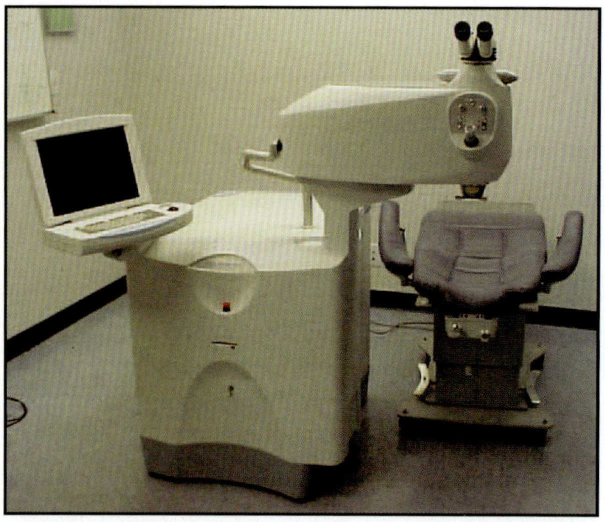

图 10-7 IntraLase 公司生产的第一台角膜飞秒激光机，也是第一个投入市场的眼科飞秒激光机，上市时间为 2000 年。

光斑的定义大不相同，所以不同的角膜激光设备之间很难比较其激光斑大小，但多数生产商所标明的激光斑直径大小为 2~3μm。在激光传送系统的设计中，最具挑战性的就是在直径为 10mm、高度为 1mm 的圆柱形扫描设备中实现同源性、无畸变的激光斑大小。激光束通过三维扫描系统进行扫描。通常情况下，一个移动镜头负责进行深度扫描（通常称为 Z 向扫描），而若干小镜面在快速扫描马达的驱动下进行成角运动，从而完成横向扫描（即 XY 向扫描）。

飞秒激光具有空间限定的手术效果，联合激光斑大小的精确空间控制，使飞秒激光可以对角膜进行高精度切开。但是，与激光传输系统相匹配的稳定和固定眼球的方法也不可或缺。为了固定眼球，所有角膜激光手术都需要使用负压吸引环和接触镜（平面锥镜或曲面锥镜），它们通常位于整个激光传输设备的末端。负压吸引环能够固定眼球，使得眼球的前表面暂时性贴合接触镜曲面（见图 10-6）。同时，接触镜下表面能够为激光校准提供参考平面，以接触镜下表面为基准，可以对激光切削深度进行校正。此类激光系统能够将切削的精度控制在 10μm 以内。通过螺旋状或光栅状激光脉冲扫描，就可以在预期的角膜深度、平行于压平角膜表面进行切开，制作角膜瓣。随后，激光经过弧形扫描逐渐移动并接近角膜表面，形成带蒂的边切。角膜瓣形成后，负压吸引环和压平式接触镜也随之移除，随后掀开角膜瓣进行后续的准分子激光治疗。

多个临床研究表明，LASIK 手术能重复制作 100μm 厚的角膜瓣[26]。相比于传统的微型角膜刀制瓣技术，飞秒激光制瓣的精准度和可重复性均更高，因而手术矫正效果的一致性更好，同时更具安全性。

角膜飞秒激光简史

激光-组织相互作用研究与飞秒激光技术的进展齐头并进，使得第一台临床飞秒激光机得以问世。1990—1997 年，美国密歇根大学和加州大学尔湾分校承担了大量激光-组织相互作用的实验。而在 1980 年代末至 1997 年，密歇根大学也开展了有关激光技术的实验。在上述实验结果基础上，第一家将眼科飞秒激光技术投入市场的创业公司于 1997 年由 Ronald Kurtz 博士和 Tibor Juhasz 博士在密歇根州安娜堡市创立。第一台临床飞秒激光设备样机在 1998 年底完成，而在 1998 年 12 月 10 日，第一台人眼飞秒激光手术由 Imola Ratkay Traub 医生在匈牙利布达佩斯的 Focus 医疗中心眼科手术室完成。2000 年，美国国内开展了第一台飞秒激光手术，这台手术由加利福尼亚州卡尔斯巴德市的 Lee Nordan 医生完成。而得克萨斯州休斯敦市的 Steven Slade 医生和科罗拉多州丹佛市的 John Dishler 医生也为角膜瓣制作及角膜激光其他手术步骤的发展和优化做出了重要贡献。

2000 年 11 月，在得克萨斯州达拉斯召开的美国眼科学会年会上推出了第一台商用飞秒激光机，并在 2001 年首次进行发售。自 2001 年起，多种 LASIK 激光制瓣的角膜激光手术机进入市场[27]。表 10–1 总结了目前商用飞秒激光机及其配套设备。此表格说明，这些飞秒激光设备最常见的功能就是制作角膜瓣。Zeiss 飞秒激光机(Carl Zeiss Meditec)则另外配备屈光性小切口微透镜取出手术方法，这种屈光手术全程由飞秒激光完成，手术医生需要通过小切口取出角膜基质中的微透镜组织[28,29]。除角膜屈光手术功能之外，飞秒激光设备也被考虑用于角膜移植相关手术。据文献报道，在全层角膜移植术中利用飞秒激光进行自闭式角膜切开，患者视觉康复更快，术后屈光状态也更理想[30]。另外，大部分商用激光机还具有为不同角膜移植物制作角膜基质囊袋和隧道的功能。

结论

本章的主要内容是角膜飞秒激光的历史及背景，讲述了激光技术发展的早期阶段以及推动此项技术发展的基本实验。最后，我们列出了所有商用激光机及其配套设备。

表 10-1　目前常用眼科飞秒激光系统及其配套设备

应用	功能	ALCON		J&J		ZEISS	ZIEMER	B&L	LENSAR
		WAVELIGHT FS200 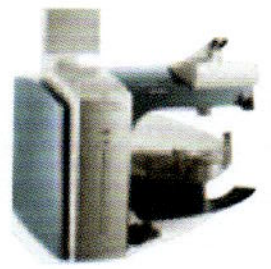	LENSX LASER 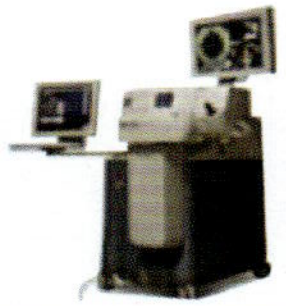	IFS 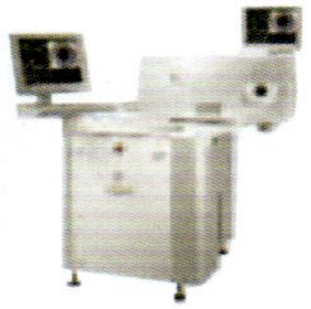	CATALYS 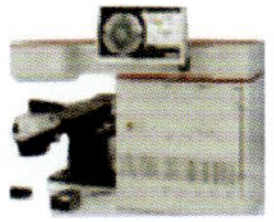	VISUMAX 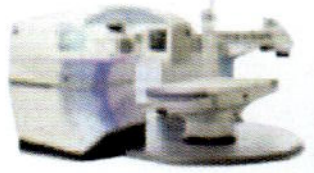	FEMTO LDV 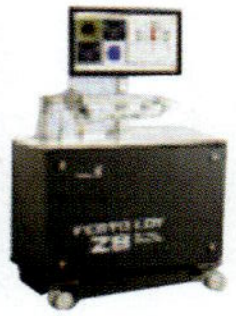	VICTUS 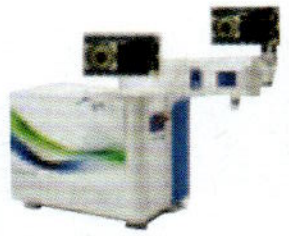	LENSAR 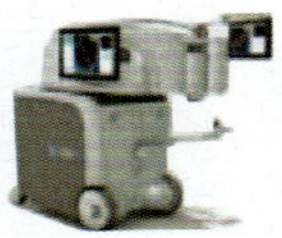
角膜	角膜瓣制作	X	X	X		X	X	X	
	囊袋制作	X	X	X			X		
	隧道制作	X	X	X			X		
	角膜移植	X		X		X	X		
	飞秒激光小切口角膜微透镜取出术					X			
白内障（飞秒激光辅助白内障手术）	囊膜切开		X		X		X	X	X
	预劈核		X		X		X	X	X
	制作角膜切口		X		X		X	X	X

B&L，Bausch & Lomb；J&J，Johnson & Johnson。

（张珣　张泳　译）

参考文献

1. Kagan DB, Gorfinkel NS, Hutnik CM. Mechanisms of selective laser trabeculoplasty: a review. *Clin Experiment Ophthalmol.* 2014;42(7):675-681.
2. Rodrigues MM, Spaeth GL, Donohoo P. Electron microscopy of argon laser therapy in phakic open-angle glaucoma. *Ophthalmology.* 1982;89(3):198-210.
3. Lock JH, Fong KC. An update on retinal laser therapy. *Clin Exp Optom.* 2011;94(1):43-51.
4. Xu XL, Mialhe JP, Bec P, Arne JL. Argon laser trabeculoretraction in chronic open-angle glaucoma. Personal results based on 100 eyes. *J Fr Ophtalmol.* 1985;8(3):219-225.
5. Flowers CW Jr, McDonnell PJ, McLeod SD. Excimer laser photorefractive keratectomy. *Ophthalmol Clin North Am.* 2001;14(2):275-283.
6. Berlin MS, Toeteberg-Harms M, Kim E, Vuong I, Giers U. Excimer laser trabeculostomy: an effective microinvasive glaucoma surgery procedure for open-angle glaucoma. American Academy of Ophthalmology website. https://www.aao.org/munnerlyn-laser-surgery-center/excimer-laser-trabeculostomy-effective-microinvasi. Published December 19, 2013. Accessed March 28, 2020.
7. Berlin MS, Rajacich G, Duffy M, Grundfest W, Goldenberg T. Excimer laser photoablation in glaucoma filtering surgery. *Am J Ophthalmol.* 1987;103(5):713-714.
8. Steinert RF, Puliafito CA. The Nd-YAG laser in ophthalmology: principles and clinical applications of photodisruption. Philadelphia, PA: Saunders; 1985.
9. Vogel A, Schweiger P, Frieser A, Asiyo MN, Birngruber R. Intraocular Nd:YAG laser surgery: laser-tissue interaction, damage range, and reduction of collateral effects. *IEEE J Quantum Electron.* 1990;26(12):2240-2260.
10. Vogel A, Schweiger P, Frieser A, Asiyo M, Birngruber R. Mechanism of action, scope of the damage and reduction of side effects in intraocular Nd:YAG laser surgery. *Fortschr Ophthalmol.* 1990;87(6):675-687.
11. Bloembergen N. Laser-induced electric breakdown in solids. *IEEE J Quantum Electron.* 1974;10(3):375-386.
12. Fujimoto JG, Lin WZ, Ippen EP, Puliafito CA, Steinert RF. Time-resolved studies of Nd:YAG laser-induced breakdown. Plasma formation, acoustic wave generation, and cavitation. *Invest Ophthalmol Vis Sci.* 1985;26(12):1771-1777.
13. Zysset B, Fujimoto JG, Puliafito CA, Birngruber R, Deutsch TF. Picosecond optical breakdown: tissue effects and reduction of collateral damage. *Lasers Surg Med.* 1989;9(3):193-204.
14. Vogel A, Hentschel W, Holzfuss J, Lauterborn W. Cavitation bubble dynamics and acoustic transient generation in ocular surgery with pulsed neodymium: YAG lasers. *Ophthalmology.* 1986;93(10):1259-1269.
15. Glezer EN, Schaffer CB, Nishimura N, Mazur E. Minimally disruptive laser-induced breakdown in water. *Opt Lett.* 1997;22(23):1817-1819.
16. Habib MS, Speaker MG, Schnatter WF. Mass spectrometry analysis of the by-products of intrastromal photorefractive keratectomy. *Ophthalmic Surg Lasers.* 1995;26(5):481-483.
17. Loesel FH, Niemz MH, Bille JF, Juhasz T. Laser-induced optical breakdown on hard and soft tissues and its dependence on the pulse duration: experiment and model. *IEEE J Quantum Electron.* 1996;32(10):1717-1722.
18. Niemz MH. Threshold dependence of laser-induced optical-breakdown on pulse duration. *Appl Phys Lett.* 1995;66(10):1181-1183.
19. Juhasz T, Kastis GA, Suárez CG, Turi L, Bor Z, Bron WE. Shock wave and cavitation bubble dynamics during photodisruption in ocular media and their dependence on the pulse duration. *Laser-Tissue Interaction VII.* 1996;2681:428-436.
20. Juhasz T, Kastis GA, Suárez C, Bor Z, Bron WE. Time-resolved observations of shock waves and cavitation bubbles generated by femtosecond laser pulses in corneal tissue and water. *Lasers Surg Med.* 1996;19(1):23-31.
21. Weingarten KJ, Keller U, Chiu TH, Ferguson JF. Passively mode-locked diode-pumped solid-state lasers that use an antiresonant Fabry-Perot saturable absorber. *Opt Lett.* 1993;18(8):640-642.
22. Kopf D, Weingarten KJ, Brovelli LR, Kamp M, Keller U. Diode-pumped 100-fs passively mode-locked Cr:LiSAF laser with an antiresonant Fabry-Perot saturable absorber. *Opt Lett.* 1994;19(24):2143-2145.
23. Braun A, Liu X, Mourou G, Kopf D, Keller U. Diode-pumped Nd:glass kilohertz regenerative amplifier for subpicosecond microjoule level pulses. *Appl Opt.* 1997;36(18):4163-4167.
24. Horvath C, Braun A, Liu H, Juhasz T, Mourou G. Compact directly diode-pumped femtosecond Nd:glass chirped-pulse-amplification laser system. *Opt Lett.* 1997;22(23):1790-1792.
25. Juhasz T, Loesel FH, Kurtz RM, Horvath C, Bille JF, Mourou G. Corneal refractive surgery with femtosecond lasers. *IEEE J Quantum Electron.* 1999;5(4):902-910.
26. Slade SG, Durrie DS, Binder PS. A prospective, contralateral eye study comparing thin-flap LASIK (sub-Bowman keratomileusis) with photorefractive keratectomy. *Ophthalmology.* 2009;116(6):1075-1082.
27. Sutton G, Hodge C. Accuracy and precision of LASIK flap thickness using the IntraLase femtosecond laser in 1000 consecutive cases. *J Refract Surg.* 2008;24(8):802-806.
28. Sekundo W, Kunert K, Russmann C, et al. First efficacy and safety study of femtosecond lenticule extraction for the correction of myopia: six-month results. *J Cataract Refract Surg.* 2008;34(9):1513-1520.
29. Ruiz LA, Cepeda LM, Fuentes VC. Intrastromal correction of presbyopia using a femtosecond laser system. *J Refract Surg.* 2009;25(10):847-854.
30. Steinert RF, Ignacio TS, Sarayba MA. "Top hat"-shaped penetrating keratoplasty using the femtosecond laser. *Am J Ophthalmol.* 2007;143(4):689-691.

第 11 章

飞秒激光在 LASIK 中的应用

Craig S. Schallhorn, MD; Steven C. Schallhorn, MD

引言

飞秒激光应用于 LASIK 角膜瓣制作代表了该手术关键技术的革新。飞秒激光技术提供了许多革命性进步,促进了 LASIK 角膜瓣制作更加精准化和个性化。角膜瓣形态可以个性化设计以满足患者需求,促进视力快速恢复并优化术后效果。

飞秒激光的这些优势显著提高了 LASIK 手术的安全性和可重复性。飞秒激光可以可靠地制作更具预测性的瓣结构,从而使制瓣过程更加安全有效。但其仍存在局限性:飞秒 LASIK 一般需要投入更多成本和更大的手术室空间,其术中和术后并发症也比较独特,故需提升手术经验以期获得最佳手术效果。

角膜瓣的制作

眼科手术的飞秒激光机应用短脉冲红外光(波长 1020~1060nm)切削组织。这些短脉冲(持续时间为 10^{-15} 秒)聚焦在透明的角膜基质内,大量的能量作用到焦点处引起组织气化。微小局限的飞秒脉冲重复作用于角膜,可在最小附带损伤情况下获得 LASIK 角膜层间分离平面。

制作角膜瓣时,为了在激光传输时达到必要的准确性和精密度,在角膜和激光之间采用对接口(PI)。不同商用激光 PI 界面采用不同方法进行角膜压平。平面压平锥需要压平角膜,而曲面压平锥在角膜瓣制作过程中使角膜保持放松。

通过在基质内产生局部组织分解,飞秒激光可以个性化设定角膜瓣的参数,角膜瓣的厚度、直径、蒂的角度和宽度均可定制调整,这使 LASIK 术后视力快速恢复并获得最佳手术效果。

目前,不同飞秒激光机的定制参数设置各不相同。根据脉冲能量和重复频率的不同,市场上可用的飞秒激光机主要分为两大类:高能/低频和低能/高频。高能/低频设备能量在微焦、频率在千赫(kHz)范围内产生单个激光脉冲;相反,低能/高频设备分别在纳焦和兆赫(MHz)范围内产生脉冲。对不同设备进行比较分析,可以归纳应用于飞秒激光机之中的技术发展。表 11-1 介绍了目前常用的飞秒激光机。

角膜瓣的结构

飞秒激光在 LASIK 中的一个重要作用是制作准确和重复性好的角膜瓣,其高度稳定性为薄角膜瓣制作提供了保障。目前关于飞秒角膜瓣对激光视力矫正的影响是 LASIK 研究的一个热点,迄今为止,同行评议已经证明了飞秒制瓣的可靠性,飞秒 LASIK 对屈光矫正的安全性和有效性也已被证明。随着时代发展及飞秒技术的进步,将会有更多数据显示飞秒激光较板层角膜刀制作角膜瓣的优越性。

角膜瓣厚度

飞秒 LASIK 的另一个重要主题是角膜瓣厚度,角膜瓣的厚度不同会对术后视力造成影响,角膜瓣

表 11-1　FDA 批准飞秒 LASIK 制瓣设备

激光设备	INTRALASE IFS	FEMTO LDV Z6	VISUMAX	VICTUS	WAVELIGHT FS200
公司	Johnson & Johnson Vision	Ziemer Ophthalmic Systems AG	Carl Zeiss Meditec Inc	Bausch & Lomb Inc	Alcon Laboratories
照片	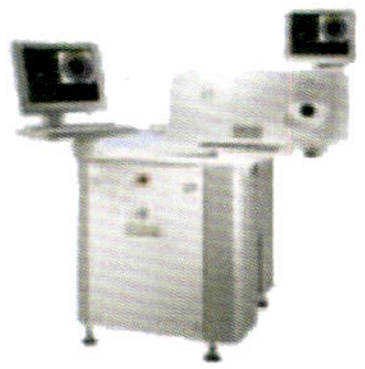	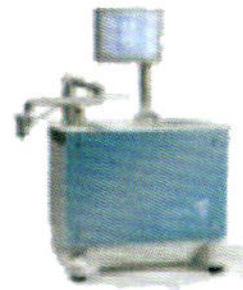	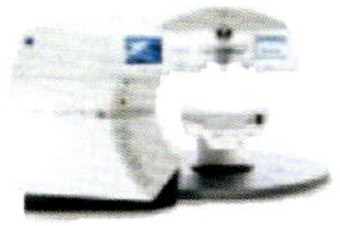	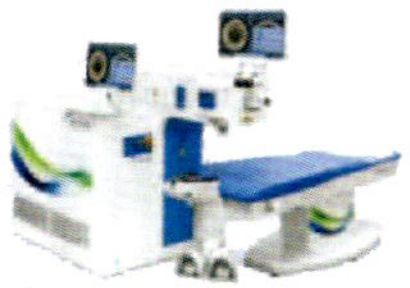	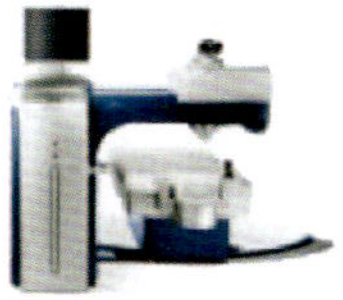
激光类型	二极管泵 Nd:玻璃再生器	二极管泵 镱振荡器	光纤放大器	二极管泵 固态激光器	振荡器-放大器
波长(nm)	1053	1020~1060	1043	1040	1045
频率	150kHz	20kHz	500kHz	160kHz	200kHz
脉冲能量(μJ)	0.7~2.5	0.150	0.12~1.0	0.65~2.0	0.1~1.2
手术可视化	虚拟的	可视的,虚拟的	可视的,虚拟的	虚拟的,OCT	可视的,虚拟的
切割模式	光栅器	光栅器	螺旋形	螺旋形	光栅器
角膜瓣直径(mm)	5~9.5	8.5, 9, 9.5, 10	7~9.6	6~9.5	5~10
角膜瓣形状	圆形,椭圆形	圆形,椭圆形	圆形	圆形	圆形,椭圆形
侧边切角(°)	30°~150°	30°~150°	45°~135°	60°~120°	30°~150°
压平平面	平面	平面	曲面	曲面	改良平面
平均扫描时间(s)	13	15~30	15	NA	20
其他手术应用	AK, CC, EK, ICRS, LK, PKP, 角膜基质袋	AK, CC, ICRS, LK, PKP, 角膜基质袋	LK, PKP, SMILE	AK, CC, FLACS	AK, ICRS, LK, PKP

AK,散光矫正角膜切开术;CC,透明角膜切口;EK,角膜内皮移植术;FLACS,飞秒激光辅助白内障手术;ICRS,角膜基质环植入术;LK,板层角膜移植;NA,不适用;Nd:玻璃/钕玻璃;OCT,光学相干断层扫描;PKP,穿透性角膜移植术;SMILE,小切口角膜基质透镜取出术。

过厚可能引起屈光回退、残余角膜基质力学强度降低及术后角膜扩张；角膜瓣太薄则易引起术后角膜皱褶或其他并发症(如角膜下瓣雾状混浊等)。

对比实际测量角膜瓣厚度与预期厚度的研究发现,飞秒激光制瓣较机械角膜刀更接近目标厚度,飞秒制瓣的可靠性已得到业界公认。因机械角膜刀对角膜瓣厚度影响因素很多，包括刀片质量、进入角度、切割机制和速率等,但这些干扰因素在飞秒设备中基本不存在。

Chen 等[1]报道 IntraLase 飞秒角膜瓣(Johnson & Johnson Vision)与预期厚度的偏差明显低于角膜刀。另一对比飞秒 LASIK 与机械角膜刀手术结果的荟萃分析显示,各类飞秒设备制瓣均优于角膜刀。在一项前瞻性随机对照研究中,Pajic 等[2]比较了 44 例患者一眼使用 Femto LDV (Ziemer Ophthalmic Systems AG)、对侧眼用微型角膜刀进行制瓣的效果。结果显示,飞秒激光角膜瓣厚度平均偏差为(6.5±5.2)μm,而微型角膜刀的平均偏差为(16.8±10.5)μm。

飞秒激光为角膜瓣中央和周边区厚度提供了更高的精度。多点测量显示飞秒激光角膜瓣厚度更接近目标值，而微型角膜刀制作的角膜瓣往往在周边产生较厚的新月形。Ahn 等[3]对飞秒激光机与机械角膜刀制作角膜瓣进行了比较研究，结果显示飞秒激光机的中心-周边瓣厚度平均偏差为 7.1~1.9μm,而微型角膜刀的中心-周边平均偏差高达 55.4μm。微型角膜刀产生的新月形角膜瓣可能造成 LASIK 术后的屈光回退。

Talamo 等[4]对 99 只眼进行了回顾性研究,IntraLase 飞秒激光制作 110μm 角膜瓣,厚度误差的发生率为 0%~3.7%;而微型角膜刀 Moria M2(Moria SA)制作 130μm 角膜瓣,厚度误差发生率为 5.8%~16.8%。回顾文献，飞秒制瓣厚度平均偏差为 4~18.4μm,效果优于微型角膜刀制瓣[5]。为进一步证实激光制瓣精准度,Sutton 和 Hodge 等[6]开展了一项研究,将目标厚度偏差设定在 20μm,260 名 LASIK 患者使用 15kHz 或 30kHz IntraLase 飞秒激光制瓣,87.3%的角膜瓣厚度在预期范围内;而单用 30kHz 制瓣,98%角膜瓣厚度在预期范围，这些研究明确了飞秒制瓣的可靠性。

另有研究报道,飞秒制瓣或比预期角膜瓣偏厚。Ahn 等[3]发现,IntraLase 60kHz 制瓣和 VisuMax(Carl Zeiss Meditec)制瓣比设定的 110μm 更厚,但其制瓣的可预测性依然稳定。另一项包括 21 名患者的双眼随机对照研究(randomized controlled trail,RCT)中,Patel 等[7]报道 IntraLase 15kHz 制瓣,目标厚度 120μm,结果更厚。这些使用上一代飞秒激光机的相关研究从侧面强调了升级系统以确保最佳手术效果的重要性。

角膜瓣完整性

LASIK 角膜瓣制作改变了角膜的生物力学特性,且角膜瓣通常只保留了部分的原角膜抗张强度。LASIK 术后保持角膜瓣完整性和黏附性对于获得良好的屈光效果至关重要，同样也有利于避免角膜瓣移位等并发症。Kim 等[8]利用兔子为动物模型,研究了飞秒激光制作角膜瓣术后角膜的黏附性，发现与微型角膜刀制作的角膜瓣相比，破坏飞秒激光制作的角膜瓣明显需要更大的外力，作者推测这可能与飞秒激光术后早期出现的基质层炎症反应增加有关。目前尚缺少有关飞秒制瓣后角膜基质细胞和组织反应的研究。但是,迄今为止,研究认为飞秒激光切削角膜不会导致成纤维细胞的增加或瘢痕反应增强，这一现象可能与角膜细胞增殖和炎症细胞侵袭的减少有关[9]。

或许对飞秒制瓣稳定性最好的考验在于承受日常生活中不会遇到的极端作用力。飞秒角膜瓣的稳定性可通过一个特例来佐证：一名飞秒 LASIK 术后7年的美国海军飞行员在 13 000 英尺(1 英尺≈0.3m)的高空以超过 350 节的速度进行弹射，弹射后未出现角膜改变或 LASIK 相关并发症,双眼最佳矫正视力(BCVA)仍为 1.2(20/15)[10]。

角膜瓣边切角和蒂

边切角在许多飞秒激光机均可个性化设置,有助于术后角膜瓣的对齐和复位。当边切角度陡峭或倒置大于 90°时，角膜瓣边缘组织可被嵌入邻近角膜中。与微型角膜刀及一些边切角固定的制瓣设备相比，飞秒技术促进了角膜瓣黏附并减少角膜瓣移位和上皮植入的发生率。Clare 等[11]在一项大样本回顾性研究中发现，使用微型角膜刀的 LASIK 手术，术后早期角膜瓣移位的风险比飞秒激光制瓣的 LASIK 更高。平坦的角膜瓣形态、上方蒂和陡峭边切角的基质层炎性反应均有助于提升飞秒 LASIK 角膜瓣黏附。一项随机对照研究中，Kung 等[12]将 120 只眼随机使用 IntraLase 60kHz 制作传统 70°边切角角膜瓣和 IntraLase 150kHz 制作 130°倒置边切角角膜瓣，结果显示倒置边切角组术后角膜知觉恢复更快，但该设计并未改善术后干眼症状。

角膜瓣蒂的位置也是大家讨论的话题，尚无明确共识统一上方或鼻侧的蒂位置。理论上讲，鼻侧蒂的角膜瓣可以更少损伤经 3 点和 9 点方向进入角膜的神经纤维束[13]。鼻侧蒂角膜瓣术后角膜敏感性下降较少，但其是否减轻 LASIK 术后干眼症状仍待考证。相比之下，蒂在上方的角膜瓣顺应重力方向，较少受到扭转影响，有利于角膜瓣的生理复位，并降低了角膜瓣移位的风险。故在临床实践中角膜蒂多设计于上方。

飞秒 LASIK 手术结果

安全性

越来越多的文献支持飞秒 LASIK 手术安全性，既往研究重点关注飞秒激光与微型角膜刀手术效果相比较。在一组随机对照研究的荟萃分析中，Zhang 等[14]认为飞秒 LASIK 与角膜刀 LASIK 安全性一致。两类手术在术后 BCVA 丢失≥2 行方面没有差异。长期随访结果显示，BCVA 丢失≥2 行的比例非常低（总病例的 1%以下）。相关文献并未报道 BCVA 丢失 1 行发生率的具体数据，但预计可低至几个百分点[15]。在随访过程中发现，术后早期出现 BCVA 下降的患者以后视力可能改善[16]。

视力和屈光结果

大量文献支持飞秒 LASIK 矫正屈光不正的有效性，包括近视、混合散光和远视等。现有文献显示了 LASIK 术后具有良好视力和屈光结果，对比敏感度提升，但高阶像差(HOA)增加。

基于不同患者人口统计数据、不同矫正类型和激光机的研究显示，飞秒 LASIK 患者 80%以上的术眼能够达到裸眼远视力(uncorrected distance visual acuity，UDVA)20/20 以上。在一项纳入 633 只眼睛(548 只近视，60 只混合散光，25 只远视)的研究中，Tanzer 等[15]报道了飞秒激光(IntraLase 60kHz 或 150kHz)辅助、波前像差引导的 LASIK(Visx Star S4 IR，Johnson & Johnson Vision)手术结果。术后 3 个月，近视或混合性散光组裸眼远视力（UDVA)≥20/20 者达到 98.3%，远视组裸眼远视力(UDVA)≥20/20 者为 95.7%，所有患者术后最佳矫正视力(BCVA)均达到 20/20 及以上。近视/混合性散光组中，39.7%的患者 BCVA 增加 1 行或以上，远视组中这一比例为 30.4%。近视组中有 0.4%的眼(2 只)出现 2 行 BCVA 丢失，2.6%的眼出现 1 行 BCVA 丢失，远视组中有 4.3%的眼出现 1 行 BCVA 丢失，随访期内所有眼验光等效球镜均在±1.00D 内，显示出良好的安全性和屈光效果。术后总 HOAs 增加，均方根（root mean square，RMS)平均增加 0.03±0.10μm。

Tomita 等[17]报道了 685 例(1280 只眼)近视或混合性散光患者使用非球面像差优化方案(Amaris 750S，Schwind Eye-tech-Solutions GmbH）矫正视力的手术结果。所有角膜瓣均由飞秒激光(Femto LDV Crystal Line）制作，术后 3 月，96.6%的眼 UDVA≥20/20。所有患者术后 BCVA 均达到≥20/20，其中 26.4%的眼 BCVA 增加 1 行或 1 行以上。安全性较高：0.3%的眼 BCVA 丢失 2 行及以上，9.6%的眼 BCVA 丢失 1 行。术后屈光状态良好：98.9%手术眼距目标屈光度在±1.00D 以内。该研究中也观察到术后 HOA 增加。术前平均 HOAs 为(0.35±0.10)μm，术后平均 HOAs 为(0.66±0.20)μm。

也有文献报道了飞秒 LASIK 矫正远视的视力结果。Leccisotti[18]报告了 413 名患者 800 只眼的平均术前等效球镜为+3.41±1.16D。术后 9 个月，95%的眼 UVA 达到 0.5(20/40)及以上。0.4%的眼 BCVA 丢失 2 行，7.3%的眼 BCVA 丢失了 1 行。术后球差和彗差均有所增加。

准分子激光机和激光消融技术的影响

除了角膜制瓣的因素，激光消融算法和准分子激光机也可能影响术后视觉效果。Binder 和Rosenshein 等[19]比较了 721 只眼接受飞秒 LASIK(IntraLase 15kHz 和 30kHz)的数据，使用 3 种激光机进行激光消融：VISX Star S4、LADARVision 4000（Alcon Laboratories）或 WaveLight Allegretto（Alcon Laboratories），术后 2~3 个月均随访评估波前像差。结果显示Star S4 波前引导组术后 BCVA 最佳，但临床无显著性差别。WaveLight 组术后 UVA≥20/20 的眼占 80%，在各组中占比例最高。

在一项前瞻性随机对照研究中，He 等[20]报告了 55 例患者 110 只眼接受波前引导（wavefront-guided，WFG）和波前优化（wavefront-optimized，WFO）飞秒辅助 LASIK 的结果。角膜瓣均使用 IntraLase 60kHz 制作，每名患者的一只眼被随机分到 WFG 组或 WFO 组（Allegretto Wave Eye-Q 400Hz，Alcon Laboratories）。术后 12 个月，UVA≥20/20 的眼数在 WFG 组为 87%，在 WFO 组为 78%。两组之间在安全性或BCVA 变化方面没有差异，WFG 组 52%的眼增加了 1 行或 1 行以上的视力，而 WFO 组这一比例为 46%。WFG 组接近正视的比例更大，80%的眼在±0.50D 以内，而 WFO 组为 72%。相对于基线，两组在 HOA 升高方面没有差异，HOA 都较术前有所增加。在 5%和 25%的对比度下，两组对比度视力结果差异明显，WFG 视力效果较好。

高阶像差

正如在视力结果的讨论中提到的，飞秒 LASIK 矫正屈光不正往往会导致 HOA 增加。这包括彗差、三叶草像差和球差，它们作为一类 HOA 可能与术后视觉干扰症状相关，例如，术后眩光、光晕、星芒或复视等。特别是飞秒 LASIK 可能会增加术眼的球差，但其增加的幅度很小，一般在标准变化范围之内。在屈光不正范围为+3.00D~-3.00D 的正常人群中，Wang 等[21]报道的角膜前表面 HOA 值为(0.48±0.12)μm，Tanzer 等[15]报道的术源性 HOA 值均方根为(0.03±0.10)μm。Tomita 等[17]报道总 HOA 均方根由术前的(0.35±0.10)μm 增加到术后的(0.66±0.20)μm。在这两项研究中，术后 HOA 的增加虽具有统计学意义，但数值较小并对临床影响不大。

各种可能影响术后 HOAs 增加的因素已被研究，激光消融和屈光状态影响较大。先进的激光消融方案可能会限制 HOA 尤其是球差的引入。角膜地形图引导的个性化手术可以最小引入 HOA。Binder 和 Rosenshein[19]发现，不同准分子激光机和激光消融模式可以影响 LASIK 相关 HOA。在他们的研究中，VISX Star S4 WFG 组术后 HOA 均方根较其他四组增加最少（VISX Star S4 常规方式，LADAR Vision 4000 WFG 方式，常规方式，以及 WaveLight Allegretto 方式）。在对 171 名近视患者 171 只眼的回顾性研究中，Hood 等[23]研究了飞秒角膜瓣参数与 LASIK 术后 HOA 之间的关系。结果显示，薄瓣(90μm)与厚瓣(100μm或 110μm)术后 HOA 无明显差异，但随着矫正度数增加，术源性 HOA 明显增加。

对比敏感度和不同环境下视力表现

飞秒激光 LASIK 可能有助于中等亮度环境下视力的小幅度提高。Tanzer 等[15]发现，在 WFG LASIK 治疗术后 3 个月，超过 40%的人在低对比度(25%)环境下 BCVA 提升 1 行或更多。相比之下，低对比度 BCVA 的丢失率为 6.1%。Reinstein 等[24]使用 VisuMax 激光矫正 286 只眼，检测中等亮度（模拟黄昏或黎明）对比敏感度，发现在 3、6、12 和 18 周/度四个空间频率上视力增加具有统计学意义。地形图引导的 LASIK 手术在术眼中显示出最佳的对比敏感度[22]。

低对比度视力是评估术后效果的重要指标，但基于工作环境的视觉效果能更直接地反映出患者对手术效果的感受和满意度。在一项回顾性研究中，Schallhorn 等[25]分析了患者术后 6 个月内的夜间驾驶体验，近视患者接受了 WFG 飞秒 LASIK（IntraLase 15kHz）和微型角膜刀 LASIK 术，检测其在眩光模拟条件下路况识别的风险，显示飞秒/WFG 组在所有测试指标上都表现出改善，而微型角膜刀/常规方案组的表现都比基线差。这项研究进一步说明飞秒 LASIK 能够实现功能性视力，但作者指出，该研究尚不能区分是飞秒激光还是准分子消融方案对视力结果改善做出的贡献。

飞秒激光与微型角膜刀 LASIK 结果比较

迄今,大多文献表明飞秒激光 LASIK 较微型角膜刀获得更为优异的临床结果：拥有更为先进切削算法的飞秒激光 LASIK 较微型角膜刀 LASIK 的术后视觉和屈光效果更佳。此外,与微型角膜刀相比,飞秒激光 LASIK 的术后视力恢复也更快。表 11-2 总结了飞秒激光和微型角膜刀 LASIK 的特征比较。

在一项比较飞秒激光和微型角膜刀的荟萃分析中,Zhang 等[14]纳入了 7 个随机对照研究,共计 577 只近视眼。两组安全性相同,BCVA 丢失 2 行或 2 行以上的比例在两组间没有差异;术后 6 个月,UDVA≥20/20 两组无差异。两组术后距离目标屈光度在±0.50D 内的比例相近。飞秒激光 LASIK 术后总 HOA 和球差较另一组更少。

Chen 等[11]进行了类似研究,纳入样本量更大,包括 15 篇文章的 3679 只眼睛。手术安全性结果依然近似,BCVA 丢失 2 行或 2 行以上眼的比例无差异。UDVA≥20/20 眼的比例、UDVA 终末随访结果和 HOA 的变化均无差异。飞秒激光组距目标屈光度在±0.50D 内的眼占比更大。

在一项大样本(2000 只)低度近视合并散光矫正的回顾性研究中,Tanna 等[16]比较了飞秒激光和微型角膜刀术后 3 个月的效果。虽然两组的术后效果都很好,但飞秒激光组术后 UDVA≥20/20 的眼比例更多。比较 UDVA≥20/20 的眼数,在术后 1 天和 1 周时,飞秒激光组较微型角膜刀组分别多 5.4%和 6.7%,两组差异显著。此外,飞秒激光组术后早期 BCVA 丢失 2 行及以上的眼更少。但术后 3 个月时,两组间的差异消失了。作者指出,飞秒激光 LASIK 有利于较快恢复视力并改善 UDVA。

患者体验和主观结果

飞秒 LASIK 过程中的患者体验也一直是人们关注的焦点。在一项前瞻性随机对照的对侧眼研究中,Tan 等[26]采访了 41 名LASIK 手术患者,其中一只眼接受了飞秒激光 LASIK 手术,另一只眼行微型角膜刀 LASIK 手术。患者在术后 30~60 分钟完成了关于术中感受的问卷调查。自诉光感消失的患者在微型角膜刀组比例更高,在应用负压吸引过程中,微型角膜刀组与飞秒激光组的对比为 85.4%对 39%,在角膜制瓣的过程中,微型角膜刀组与飞秒激光组的对比为 90.2%对 61%。LASIK 中常见的光感消失是由于一过性眼压升高和血流受限。总体而言,19.5%的患者自述在手术过程中会感觉“害怕”。随着现代设备的更新,负压建立时间缩短促使角膜瓣制作速度更快,从而提升患者的术中体验。

Tanzer 等[15]报道了 LASIK 患者主观问卷调查结果。在 305 名患者中,94.9%的患者表示他们术后视力有改善,而 5.1%的患者表示他们的视力没有变化,没有患者报告视力下降。高达 99.6%的患者表示他们会向同事推荐这项手术。

表 11-2　飞秒激光和微型角膜刀在 LASIK 制瓣中的比较

	飞秒激光	微型角膜刀
角膜瓣形状	平面	新月形
角膜瓣直径	个性化,计算机控制	取决于角膜曲率
角膜瓣厚度	降低了中央 - 周边区的差异度和变异度	中心厚度预测性准确,可变性增加
蒂的角度	个性化	取决于角膜曲率
角膜瓣的形态	圆形,椭圆形	圆形
边切角	个性化定制,倒置	浅入
安全性	BCVA 丢失 2 行及以上 < 1%	BCVA 丢失 2 行及以上 < 1%
效果	术后视力恢复更快,改善屈光度,减少 HOA	在长期随访中疗效相等
并发症	气体垂直穿透,TLSS,彩虹样眩光	纽扣瓣

BCVA,最佳矫正视力；HOA,高阶像差；TLSS,一过性光敏感综合征。

薄角膜瓣 LASIK

由于飞秒技术具有精准的优势，人们开始讨论薄瓣 LASIK 的潜在应用可能，有人将其称为前弹力层下激光角膜磨镶术（sub-Bowman's keratomileusis，SBK）。通常指角膜瓣厚度为 90~110μm 的手术，目的是减少 LASIK 术后角膜生物力学强度的损失，并尽可能保留可用于准分子消融的角膜基质层。Prakash 等[27]运用飞秒激光制瓣，将 240 只眼睛随机分为 90μm、100μm、110μm 和 120μm，结果显示四组间的视觉结果没有差异。110μm 和 120μm 组中角膜瓣平整性有所改善，但其与临床矫正效果无关。Wong 等[28]的进一步研究也表明，在 200 只眼的随机试验中，角膜瓣厚度为 100μm 的眼和 120μm 的眼相比临床结果无显著差异。同样，在剩余角膜厚度足够的眼中，薄于 100μm 的角膜瓣不太可能具有任何优势。此外，Rocha 等[29]报道，小于 90μm 的角膜瓣有可能破坏前弹力层。这可能会导致类似 PRK 的愈合反应，并增加术后角膜雾状混浊（haze）的风险，其特征是角膜细胞增殖和成纤维细胞产生。

飞秒激光比较研究

随着商用飞秒激光机的不断改进，最新仪器的直接比较结果数据有限。目前研究主要聚焦于分析角膜瓣质量、视觉质量和屈光效果，以及患者体验的差异。现有文献证明，目前设备在治疗屈光不正方面都安全有效。

Ahn 等[13]在一个病例对照研究中评估了 3 台飞秒激光机和 1 台微型角膜刀制作的角膜瓣厚度。3 种飞秒激光机（IntraLase60，VisuMax，Femto LDV）均能制作出高质量的角膜瓣，且优于微型角膜刀。总体而言，IntraLase 和 VisuMax 制作的角膜瓣更平坦，厚度的径向差异较小。然而，这两种设备平台制作的角膜瓣比预期要厚。Femto LDV 制作的角膜瓣在统计学上更接近目标厚度，但呈轻微新月形。

Ang 等[30]在一项回顾性病例研究中比较了使用两种不同飞秒激光机 LASIK 眼的视觉结果。该研究中，381 例患者的 381 只眼睛使用 VisuMax 制作角膜瓣，362 例患者的 362 只眼使用 IntraLase 60 kHz 制作角膜瓣，所有激光消融均采用 WaveLight Allegretto Eye-Q 400Hz 准分子系统进行。术后 3 个月，两组间 UVA 相似，VisuMax 组 75.5%的眼视力达到 20/20，而 IntraLase 组为 75%。同样，屈光结果在两组间没有差异，屈光度距目标屈光度在±0.50D 以内，VisuMax 组为 86.9%，IntraLase 组为 87.3%。两种设备安全性一致，均具有较好的预测性和有效性。

Zhang 等[31]在一项对 4 种不同飞秒激光机的视觉结果比较的研究中，发现不同平台对视力矫正存在差异。这项研究包括了 46 名患者（88 只眼），使用 IntraLase FS60、Femto LDV Crystal Line、Wavelight FS200 及 VisuMax 四种设备，Femto LDV Crystal Line 或 VisuMax 组术后视力恢复更快，术后 1 个月时 UDVA 达到 20/16 的比例更多。使用 IntraLase FS60 引入的球差较其他组增加。作者推测，低能量/高频率激光在瓣形成后可能引起较少的炎症和瘢痕反应，从而促进较快的视力恢复。吸引环的角膜锥镜表面形态和对接过程也可能影响视力恢复，VisuMax 的曲面锥镜更接近角膜生理状态，有助于制作角膜瓣。

Hall 等[32]在一项前瞻性随机对侧眼临床研究中，对比使用两种飞秒激光机 LASIK 术中患者和医生的主观体验。在这项研究中，46 名患者接受 IntraLase 60kHz 或 VisuMax 500kHz 制作角膜瓣，并使用 WaveLight Allegretto Eye-Q 400Hz 进行准分子激光消融。自述飞秒制瓣期间黑矇的患者，IntraLase 组为 50%，而 VisuMax 组没有。患者报告，在使用 IntraLase 进行吸引和对接时会感到更加恐惧。统计显示，VisuMax 制瓣期间可以看到固定光的患者更多。有 78.3%的患者首选 VisuMax，但手术医生更喜欢 IntraLase（50%）而非 VisuMax（8.7%），另外 41.3%的医生表示使用哪种设备都可以。光感知差异归因于两台机器不同的角膜压平和负压吸引技术（见表 11-2）。患者对 VisuMax 的偏好可能是因为在 IntraLase 负压吸引过程中患者光感消失的比例更高。

飞秒激光 LASIK 并发症

随着飞秒激光机的不断完善，人们的目光更多地关注于飞秒激光并发症。LASIK 有几种特有的激光机相关的术中和术后并发症，我们将在相关章节展开讨论。飞秒激光 LASIK 共有的术中并发症包括气泡形成、气体垂直穿透和彩虹样眩光。术后并发症包括一过性光敏感综合征和彩虹样眩光。

由于飞秒激光的特性，在角膜瓣制作过程中会形成空化气泡。这些气泡可能在基质层中合并形成不透明的气泡层。排气不足或气泡过多被认为与这种良性并发症有关。同样，前房中可能会出现气泡，这会扰乱准分子激光机的瞳孔定位追踪功能。可以延迟手术时间，待气泡减轻或消散后进行准分子消融[33]。

与基质层中的气泡形成类似，飞秒激光产生的空化气泡可能会垂直分离组织，可能会穿透角膜前弹力层并导致气体垂直穿透的现象。过薄的角膜瓣、既往手术史、瘢痕或外伤等情况都可能导致前弹力层缺陷，从而引起气体垂直穿透。如果发现瓣不完整，则不应掀开角膜瓣，而考虑激光矫正的其他方法，包括 PRK。

一过性光敏感综合征（transient light sensitivity syndrome，TLSS）是飞秒 LASIK 术后的一种独特并发症，可发生在术后早期（2~6 周），患者可能出现严重或逐步衰减的光敏感性。患者视力正常，裂隙灯检查无特异性征象。应仔细评估角膜基质床和前房，以排除畏光相关的病理性原因。该症状发病率低，既往报告为 1.3%[34]。排除任何令人担忧的病情后，局部高强度的皮质类固醇和人工泪液的使用可取得不同程度的疗效，大多数患者的症状随着时间推移而改善或消失。

彩虹样眩光是飞秒 LASIK 术后的一种光学并发症，通常在术后即刻出现。患者描述点光源周围出现放射状彩虹样光带，其症状在暗环境下最为明显。此外，视觉和视力不受影响。与 TLSS 一样，这种情况是一过性的，应完成彻底检查以排除其他诊断。彩虹样眩光可能是由于制瓣过程中产生的点/线分离造成，在角膜瓣后表面形成衍射光栅[35]。目前还没有标准的方法来治疗持续存在和逐步衰减的彩虹样眩光，但部分患者可以通过在角膜瓣后表面行治疗性角膜激光切削术来得到改善症状。需要更多的研究来更好地了解这种症状和可能的治疗方法。预防措施包括定期维护飞秒激光，以确保正确的光学对焦和激光束质量。

此外，飞秒 LASIK 术后细菌性角膜炎的发生率极低。最近一项大样本屈光手术病例研究显示，LASIK 可能发生经细菌培养证实的角膜炎发病率为 1/22 536（0.0044%），在分析中未明确发病的危险因素[36]。

结论

LASIK 中应用飞秒激光制作角膜瓣反映出这一技术的关键变革。该技术提供了高精确度和个性化的角膜瓣，并有助于术后视力快速恢复。不同飞秒激光机的矫正结果受到很多因素的影响，包括术前屈光不正的程度和准分子消融的方法等。作为一种屈光矫正的手术设备，飞秒激光已被证明是安全有效的。未来的科技创新毫无疑问会为屈光和角膜手术中带来新思路，但目前飞秒激光代表了最先进的 LASIK技术。

（王姗姗　李康寓　译）

参考文献

1. Chen S, Feng Y, Stojanovic A, Jankov MR II, Wang Q. IntraLase femtosecond laser vs mechanical microkeratomes in LASIK for myopia: a systematic review and meta-analysis. *J Refract Surg.* 2012;28(1):15-24.
2. Pajic B, Vastardis I, Pajic-Eggspuehler B, Gatzioufas Z, Hafezi F. Femtosecond laser versus mechanical microkeratome-assisted flap creation for LASIK: a prospective, randomized, paired-eye study. *Clin Ophthalmol.* 2014;8:1883-1889.
3. Ahn H, Kim JK, Kim CK, et al. Comparison of laser in situ keratomileusis flaps created by 3 femtosecond lasers and a microkeratome. *J Cataract Refract Surg.* 2011;37(2):349-357.
4. Talamo JH, Meltzer J, Gardner J. Reproducibility of flap thickness with IntraLase FS and Moria LSK-1 and M2 microkeratomes. *J Refract Surg.* 2006;22(6):556-561.
5. Farjo AA, Sugar A, Schallhorn SC, et al. Femtosecond lasers for LASIK flap creation: a report by the American Academy of Ophthalmology. *Ophthalmology.* 2013;120(3):e5-e20.
6. Sutton G, Hodge C. Accuracy and precision of LASIK flap thickness using the IntraLase femtosecond laser in 1000 consecutive cases. *J Refract Surg.* 2008;24(8):802-806.
7. Patel SV, Maguire LJ, McLaren JW, Hodge DO, Bourne WM. Femtosecond laser versus mechanical microkeratome for LASIK: a randomized controlled study. *Ophthalmology.* 2007;114(8):1482-1490.
8. Kim JY, Kim MJ, Kim TI, Choi HJ, Pak JH, Tchah H. A femtosecond laser creates a stronger flap than a mechanical microkeratome. *Invest Ophthalmol Vis Sci.* 2006;47(2):599-604.
9. Sumioka T, Miyamoto T, Takatsuki R, Okada Y, Yamanaka O, Saika S. Histological analysis of a cornea following experimental femtosecond laser ablation. *Cornea.* 2014;33 (Suppl 11):S19-S24.

10. Richmond CJ, Barker PD, Levine EM, Hofmeister EM. Laser in situ keratomileusis flap stability in an aviator following aircraft ejection. *J Cataract Refract Surg.* 2016;42(11):1681-1683.
11. Clare G, Moore TC, Grills C, Leccisotti A, Moore JE, Schallhorn S. Early flap displacement after LASIK. *Ophthalmology.* 2011;118(9):1760-1765.
12. Kung JS, Sales CS, Manche EE. Corneal sensation and dry eye symptoms after conventional versus inverted side-cut femtosecond LASIK: a prospective randomized study. *Ophthalmology.* 2014;121(12):2311-2316.
13. Muller LJ, Pels L, Vrensen GF. Ultrastructural organization of human corneal nerves. *Invest Ophthalmol Vis Sci.* 1996;37(4):476-488.
14. Zhang ZH, Jin HY, Suo Y, et al. Femtosecond laser versus mechanical microkeratome laser in situ keratomileusis for myopia: meta-analysis of randomized controlled trials. *J Cataract Refract Surg.* 2011;37(12):2151-2159.
15. Tanzer DJ, Brunstetter T, Zeber R, et al. Laser in situ keratomileusis in United States Naval aviators. *J Cataract Refract Surg.* 2013;39(7):1047-1058.
16. Tanna M, Schallhorn SC, Hettinger KA. Femtosecond laser versus mechanical microkeratome: a retrospective comparison of visual outcomes at 3 months. *J Refract Surg.* 2009;25(7 Suppl):S668-S671.
17. Tomita M, Watabe M, Yukawa S, Nakamura N, Nakamura T, Magnago T. Safety, efficacy, and predictability of laser in situ keratomileusis to correct myopia or myopic astigmatism with a 750 Hz scanning-spot laser system. *J Cataract Refract Surg.* 2014;40(2):251-258.
18. Leccisotti A. Femtosecond laser-assisted hyperopic laser in situ keratomileusis with tissue-saving ablation: analysis of 800 eyes. *J Cataract Refract Surg.* 2014;40(7):1122-1130.
19. Binder PS, Rosenshein J. Retrospective comparison of 3 laser platforms to correct myopic spheres and spherocylinders using conventional and wavefront-guided treatments. *J Cataract Refract Surg.* 2007;33(7):1158-1176.
20. He L, Liu A, Manche EE. Wavefront-guided versus wavefront-optimized laser in situ keratomileusis for patients with myopia: a prospective randomized contralateral eye study. *Am J Ophthalmol.* 2014;157(6):1170-1178.
21. Wang L, Dai E, Koch DD, Nathoo A. Optical aberrations of the human anterior cornea. *J Cataract Refract Surg.* 2003;29(8):1514-1521.
22. Jain AK, Malhotra C, Pasari A, Kumar P, Moshirfar M. Outcomes of topography-guided versus wavefront-optimized laser in situ keratomileusis for myopia in virgin eyes. *J Cataract Refract Surg.* 2016;42(9):1302-1311.
23. Hood CT, Krueger RR, Wilson SE. The association between femtosecond laser flap parameters and ocular aberrations after uncomplicated custom myopic LASIK. *Graefes Arch Clin Exp Ophthalmol.* 2013;251(9):2155-2162.
24. Reinstein DZ, Carp GI, Lewis TA, Archer TJ, Gobbe M. Outcomes for myopic LASIK with the MEL 90 excimer laser. *J Refract Surg.* 2015;31(5):316-321.
25. Schallhorn SC, Tanzer DJ, Kaupp SE, Brown M, Malady SE. Comparison of night driving performance after wavefront-guided and conventional LASIK for moderate myopia. *Ophthalmology.* 2009;116(4):702-709.
26. Tan CS, Au Eong KG, Lee HM. Visual experiences during different stages of LASIK: Zyoptix XP microkeratome vs Intralase femtosecond laser. *Am J Ophthalmol.* 2007;143(1):90-96.
27. Prakash G, Agarwal A, Yadav A, et al. A prospective randomized comparison of four femtosecond LASIK flap thicknesses. *J Refract Surg.* 2010;26(6):392-402.
28. Wong RC, Yu M, Chan TC, Chong KK, Jhanji V4. Longitudinal comparison of outcomes after sub-Bowman keratomileusis and laser in situ keratomileusis: randomized, double-masked study. *Am J Ophthalmol.* 2015;159(5):835-845.
29. Rocha KM, Kagan R, Smith SD, Krueger RR. Thresholds for interface haze formation after thin-flap femtosecond laser in situ keratomileusis for myopia. *Am J Ophthalmol.* 2009;147(6):966-972.
30. Ang M, Mehta JS, Rosman M, et al. Visual outcomes comparison of 2 femtosecond laser platforms for laser in situ keratomileusis. *J Cataract Refract Surg.* 2013;39(11):1647-1652.
31. Zhang J, Zhou YH, Zheng Y, Liu Q. Comparison of visual performance recovery after thin-flap LASIK with 4 femtosecond lasers. *Int J Ophthalmol.* 2017;10(10):1566-1572.
32. Hall RC, Rosman M, Chan C, Tan DT, Mehta JS. Patient and surgeon experience during laser in situ keratomileusis using 2 femtosecond laser systems. *J Cataract Refract Surg.* 2014;40(3):423-429.
33. dos Santos AM, Torricelli AA, Marino GK, et al. Femtosecond laser-assisted LASIK flap complications. *J Refract Surg.* 2016;32(1):52-59.
34. Muñoz G, Albarrán-Diego C, Sakla HF, Javaloy J, Alió JL. Transient light-sensitivity syndrome after laser in situ keratomileusis with the femtosecond laser Incidence and prevention. *J Cataract Refract Surg.* 2006;32(12):2075-2079.
35. Moshirfar M, Desautels JD, Quist TS, Skanchy DF, Williams MT, Wallace RT. Rainbow glare after laser-assisted in situ keratomileusis: a review of literature. *Clin Ophthalmol.* 2016;10:2245-2249.
36. Schallhorn JM, Schallhorn SC, Hettinger K, Hannan S. Infectious keratitis after laser vision correction: Incidence and risk factors. *J Cataract Refract Surg.* 2017;43(4):473-479.

第 12 章

飞秒 LASIK 的激光机概述

12a WaveLight FS200 飞秒激光机

Arthur B. Cummings, MD, FRCS

引言

2010 年，WaveLight 屈光手术平台诞生了他们的第一台飞秒激光机——FS200 飞秒激光机（图 12a-1）。该屈光手术平台包括 EX500 准分子激光机、FS200 飞秒激光机、WaveNet 联网的诊断设备（Topolyzer Vario，Oculyzer Ⅱ 和 Wavefront Analyzer Ⅱ）和旋转手术床（图 12a-2）。在此之前，WaveLight 推出了一种名为 Rondo 的新型角膜板层刀，受到广泛好评。但在眼科医生和患者的思维中，市场需求已发生转变，飞秒激光设备应运而生，填补了市场空白。正如 2000 年 WaveLight 200Hz Allegretto 系统在准分子设备市场中带来的巨大影响一样，FS200 的设计毫无疑问是创新性的，而且是站在了起点。

技术特征

FS200 的波长为（1030±5）nm，光束直径为（5.0±0.5）μm，脉冲时间 350fs，脉冲频率为 200kHz，最大脉冲能量 2.4μJ。表 12a-1 和表 12a-2 描述了设备的技术参数、控制、能量供应和运行条件。

对接和吸引环

通过 FS200 飞秒激光机，术者能实现对整个手术过程的最终控制。在启动对接过程之前，一些手术设计已经输入 FS200。在 LASIK 设备操作的同时，可以使用 FS200 和 EX500 上的键盘，在 EX500 上输入一些设置，如角膜瓣的厚度。不同的手术设置将在本章讨论，这里主要描述对接过程。

在对接过程开始之前，需要对吸引环（PI）的压平锥镜进行校准。使用专有的光束控制检查（图 12a-3），WaveLight FS200 飞秒激光机可以为不同的患者提供更一致的角膜瓣，包括 Z 轴偏差补偿和激光系统组件的温度变化。这种自动校准可减少标准差以确保角膜瓣厚度的一致性。

一旦 PI 被校准，就可以使用已设定的一系列手术参数，并进行 PI 对接。图 12a-4 展示了 PI 的不同角度的视图，图 12a-5 展示了吸引环和压平锥镜安全对接角膜过程的示意图。

对接是高度自动化的，对患者和医生来说都非常舒适，它包括手动和自动步骤。

第一步

将负压吸引环放置于眼球上（如图 12a-5），使用或不使用开睑器均可，但一定要确保负压吸引环

图 12a-1 WaveLight FS200 飞秒激光机。

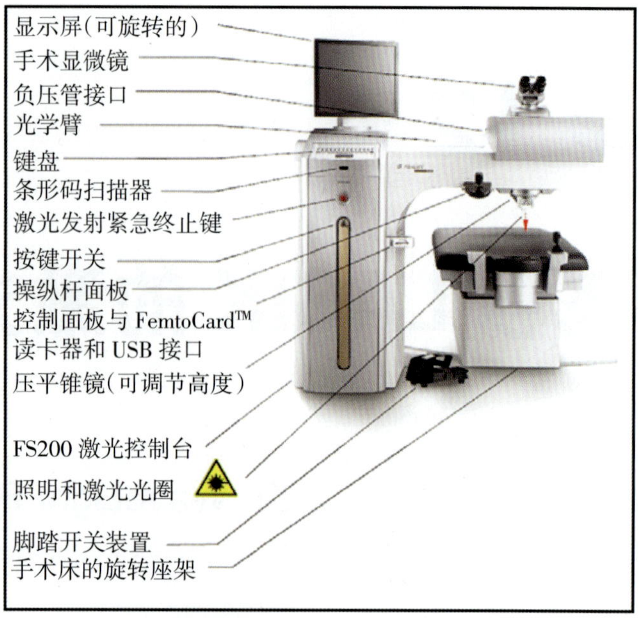

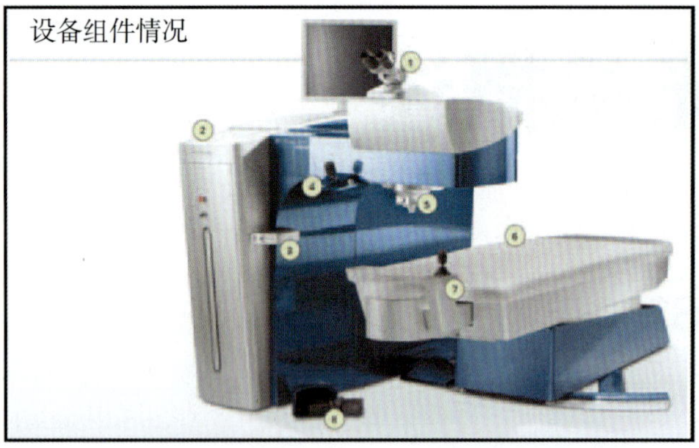

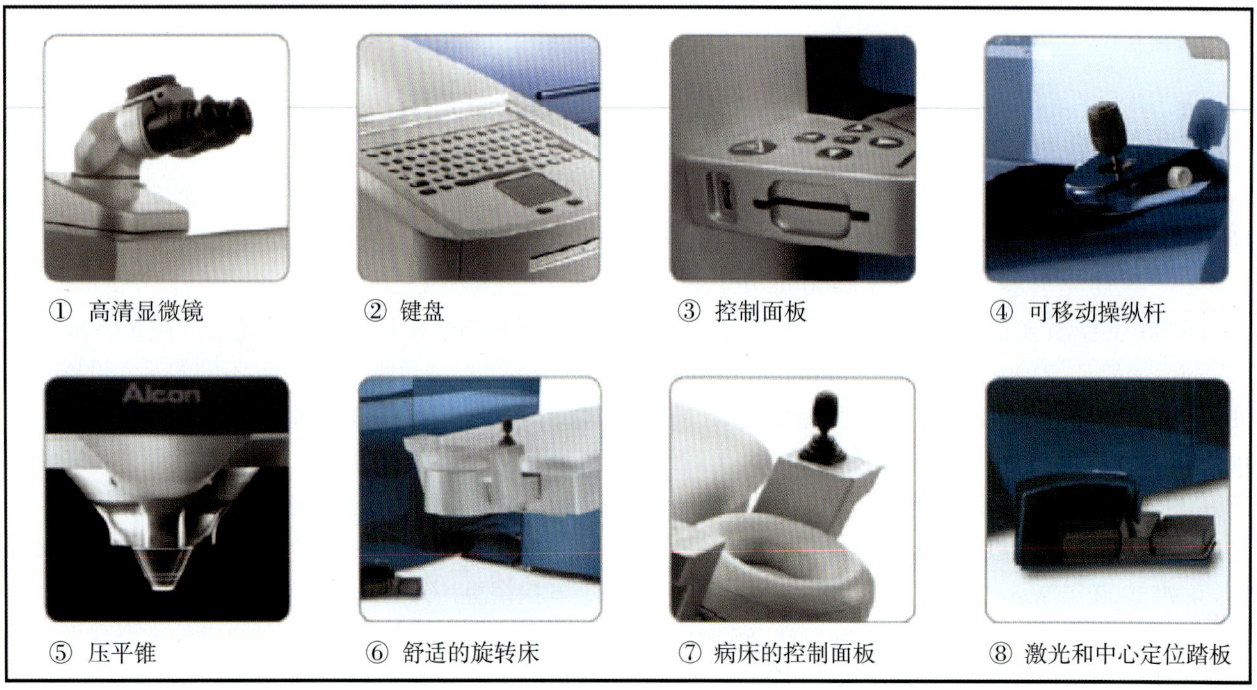

和下方的结膜之间压平良好。如果结膜松弛（即结膜没有被拉伸),则需要重新放置吸引环以确保与眼球良好的接触。然后踩 FS200 上的脚踏板来开启负压吸引。这是负压吸引的第一步，当显示屏上出现绿色指示条表示第一负压已经建立。

第二步

移动旋转手术床的操纵杆，使患眼在显微镜下清晰可见，位于屏幕正中或显微镜视野正中。转动操作杆抬高病床，聚焦两束氦氖光线交叉于角膜正中,许多用户(包括作者本人),会继续抬高手术床,直到两束氦氖光束相互交叉于两侧角膜缘附近或角膜缘处，这样才能确保压平锥镜更好地接触到吸引环。此时推动锥镜,直到听到咔嗒声,然后控制系统会自动切换,从床的操纵杆切换到光学臂的操纵杆。

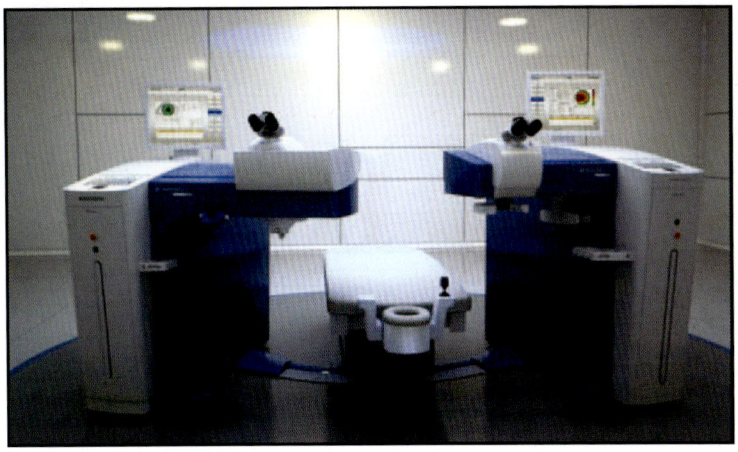

图 12a-2 WaveLight 屈光组合，左边是 FS200 飞秒激光机，右边是 EX500 准分子激光机。

表 12a-1 FS200 的技术特点

激光装置	脉冲飞秒固体激光机 第四代激光机(IEC 60825-1)
波长	1030±5nm
最大容许照射量	184.8W/m^2
最小的眼损伤距离	20cm(8 英寸)(IEC 60825-1)
光束直径(激光聚焦时,1/E^2)	5.0±0.5μm 高斯光斑
脉冲时间	350(+50/-150)fs
脉冲频率	200kHz
最大脉冲能量(应用于眼球)	2.4μJ
发散光束输出	480±30mrad(全角)
二极管间距	二极管 650nm,连续波(红色) 平均功率:<0.1mW 第一代激光机(IEC 60825-1)
最大扫描范围大小(∅)	11mm(0.43 英寸)
吸引环直径	19mm(0.75 英寸)
角膜瓣直径	3~10mm(0.12~0.39 英寸)(可变量)
蒂的长度	2.5~7mm(0.1~0.28 英寸)(可变量)
切削深度(角膜瓣)	90~500μm(可变量)
切削深度(其他应用)	90~1100μm(可变量)
负压吸引	420~800millibar(海平面)(1millibar=100Pa)
显微镜	OPMI(Zeiss) 集成摄像系统
散热	环境空气 激光头集成水冷却

第三步

光学臂的操纵杆激活后，将光学臂降低，使压平锥镜进入患者眼球上的负压吸引环中。可以直接观察屏幕或俯身通过手术显微镜进行监测，或使用后对接导航系统清楚地显示所有部件的位置，包括患者的鼻子(见图 12a-5)。对于高鼻梁的患者，需要倾斜头部，使 PI 对接更顺畅。当压平锥镜降入负压吸

表 12a-2　控制，电源供应和操作条件

控制	
控制面板和操纵杆面板	
键盘	
一体机	
TFT-显示器	
校准	负压检查，能量检查和切削检查 用测试盘进行客观校准
电源供应	
主要（连接不间断电源）	230V 交流电±10%，1-phase，16A，50Hz±5%
耗电量（连接不间断电源）	1.1kW（带病床 1.5kW）
保险丝	集成过载电流断路器
操作条件	
温度（建议）	+18℃（+64℉）到+26℃（+79℉）以上的露点稳定在 1℃（1.8℉）
湿度（建议）	20%~65%在+25℃（+77℉），不冷凝
空调（建议）	2.5kW 及以上的散热功率（室温：+22/+72℉）
通风	≥100m³/h（≥3500ft³/h）
占用空间	≥75m³（≥2650ft³）
气压（大气压力）	800~1060hPa

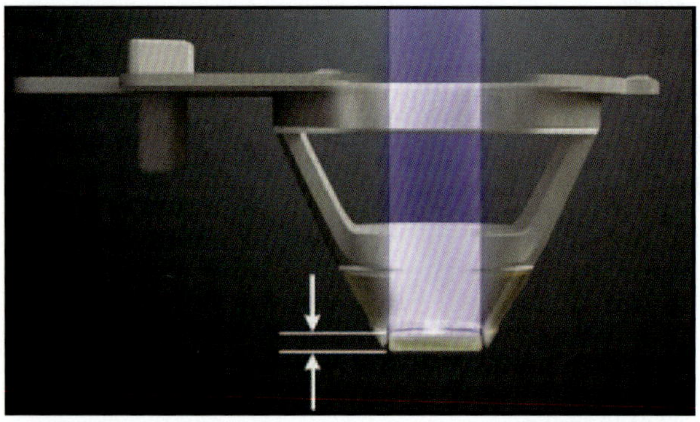

图 12a-3　手术前对每个锥镜进行第二次光束控制检验。第一次校准是出厂时。

引环中并开始压平角膜时，第二负压自动启动。此时屏幕上的第二根指示条显示为绿色。系统开始运行菜单中已选择好的步骤。所有的手术，包括 LASIK、角膜囊袋、基质内环的角膜隧道和基质内切口，可根据临床需要进行图像中心或偏中心治疗。激光扫描中心的调整可以通过操作控制面板上的四个箭头完成，也可以通过键盘完成。通过调整角膜隧道长度可以确保气泡全部排出，从而避免或最大限度地减少不透明气泡层（opaque bubble layer，OBL）的形成。当在默认菜单中打开角膜缘检测设置时，隧道长度就会自动延长至角膜缘，通常很小的调整就可以优化隧道长度，使之开口到角膜缘。

手术步骤菜单

2010 年，FS200 设备上市时有许多创新点，如 200kHz 激光，6 秒内制作一个直径为 9.0mm 的 LASIK 角膜瓣，负压开始到结束全程只需 30 秒。此外，飞秒激光性能方面还包括可调节的角膜瓣中心、蒂位置和角膜瓣厚度、改进负压吸引环以提高患者的舒适度并减少眼内压的升高。网络链接（WaveNet）可实现从诊断设备（Topolyzer Vario，Oculyzer Ⅱ，Wavefront Analyzer Ⅱ）到 EX500 和 FS200 激光机整个 WaveLight 屈光系统内的无缝数据传输，将整个手术过程的计划性和控制性提升到一个新高度（图 12a-6）。

标准角膜瓣

标准 LASIK 角膜瓣允许做以下调整（视频 12a-1）。

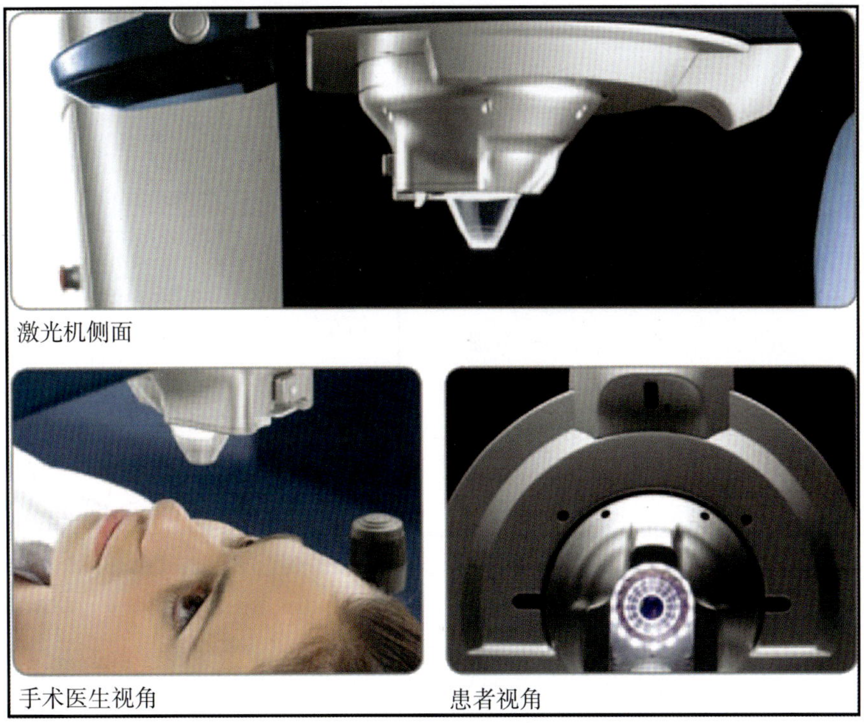

图 12a-4 锥镜不同侧面观：FS200 激光机侧面、手术医生视角和患者视角。

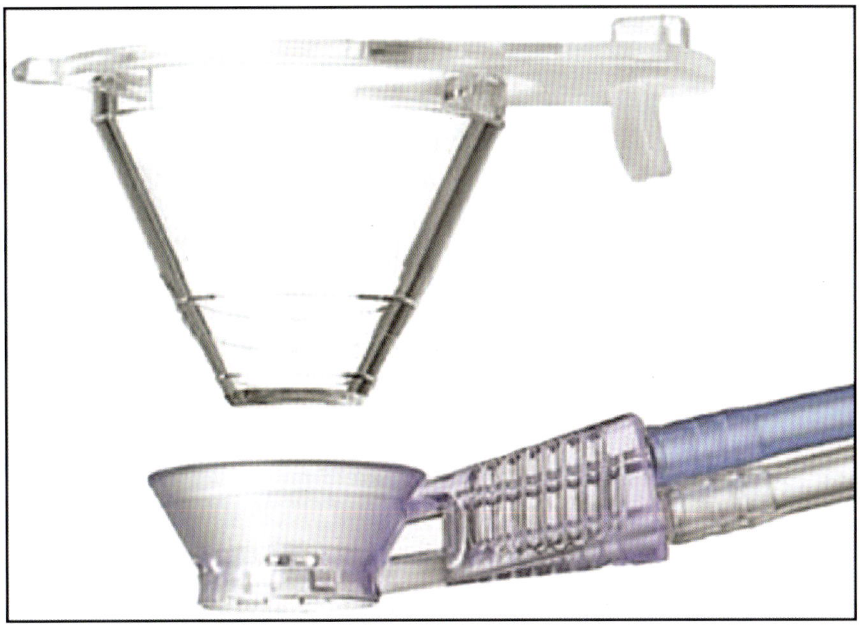

• 可以制作直径达 10mm 的角膜瓣。角膜瓣的最小直径为 3mm。角膜被压平的直径超过 11mm。

• 角膜瓣的厚度为 90~500μm，标准差为 7μm。

• 蒂的大小为 2.5~7mm，隧道宽度一般为 1.7mm，但可调范围为 0.5~5mm。

FS200 是第一个拥有排气隧道的飞秒激光机，可以避免 OBL 的形成。隧道的大小、点/线间距和能量级别都可以单独设置。

笔者对 LASIK 角膜瓣的一般设置如下。

	脉冲能量	点间距	线间距
基质床	0.8μJ	8μm	8μm
边切	0.8μJ	5μm	3μm
隧道	0.8μJ	4μm	2.5μm

• 角膜瓣：直径 9mm，深 100~120μm，隧道宽 1.7mm。

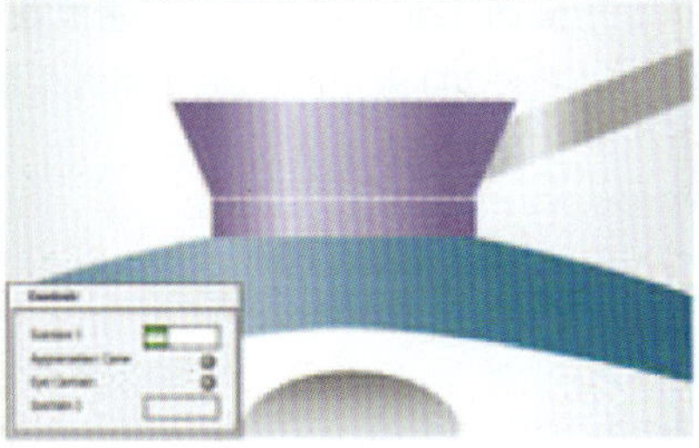

医生手动开始将负压吸引环连接到患者的眼睛。

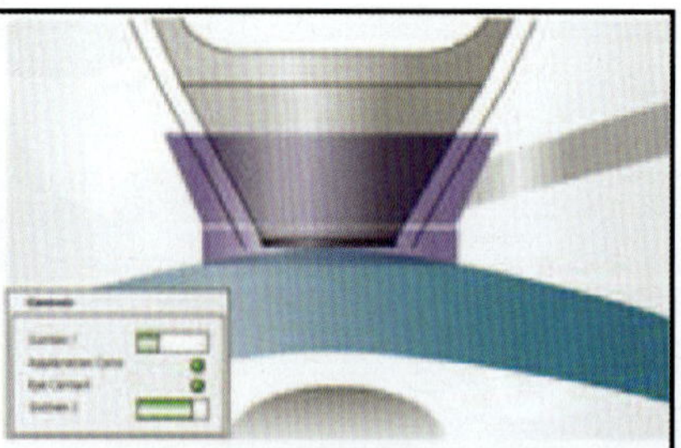

当压平锥下降与眼球接触时，第二负压自动启动。在整个过程中，眼部接触传感器全程被激活，以响应激光机的运动，无须手动调节。

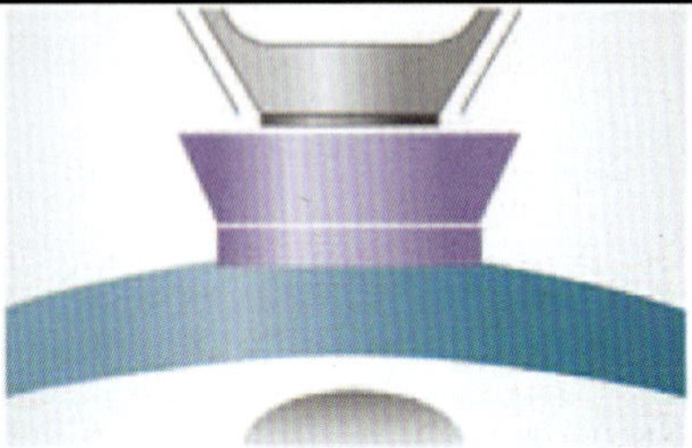

FS200 飞秒激光机的吸引环设计非常简单，易于上手，学习曲线短。基于其创新的设计，压平锥很容易嵌套进负压吸环内。

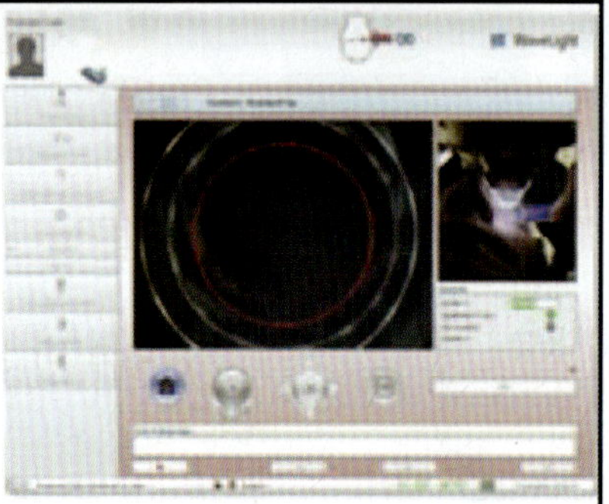

附加的实时视频为对接引导系统提供了另一个视角，可以观察到患者的下巴到下眼睑，旨在为术者和患者提供更好的体验。

图 12a-5　对接示意图。演示将 PI 安全对接到患者角膜的步骤。

• 蒂：角度 50°，瞳孔探测激活，旋转探测激活，角膜缘探测激活。

角膜瓣的蒂可以设置在鼻侧（视频 12a-2）、下方、颞侧、上方（图 12a-7A，视频 12a-3）或 360°的任何位置（图 12a-7B）。许多医生把蒂放在散光的最陡峭轴位上。切削模式视图的另一个非常有用的功能是，切削方案和角膜瓣图形可以同时显示，这样在对接之前，可以根据切削方案的大小和形状设置个性化的角膜瓣形态。FS200 激光机有一个特点，一旦PI 对接成功，系统允许对角膜瓣的位置进行再次调整。这样，即使负压吸引环轻度偏位也很少会遇到麻烦，因为角膜瓣可以通过屏幕手动调整到理想的位置。

角膜瓣厚度的可预测性非常好，与预期厚度的差值在 1μm 以内，标准差为 10μm。这意味着，如果制作 120μm 厚的角膜瓣，其真实的厚度将为 119~121μm，误差为 20μm（即 95%的角膜瓣厚度将为 100~140μm）[1,2]。角膜瓣的形态也比微型角膜刀制作的更好[3]。生物力学研究表明，薄而均匀的角膜瓣的稳定性优于厚的角膜瓣[4,5]。文献报道使用 FS200 激光后会出现彩虹眩光，但这并不常见[6]。角膜层间的空气可经隧道排出，OBL 显著减少[7,8]。

个性化角膜瓣

角膜瓣的形状可以选择圆形或椭圆形，每个轴向上的直径均可设置为 3.5~10mm（图 12a-8）。

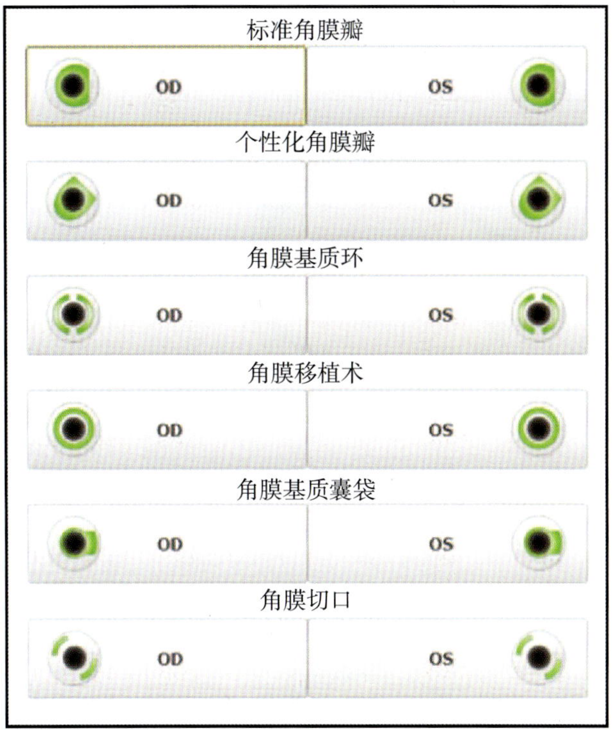

图 12a-6　FS200 上的手术菜单。

角膜基质环

FS200 具有制作角膜隧道模式，这种模式可用来放置角膜基质环治疗圆锥角膜。基质环的深度、直径(即圆弧)、隧道的直径，以及进入两个隧道的切口/入口的位置都可以预先设定。图 12a-9 显示了设置角膜基质环的方位及切口的位置。FS200 还可以创建一个小型的“着陆平台”，使手术时基质环更容易植入隧道。基质环厂家提供了制作时可选的内外径、切口位置和隧道深度。制作隧道后，用一种带有尾巴的器械穿透隧道确认打开，并分离潜在的组织桥。角膜基质环植入后无须缝合切口。

	脉冲能量	点间距	线间距
角膜环	1.30μJ	6.5μm	6.5μm
切口	1.30μJ	6.5μm	3.0μm

角膜移植术

图 12a-10 显示了 FS200 的菜单设置和不同的手术设计方案。FS200 可以在供体角膜上制作深达 1000μm 以上的切口，确保穿透角膜组织。

角膜基质囊袋

老视角膜植入物，包括 Kamra、Raindrop 和 Presbia，都可以植入角膜基质囊袋内(图 12a-11)。根据临床经验反馈，目前这些基质囊袋需要在不同的角膜深度制作。Kamra 在 250μm 处，Raindrop 在大约 33%的深度(通常在 180μm 左右)，而 Presbia 通常在 350μm 处植入。

随着深度的增加，点/线间距需要更紧密才能确保角膜基质床的平滑。通常，在 350μm 深度时，点/线间距为 4μm×4μm，在 250μm 深度时为 6μm×6μm。在 180μm 深时，8μm×8μm 的间距更合适。而点/线间距越小，操作时间也越长。8μm×8μm 点/线间距制作直径为 6mm 的角膜基质囊袋耗时 5 秒，而 4μm×4μm 的点/线间距时制作同样的角膜基质囊袋需要约 12 秒。

可以根据需要定制个性化囊袋的结构。Kamra 需要一个 6mm×6mm 的囊袋，入口为 40mm，而 Presbia 需要一个直径 5.2mm 的囊袋。尽管这些差异很大，厂家也推荐以下参数。

- Kamra(由 Lance Kugler 医生提供)
  - 囊袋直径 5mm，深 195μm，隧道宽 5mm
  - 脉冲能量为 0.5μJ，点/线间距 4μm×4μm
- Presbia(由 Mickey Gordon 博士提供)
  - 囊袋 5.2mm，深 300μm，隧道宽 3.5mm
  - 脉冲能量 0.65μJ，点/线间距 4μm×4μm

MyoRing(Dioptex AG)是一个实心环(不像基质环那样是两个独立的环)，植入 300μm 深的角膜基质囊袋以治疗圆锥角膜。如果患者术前明显近视，那么它可以改善角膜地形图、裸眼远视力(UDVA)、矫正视力和屈光状态。这个囊袋的直径为 8.5mm，入口为 5mm(见图 12a-11A)。大量研究表明，与角膜基质环植入相比，MyoRing 术后的角膜更平坦[9]。

	脉冲能量	点间距	线间距
基质床	0.5μJ	4μm	4μm
连接处	0.5μJ	6μm	4μm
切口	0.8μJ	6μm	2.5μm

- 深 300μm，直径 8.5mm
- 切口宽 5mm，位置为 180°，倾斜角度 70°

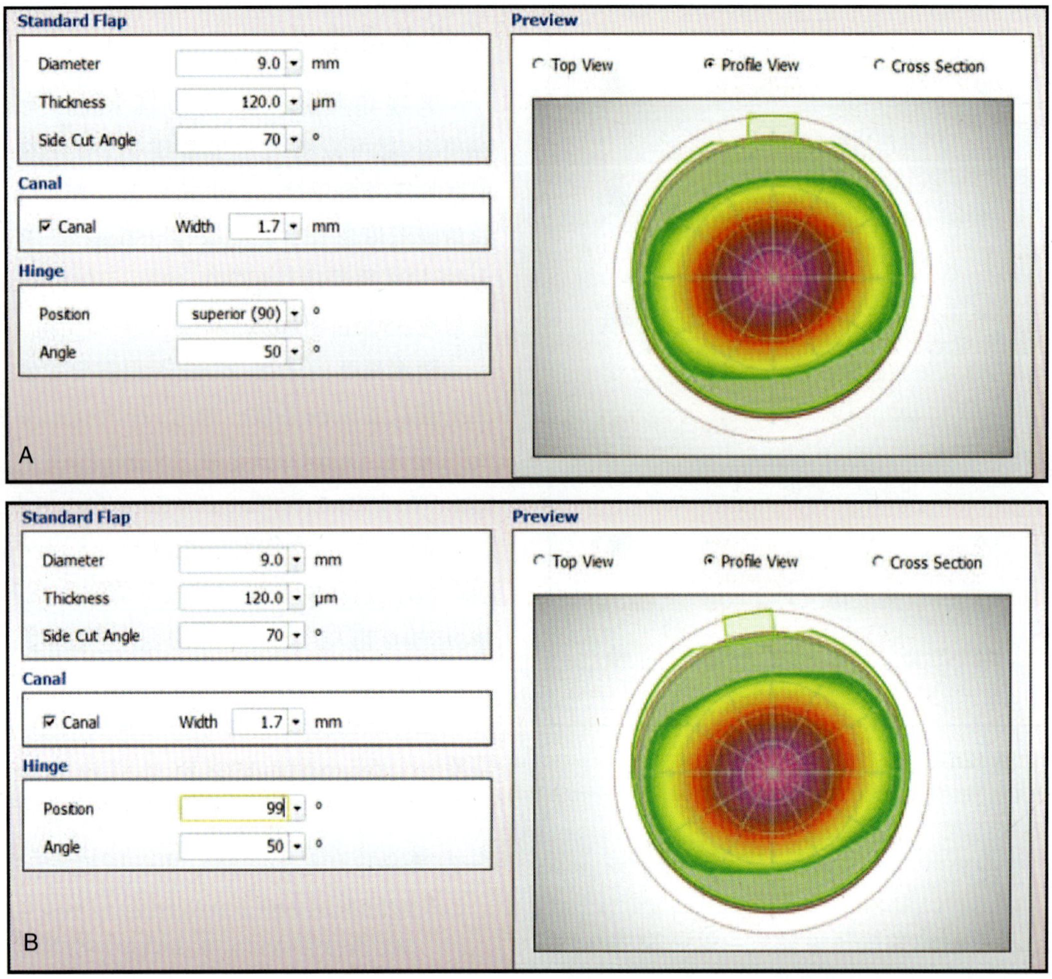

图 12a-7 （A）角膜瓣的蒂位于上方。（B）旋转角膜瓣的蒂以适应切削面。（待续）

角膜切口

FS200 可以制作角膜缘松解切口，可以是角膜切开，也可以是基质内切开（图 12a-12）。弧长和直径可以根据散光轴向预先设定。角膜缘松解切开可以在 180°的位置或其他需要的任何位置，也可根据角膜地形图定位于其最陡峭轴，并调整大小。也可以选择只做一个切口。FS200 目前还没有关于散光矫正角膜切口的计算图表，但是通常使用 Eric Donnenfeld 博士提供的改良 DoNo 计算图表[10]。

切口的默认设置值如下：

- 脉冲能量 1.3μJ，点间距 6.5μm，线间距 3.0μm
- 直径 7.0mm
- 弧长 30°
- 深度 400μm
- 顶部/表面补偿 100μm

打印手术操作的临床记录

FS200 会生成一个 PDF 文件，该文件可以存储到 USB 卡，上传到电子病历或打印成纸质病历。该文档包括手术使用的所有参数和设置，以及手术各阶段捕捉的影像图像（图 12a-13）。

结论

FS200 设备是 EX500 准分子激光设备强有力的补充，该屈光手术平台是治疗各种复杂的屈光病例和角膜病的强大平台。

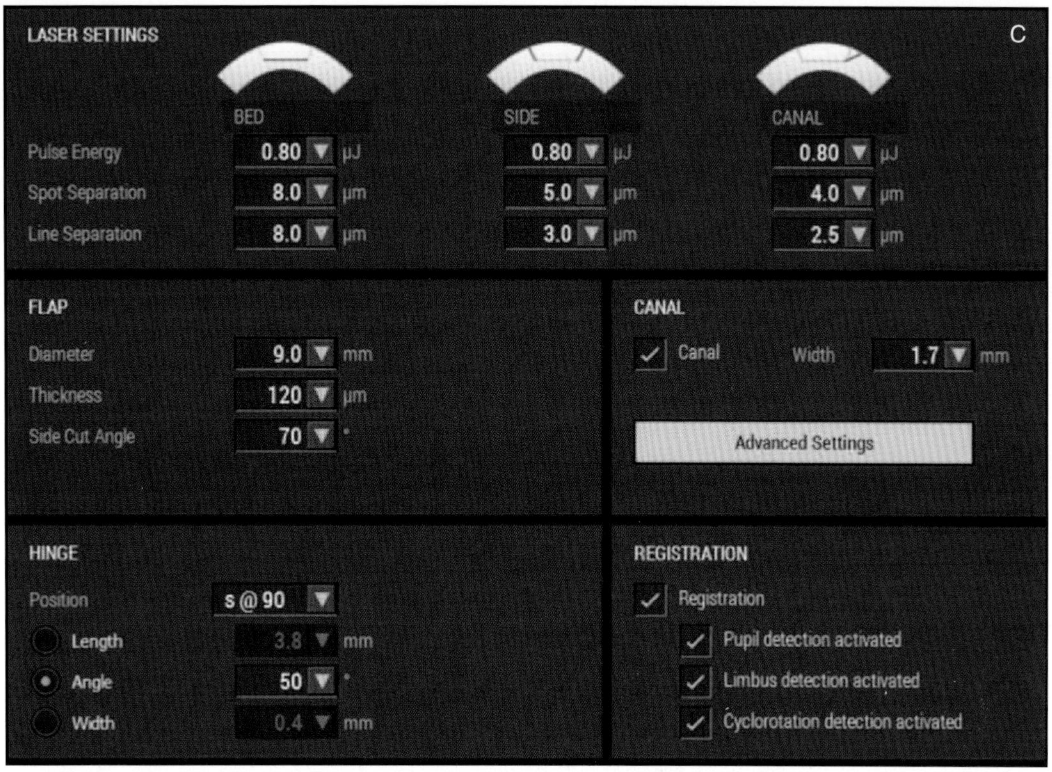
LASER SETTINGS
C
BED
SIDE
CANAL
Pulse Energy 0.80 μJ 0.80 μJ 0.80 μJ
Spot Separation 8.0 μm 5.0 μm 4.0 μm
Line Separation 8.0 μm 3.0 μm 2.5 μm
FLAP
Diameter 9.0 mm
Thickness 120 μm
Side Cut Angle 70 °
CANAL
Canal
Width 1.7 mm
Advanced Settings
HINGE
Position s @ 90
Length 3.8 mm
Angle 50 °
Width 0.4 mm
REGISTRATION
Registration
Pupil detection activated
Limbus detection activated
Cyclorotation detection activated

图 12a-7(续)（C)标准的 LASIK 角膜瓣设置。2018 年 3 月 23 日发布的 WaveLight 屈光平台软件。

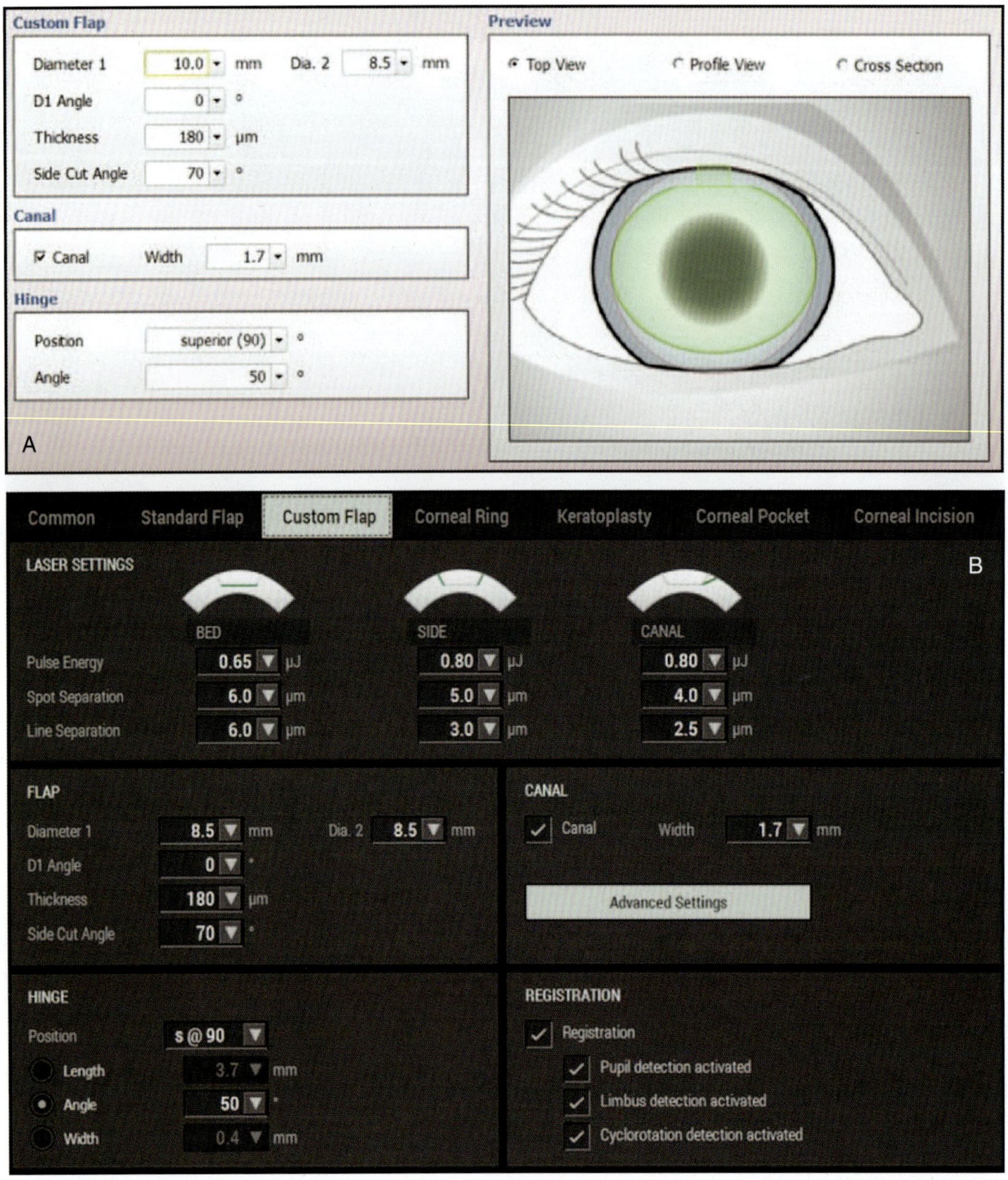

图 12a-8 (A)椭圆形角膜瓣设置以适应散光切削。(B)个性化角膜瓣设置。2018 年 3 月 23 日发布的 WaveLight 屈光平台软件。

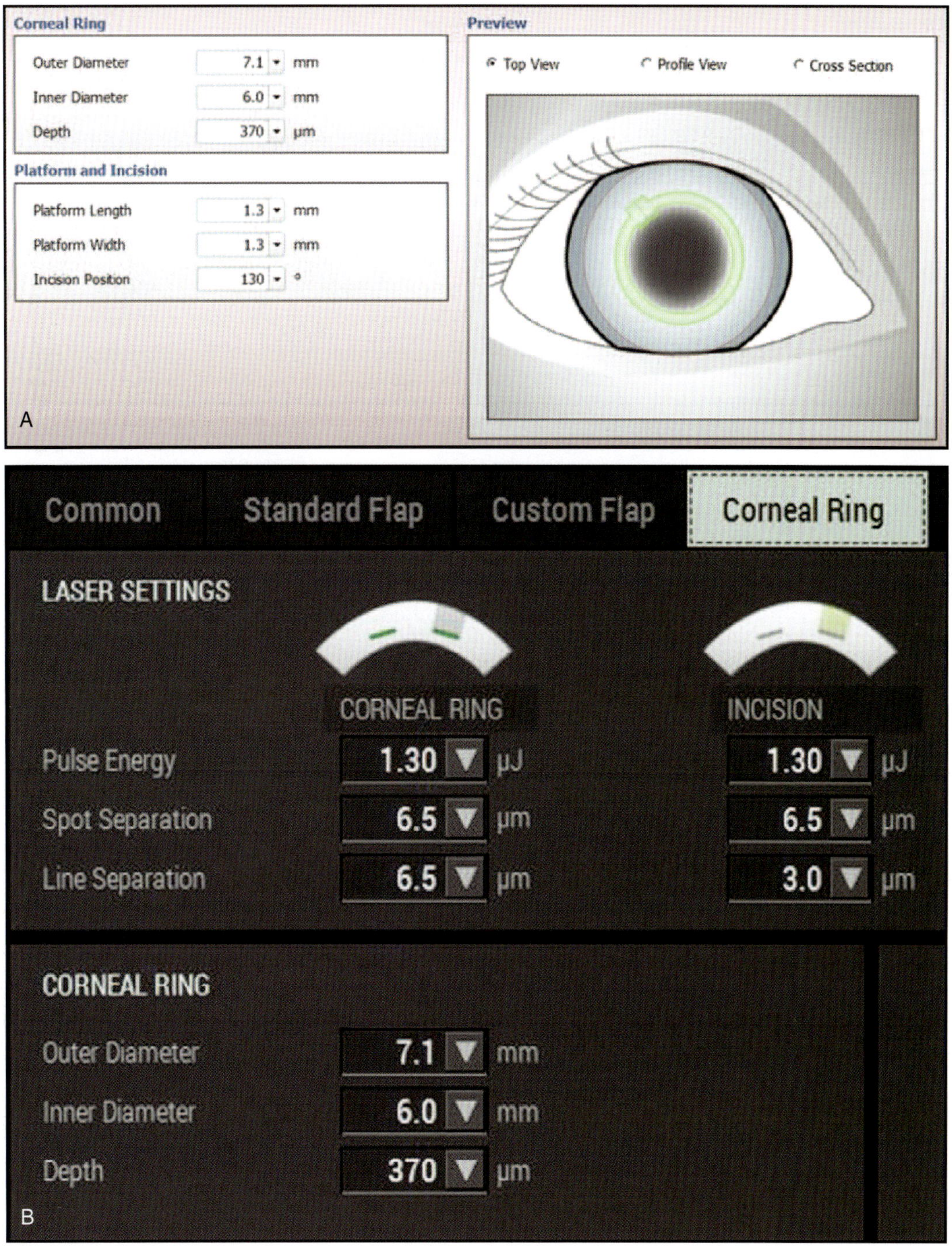

图 12a-9　(A)基质环隧道和切口位置的大小。(B)角膜基质环的设置。2018 年 3 月 23 日发布的 WaveLight 屈光组合软件。

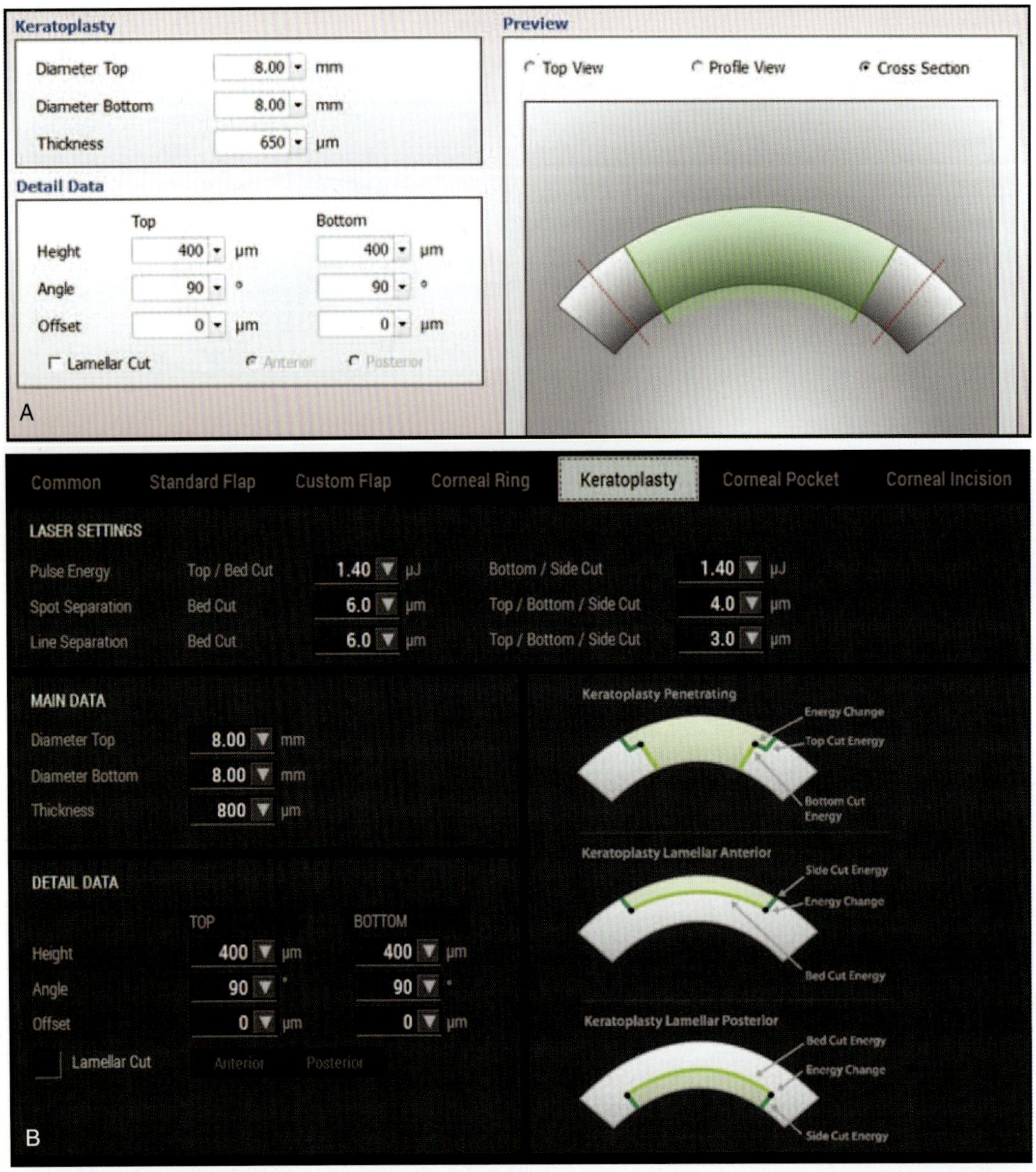

图 12a-10　(A)穿透性角膜移植术选项。(B)穿透性角膜移植术设置。2018 年 3 月 23 日发布的 WaveLight 屈光组合升级软件。(待续)

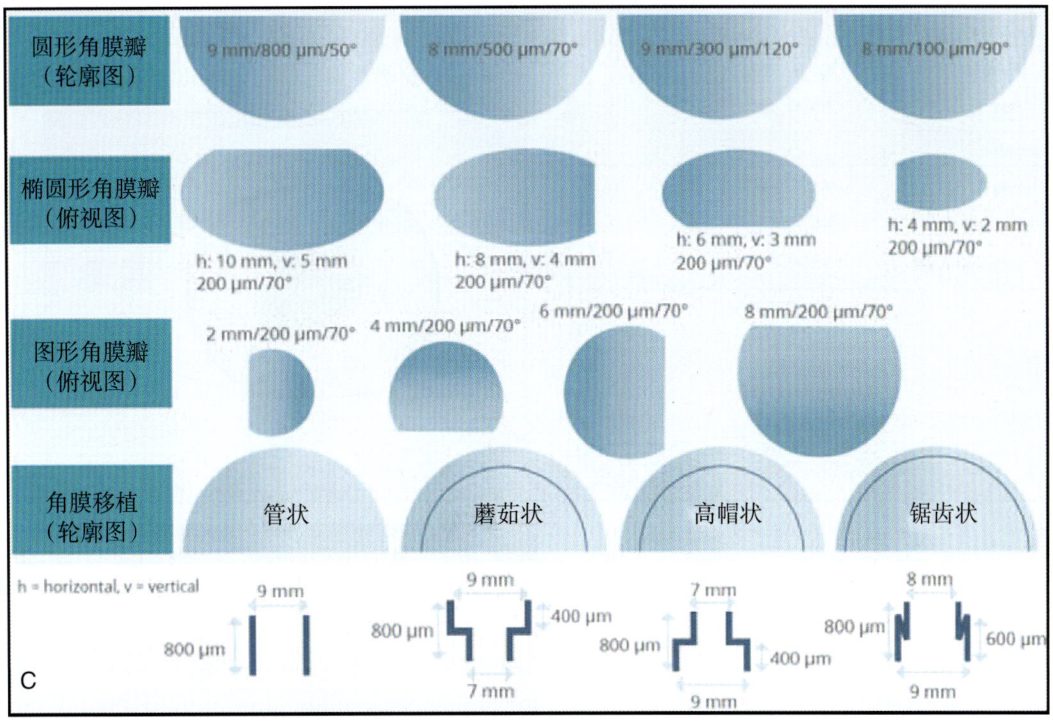

图 12a-10(续)　(C)穿透性角膜移植术选项包括管状、蘑菇状、高帽状和锯齿状(见第四行)。

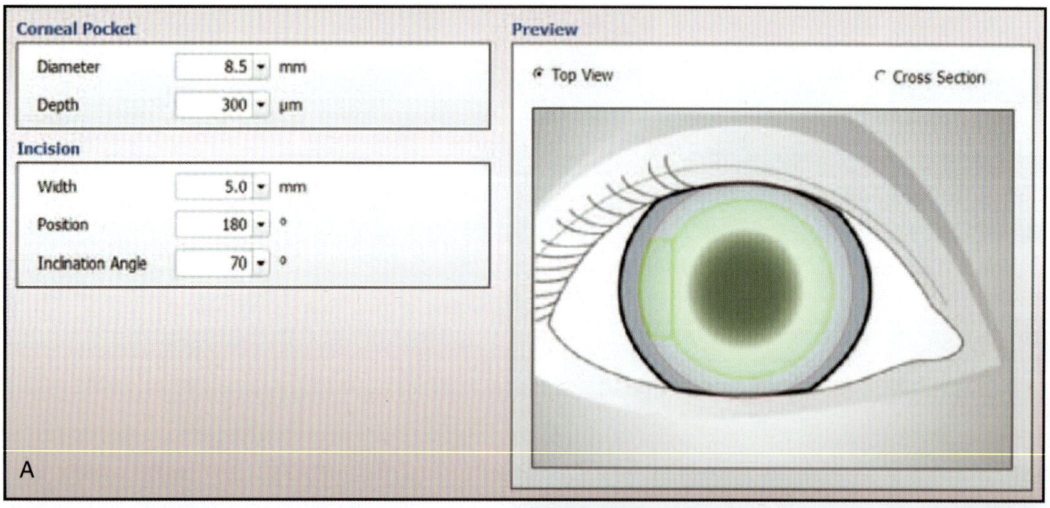

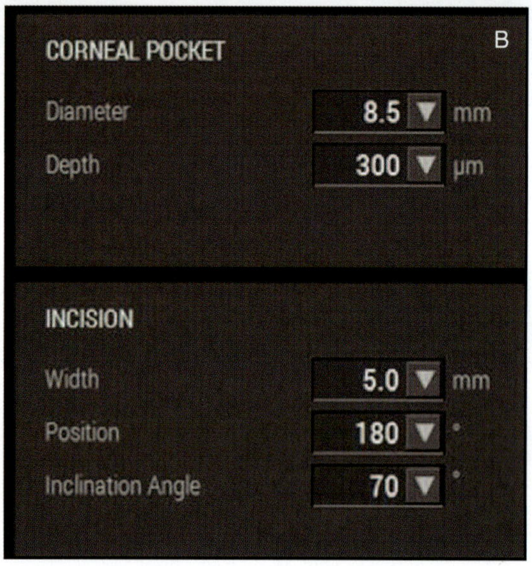

图 12a-11　(A)MyoRing 角膜基质囊袋设置。(B)MyoRing 的角膜基质囊袋设置。2018 年 3 月 23 日发布的 WaveLight 屈光组合升级软件。

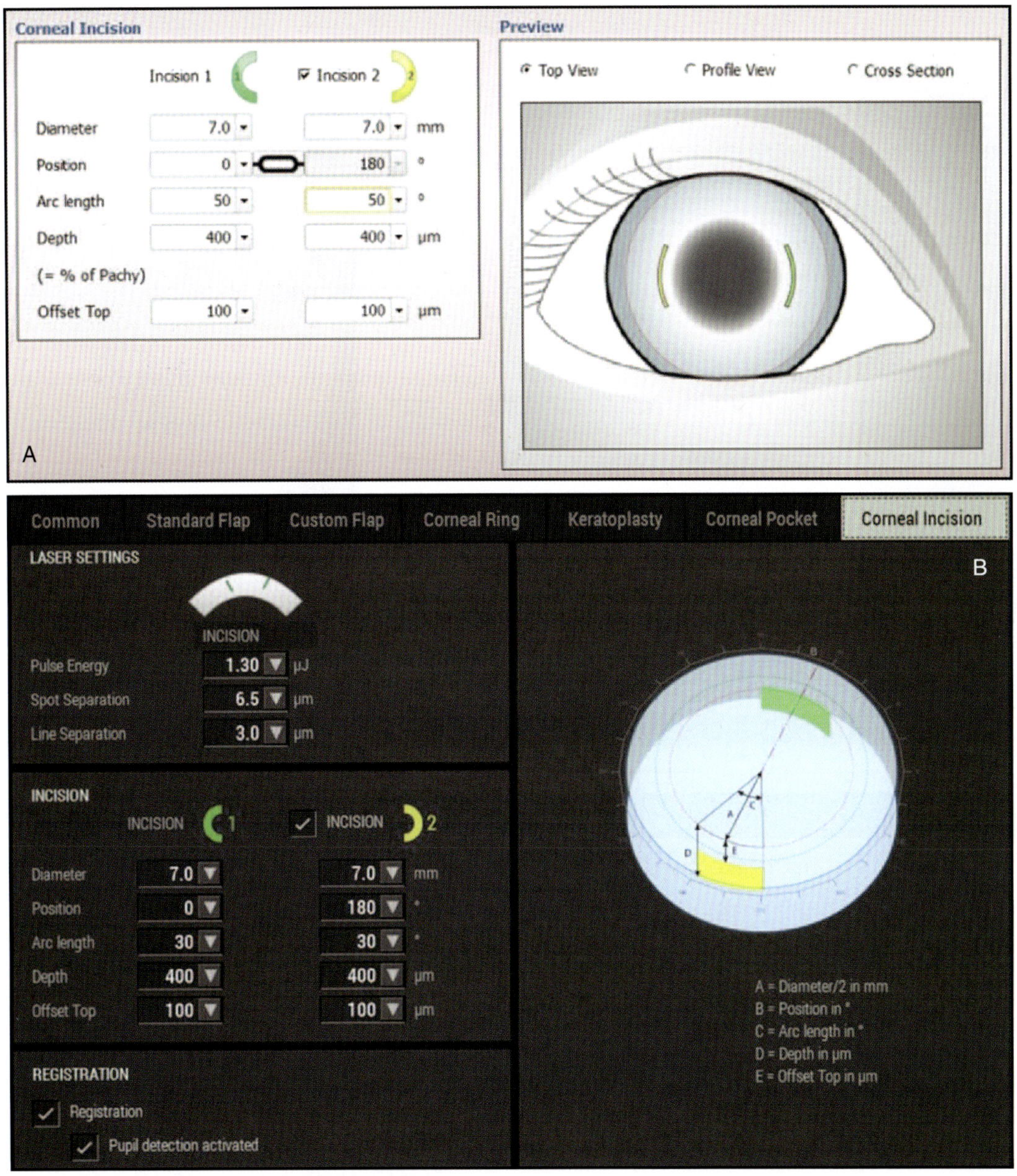

图 12a-12 (A)角膜切口设计的手术选项。(B)角膜切口设计的手术选项。2018 年 3 月 23 日发布的 WaveLight 屈光组合软件。

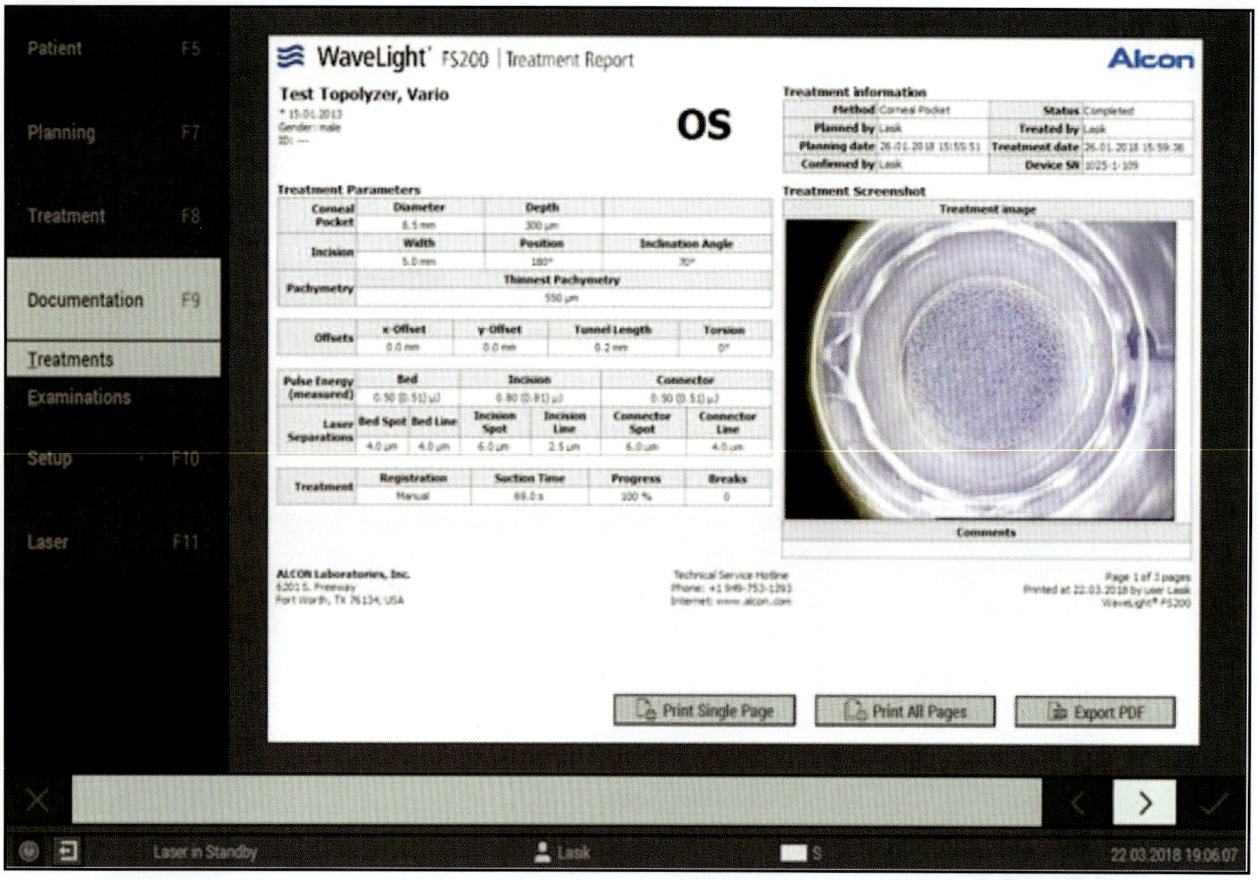

图 12a-13　可存储到 USB 卡的 PDF 文件。2018 年 3 月 23 日发布的 WaveLight 屈光手术平台软件。

（陈茜　译）

参考文献

1. Cummings AB, Cummings BK, Kelly GE. Predictability of corneal flap thickness in laser in situ keratomileusis using a 200 kHz femtosecond laser. *J Cataract Refract Surg*. 2013;39(3):378-385.
2. Maus M, Fawzy N, Pei R. Retrospective analysis of femtosecond laser flap accuracy in patients having LASIK. *J Cataract Refract Surg*. 2014;40(12):2158-2160.
3. Santhiago MR, Kara-Junior N, Waring GO IV. Microkeratome versus femtosecond flaps: accuracy and complications. *Curr Opin Ophthalmol*. 2014;25(4):270-274.
4. Knox Cartwright NE, Tyrer JR, Jaycock PD, Marshall J. Effects of variation in depth and side cut angulations in LASIK and thin-flap LASIK using a femtosecond laser: a biomechanical study. *J Refract Surg*. 2012;28(6):419-425.
5. Randleman JB, Dawson DG, Grossniklaus HE, McCarey BE, Edelhauser HF. Depth-dependent cohesive tensile strength in human donor corneas: implications for refractive surgery. *J Refract Surg*. 2008;24(1): S85-S89.
6. Gatinel D, Saad A, Guilbert E, Rouger H. Unilateral rainbow glare after uncomplicated femto-LASIK using the FS-200 femtosecond laser. *J Refract Surg*. 2013;29(7):498-501.
7. Kanellopoulos AJ, Asimellis G. Essential opaque bubble layer elimination with novel LASIK flap settings in the FS200 Femtosecond Laser. *Clin Ophthalmol*. 2013;7:765-770.
8. Kanellopoulos AJ, Asimellis G. Digital analysis of flap parameter accuracy and objective assessment of opaque bubble layer in femtosecond laser-assisted LASIK: a novel technique. *Clin Ophthalmol*. 2013;7:343-51.
9. Hosny M, El-Mayah E, Sidky MK, Anis M. Femtosecond laser-assisted implantation of complete versus incomplete rings for keratoconus treatment. *Clin Ophthalmol*. 2015;9:121-127.
10. Baharozian CJ, Song C, Hatch KM, Talamo JH. A novel nomogram for the treatment of astigmatism with femtosecond-laser arcuate incisions at the time of cataract surgery. *Clin Ophthalmol*. 2017;11:1841-1848.

12b IntraLase 飞秒激光机

Christopher L. Blanton, MD

引言

2001 年,飞秒激光首次被美国食品和药品监督管理局(FDA)批准用于 LASIK 手术中制作角膜瓣。Kurtz 等[1]此前已经证明了飞秒激光能够在动物角膜基质层间进行屈光性切割。在 LASIK 过程中,飞秒激光制作板层角膜瓣的原理被称为光致破裂,也被称为激光诱导的光爆破。清晰聚焦的红外光脉冲通过形成等离子体使角膜组织汽化，形成一个空化气泡。在这个过程中,约 1μm 的组织被汽化,残留的气泡主要由二氧化碳、氮和水组成。然后角膜内皮泵会协助排出这些副产物。由于向周围组织传递的热量极少，因此可以在角膜基质中进行十分精准的板层切割且不会造成热损伤。激光脉冲间隔紧密,以形成一个切除平面和一个侧切口。手术中可以通过侧切口掀起角膜瓣，并进入板层基质床。最新一代的 IntraLase 飞秒激光机(Johnson & Johnson Vision)的激光频率为 150kHz，制作一个角膜瓣大约只需要 12 秒(视频 12b-1)。制作角膜瓣的速度高度取决于角膜瓣直径和脉冲间距。此外,使用排气口也会增加制作 LASIK 角膜瓣的时间。

自美国 FDA 批准以来,一些专家认为飞秒激光具有以下优势,包括角膜瓣厚度可预测性更大、散光矫正更准确,以及角膜上皮损伤更少[2]。此外,其他作者证实，使用飞秒激光可以获得更好的裸眼视力(uncorrected visual acuity,UCVA）和更好的屈光结果[3]。国际屈光手术学会美国手术趋势调查显示，2009 年制作角膜瓣使用飞秒激光的占比首次突破了 50%[4]。

IntraLase 飞秒激光机(图 12b-1)使用的无菌 PI 由一个吸引环和一个压平锥镜组成，均为一次性使用。150kHz IntraLase 飞秒激光机的最小危险区为 36cm。这是从激光输出口到人体组织的距离,在此距离内,辐射可能超过最大允许暴露限度。该装置有一个锁模二极管泵钕玻璃振荡器和一个二极管泵再生放大器。光斑尺寸小于 3μm，激光脉冲时间为 600~800fs，波长为 1053nm。该系统重约 900 磅(1 磅≈0.454kg)。要求环境温度为 65~75℉(18~24℃)。该机器的使用禁忌包括角膜瘢痕形成、水肿、低眼压、未控制的青光眼、存在角膜植入物和圆锥角膜。通常患者在手术前 20~30 分钟口服苯二氮卓类药物镇静,手术本身只需表面麻醉。建议手术医生在术前检查压平锥镜,确保镜片透明且无杂质。术前应评估视轴，必要时手术前可用龙胆紫标记物标记视轴位置。头部的位置至关重要,以防在 Z 轴方向上运动受限和压平锥镜压在鼻子上。一旦压平锥镜和眼球对接完成,可通过软件移动屏幕上的切削轮廓,通过瞳孔调整角膜瓣位置居中。但必须记住，一旦压平,因为变形和视差的缘故,瞳孔中心并不是一个好的参照物。在对接过程中，可以从侧面观察手术视野，直到从电脑屏幕上或通过显微镜可以看到压平的角膜。建议患者内收下巴,使压平水印接触排气口边缘。理想情况下,吸引环和压平锥镜处于未锁定状态,这样可以在对接完成之前调整中心。一旦完成中心对位,就可以通过挤压吸引环使其开口张大,使压平锥镜向下将角膜压平,将吸引环开关打开,锁定压平锥镜建立稳定负压。在 150kHz 的 IntraLase 飞秒激光机上，有一个对接指示灯使医生能判断对接压力是否合适。绿灯表示压平透镜和负压环连接成功。黄灯表示已经完成了足够的 Z 轴向下移动,现在可以通过挤压吸引环来调整角膜水印的新月环。红灯表示机器向下移动过度,需要在 Z 轴上向上移动。

为新用户推荐的标准设置如下[5]。

- 角膜瓣厚度:120μm
- 角膜瓣直径:9mm
- 边切角:旧型号 70°,150kHz 型号为 120°
- 蒂的位置:上方 55°

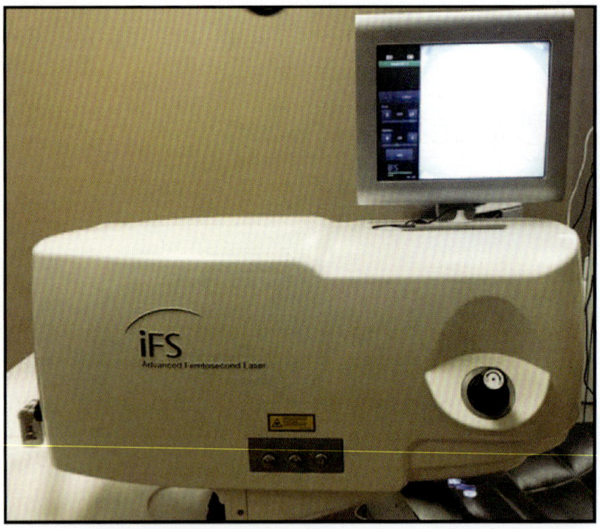

图 12b-1 带视频显微镜的 IntraLase 高级飞秒激光机(150kHz)。

- 光栅边切能量和点/线间距：全部由制造商的应用专家设置
- 建议打开排气口设置，以减少板层基质床中的不透明气泡层
- 排气口宽度建议为 0.18mm
- 排气口深度大约比角膜瓣厚度多 100μm

一般来说，光栅能量应尽可能低，但需要确保能顺利掀起角膜瓣。此外，点和线间距应足够紧密，使角膜基质床尽量光滑，并且制作角膜瓣时不会耗时过长。

建议使用排气口，特别是对于初学者。可通过一个排气口将光致破裂的副产物排出来，减少 OBL 的发生率。理想的排气口设置宽度为 0.18~0.22mm。深度应为 200~240μm，排气口最好比设定的角膜瓣厚度深约 100μm。

角膜瓣蒂的位置通常在上方，但也可在鼻侧。此外，一些医生制作椭圆瓣时习惯设置颞侧角膜瓣蒂，而且认为远视治疗时也首选颞侧角膜瓣蒂。

边切角：大多数用户在旧型号的 IntraLase 上选择 70°，在 150kHz 型号上选择 110°。150kHz 的 IntraLase 激光机可以制作斜面的嵌入式边切角，这样可以使蒂的宽度更小。斜面侧切理论上也能产生更牢固的蒂[6]，且更不容易移位[7]。

角膜瓣蒂的宽度：蒂越宽越稳定；但宽的蒂部比较易暴露于准分子激光消融区，从而导致消融表面积变小。大多数人选择蒂宽在 45°~60°。

建议使用钝性分离器，它更容易掀瓣。锋利的分离器可能会进入角膜基质内部，而不能到达激光切削的最深位置，影响角膜瓣板层空间的识别。如果在某个部位进入边切口困难，建议换一个地方再尝试，最好选择几个钟点以外的地方。进入切口时应避开角膜老年环和角膜缘附近的血管，特别是比较小的眼睛。理想情况下，应尽量减少上皮损伤。掀瓣有多种方法，制造商建议手术医生使用三区分离技术。因为在分离三个独立的部分时，视轴不会受到影响。建议多次分步分离，在有 OBL 的情况下，会导致“黏性”角膜瓣，难以分离。极少的情况下，侧切不完整，可使用镊子。掀瓣时，扭动用力的动作易于分开侧切口的粘连，使角膜瓣完全掀起。特别是有斜面侧切口时，在分离过程中应施加轻微向上的力。绝不能强行分离比较困难的部分。避免错层最明智的做法是保证动作尽量小，这点十分重要。

如果掀瓣困难，推荐以下设置：

- 增加激光能量
- 降低激光点间距和线间距

始终使用适当的掀瓣器和掀瓣技术。轻度弯曲的掀瓣器更便于掀瓣操作。

有时需要调整角膜瓣厚度。调整角膜瓣厚度的第一步是明确目标角膜瓣厚度。可以通过术前测厚和剩余基质床测量来间接完成，当然也可以在角膜瓣制作完成后直接测量。还有一种技术，可在掀瓣之前使用超声探测测量角膜瓣的厚度，因为超声探测中气泡层能提供超声波的反射屏障[8]。这样测量是比较理想的情况，因为基质床不会受到周围湿度和环境的影响。

如果角膜瓣太薄，需要考虑以下可能出现的问题。在压平过程中，如果吸引环内水分或滴眼液过多，激光机可能会将液体错误地识别为角膜组织。还有一种可能是手术医生使用了过厚的压平锥。另一种可能性是 Z 轴补偿不准确。Z 轴补偿用于准确设定角膜瓣厚度，由厂家技术人员在设置角膜瓣参数时进行调整。如果角膜瓣太厚，可能是因为压平锥过薄和 Z 轴补偿错误。最后，测厚仪也可能产生误差，应定期进行校准来避免这种现象。

在掀瓣过程中，应尽量减少角膜瓣的牵拉和损伤，尤其在蒂周围操作时要特别谨慎。上皮组织相对疏松，必须特别小心，避免将上皮层误认为角膜瓣。

术中并发症

在飞秒激光制作角膜瓣完成后，气体通过上皮细胞和侧切口排出，通常称之为“打嗝”。这是正常和预料之中的事件。相反，制瓣过程中产生的气体也可以引起许多真正的并发症。其中最常见的现象是不透明气泡层(OBL)，它是层间气泡集合，通常在IntraLase 切削面以下。光致破裂的作用下，每个激光脉冲都可以产生一个主要由水蒸气和二氧化碳组成的气泡。随着气泡的膨胀，这些气泡会找到阻力最小的排出路径，最终进入角膜或结膜下，偶尔可能通过 Schlemm 管逆行进入前房，这导致了前房气泡的形成，需要经过处理才能顺利手术。以下是一些文献报道的最常见或严重的并发症。

数据输入错误

和其他可编程的设备一样，用户可能会无意中输入错误参数。避免这种错误的关键是要仔细设置适当的默认值，并在每台手术开始之前重新确认参数是否正确(图 12b-2)。

不规则的角膜瓣

角膜瓣可能太厚或太薄、撕裂或偏中心。在进行对接和对中心过程中，需要仔细。在制作角膜瓣和掀瓣的过程中，也需谨慎操作。对设备进行常规保养也有助于防止设备故障。

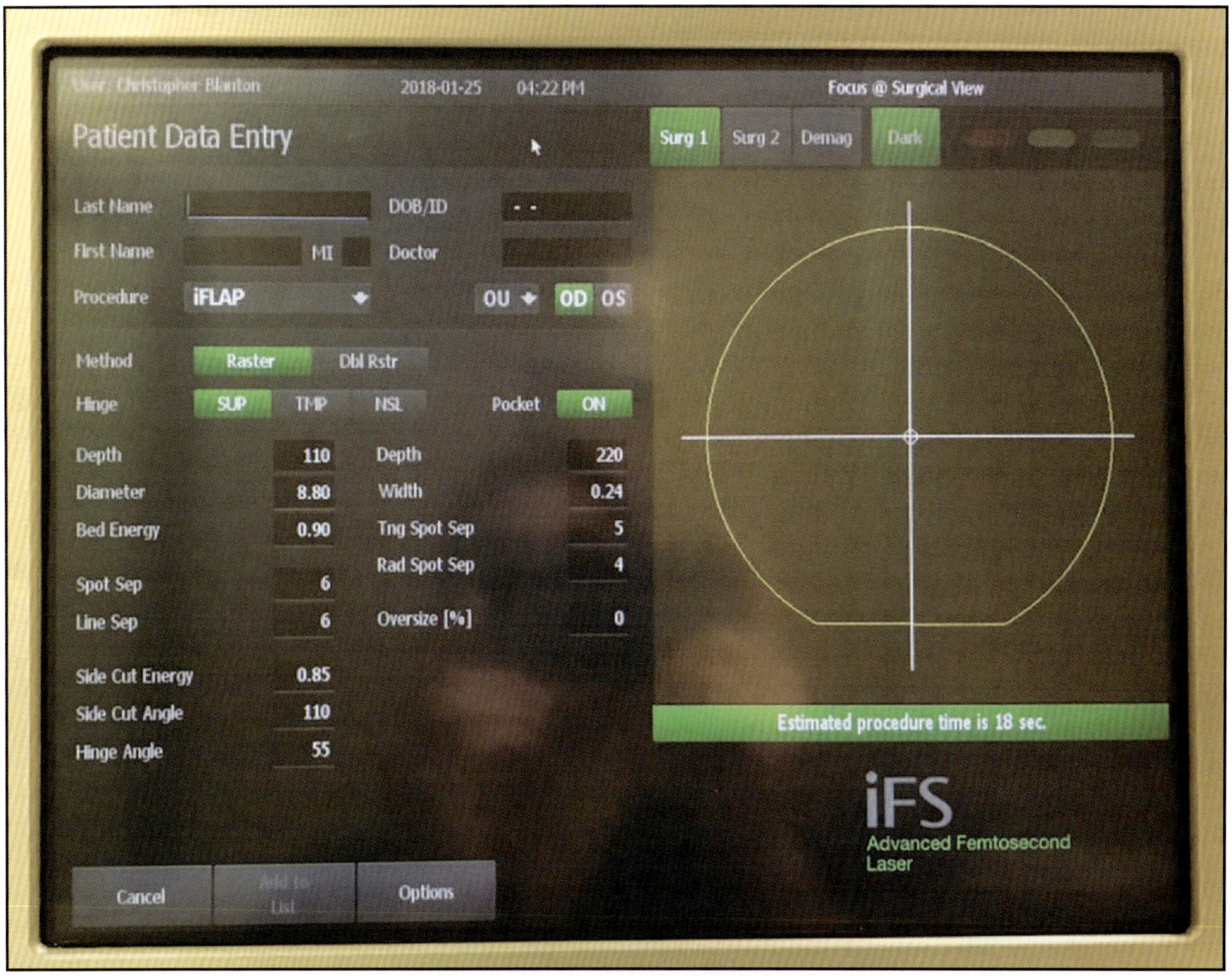

图 12b-2 iFS 视频显示器的用户界面。

不透明气泡层(OBL)

OBL 可能会干扰飞秒激光脉冲的效果,会导致掀瓣困难。小心操作可以避免,而且 OBL 会随时间消散。

OBL 可能干扰准分子激光的追踪系统,计算机软件可能将 OBL 误认为虹膜外边界,并掩盖瞳孔边缘,导致瞳孔跟踪困难。

OBL 也会干扰术中厚度测量。目前尚无充分证据表明 OBL 影响准分子的切削效果。

OBL 主要有两种类型[9]。第一种是早期的(即硬性)OBL,是由不太理想的排气口导致的。提高排气口有效性的方法包括增加其深度或宽度,将排气口点间距和线间距设置更紧密,增加蒂的角度和激光光栅能量。另一种 OBL 是晚期的(即软性)OBL。它通常在激光光栅扫描之后发生,在层间呈斑片状或分散状分布。OBL 处瓣和基质之间的微小连接更紧密,增加了掀瓣的难度。轻柔的眼-机对接有助于减少这类型 OBL。在蒂附近留出不压平区域,便于气泡向角膜缘排出。还可以通过增加激光光栅能量、改变点/线间距来减少晚期 OBL 的发生。建议保持在能量标准值的上限。

失吸

失吸是导致手术中断最常见的原因。为了避免失吸,术者需要掌握操纵杆的基本原理。制造商建议:当发生失吸时,应立即在有气泡的情况下重新开始。失吸一般分两类,一类是制作基质层间期间的失吸。如果出现这种情况,建议在菜单栏上选择“取消”,并使用同一个压平锥和新的吸引环,以保证相同的角膜瓣厚度。此时,因为排气口已经制作完成,所以它关闭了。然后可以使用箭头按钮根据黄色标识来调整新的角膜瓣的中心。一旦对接发生,即可完成。如果在三次尝试后仍然发生失吸,此时最好是停止手术,择期行表层手术。如果希望重新制瓣,新的角膜瓣应该至少远离初次切削深度 40μm,也必须关注剩余基质床厚度,必须确定有足够的剩余厚度才能进行手术。这种处理方法可能引起其他并发症,包括垂直气体突破、角膜瓣跨越边切口和角膜层间内切口。

第二类是在制作角膜瓣的侧切过程中发生的失吸,应再次选择“取消”,使用同一个压平锥和一个新的吸引环。只选择侧切步骤,建议将角膜瓣直径减少 0.5mm,以避免跨越侧切口。在单独使用侧切口程序之前,需要确定已制作的侧切口深度是否足够掀瓣。侧切的最后 50μm 一般是切割角膜上皮,此时切口一般已经穿透了 Bowman 层,可以完成掀瓣。如果不是这样,则继续使用设备上的“仅侧切”选项,以制作一个与基质床相连的侧切口。同样,使用箭头来对齐前面处理过的黄色标识。需要注意的是,原侧切口和扫描范围应大于黄色标识,以避免跨越侧切口,并确保新的侧切口有足够深度与角膜基质层间激光扫描平面相交。一般建议侧切口比原切口深 10μm。

水平气体突破

有一种现象叫作水平气体突破。这是由极其高效的气体排放造成的,形成了气泡层的条纹与半透明条纹图案,以水平方式混合,在手术完成时形成了板层图案。这种气体并发症在临床上影响不大,除非它反复发生,否则很可能被忽略。它可能在基质床中形成脊状图案,但似乎也没有临床意义。

垂直气体突破

垂直气体突破是更严重的并发症[10]。由前基质瘢痕引起,可能原因是既往异物损伤、手术或感染性角膜炎。另一个常见的原因是前基底膜营养不良。最后,极薄的角膜瓣也可能会导致垂直气体突破。垂直气体突破类似于微型角膜刀的纽扣孔,一旦在制瓣过程中发生,医生应立即停止手术。术前患者有危险因素时,要预测到这一点,以便真的发生时可立刻观察到并马上停止手术,择期再行手术。理想的情况是,角膜瓣未掀开,可以日后行表层手术,少数情况下,可做更厚的 LASIK 角膜瓣。这种情况下制作新的角膜瓣有重复发生垂直气体突破的风险。

前房气泡

如前所述,光致破裂过程中产生的气泡逆行通过 Schlemm 管并进入前房时，就会产生前房气泡。前房气泡很可能被激光跟踪系统错误地识别为瞳孔，产生偏心切削的风险。因此，如果医生无法判断瞳孔跟踪是否正确，就应等前房气泡消散后再行准分子激光消融。一般几个小时后气泡会消散，也可安排患者第二天再行手术。一般不建议直接关闭瞳孔跟踪软件后行激光消融。

无效侧切

可能导致侧切桥联或侧切不充分的情况包括侧切能量不足、水平重叠不良或侧切角度不佳。此外，点间距和层间距较宽也可能导致侧切困难。

蒂的撕裂

在掀瓣过程中，如果患者突然移动，可能会发生蒂的撕裂。对薄角膜瓣用力不当、撕扯，也可能会发生蒂的撕裂。如果发生，最好的方法是将角膜瓣原位复位，不要进行准分子消融，以免引起不规则散光，之后择期行表层手术，以减少一切由角膜瓣带来的并发症。（译者注：如果撕裂区域在周边，在能够准确对位的前提下，也可一期完成准分子激光切削，术毕戴角膜绷带镜保护角膜瓣良好对位。）

术后并发症

弥漫性板层角膜炎和中央毒性角膜病变

弥漫性板层角膜炎（Diffuse lamellar keratitis，DLK）是一种已知的与 LASIK 相关的炎症性疾病[11]。其特点是术后 1~5 天角膜层间出现非感染性反应。产生 DLK 相关因素有很多，包括细菌内毒素、暖风机和空调口的微粒、滴眼液瓶口、龙胆紫、手套和手术衣的粉尘。此外，内源性 DLK 可能来自 PI 上的红细胞，也能混有患者血液中白细胞成分。类固醇皮质激素对大多数病例有效。中央毒性角膜病变（central toxic keratopathy，CTK）是另一种更严重的，且影响视力的并发症，发生较少[12]。确定并发症的分级很重要，根据不同分级制定适当的治疗方案，包括增加局部类固醇皮质激素和口服类固醇皮质激素。严重时，可以进行掀瓣冲洗。

对 CTK 的认知目前尚有争议，有观点认为它属于Ⅳ级 DLK，另一些则认为它是一个完全独立的疾病。典型的 CTK 患者角膜中央有非常明显的混浊，可能是胶原酶导致的角膜基质溶解，而产生的角膜瓣微皱褶。这也会导致远视，是 CTK 发生时很常见的现象。这种情况经常发生在 DLK 之后，因此常被归类为晚期或Ⅳ期 DLK。由于 DLK 需要类固醇皮质激素治疗，建议 DLK 完全消失后再停药。一旦 DLK 得到解决，类固醇皮质激素似乎对 CTK 的治疗就会失效。这种不明显的基质混浊往往会随着时间的推移逐渐消失。角膜瓣微皱褶不一定会完全消失，这时可掀瓣处理来去除微皱褶。关于这一点很重要的建议是，随着时间的推移，这些患者通常会好转，所以最好不要着急进行手术干预。有的医生建议掀瓣处理，有医生则认为此时角膜瓣通常已经变软，掀瓣可能导致视力下降和更多的并发症。

飞秒激光偶尔会诱发 DLK，可能由于能量过高诱导了炎症反应。这类 DLK 的预防方法包括术前使用更强的类固醇皮质激素，减少光栅斑、光栅线和侧切的激光能量，当然也包括尽可能减少手术中的创伤。

干眼

干眼是 LASIK 手术常见的令人不快的并发症[13]。避免干眼最好的方法是在术前详细地评估和识别已存在的干眼。对干眼治疗效果不佳的患者不适合手术。术后出现的干眼应使用人工泪液、环孢霉素滴眼液和泪点栓子治疗。此外，蒸发过强型干眼的患者应采用标准的睑板腺疾病治疗方案干预。

角膜上皮内生

飞秒激光的应用已大幅降低角膜上皮内生的发生率。发生的高危因素包括前基底膜营养不良、远视 LASIK 或 RK 术后的 LASIK、患者年龄较大，以及最常见的 LASIK 增效手术。

除此之外，手术过程中还应保护好角膜上皮，轻柔操作，尽量减少角膜切口边缘的激光消融。治疗的重点是及时分辨出哪些情况下需要处理内生的上皮。如果上皮内生扩大，影响视力或导致角膜溶解，则需要掀瓣处理去除内生的上皮细胞。对于顽固性上皮内生，可能需要角膜瓣缝合或组织胶治疗。（译者注：用低渗溶液清除内生上皮联合术后角膜绷带镜应用，可以彻底解决角膜内生的问题。）

一过性光敏感综合征

一过性光敏感综合征是 IntraLase 飞秒激光历史上早期描述的术后并发症。这些患者通常表现为极度光敏感，裂隙灯检查正常，裸眼视力好。换句话说，这类患者没有临床体征，唯一线索是对光线极度敏感。通常发生在无并发症的 LASIK 术后 2~6 周。局部类固醇皮质激素治疗效果良好。理论上推测，其发生可能与过高的飞秒激光能量设置有关。随着一代又一代 IntraLase 的升级，飞秒激光的频率越来越高，能量设置也在大幅下降。目前，这类术后现象越来越罕见。

角膜瓣移位/微皱褶

IntraLase 飞秒激光 LASIK 术后出现的另一种并发症是角膜瓣移位[14]。这种情况非常罕见，发生率小于 1/100。大多数报道都与外伤有关，但是，围术期使用去氧肾上腺素也被认为可能是潜在的诱因。

彩虹样眩光

彩虹样眩光是飞秒 LASIK 手术的光学副作用[15]。理论上它是由光致破裂平面的不规则引起的。主要症状是灯光周围的多色眩光和光晕。大多数患者在术后早期症状轻微。

结论

虽然飞秒激光一开始并不被广泛接纳，但它现在是全球 LASIK 术中制瓣的主流方法。只要是手术，就可能出现并发症。相比微型角膜刀，飞秒激光制瓣的优势已得到证实。此外，与 PRK 相比，LASIK 术后的患者视力恢复速度更快，舒适度更高，这预示着在未来多年内，LASIK 仍将持续处于屈光手术的主导地位。

（陈茜　译）

参考文献

1. Kurtz RM, Horvath C, Liu HH, Krueger RR, Juhasz T. Lamellar refractive surgery with scanned intrastromal picosecond and femtosecond laser pulses in animal eyes. *J Refract Surg*. 1998;14(5):541-548.
2. Kezirian GM, Stonecipher KG. Comparison of the IntraLase femtosecond laser and mechanical microkeratomes for laser in situ keratomileusis. *J Cataract Refract Surg*. 2004;30(4):804-811.
3. Durrie DS, Kezirian GM. Femtosecond laser versus mechanical keratome flaps in wavefront-guided laser in situ keratomileusis: prospective contralateral eye study. *J Cataract Refract Surg*. 2005;31(1):120-126.
4. International Society of Refractive Surgery. ISRS 2009 US Trends Survey. https://www.isrs.org/resources/2009-isrs-u-s-trends-survey. Accessed March 30, 2020.
5. IntraLase Corp. (2006). *The IntraLase FS Laser: Training Manual.*
6. Knox Cartwright NE1, Tyrer JR, Jaycock PD, Marshall J. Effects of variation in depth and side cut angulations in LASIK and thin-flap LASIK using a femtosecond laser: a biomechanical study. *J Refract Surg*. 2012;28(6):419-425.
7. Knorz MC, Vossmerbaeumer U. Comparison of flap adhesion strength using the Amadeus microkeratome and the IntraLase iFS femtosecond laser in rabbits. *J Refract Surg*. 2008;24(9):875-878.
8. Eisner RA, Binder PS. Technique for measuring laser in situ keratomileusis flap thickness using the IntraLase laser. *J Cataract Refract Surg*. 2006;32(4):556-558.
9. Kaiserman I1, Maresky HS, Bahar I, Rootman DS. Incidence, possible risk factors, and potential effects of an opaque bubble layer created by a femtosecond laser. *J Cataract Refract Surg*. 2008;34(3):417-423.
10. Srinivasan S, Herzig S. Sub-epithelial gas breakthrough during femtosecond laser flap creation for LASIK. *Br J Ophthalmol*. 2007;91(10):1373.
11. Smith RJ, Maloney RK. Diffuse lamellar keratitis: a new syndrome in lamellar refractive surgery. *Ophthalmology*. 1998;105(9):1721-1726.
12. Lyle WA, Jin GJC. Central lamellar keratitis [letter]. *J Cataract Refract Surg*. 2001;27:487-490.
13. Jabbur NS, Sakatani K, O'Brien TP. Survey of complications and recommendations for management of dissatisfied patients seeking a consultation after refractive surgery. *J Cataract Refract Surg*. 2004;30(9):1867-1874.
14. Biser SA, Bloom AH, Donnenfeld ED, Perry HD, Solomon R, Doshi S. Flap folds after Femtosecond LASIK. *Eye Contact Lens*. 2003;29:252-254.
15. Krueger RR, Thornton IL, Xu M, Bor Z, van den Berg TJ. Rainbow glare as an optical side effect of IntraLASIK. *Ophthalmology*. 2008;115(7):1187-1195.

12c Ziemer LDV 飞秒激光机

Claudia Perez-straziota，MD；Oren Golan，MD；J. Bradley Randleman，MD

引言

20 年前，飞秒激光机开始被用于 LASIK 术中制作角膜瓣，现已得到广泛应用。激光将能量传递到角膜，并通过光致破裂作用形成组织平面，电离组织分子然后释放电子和离子，在组织中产生等离子体气泡[1]。

飞秒激光机可分为两类：①高消融能量和低频率激光，通过等离子体消融、等离子气泡的超快膨胀和塌陷分离组织平面；②低消融能量和高频率激光，产生光化学分解，等离子体膨胀较小，将切削限制在更小、更集中的区域。在本章中，我们将讨论一种低能量、高频率的激光机：LDV 飞秒激光机（Femto LDV，Ziemer Ophthalmic Systems）。

LDV 飞秒激光平台

Classic Femto LDV 制作一个新月形截面的角膜瓣[2]，制瓣过程不同于其他飞秒激光机，类似于以微型角膜刀的方式切开角膜。Classic Femto LDV 平台制作的角膜瓣更薄、预测性稍差，角膜瓣厚度的标准差为 6.03±2.16μm[3-7]。

为实现用较低能量有效地进行组织消融（Classic Femto LDV，<100nJ；Crystal Line Femto LDV，<10nJ），该系统使用的数控光圈比其他飞秒激光机大 2~3 倍，脉冲时间更短（约 250fs）[1]。基于方程：

$NA=W_L/f$

（NA=数控光圈孔径，W_L=激光能量，f=焦点）

更大的孔径允许使用更低能量水平和更小焦点的组织消融激光（图 12c-1）。在这种低密度的等离子体消融中，产生更小、更紧密（2μm）的消融焦点，并具有更高的频率（Classic Femto LDV>1MHz；Crystal Line Femto LDV>5MHz）。此外，x 轴和 y 轴上的快速和慢速切削扫描模式使消融焦点更紧密（图 12c-2），从而减少组织桥、制作更光滑的切削表面。

由于它的低能量需求，LDV 使用一个简单的激光振荡器，不需要放大器。这种非放大的固态激光机，不像其他飞秒激光机那样，容易受到温度和湿度等环境因素影响[1,8]。

与其他飞秒激光机相比，Femto LDV 是一个紧凑型机型。使用带有反射镜的延伸臂将激光传送到压平表面，占地面积较小。该臂可以延长并适合在手术室的准分子激光器或显微镜下操作，无须在不同手术室间移动患者（图 12c-3）。

术中注意事项

Femto LDV 发射的激光通过带有集成反射镜的可延长自适应臂传输（见图 12c-3）。臂的末端是一个带有吸环的手柄。切削深度的焦点预设在 250μm。为了调整切削深度，在角膜和手柄之间放置一个垫片，使机器可消融更表面的角膜基质，制作更薄的角膜瓣。

手柄在角膜上的对中心是通过控制窗口手动完成，启动吸引后，角膜瓣的位置无法更改。扫描装置与激光机同在机械臂上，在激光发射期间，控制/观察窗口关闭。当负压达到预定值时，角膜被压平，组织消融以平行光栅模式进行。激光从周边穿过角膜，类似于微型角膜刀，没有边切，而只有基质平面切削。只能在计算机屏幕上看到虚拟的切削过程。切削后，激光臂被移到一边，掀起角膜瓣，然后准分子激光消融，通常不需要移动患者位置。新型 Femto LDV Crystal Line 激光机提升了 Classic LDV 的功能，它内置了一个新的俯视实时彩色照相机，并可以进行 LASIK 边切。

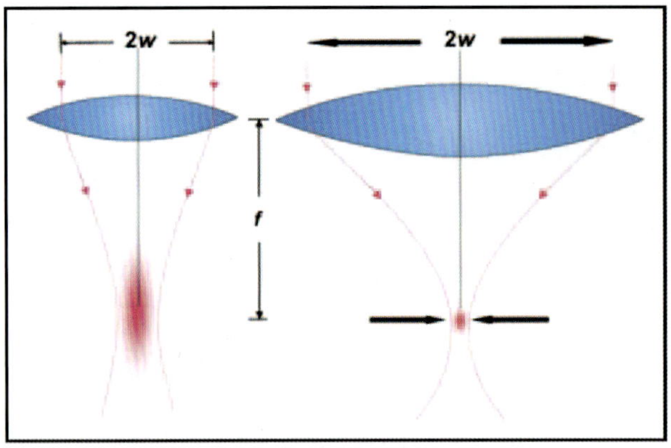

图 12c-1　为了实现以低能量进行有效的组织消融，LDV 系统使用 2~3 倍大的光圈孔径和较短脉冲时间(约 250fs)，这允许以较低的能量水平阈值进行较小焦点的组织消融。

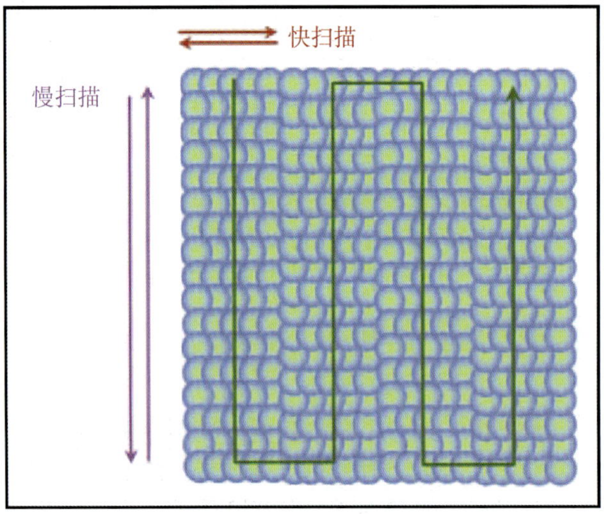

图 12c-2　在 x 轴和 y 轴上的快消融和慢消融扫描模式，使消融焦点更紧密，组织桥减少，界面更光滑。

角膜瓣制作

用 Femto LDV 激光制作角膜瓣，在近视眼中，角膜瓣厚度与角膜瓣直径、术前近视等效球镜和角膜厚度呈负相关，与角膜曲率测量值、蒂的尺寸呈正相关[9]。在远视眼，角膜瓣厚度与角膜瓣直径和角膜曲率测量值呈负相关，与等效球镜和蒂的长度呈正相关[10]。因此，为了避免游离瓣，当最陡角膜曲率值> 46D 时，推荐使用 9mm 的吸引环。当最陡角膜测量值<41D 时，10mm 的环更合适；当最陡角膜测量值在 41~46D 时，建议使用 9.5mm 的吸引环[11,12]。

飞秒激光的优势之一是能够制作更均匀的线性角膜瓣，相比老式微型角膜刀制作的新月形截面角膜瓣，具有更好的生物力学稳定性。

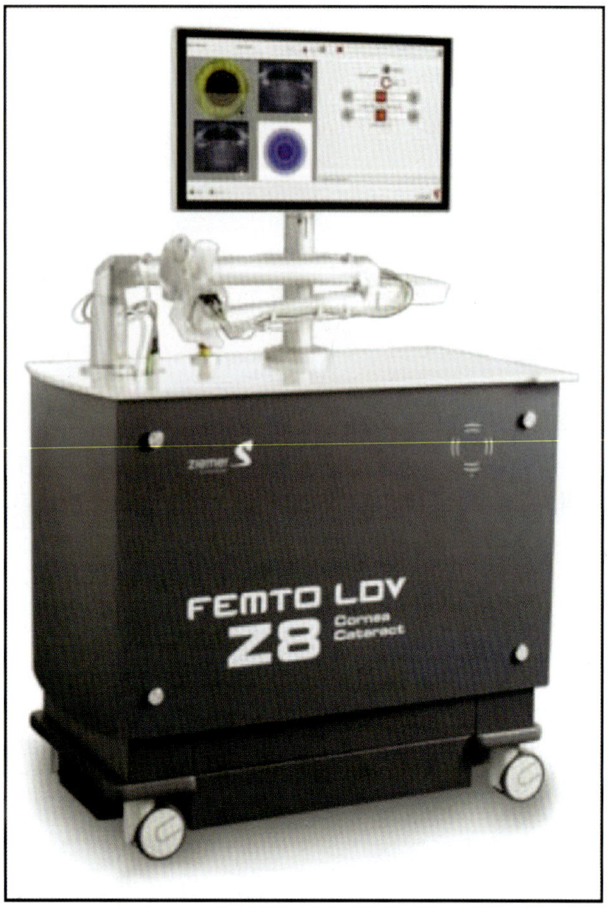

图 12c-3　Femto LDV 激光机。

表 12c-1 列出了使用 LDV 飞秒激光机的报告结果。在一项比较研究中，Classic LDV 与 Moria M2 微型角膜刀(Moria Surgical)相似，制作了一个新月形截面角膜瓣，但与其他各种微型角膜刀相比，中心和周围的变异性更好[2,4,5]。最近的研究显示，Classic LDV 的变异性逊于 VisuMax (Carl Zeiss Meditec)和 IntraLase 60kHz 系统(Johnson & Johnson Vision)[2,12] (见表 12c-1)[3]。

对比研究发现，与 Classic LDV 相比，Crystal Line LDV 制作的角膜瓣更规则，Classic LDV 激光机的标准差为 8μm，而 Crystal Line 激光机的标准差为 5μm。通过光学相干层析成像(OCT)测量[13]，Crystal Line 激光机可以制作更薄的瓣，厚度标准差为 7.75±2.83μm。最近的研究发现，对于预设的 90μm 厚度，Classic 激光机制作的角膜瓣实际厚度为 (89.6 ±2)μm，Crystal Line 激光机制作的厚度为

表 12c-1　文献报道 Femto LDV 结果

研究者/设备型号	病例数/屈光类型	角膜测厚设备	设计瓣厚度（实际瓣厚度）（μm）	双眼 UCVA	主觉验光等效球镜	边切角/结构	比较	角膜瓣厚度/可预测性(μm)	角膜瓣变异性，光滑度，粗糙度
Kermani 2008/ LDV Classic	55/猪眼	US，Sonomed	130（130±9）	NA	NA	锐角/NA	IntraLase 60kHz	可预测性相似 136±10	相似的平滑度，粗糙度略好，但差异不显著
Pietilä 等[7]/ LDV Classic	787/混合（698 近视）	US SP-3000，TomeyCorp	110（90±5）	NA	NA	锐角*/NA	无	NA	NA
Vryghem 等[6]/ LDV Classic + Allegretto Eye Q 400	111/近视	OLCR，Haag-Streit	110（106.6±12.6）	≥20/20(94.6%) 6m	±0.5(95.5%) 6m	锐角*/NA	无	NA	NA
Ahn 等[2]/ LDV Classic	64/近视+散光	RTVue OCT，Optovue	110（105.8±8.2）水平居中；（103.8±6.3）垂直居中	NA	NA	锐角/新月形	IntraLase 60kHz VisuMax Moria M2 MK	均难以预测	变异性较好 变异性较好 变异性较差
Durrie 等[18]/ LDV Classic+	20	—	110	≥20/16(100%)	NA	NA	无	NA	NA

（待续）

表 12c-1(续)

研究者/设备型号	病例数/屈光类型	测厚设备	设计瓣厚度(实际瓣厚度)(μm)	双眼 UCVA	主觉验光等效球镜	边切角度/结构	比较	角膜瓣厚度/可预测性(μm)	角膜瓣变异性,光滑度,粗糙度
Zhang 等[5]/LDV Classic+Technolas 217	24/近视+散光	AS-OCT Visante,Carl Zeiss Meditec	110(107.43±4.70)	≥20/20(91.7%)1 个月	-0.5±0.26(SE)1m	锐角/平面	Hansatome MK	可预测性较低	与 LDV 相比,不太规则
Zhou 等[4]/LDV Classic	360/近视+散光	RTVue OCT,Optovue	110(106±4.99)	NA	NA	锐角/几乎平面	Moria M2 MK	可预测性较低	与 LDV 相比,不太规则
Zhang 等[3]/LDV Classic	408/近视+散光	RTVue OCT,Optovue	110(105.37±4.56)	NA	NA	锐角/几乎平面	IntraLase 60kHz	可预测性相似	规则性相似
Zhang 等[13]/LDV Crystal Line	100/近视+散光	RTVue OCT,Optovue	110(102.49±2.68)	NA	NA	NA/几乎平面	LDV Classic	可预测性较高(107.65±5.09)	规则性较低
Pietilä[9]/LDV Z6+Allegretto Con-certo 500Hz	309/混合	US SP-3000,Tomey Corp	90(90.1±2.7)	≥20/20(97%)1m	±0.50(97%)1m	60°边切/NA	无	NA	NA
Zhang 等[19]/LDV Crystal Line+VisxS4	22	RTVue OCT,Optovue	110	≥20/20(100%)1m	0.03±0.51 1m	NA	IntraLase 60kHz WaveLight FS200 VisuMax 500kHz	相似,一个月时UCVA≥20/20	NA

AS,眼前节;MK,微型角膜刀;NA,无数据;OLCR,光学低相干反射仪;SE,等效球镜;UCVA,裸眼视力;US,超声。

(90.1±2.7)μm,厚度可预测性更高[9,10]。

术中角膜瓣相关并发症

与所有的 LASIK 制瓣机器一样,可能会出现各种潜在的并发症。这里讨论的是最值得注意的并发症(视频 12c-2 和视频 12c-3)。

眼内压升高

在压平和吸引的过程中,Femto LDV 可将 IOP 提高至 159±24mmHg(范围:126~187mmHg)[14,15],高于 IntraLase (91±24mmHg),VisuMax (58±20mmHg),Femtec(Femtec GmbH;63±15mmHg,猪眼中)[14]。最新型 LDV Z8 采用非压平的真空液压吸引环(图 12c-4),压平过程中的眼压升高更低[16]。

不透明气泡层

在低能量阈值激光机中,微空化气泡较小,消融以光栅模式从外周开始,同时形成侧切,允许气泡通过外周逸出。这两个特性降低了垂直气泡突破和随后形成 OBL 的机会。尚无关于使用 Classic Femto LDV 出现 OBL 或垂直气泡突破的报告[17]。但是,

表 12c-2 文献报道的并发症

研究者(眼数)	并发症:数量(%)
Pietilä 等[7](787)	出血:100(12.7%) 偏中心角膜瓣>0.5mm:16(2%) 游离瓣:27(3.5%) 假性纽扣孔:10(1.3%) 角膜瓣碎裂:2(0.3%) 上皮缺损:5(0.6%) 角膜瓣粘连:8(1%) 术后角膜瓣移位:3(0.4%)
Vryghem 等[6](111)	轻度上皮脱落:12(10.8%) 轻度偏中心角膜瓣:4(3.6%) 重度偏中心角膜瓣:1(0.9%) 轻度角膜瓣粘连:4(2.6%) 重度角膜瓣粘连:6(5.4%) 基质内气泡:2(1.8%) 1 例游离角膜瓣,发展为 DLK 无临床意义的微皱褶:6(5.4%) 轻度中央角膜瓣水肿:1(0.9%)
Leccisotti 2014(800 远视)	影响视轴的明显褶皱:3(0.4%) DLK(1 级):5(0.6%) 显著的上皮内生(>2mm):6(0.7%)
Pietilä 等[9](309)	结膜中气泡:7(2%) 不透明气泡层:6(2%) 角膜瓣边缘粘连:2(1%) 出血:38(12%)
Pietilä 等[10](342)	不透明气泡层:2(1.1%) 上皮缺损:1(0.3%) 游离帽:2(0.6%) 保存游离帽:5(1.5%) 出血:38(11%)
Ziaei 2015(887)	无显著的术中或危及视力的术后并发症

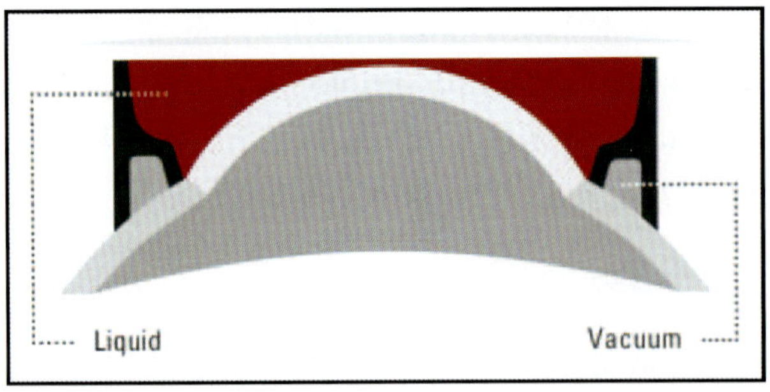

图 12c-4 最新 Z8 LDV 中非压平的真空液压界面，吸引过程中 IOP 上升较低。

2014年两项研究报告显示，Crystal Line Femto LDV 可进行 90°垂直侧切，其侧切能量水平较高，1.1%~2%的患者存在术中 OBL[9,10]。

飞秒激光制瓣 LASIK 术后结果

LDV 激光机的视功能和屈光度结果通常优于过去的微型角膜刀，与现代微型角膜刀和其他飞秒激光机所报告的结果相似。

视力结果

使用 Classic Femto LDV 进行 LASIK 制瓣，双眼 UDVA 恢复迅速，100% 的患者在术后 30 分钟内视力达到 20/32，在 4 小时内达到 20/20[18]，在 1 天内达到 20/16。一项比较研究显示，Crystal Line Femto LDV 视力恢复更快，手术后第 1 天 100%患者视力达到 20/20，而 IntraLase FS60、VisuMax 和 WaveLight FS200 比例分别为 90.9%、95.5%和86.4%(Alcon Laboratories)。在术后 1 个月时，所有激光机手术眼 UCVA≥20/20 的比例为 100%[19]。术后 6 个月时，Classic Femto LDV 激光机的 UDVA≥20/20 的比例为 94.6%。

术后并发症

Femto LDV 和其他飞秒激光机术后可能的并发症相似，这些并发症的发生率因机器不同而异。

弥漫性板层角膜炎

Femto LDV 激光中的较低能量导致与光致破裂过程相邻角膜组织中的炎症反应较轻、细胞死亡较少[20]，炎症反应可以忽略不计[21]。相反，更高的消融能量会增加组织坏死和炎症细胞募集[20]。据报道，术后 1 天，Femto LDV 使用 100nJ 消融能量，诊断为 1 期 DLK的比例为 8.17%；IntraLase 60kHz，基质床界面能量为 1μJ，侧切能量为 0.8μJ，手术后诊断为 1 期 DLK 的比例为 37.5%[8]。

彩虹样眩光

彩虹样眩光是一种知之甚少的光学副作用，仅发生在飞秒激光辅助的 LASIK 手术。患者描述为白光源放射出的彩虹色光。仅在使用 IntraLase[22]和 Ladar(Alcon Laboratories)[23]平台制作角膜瓣后才描述了彩虹样眩光，其被认为是由于飞秒激光在角膜瓣背面留下的光栅图案引起的光衍射，可用准分子切削使其变得更光滑[23]。由于 Ziemer LDV 飞秒激光产生的光栅图案不同，尚未有彩虹样眩光并发症报道。

层间出血

为了尽量减少层间气泡的积聚，WaveLight FS200 飞秒激光机可以在制瓣过程中制作排气隧道。如果角膜缘血管出血，血液可以通过排气隧道进入角膜层间[24]。Ziemer LDV 飞秒激光机不会制作这条隧道；因此，该激光机尚未有层间出血的报道。

结论

飞秒激光辅助 LASIK 由于其制作角膜瓣的精度、准确性和可重复性，已成为制作 LASIK 角膜瓣的首选方法。较薄的平面角膜瓣可能有助于保留更多的角膜基质，预防 LASIK 术后角膜扩张，并可能具有更好的屈光结果。然而，飞秒激光角膜瓣制作有几个独特的潜在并发症，需要早期识别和及时妥善处理，以获得最佳的视觉效果。Ziemer Classic LDV 飞秒激光机制瓣过程与微型角膜刀有一些相似之处，角膜瓣切割是一个的连续过程，并非将基质切削和边切过程分开，从而最大限度地减少了 OBL

的发生，而较新的 Crystal Line 平台在紧凑单元中具有了类似其他飞秒激光机的角膜瓣边缘的侧切功能。

（兰小川 译）

参考文献

1. Lubatschowski H. Overview of commercially available femtosecond lasers in refractive surgery. *J Refract Surg.* 2008;24(1):S102-S107.
2. Ahn H, Kim JK, Kim CK, et al. Comparison of laser in situ keratomileusis flaps created by 3 femtosecond lasers and a microkeratome. *J Cataract Refractive Surg.* 2011;37(2):349-357.
3. Zhang J, Zhou Y, Zhai C, Tian L. Comparison of 2 femtosecond lasers for laser in situ keratomileusis flap creation. *J Cataract Refractive Surg.* 2013;39(6):922-927.
4. Zhou Y, Zhang J, Tian L, Zhai C. Comparison of the Ziemer FEMTO LDV femtosecond laser and Moria M2 mechanical microkeratome. *J Refract Surg.* 2012;28(3):189-194.
5. Zhang XX, Zhong XW, Wu JS, et al. Corneal flap morphological analysis using anterior segment optical coherence tomography in laser in situ keratomileusis with femtosecond lasers versus mechanical microkeratome. *Int J Ophthalmol.* 2012;5(1):69-73.
6. Vryghem JC, Devogelaere T, Stodulka P. Efficacy, safety, and flap dimensions of a new femtosecond laser for laser in situ keratomileusis. *J Cataract Refractive Surg.* 2010;36(3):442-448.
7. Pietilä J, Huhtala A, Jääskeläinen M, Jylli J, Mäkinen P, Uusitalo H. LASIK flap creation with the Ziemer femtosecond laser in 787 consecutive eyes. *J Refract Surg.* 2010;26(1):7-16.
8. Tomita M, Sotoyama Y, Yukawa S, Nakamura T. Comparison of DLK incidence after laser in situ keratomileusis associated with two femtosecond lasers: Femto LDV and IntraLase FS60. *Clin Ophthalmol.* 2013;7:1365-1371.
9. Pietilä J, Huhtala A, Mäkinen P, Salmenhaara K, Uusitalo H. Laser-assisted in situ keratomileusis flap creation with the three-dimensional, transportable Ziemer FEMTO LDV model Z6 I femtosecond laser. *Acta Ophthalmol.* 2014;92(7):650-655.
10. Pietilä J, Huhtala A, Mäkinen P, Uusitalo H. Flap characteristics, predictability, and safety of the Ziemer FEMTO LDV femtosecond laser with the disposable suction ring for LASIK. *Eye (Lond).* 2014;28(1):66-71.
11. Rocha KM, Randleman JB, Stulting RD. Analysis of microkeratome thin flap architecture using Fourier-domain optical coherence tomography. *J Refract Surg.* 2011;27(10):759-763.
12. Stahl JE, Durrie DS, Schwendeman FJ, Boghossian AJ. Anterior segment OCT analysis of thin IntraLase femtosecond flaps. *J Refract Surg.* 2007;23(6):555-558.
13. Zhang J, Zhou YH, Tian L, Zhai CB. Comparison of Ziemer FEMTO LDV Classic and Crystal Line femtosecond laser flap quality by Fourier-domain optical coherence tomography. *Int J Ophthalmol.* 2013;6(5):611-617.
14. Vetter JM, Holzer MP, Teping C, et al. Intraocular pressure during corneal flap preparation: comparison among four femtosecond lasers in porcine eyes. *J Refract Surg.* 2011;27(6):427-433.
15. Strohmaier C, Runge C, Seyeddain O, et al. Profiles of intraocular pressure in human donor eyes during femtosecond laser procedures—a comparative study. *Invest Ophthalmol Vis Sci.* 2013;54(1):522-528.
16. Ebner M, Mariacher S, Januschowski K, et al. Comparison of intraocular pressure during the application of a liquid patient interface (FEMTO LDV Z8) for femtosecond laser-assisted cataract surgery using two different vacuum levels. *Br J Ophthalmol.* 2017;101(8):1138-1142.
17. Qureshi A, Randleman JB. Efficacy and safety of a femtosecond laser in LASIK flap creation. ASCRS Annual Meeting; May 6-10, 2016; New Orleans, LA.
18. Durrie DS, Brinton JP, Avila MR, Stahl ED. Evaluating the speed of visual recovery following thin-flap LASIK with a femtosecond laser. *J Refract Surg.* 2012;28(9):620-624.
19. Zhang J, Zhou YH, Zheng Y, Liu Q. Comparison of visual performance recovery after thin-flap LASIK with 4 femtosecond lasers. *Int J Ophthalmol.* 2017;10(10):1566-1572.
20. de Medeiros FW, Kaur H, Agrawal V, et al. Effect of femtosecond laser energy level on corneal stromal cell death and inflammation. *J Refract Surg.* 2009;25(10):869-874.
21. Riau AK, Liu YC, Lwin NC, et al. Comparative study of nJ- and muJ-energy level femtosecond lasers: evaluation of flap adhesion strength, stromal bed quality, and tissue responses. *Invest Ophthalmol Vis Sci.* 2014;55(5):3186-3194.
22. Krueger RR, Thornton IL, Xu M, Bor Z, van den Berg TJ. Rainbow glare as an optical side effect of IntraLASIK. *Ophthalmology.* 2008;115(7):1187-1195.
23. Bamba S, Rocha KM, Ramos-Esteban JC, Krueger RR. Incidence of rainbow glare after laser in situ keratomileusis flap creation with a 60 kHz femtosecond laser. *J Cataract Refract Surg.* 2009;35(6):1082-1086.
24. Au J, Krueger RR. Interface blood as a new indication for flap lift after LASIK using the WaveLight FS200 femtosecond laser. *J Refract Surg.* 2014;30(12):858-860.

12d VisuMax 飞秒激光机

Dan Z. Reinstein, MD, MA(Cantab), FRCSC, Dabo, FRCOphth, FEBO; Timothy J. Arcger, MA (Oxon), DipCompSci(Cantab); Glennil. Carp, MBBCH, Fc Ophth(SA); Ryan S. Vida, OD, FAAO

技术特点

VisuMax 飞秒激光机 (Carl Zeiss Meditec)获得欧盟 CE 认证，并于 2007 年 1 月获得美国 FDA 的上市许可。VisuMax 飞秒激光机将制作角膜基质内微透镜作为最终目标，即小切口角膜基质透镜取出术(small-incision lenticule extraction,SMILE)[1-5]。其设计目的是使飞秒激光光源与角膜耦合，产生最小的组织变形,发射快速、高精度的飞秒脉冲。该机器的要素总结如下。

• VisuMax 耦合角膜锥镜与角膜接触的界面为曲面，因此在完全接触角膜表面时，角膜变形很小(图 12d-1)。

• 角膜锥镜与角膜耦合通过专门设计的抽吸口,施加非常低的吸力来实现[6,7],这些抽吸口作用于周边角膜/角膜缘,而不是球结膜/巩膜。这种低吸耦合力可最大限度地减少角膜变形。从患者的角度来看,SMILE 手术最显著的特征是从头到尾没有任何感觉,手术后眼睛呈现白色、感觉舒适。相比之下,许多其他用于 LASIK 的飞秒激光会因巩膜吸引导致明显的结膜下出血，并且患者会因吸力过大而感到不舒服的压力。

• 每个角膜锥镜都由内置的共聚焦成像系统单独校准，从而补偿了连续操作中不可避免的角膜锥镜几何形状的个体差异。

• 连接在角膜锥镜上的光束路径系统悬挂在一个支点上。支点与手术床高度的连续力反馈伺服控制构成一个系统，将角膜锥镜的恒定力传递到角膜上。在飞秒激光切削过程中,当患者头部在 z 轴运动时,这种恒定力将可能发生的角膜变形降至最低。

• 传递飞秒激光束的光学系统设有高度数控光圈孔光学元件,使飞秒激光能量高度聚集,附带的能量耗散很少,飞秒激光光斑设置具有很高的准确性。

• 激光-组织相互作用动力学针对速度进行了优化,频率为 500kHz,可最大限度地减少治疗时间,并在足够短的时间内实现严格的屈光切削，以减少在切削阶段眼睛或头部运动的机会。

角膜瓣制作和 SMILE 手术的整体效果取决于这些技术设计元素的精度。许多研究使用 VisuMax 评估了 LASIK 角膜瓣或 SMILE 帽的厚度,报告了其出色的可重复性和准确性(表 12d-1)[8-18]。

我们的研究中使用 Artemis Insight 100 超高频(very-high-frequency,VHF)数字超声(ArcScan Inc),绘制了精度在 5mm 直径上 SMILE 的角膜帽厚度(图 12d-2)[15]。在水平子午线上,角膜帽的厚度与预期厚度相差在 2μm 以内，表明角膜帽厚度的一致性。在垂直方向上,存在轻微的不对称性,帽的上方比预期薄 2.3μm,下方比预期厚 6.5μm。已经确定这种微小的倾斜在光学或临床上都没有意义(个人通讯,Carl Zeiss Meditec,2007 年 12 月 19 日)。角膜帽厚度准确,中心精度为-0.7μm,角膜帽厚度的精确度相似,厚度为 80~140μm[15]。

设置

VisuMax 软件中设计 LASIK 角膜瓣需要以下参数。

• 角膜曲率半径(mm):平均模拟角膜曲率半径值范围为 6.5~8.5mm(曲率为 39.7~51.9D)。这种平均角膜曲率用于计算周边飞秒激光聚焦深度，根据每只眼的曲率计算角膜到曲面接触镜的准确度。角膜曲率也影响角膜帽允许的最大直径，对于平坦的角膜,角膜帽直径可以大一些。

• 角膜测厚(μm):厚度值用于计算预测的剩余

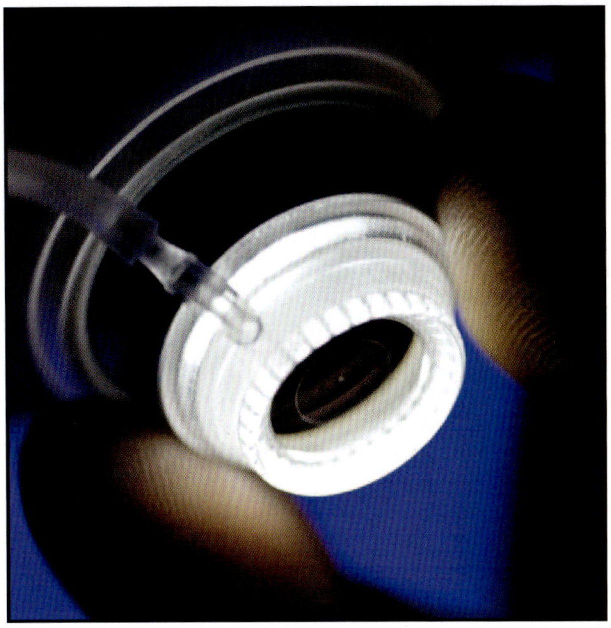

图 12d-1 VisuMax 飞秒激光机的曲面接触镜特写。(Reprinted with permission from Reinstein DZ, Archer TJ, Carp GI. *The Surgeon's Guide to SMILE: Small Incision Lenticule Extraction. Thorofare*, NJ: SLACK Incorporated; 2018.)

角膜基质安全厚度。如果剩余基质厚度低于用户设置的限制,则软件内将显示警告。

• 主觉验光:在制作角膜瓣时,要输入主觉验光屈光度,用于调整光束的聚散度,使每个患者能清晰看到聚焦的绿色固视光。

• 治疗包型号:角膜锥镜有小、中、大三种型号。根据患者的"白到白"角膜直径进行选择,以确保负压吸引主要作用于角膜。VisuMax 用户手册提示,根据最小"白到白"角膜直径选择角膜锥镜,小角膜锥镜为 11.2mm,中角膜锥镜为 11.7mm,大角膜锥镜为 12.4mm。角膜锥镜型号是角膜瓣最大直径的主要决定因素。

• 角膜直径(mm):通常根据角膜锥镜型号决定角膜帽直径。一般而言,小角膜锥镜的最大角膜瓣直径为 8mm,中角膜锥镜的最大角膜瓣直径8.80mm。角膜半径和瓣厚对角膜瓣直径的最大值影响较小;角膜越陡峭,角膜瓣越厚,直径最大值越小。达到单眼角膜帽直径最大值的最好方法是在设计时将输入数据手动减小 0.01mm。选择最适合的角膜瓣直径有助于降低后续 OBL 的发生率。

• 角膜瓣厚度(μm):通常角膜瓣厚度为 100~120μm,但由于其准确性和可重复性,最薄可以设置成 80μm(见表 12d-1)。在正常眼中,角膜上皮的厚度很少超过 60μm[19],因此鉴于角膜瓣厚度的可重复性约为 5μm,80μm 的预期角膜瓣厚度与 60μm 厚度相差 4 个标准偏差,发生瓣穿孔的风险很低。如果需要使用 80μm 厚的角膜瓣,理想的做法是先测量角膜上皮厚度来排除上皮厚度异常的眼睛,提高手术的安全性。

• 边切角(°):定义了围绕角膜瓣边缘的边切角度。VisuMax 角膜瓣的标准方案是使用 55°的边切角,以便角膜瓣边缘略微内切。这使得角膜瓣边缘与剩余基质床紧密贴合,从而降低了角膜上皮细胞植入的风险。

• 蒂的位置(°):可以将蒂设置在任何位置,或者可以使用单选按钮,在预设的四个位置(上、下、鼻、颞)中进行选择。我们的标准方案是使用上方的蒂,因为这对手术医生来说更容易操作,眨眼也有助于角膜瓣复位。

• 蒂的宽度(mm):蒂的宽度可根据术者的偏好而定。我们的标准方案是蒂宽 5.0mm。

• 能量和光斑间距:应针对每台机器调整这些设置,以最大限度地简化层间分离并减少 OBL 的发生率。该调整过程由 Zeiss 公司的专业人员来完成。

对接和飞秒切削

对接是 LASIK 手术过程的一个重要部分,但不像 SMILE 手术那样重要,因为 LASIK 对角膜瓣中心有一定的宽容度。因为这个原因,建议手术医生在开始 SMILE 之前开展一些 LASIK 手术操作,以适应 VisuMax 对接的过程。

飞秒切割分两个阶段进行。首先,使用螺旋模式(即从外围到中心)制作层状界面,这可以让患者能够尽可能长时间地看到绿色固视灯(由于负压吸引力低)。完成此操作后,再进行侧切。使用 500kHz 的 VisuMax 总负压吸引时间约为 25 秒,时间因角膜瓣直径不同而略有不同。

使用飞秒激光制作角膜瓣主要的术中并发症是负压丢失。迄今为止,在 17 243 例使用 VisuMax 的 LASIK 手术中,我们有 86 例出现负压丢失,其发生

表 12d-1 使用 VISUMAX 飞秒激光制作 LASIK 角膜瓣和 SMILE 帽厚度的准确性和可重复性

研究者	VISUMAX	LASIK/ SMILE	测量方法	眼数	准确性(μm)	可重复性(μm)
Reinstein 等[8]	200kHz	LASIK	Artemis Insight 100 VHF 数字超声	20	+2.3	7.9
Yu 等[9]	200kHz	LASIK	AS-OCT	82	+12.7	5.1
Ju 等[10]	200kHz	LASIK	Visante AS-OCT	87	+2.3	3.8
Yao 等[11]	200kHz	LASIK	Visante AS-OCT	25	+0.2	7.9
Ahn 等[12]	200kHz	LASIK	RTVue AS-OCT	40	+23.9	13.9
Issa & Al Hassany 等[13]	200kHz	LASIK	术中超声测厚仪	55	+3.8	9.6
Tay 等[14]	500kHz	SMILE	RTVue AS-OCT	95	+5.0	未报道
Reinstein 等[15]	500kHz	SMILE	Artemis Insight 100 VHF 数字超声	70	-0.7	4.4
Zhao 等[16]	500kHz	SMILE	RTVue AS-OCT	54	-1.2	5.1
Ozgurhan 等[17]	500kHz	LASIK	Visante AS-OCT	33	+4.9	5.0
Ozgurhan 等[17]	500kHz	SMILE	Visante AS-OCT	33	+4.6	5.2
Vestergaard 等[18]	500kHz	SMILE	海德堡光谱 AS-OCT	34	+4.0	9.0

AS-OCT,眼前节光学相干断层扫描;VHF,特高频。

率为 0.50%。制作角膜瓣时负压丢失,可以使用相同的接触镜重新对接,并设置相同的角膜瓣厚度重复操作来处理。重新操作时,接触镜通常会继续吸附在相同的位置,因为引导吸附的是角膜与接触镜的匹配,以及第一次操作时角膜缘区域的抽吸口形成的凹痕。当以相同厚度重复飞秒切割时,飞秒激光能量会被治疗区内已有的气泡阻挡,而继续在该区域外的界面上进行扫描。第 19 章将详细讨论关于 SMILE 过程中的负压丢失。

经验集粹

掀瓣和复位技术

研究表明,与单个手术医生相比,手术医生作为一个整体积累的经验更能显著改善手术效果[20]。因此,我们的理念是制定让所有的手术医生严格遵循的标准化手术治疗方案。Reinstein 教授于 1998—2001 年间首次在大规模的企业实践中制定了标准化的手术治疗方案(LASIK Vision Corp)[21]。该手术治疗方案在 2003 年经过修改,并作为推荐的手术治疗方案用于 MEL 80 准分子激光机(Carl Zeiss Meditec),2007 年为了纳入 VisuMax 飞秒激光机,方案进行了修改。随后发表了两项研究,证明了两名手术医生使用这种标准化方案取得的相同技术和结果[22,23]。

视频 12d-1 和视频 12d-2 展示了我们开发的用于 VisuMax 的双手掀瓣技术,不同于由微型角膜刀或其他一些更高能量的飞秒激光机产生干净和完整的切削,需要对层间进行一些分离。在这项双手掀瓣技术中,掀瓣器和 McPhersons 镊被使用。使用掀瓣器从角膜瓣边缘颞下区域向上划到蒂的位置,然后将掀瓣器插入靠近蒂的角膜瓣下,掀瓣器穿越到对侧,在上方蒂的位置制作一个开口,以便 McPhersons 镊从另一侧插入。当其中一个器械用于分离时,另一个器械可在蒂处夹住使眼球保持第一眼位。

从手术技术的角度来看,LASIK 手术最重要的步骤是角膜瓣复位,特别是要尽量减少微皱褶和上皮内生。我们技术背后的理念[22,23]是尽量减少角膜瓣操作(特别是避免弯曲、拉伸或拉动角膜瓣)和冲洗。冲洗使用一个 27G 的前房冲洗针,在 1 秒内排出 1mL 液体,这样就产生一个高压液流,将颗粒有效地从层间冲出,同时避免使角膜瓣或基质床水化。但应注意保持冲洗针尖端远离切口,从而避免在角

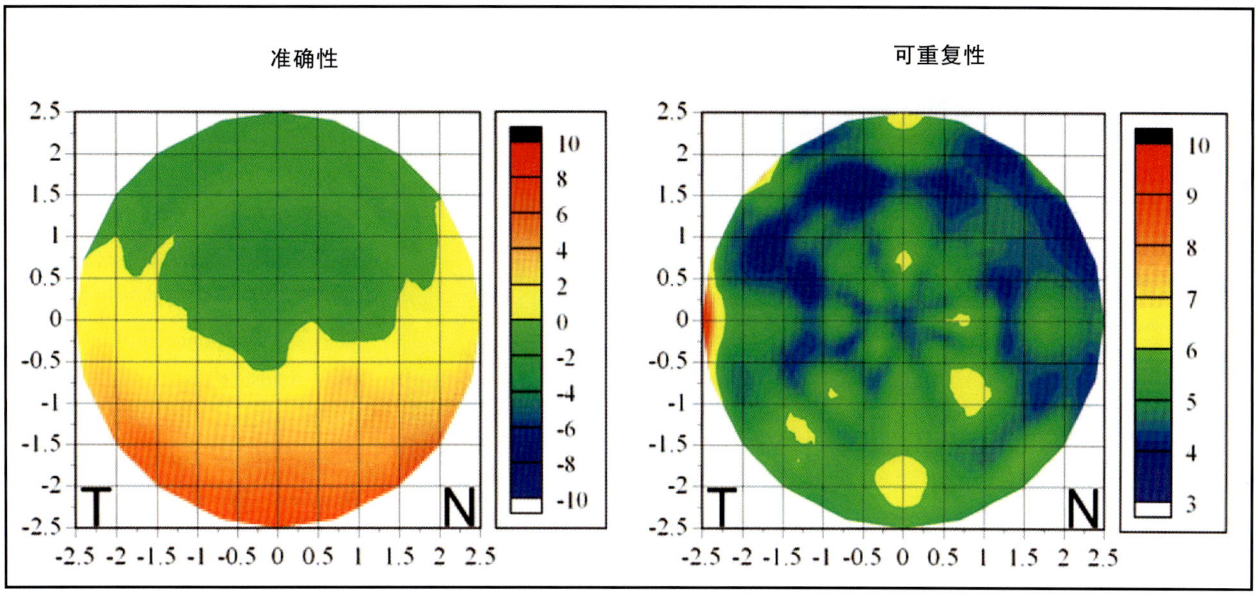

图 12d-2 70 只眼以角膜顶点为中心 5mm 区域的角膜帽厚度准确性(左)和可重复性(右)地形图。角膜帽厚度数据被标准化为预期的帽厚度,对于该群体而言,该厚度为 110μm、120μm 或 130μm。所有左眼都被镜像处理,因此正 *x* 值代表鼻侧角膜,负 *x* 值代表颞侧角膜。一个 1mm 的直角坐标网格的原点与角膜顶点重叠。准确性图中临界点设置为 0,因此正值(黄色/红色)表示帽比预期更厚的区域,负值(绿色/蓝色)表示帽比预期更薄的区域。可重复性图的颜色代表标准偏差(μm)。临界点设置为 6μm,所有可重复性优于 6μm 的区域均以绿色或蓝色显示。(Reprinted with permission from Reinstein DZ, Archer TJ, Gobbe M. Accuracy and reproducibility of cap thickness in small incision lenticule extraction. *J Refract Surg*. 2013;29[12]:810–815.)

膜瓣上造成撕裂。通常只需擦拭一到两次即可将角膜瓣恢复到准确的解剖位置而不会产生微皱褶。

角膜瓣复位的目标是看到瓣边缘没有沟槽样外观(即角膜瓣和基质床之间没有间隙)。如果进行大量冲洗,水合作用引起角膜瓣肿胀,会导致角膜瓣直径缩小,通常会产生沟槽。上皮细胞会在沟槽空间中生长,术后角膜瓣存在水化到脱水的过程,角膜瓣面积会伸展到最初较大状态,因为角膜瓣与基质床面粘连,没有足够的空间让角膜瓣伸展,导致微皱褶—— 一种角膜瓣收缩综合征。另一种情况是,水合作用不均匀,导致角膜瓣不对称膨胀。这时,如果按照标记对齐,将角膜瓣复位,那么在脱水过程中,角膜瓣的一侧可能因为没有足够空间伸展,也导致微褶皱。

SMILE 术后,使用干手术棉签在裂隙灯下立即对角膜瓣进行微调整(图 12d-3)。即使是最精细的微褶皱(即纳米褶皱),使用浓荧光素染色并用干海绵压在角膜上也可以发现。用手术棉签扩展角膜瓣并从中心向外周抚平微褶皱。

该技术使用一只手的拇指抬起上眼睑,同时手掌挡住对侧眼睛的视线。指示患者直视蓝光(同轴裂隙灯)。将颞侧手的无名指放在患者的下眼睑上,完全暴露角膜。用食指、中指和拇指握住一只干燥的海绵,放射状抚平角膜帽。

在术后 1 天甚至 1 个月,可以使用同样的技术进行进一步的微调。在一项回顾性研究中,自 2010 年 1 月以来的 14 374 例 VisuMax LASIK 手术中,983 例(6.84%)眼在第 1 天进行了裂隙灯下调整。术后 3 个月,1.1%有微褶皱,其中 0.184%为 1 级,0.016%为 2 级。仅 1 只眼睛(0.007%)微褶皱明显,在裂隙灯下无法解决,在第 1 天复诊时需要进行掀瓣处理。

SMILE 术后 LASIK 增效技术

SMILE 手术后的再治疗可以通过激光光学角膜切削术(photorefractive keratectomy,PRK)进行[24,25],也可以通过侧切[26]或环形切开[27,28]将现有角膜帽转变为角膜瓣,或制作薄角膜瓣,再进行 LASIK 手术。最近还介绍了一种新技术,称为帽下透镜取出术,该

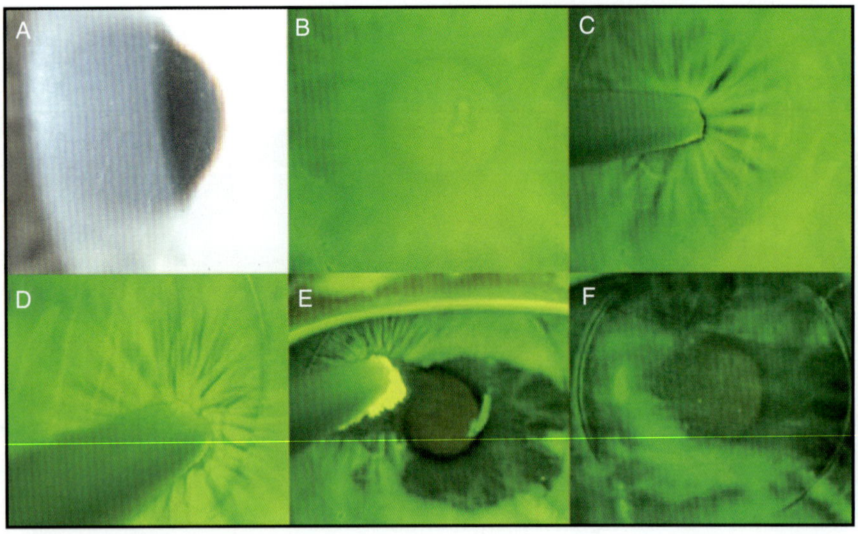

图 12d-3　术后即刻裂隙灯下拍摄的平滑角膜瓣图像。(A)在中央可以看到一些垂直的微褶皱。(B)浓荧光素染色使最细小的微褶皱可见。(C, D)使用干燥海绵棉签按压角膜表面来识别微褶皱的位置。(E)使用海绵棉签扩展角膜瓣,从中心向周边抚平微褶皱。(F)角膜瓣的外观显示没有微褶皱。[Reprinted with permission from Reinstein DZ、Archer TJ、Carp GI.*The Surgeon's Guide to Small Incision Lenticule Extraction* (*SMILE*). Thorofare, NJ: SLACK Incorporated; 2018.]

技术利用初始手术中的小切口和角膜帽再进行SMILE 治疗[29]。

许多 SMILE 手术医生使用 135~145μm 厚度的角膜帽[30],因为较厚的角膜帽在保留前基质方面具有优势,可以尽量减少对角膜神经丛的损伤[31-33],并且前基质中角膜板层更坚固[34-37]。在角膜帽较薄的情况下,仅做侧切和环形切开为再处理提供了一个很好的选择,但不适合角膜帽较厚的情况,因为该方法制作的 LASIK 角膜瓣与初始 SMILE 角膜帽的厚度相同。现代 LASIK 手术很少会制作 145μm 厚度的角膜瓣。然而,使用更厚的角膜帽,可以在 SMILE 手术中留下足够的前部空间,方便在需要增效手术时安全地制作一个薄的 LASIK 角膜瓣。

SMILE 术后再行薄瓣 LASIK 手术,本质上与 LASIK 手术眼行二次 LASIK 手术相同。就像初次使用微型角膜刀制作厚角膜瓣 LASIK,再用飞秒激光行薄瓣 LASIK 增效手术[38]。制作新角膜瓣的手术风险主要包括:角膜上皮进入层间(即隐蔽的纽扣孔)、切口穿过现有的界面导致角膜组织碎裂。因此,用 VHF 数字超声或 OCT 测量角膜瓣的上皮厚度和帽层厚度,规划新角膜瓣的安全厚度非常重要。SMILE 术后进行LASIK 的主要区别在于,初次手术 SMILE 的小切口在后续 LASIK 角膜瓣直径范围内,因此可能存在器械进入小切口并撕裂小切口或进入现有 SMILE 层间的风险。或者,如果 SMILE 小切口在上方,而LASIK 角膜瓣的蒂也位于上方时,小切口可能会影响角膜瓣蒂的完整性。

我们的 SMILE 手术使用颞上和鼻上的小切口,这种小切口靠近我们想要推动器械穿过角膜瓣的位置。根据我们早期的经验,我们发现器械有时会滑进小切口,造成撕裂。还有一种可能性是器械沿着 LASIK 隧道进入 SMILE 角膜帽的界面,而不是进入 LASIK 新的角膜瓣界面。

因此,我们对 SMILE 术后 LASIK 技术进行了改良。首先,将器械插入角膜瓣下 1/3 处(图 12d-4)。使用掀瓣器的尖端打开这个区域角膜瓣的边缘。掀瓣器插入层间,并推到另一侧;施加一些向上的力并像帐篷一样拉起角膜瓣,避免器械突破到 SMILE 界面。然后,用掀瓣器的尖端从内侧打开对侧角膜瓣的边缘,为第二种器械(McPherson 镊)创造一个开口,通过这个开口将 McPherson 镊插入角膜瓣下,直到角膜瓣中心。McPherson 镊轻轻向上推向蒂部,分离角膜瓣,掀瓣器保持在未分离的角膜瓣下 1/3 的位置,提供反向牵引力。然后重复这个过程,第二次扫动镊子将角膜瓣的另外一半分开。这种方法将器械的整个臂置于角膜瓣下,接近上方小切口,无形中消除了器械尖端无意中进入和撕裂小切口的可能性。

将角膜瓣的上半部分分开后,一个器械就可以放在标准位置,压贴在蒂上,允许使用另一个器械将下半部分分开。如果下方的切口有任何阻力,可以使用撕囊技术打开;将掀瓣器的臂放在角膜瓣下方切口的内侧,以尖端为支点旋转器械,抬高掀瓣器的

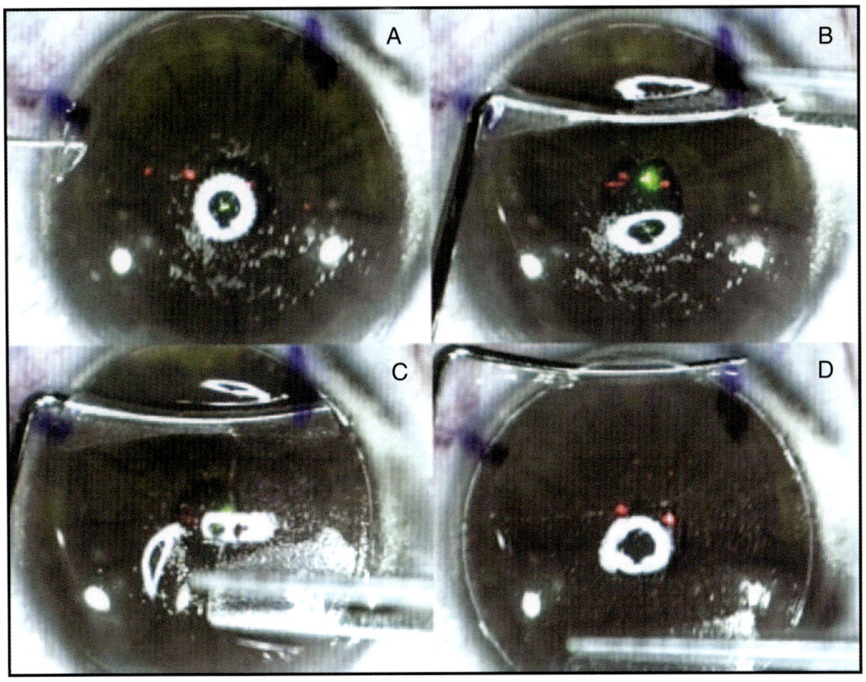

图 12d–4　系列图像描述了既往 SMILE 手术眼行 LASIK 掀瓣的手术技术。该技术旨在避免将器械的尖端放置在小切口附近，因为这可能会撕裂角膜瓣。(A)用掀瓣器打开角膜瓣下 1/3 处的侧切口。(B)推动掀瓣器，穿过瓣下，打开对侧角膜瓣的侧切口，为 McPherson 镊制作一个开口。这个动作有一个向上的力，以避免器械尖端突破到原来的 SMILE 层间。(C)McPherson 镊插入角膜瓣中心，并向上分离，用器械的臂而不是尖端分离小切口区域。用掀瓣器固定在下方未分离的角膜瓣部分，为 McPherson 镊提供反向牵引力。第二次扫动分开角膜瓣的另外一半。(D)然后将 McPherson 镊压贴在上方的蒂上，为掀瓣器提供反牵引力，用同样的方式分离角膜瓣的下部分。[Reprinted with permission from Reinstein DZ, Archer TJ, Carp GI. *The Surgeon's Guide to Small Incision Lenticule Extraction (SMILE)*. Thorofare, NJ: SLACK Incorporated; 2018.]

轴使角膜瓣侧切口撕裂。

在适应该技术的学习曲线中，我们在初期的 55 例手术经历了 10 例小切口撕裂或与 SMILE 界面交错的情况。自从采用这种“下方假蒂支点”技术以来，在过去的连续84 次手术中，我们没有遇到任何术中并发症。

不透明气泡层

使用 VisuMax 制作角膜瓣时，OBL 相对常见，发生率为 5%~20%[39-43]。在制作角膜瓣界面时，飞秒切割从外周开始，产生第一个气泡后几乎立即会有一股气流向中心逸出。这股气流的移动快于内部气泡的螺旋移动。有人认为，如果飞秒激光能量过高，角膜组织光致裂解后形成气泡，产生的冲击波可能会使胶原板层裂开[44,45]。这就产生了一个角膜瓣的薄弱点，多余的气体可以通过它逸出，也解释了为什么不透明气泡会在飞秒激光器的扫描图案的前面射出。

已经证明，在不同的飞秒激光机，OBL 气流(也称为硬 OBL)有不同的表现[46]。如 Hurmeric 等[46]使用超高分辨率 OCT 所证明的那样，在 VisuMax 飞秒激光机，OBL 层通常从角膜瓣界面向前延伸至 Bowman 层。这种 OBL 层的存在阻碍了激光脉冲的聚焦，导致气泡变小，或者在某些情况下，在 OBL 区域没有气泡形成。角膜瓣的间隙在这些区域很难分离，但总有可能分开，重要的是使用非常小和轻柔夹持的角膜瓣分离器械。

当角膜瓣界面较浅时，OBL 气流更常见。Lim 等[40]报道，OBL 的发生率从 120μm 角膜瓣的 8%增加到 80μm 角膜瓣的 19%。使用更高能量时，OBL 的发生率也会增加。然而，使用更高的能量也可以更容易地分离 OBL 气流覆盖的区域。因此,在制作 80~100μm 的超薄角膜瓣时，增加能量一直是我们的常规方案[47]。对于较深的界面,OBL 射流只会在极高的能量水平下发生。

最近,许多研究小组发现,在 VisuMax 角膜瓣设计中做一个简单的调整，实际上消除了 OBL 的形成[42,43]。规划治疗时,选择小一号的角膜锥镜,角膜瓣直径比该型号角膜锥镜规定的最大角膜瓣直径大 0.1~0.2mm。例如,选择小号角膜锥镜,常规角膜瓣直径最大值为 8.0mm,手术设计为 8.1~8.2mm,但仍使用小号角膜锥镜。

只要使用从外围到中心的螺旋扫描方向，飞秒切割的起始点就会移动到角膜锥镜的边缘。结果发现，这种 0.1~0.2mm 的微小变化有效地阻止了外围 OBL 的形成。例如,图 12d-5 显示了同一患者的两只眼睛,角膜瓣直径均为 8.1mm。在使用中号角膜锥镜的眼睛 OBL 明显,而在使用小号角膜锥镜的眼睛气泡图案完美。

这在两项大样本研究中得到了证实。Mastropasqua 等[42]报道,使用 VisuMax 和小号角膜锥镜,对于7.9mm 的角膜瓣直径,轻度/中度 OBL 的发生率为23.6%；对于 8mm 角膜瓣直径，轻度/中度 OBL 发生率为 20.8%，对于 8.2mm 的角膜瓣直径,轻度/中度 OBL 发生率显著减少到 4.1%。同样,Wu 等[43]发现,同样使用小号角膜锥镜时,OBL 的发生率从 7.9~8mm 角膜瓣直径的 28.8%降低到 8.1mm 角膜瓣直径的 7.6%。

人们认为,让角膜瓣直径更接近角膜锥镜,可以让气体通过角膜锥镜边缘下的周边角膜逸出，因为该区域基质层阻力最小。相反，当飞秒切削的初始位置距离角膜锥镜更远，角膜锥镜对角膜产生足够的压力压迫基质层,阻止气体逸出,从而迫使气体向角膜中心移动。

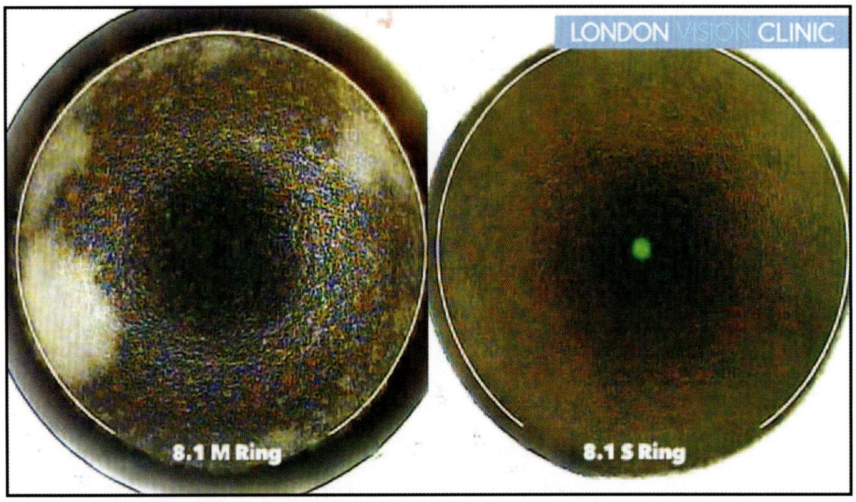

图 12d-5 同一患者右眼和左眼的飞秒激光扫描后 OBL 图，双眼均制作直径 8.1mm 的角膜瓣,但一只眼使用小号角膜锥镜,另一只眼睛使用中号角膜锥镜。用中号角膜锥镜眼 OBL 明显，而使用小号角膜锥镜眼无 OBL。这证明在靠近角膜锥镜边缘的地方开始飞秒切割,可使气体从外周排出,而不是从中央逸出，该方法有效避免 OBL。[Reprinted with permission from Reinstein DZ, Archer TJ, Carp GI. *The Surgeon's Guide to Small Incision Lenticule Extraction (SMILE)*. Thorofare, NJ: SLACK Incorporated; 2018.]

（兰小川　译）

参考文献

1. Sekundo W, Kunert K, Russmann C, et al. First efficacy and safety study of femtosecond lenticule extraction for the correction of myopia: six-month results. *J Cataract Refract Surg.* 2008;34(9):1513-1520.
2. Sekundo W, Kunert KS, Blum M. Small incision corneal refractive surgery using the small incision lenticule extraction (SMILE) procedure for the correction of myopia and myopic astigmatism: results of a 6 month prospective study. *Br J Ophthalmol.* 2011;95(3):335-339.
3. Shah R, Shah S, Sengupta S. Results of small incision lenticule extraction: all-in-one femtosecond laser refractive surgery. *J Cataract Refract Surg.* 2011;37(1):127-137.
4. Hjortdal JØ, Vestergaard AH, Ivarsen A, Ragunathan S, Asp S. Predictors for the outcome of small-incision lenticule extraction for myopia. *J Refract Surg.* 2012;28(12):865-871.
5. US Food and Drug Administration. Summary of safety and effectiveness data: VisuMax Femtosecond Laser. http://www.accessdata.fda.gov/cdrh_docs/pdf15/P150040B.pdf. Accessed April 1, 2020.
6. Vetter JM, Faust M, Gericke A, Pfeiffer N, Weingärtner WE, Sekundo W. Intraocular pressure measurements during flap preparation using 2 femtosecond lasers and 1 microkeratome in human donor eyes. *J Cataract Refract Surg.* 2012;38(11):2011-2018.
7. Vetter JM, Holzer MP, Teping C, et al. Intraocular pressure during corneal flap preparation: comparison among four femtosecond lasers in porcine eyes. *J Refract Surg.* 2011;27(6):427-433.
8. Reinstein DZ, Archer TJ, Gobbe M, Johnson N. Accuracy and reproducibility of Artemis central flap thickness and visual outcomes of LASIK with the Carl Zeiss Meditec VisuMax Femtosecond Laser and MEL 80 excimer laser platforms. *J Refract Surg.* 2010;26(2):107-119.
9. Yu ZQ, Xu Y, Yao PJ, Qin B, Zhou XT, Chu RY. Analysis of flap thickness by anterior segment optical coherence tomography in different flap preparation styles of excimer laser surgery. *Zhonghua Yan Ke Za Zhi.* 2010;46:203-208.
10. Ju WK, Lee JH, Chung TY, Chung ES. Reproducibility of LASIK flap thickness using the Zeiss femtosecond laser measured postoperatively by optical coherence tomography. *J Refract Surg.* 2011;27(2):106-110.
11. Yao P, Xu Y, Zhou X. Comparison of the predictability, uniformity and stability of a laser in situ keratomileusis corneal flap created with a VisuMax femtosecond laser or a Moria microkeratome. *J Int Med Res.* 2011;39(3):748-758.
12. Ahn H, Kim JK, Kim CK, et al. Comparison of laser in situ keratomileusis flaps created by 3 femtosecond lasers and a microkeratome. *J Cataract Refract Surg.* 2011;37(2):349-357.
13. Issa A, Al Hassany U. Femtosecond laser flap parameters and visual outcomes in laser in situ keratomileusis. *J Cataract Refract Surg.* 2011;37(4):665-674.
14. Tay E, Li X, Chan C, Tan DT, Mehta JS. Refractive lenticule extraction flap and stromal bed morphology assessment with anterior segment optical coherence tomography. *J Cataract Refract Surg.* 2012;38(9):1544-1551.
15. Reinstein DZ, Archer TJ, Gobbe M. Accuracy and reproducibility of cap thickness in small incision lenticule extraction. *J Refract Surg.* 2013;29(12):810-815.
16. Zhao J, Yao P, Li M, et al. The morphology of corneal cap and its relation to refractive outcomes in femtosecond laser small incision lenticule extraction (SMILE) with anterior segment optical coherence tomography observation. *PLoS One.* 2013;8(8):e70208.
17. Ozgurhan EB, Agca A, Bozkurt E, et al. Accuracy and precision of cap thickness in small incision lenticule extraction. *Clin Ophthalmol.* 2013;7:923-926.
18. Vestergaard AH, Grauslund J, Ivarsen AR, Hjortdal JØ. Central corneal sublayer pachymetry and biomechanical properties after refractive femtosecond lenticule extraction. *J Refract Surg.* 2014;30(2):102-108.
19. Reinstein DZ, Archer TJ, Gobbe M, Silverman RH, Coleman DJ. Epithelial thickness in the normal cornea: three-dimensional display with Artemis very high-frequency digital ultrasound. *J Refract Surg.* 2008;24(6):571-581.
20. Contreras JM, Kim B, Tristao IM. Does doctors' experience matter in LASIK surgeries? *Health Econ.* 2011;20(6):699-722.
21. Reinstein DZ, Threlfall WB, Cook R, et al. Short term LASIK outcomes using the Technolas 217C excimer laser and Hansatome microkeratome in 46 708 eyes treated between 1998 and 2001. *Br J Ophthalmol.* 2012;96(9):1173-1179.
22. Reinstein DZ, Carp GI, Archer TJ, Gobbe M. Transitioning from mechanical microkeratome to femtosecond flap creation: comparing experienced vs novice LASIK surgeon visual outcomes for the first 200 myopic procedures. *J Cataract Refract Surg.* 2012;38(10):1788-1795.
23. Reinstein DZ, Carp GI, de Benedictis D, et al. Standardization of LASIK surgical technique evaluated by comparison of procedure time between two experienced surgeons. *J Cataract Refract Surg.* 2015;41(5):1004-1008.
24. Siedlecki J, Luft N, Kook D, et al. Enhancement after myopic small incision lenticule extraction (SMILE) using surface ablation. *J Refract Surg.* 2017;33(8):513-518.
25. Liu YC, Rosman M, Mehta JS. Enhancement after small-incision lenticule extraction: incidence, risk factors, and outcomes. *Ophthalmology.* 2017;124(6):813-821.
26. Vaddavalli PK, Yoo SH, Diakonis VF, et al Femtosecond laser-assisted retreatment for residual refractive errors after laser in situ keratomileusis. *J Cataract Refract Surg.* 2013;39(8):1241-1247.
27. Riau AK, Ang HP, Lwin NC, Chaurasia SS, Tan DT, Mehta JS. Comparison of four different VisuMax circle patterns for flap creation after small incision lenticule extraction. *J Refract Surg.* 2013;29(4):236-244.
28. Chansue E, Tanehsakdi M, Swasdibutra S, McAlinden C. Safety and efficacy of VisuMax(R) circle patterns for flap creation and enhancement following small incision lenticule extraction. *Eye (Lond).* 2015;2:21.
29. Donate D, Thaëron R. Preliminary evidence of successful enhancement after a primary SMILE procedure with the sub-cap-lenticule-extraction technique. *J Refract Surg.* 2015;31(10):708-710.
30. Reinstein DZ, Carp GI, Archer TJ, Gobbe M. Outcomes of small incision lenticule extraction (SMILE) in low myopia. *J Refract Surg.* 2014;30(12):812-818.
31. Tuisku IS, Lindbohm N, Wilson SE, Tervo TM. Dry eye and corneal sensitivity after high myopic LASIK. *J Refract Surg.* 2007;23(4):338-342.
32. Denoyer A, Landman E, Trinh L, Faure JF, Auclin F, Baudouin C. Dry eye disease after refractive surgery: comparative outcomes of small incision lenticule extraction versus LASIK. *Ophthalmology.* 2015;122(4):669-676.
33. Reinstein DZ, Archer TJ, Gobbe M, Bartoli E. Corneal sensitivity after small-incision lenticule extraction and laser in situ keratomileusis. *J Cataract Refract Surg.* 2015;41(8):1580-1587.
34. Randleman JB, Dawson DG, Grossniklaus HE, McCarey BE, Edelhauser HF. Depth-dependent cohesive tensile strength in human donor corneas: implications for refractive surgery. *J Refract Surg.* 2008;24(1):S85-S89.
35. Scarcelli G, Pineda R, Yun SH. Brillouin optical microscopy for corneal biomechanics. *Invest Ophthalmol Vis Sci.* 2012;53(1):185-190.
36. Reinstein DZ, Archer TJ, Randleman JB. Mathematical model to compare the relative tensile strength of the cornea after PRK, LASIK, and small incision lenticule extraction. *J Refract Surg.* 2013;29(7):454-460.
37. Spiru B, Kling S, Hafezi F, Sekundo W. Biomechanical differences between femtosecond lenticule extraction (FLEx) and small incision lenticule extraction (SmILE) tested by 2D-extensometry in ex vivo porcine eyes. *Invest Ophthalmol Vis Sci.* 2017;58(5):2591-2595.

38. Reinstein DZ, Dickeson ZI, Archer TJ, Gobbe M. Artemis very high-frequency digital ultrasound guided femtosecond laser recut after flap complication. *Digit J Ophthalmol.* 2014;20(3):43-47.

39. Luengo Gimeno F, Chan CM, Li L, Tan DT, Mehta JS. Comparison of eye-tracking success in laser in situ keratomileusis after flap creation with 2 femtosecond laser models. *J Cataract Refract Surg.* 2011;37(3):538-543.

40. Lim DH, Keum JE, Ju WK, Lee JH, Chung TY, Chung ES. Prospective contralateral eye study to compare 80- and 120-mum flap LASIK using the VisuMax femtosecond laser. *J Refract Surg.* 2013;29(7):462-468.

41. Jung HG, Kim J, Lim TH. Possible risk factors and clinical effects of an opaque bubble layer created with femtosecond laser-assisted laser in situ keratomileusis. *J Cataract Refract Surg.* 2015;41(7):1393-1399.

42. Mastropasqua L, Calienno R, Lanzini M, et al. Opaque bubble layer incidence in femtosecond laser-assisted LASIK: comparison among different flap design parameters. *Int Ophthalmol.* 2017;37(3):635-641.

43. Wu N, Christenbury JG, Dishler JG, et al. A technique to reduce incidence of opaque bubble layer formation during LASIK flap creation using the VisuMax femtosecond laser. *J Refract Surg.* 2017;33(9):584-590.

44. Juhasz T, Kastis GA, Suárez C, Bor Z, Bron WE. Time-resolved observations of shock waves and cavitation bubbles generated by femtosecond laser pulses in corneal tissue and water. *Lasers Surg Med.* 1996;19(1):23-31.

45. Juhasz T, Hu XH, Turi L, Bor Z. Dynamics of shock waves and cavitation bubbles generated by picosecond laser pulses in corneal tissue and water. *Lasers Surg Med.* 1994;15(1):91-98.

46. Hurmeric V, Yoo SH, Fishler J, Chang VS, Wang J, Culbertson WW. In vivo structural characteristics of the femtosecond LASIK-induced opaque bubble layers with ultrahigh-resolution SD-OCT. *Ophthalmic Surg Lasers Imaging.* 2010;41 (Suppl):S109-S113.

47. Reinstein DZ, Carp GI, Archer TJ, et al. Long-term visual and refractive outcomes after LASIK for high myopia and astigmatism from −8.00 to −14.25 D. *J Refract Surg.* 2016;32(5):290-297.

12e　Victus 飞秒激光机

Jeffery Whitman, MD; Mike Endl, MD

引言

Victus 飞秒激光机（Bausch & Lomb）于 2012 年获得美国 FDA 批准，用于 LASIK 术中制作角膜瓣，以及白内障手术中行晶状体前囊膜切开。随后在 2013 年开发了制作角膜弧形切口的功能，2014 年增加了制作角膜切口和晶状体碎核功能。自 2015 年以来，先进的激光设备、OCT 软件、新的吸引环和角膜锥镜已被开发出来，目前已投入市场运用。尽管 Victus 有很多用途，本节的重点将用一些经验集萃讨论它在角膜屈光手术中的独特应用。

Victus 飞秒激光机通过将红外脉冲激光聚焦到角膜上，在相对没有热量的情况下引发光学击穿或光致破裂，从而制作 LASIK 角膜瓣[1]。手术医生利用这个原理能设计制作不同的手术切口。因此，Victus 允许在角膜中切割非常精确的、预设的三维形状。理想的激光系统将提供：①低能量脉冲；②高频脉冲；③小光斑；④相对较短的手术时间[2]。因此，飞秒激光技术的发展，包括 Victus 在内，已使手术医生可以制作均匀一致、更薄、预测性更高的角膜瓣。表 12e-1 汇总了 Victus 激光机的主要参数。该机器用户界面简单，可以对表 12e-2 中的参数进行优化。术者可选择角膜瓣蒂的位置和直径。

技术特性和设置

角膜瓣通过激光切割平行于角膜前表面的基质床和带蒂的边缘来完成。Victus 使用户能够设定多个角膜瓣参数，如瓣的厚度和直径、蒂的位置和宽度以及边切角（表 12e-3）。Victus 是唯一能在 LASIK角膜瓣制作过程中进行实时 OCT 活体成像的飞秒激光机（图 12e-1）。受益于 Realeyez Swept-Source OCT，Victus 可使手术医生在高清、可视图像引导下进行术前设计，以及术中实时监测。因此，在整个手术过程中手术区域可以实时可视化，手术区域发生变化时同样如此。实时成像的众多优点之一是高对比度 OCT 使医生在对接、设计和治疗过程中更有信心，包括调整切口深度、直径和轴向。

总的来说，我们的目标是希望角膜瓣厚度和预期一致，因为这样可以提高手术结果，也可以使一些术前度数较高或较薄角膜的患者能接受 LASIK 手术治疗[3]。众所周知，飞秒激光制作角膜瓣比角膜板层刀提供更精确及可预测的厚度[2-4]。此外，飞秒激光降低了用角膜板层刀手术时可能出现的纽扣瓣或游离瓣的风险[4]。具有实时 OCT 的 Victus 提供精确的角膜瓣（图 12e-2）。在 51 例（102 只眼）接受双侧 LASIK 的连续病例中，评估了 Victus 制作的角膜瓣精度（厚度）[5]。手术医生使用 Victus 激光机制作 120μm 的角膜瓣。在角膜的水平切面上手工选定 5 个点，通过眼前节 OC 测量评估角膜瓣厚度。术后 1 个月平均角膜瓣厚度为 121.85μm。没有出现任何角膜瓣并发症，如擦伤、纽扣瓣、游离瓣、角膜瓣偏位及术前最佳矫正视力下降。作者得出结论，Victus 制作的角膜瓣厚度在目标厚度的±10μm 内，准确且可重复，激光安全。

表 12e-1　Victus 参数

激光机类型	二极管泵浦固体激光器
波长	1040±25nm
居中	电脑控制
可视化手术	OCT
锥镜面	曲面
制作角膜瓣的脉冲频率	160kHZ
脉冲时间	290~550fs
激光模式	螺旋
光斑大小	7μm

表 12e-2　角膜瓣参数(每个步骤所需的特定信息)

	参数	定义
角膜瓣尺寸	角膜瓣厚度(μm)	从基质床到上皮表面的距离(μm)
	直径(mm)	由基质床和边缘的圆形切割圈决定(弦长度)
基质床	能量(μJ)	切割基质床时每个单脉的能级
	点间距(μm)	光斑点到点的距离
	行间距(μm)	光斑线到线的距离
	禁用基质床切割	要禁用基质床切割,请单击“禁用基质床切割”
角膜瓣边缘	能量(μJ)	边切每个单脉冲的能级
	点间距(μm)	光斑点到点的距离
	行间距(μm)	光斑线到线的距离
	边切角(°)	表面切线与边缘切割之间的角度；超过 90°的边切角将使切割边缘向中心倾斜
	系统校准值(μm)	顶部的附加边缘;为确保边缘延伸超过角膜,最好使用正值
角膜瓣蒂	位置	蒂的预设位置
	位置(°)	蒂的中心角
	大小(°)	蒂宽的长度以角度或长度测量(μm);蒂长的大小可由角度或蒂的宽度来决定

自 2014 年进行这项研究以来,Victus 进一步通过软件和硬件的技术革新，使得手术的灵活性和精确度得到提升。例如,Victus 的附加功能是快速准确的中心定位和切口调整,这归功于关键标志(瞳孔、晶状体,以及前后囊膜)的自动识别技术。具有小光斑的 160kHz 快速脉冲模式制作角膜瓣可最大限度减少手术时间并增加手术医生的可控性。

角膜锥镜与对接

患者角膜锥镜的设计对治疗质量至关重要。飞秒激光器采用平面或曲面对接。与平面角膜锥镜和传统的微型角膜刀相比，曲面角膜锥镜可以更好地接触角膜表面,减少吸引压力[4]。平面角膜锥镜会使角膜变平,吸力增加,眼压升高,从而影响眼球固定[2]。相反,曲面角膜锥镜需要的吸力更少,但也必须达到足够的负压，以防止手术过程失吸。Victus Verafit 角膜锥镜为全接触干对接设计，采用直接连接。它用 12个吸口来减少失吸,而且体积小,更容易治疗小眼睛患者。角膜锥镜是曲面的，类似于隐形眼镜,带有单独的吸引夹(即 2 片);都是无菌产品,一次性使用。

在制作角膜瓣的不同阶段,眼压有所不同[6],对接过程中眼压最高。眼压升高是由眼球变形引起的,眼球变形导致眼内容积和眼组织硬度降低[6]。变形量取决于各种因素，如界面形状和作用于眼睛的压力[6]。Victus 具有智能压力传感器,用于监测对接装置施加在眼球上的绝对压力(图 12e-3)。如果绝对压力过高,可能会出现角膜后皱褶或波纹,以及结膜下出血。在对接过程中,Victus 压力显示系统会显示接触点压力的范围。图形显示器可以引导医生将眼

表 12e-3　角膜瓣参数

参数	范围
角膜瓣厚度	110~220μm
直径	6.0~9.5mm
切口角度	60~120°
可调整的蒂宽度	2.3~4.7mm
蒂弧度	30~60°
蒂的备选位置	上方,下方,鼻侧,颞侧,或以 5°为梯度做调整
基质床点间距	4.0~8.0μm
角膜瓣缘点间距	2.0~8.0μm
基质床行间距	4.0~8.0μm
角膜瓣缘行间距	2.0~8.0μm

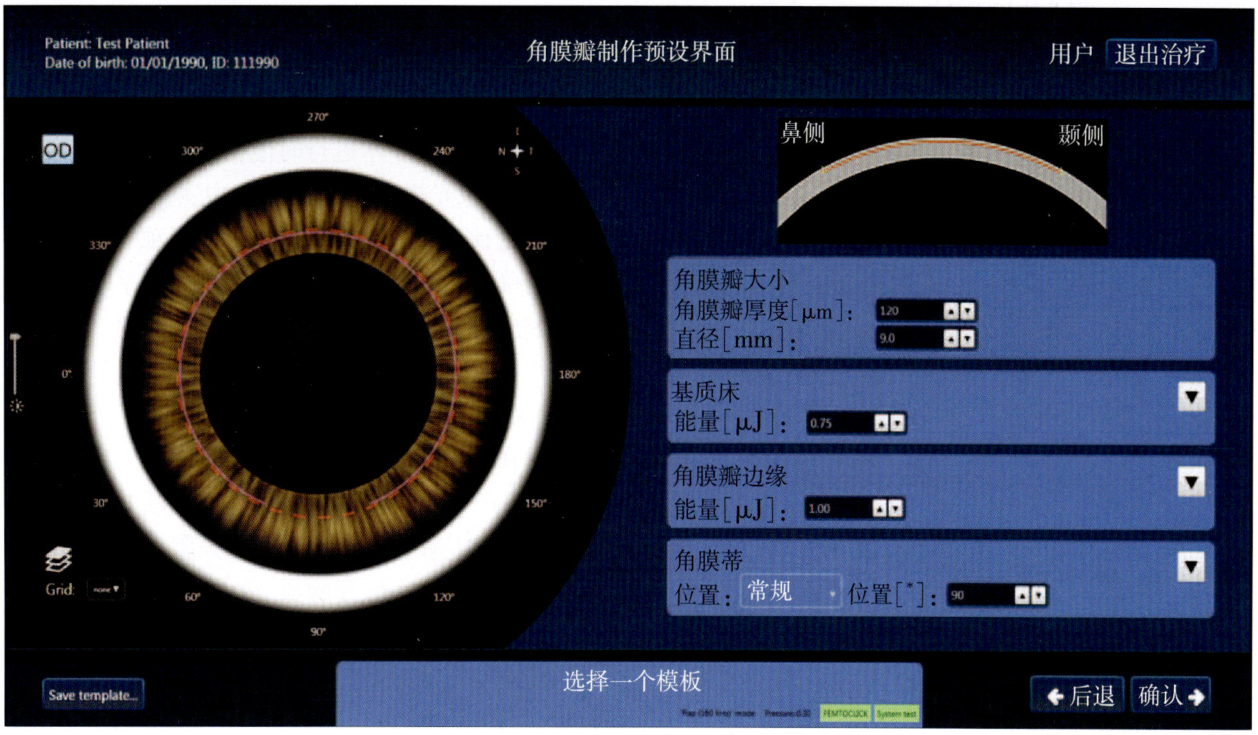

图 12e-1　显示器显示预设角膜瓣参数。

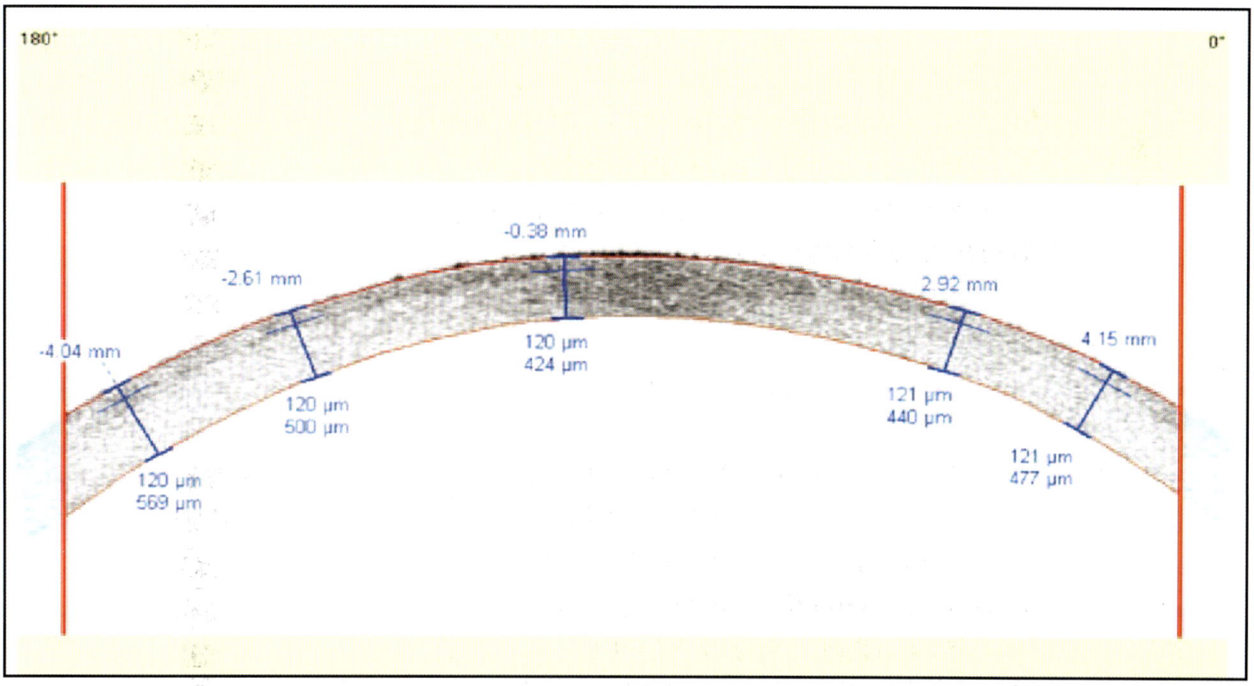

图 12e-2　OCT 横截面显示整个角膜瓣的厚度均匀一致。

睛对准中心并稳定眼球，然后选择手术程序向下压迫角膜。在对接后该程序会使眼压暂时轻微升高。一项在人尸眼的研究发现，与使用平面角膜锥镜或角膜板层刀相比，使用曲面锥镜时观察到的眼压峰值水平较低[6]。最终，眼压升高较少可以改善患者的舒适度，减少术中和术后结膜下出血。此外，在整个角膜瓣制作过程中保持更自然的角膜曲率，可以使角膜瓣厚度保持一致、边缘精确稳定。

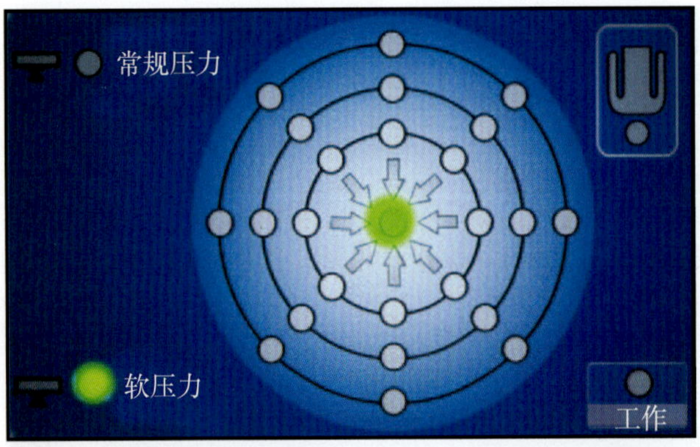

图 12e-3　智能压力传感器，实时监控实时压力以确保压平锥压力合适。

经验集粹

• 高质量角膜地形图检查将使患者获得最准确的结果。因此，圆锥角膜、全层瘢痕、长期严重干眼干燥症或角膜扩张的患者不适合进行该手术。详细的禁忌证请参阅 Victus 说明书。

• Victus 激光机设计了用于安置患者的附加床。许多飞秒激光平台将激光机和角膜锥镜降低到眼睛上。不同的是，Victus 激光机的病床会将患者上抬到激光发射口平面。上抬患者的好处是，床上有多个头部调节器，可使眼睛在对接前几乎垂直于角膜锥镜。这对于颈部和脊柱受限(如僵硬、脊柱后凸或脊柱侧凸)的患者尤其重要，还要防止激光装置对胸部较大的患者产生胸部压迫。

• 确保手术医生和技术人员熟悉“瞳孔中心”选项和“拖动并单击”选项，以便在角膜瓣制作启动之前快速进行中心定位(视频 12e-1)。Victus 的这一功能比其他飞秒激光平台更快。这些功能是既往线性方向切换技术的升级。

• 角膜锥镜的吸引环具有绿色边缘，可为对接提供更好的对比度，便于定位，方便医生看到它，并确认在对接过程中是否居中。吸附在白色巩膜上的绿色环色差明显，为手术医生提供了直接的视觉帮助，以确定它是否居中。

• 在制作角膜瓣时，手术医生应使用角膜瓣的轴向和横截面预览图。在此过程中，Victus 可提供实时超声图形(视频 12e-2)。因为整个角膜瓣制作过程可见，医生不会对手术结果感到意外。使用角膜板层刀或其他飞秒激光机，手术医生无法看到角膜瓣的位置，直到激光被移除。有一些飞秒激光机可以连续拍摄照片，手术医生可以看到过去的手术中他在哪里，而非手术进行时他在哪里。与之不同的是，Victus 激光机可使医生在术中实时观察角膜瓣制作。这种横截面视图使 Victus 变得独一无二。

• 确保使用可调节吸引控制装置。手术医生可在焦虑患者或挤压眼睛的患者中增加吸力，以降低失吸可能性。Victus 有 12 个吸入口和一个弯曲接口，以保持良好的吸力。

• 在罕见情况下，患者失吸，手术医生有多种选择，取决于失吸时，角膜瓣制作过程中断的位置。如果在角膜瓣基质床平面完成之前失吸，可以追加局部麻醉剂，考虑使用开睑器，然后在 Victus 上增加可调节的吸力 1 或 2 档，接着继续使用失吸前相同的角膜锥镜。如果基质床切削已完成，但在侧切时失吸，则使用失吸前相同的角膜锥镜重新吸引，并在 Victus 上选择“仅侧切”选项。建议手术医生将重复侧切的尺寸从原定切削参数减少 0.3mm。

• 如果在吸引角膜时出现任何气泡或半月形不完整的区域，需要解除吸引，并在吸引环中放置 1~2 滴平衡盐溶液(BSS)，以便更有效地重新对接。对于明确有干眼症病史的患者，对接吸引前在结膜囊滴入 BSS 是一种标准的、主动的步骤。

• 飞秒激光辅助 LASIK 手术制作的角膜瓣很容易用钝头器械(如 Seibel 钩)轻松分离。视频 12e-3 显示掀起 Victus 制作的 LASIK 角膜瓣。值得注意的是，与过去使用角膜板层刀制作边缘较薄角膜瓣相比，目前用激光制作的角膜瓣基质床更光滑，角膜瓣边缘更明显，并且可以提供更精确的激光消融，术后稳定性也更好。

结论

与最初设计用于治疗白内障的其他飞秒激光机不同，Victus 飞秒激光机最初就是为角膜手术设计的。随着时间的推移，Victus 不断发展，以满足手术医生的需求和患者获得最佳结果的需求。Victus 独特的功能，尤其是在 LASIK 角膜瓣制作过程中的实景、实时、高质量 OCT 成像，改进了术前设计及术中监测。其他的优点包括 12 个负压吸口、曲面角膜锥镜、智能压力传感器、快速定中心定位和绿色的负压吸引环边缘。

致谢

感谢 Heather S. Oliff 博士（Science Consulting Group LLC, North Tustin, CA）的写作协助，以及 Bausch & Lomb Surgical（加利福尼亚州欧文市）提供的技术数据。

（陈国府　译）

参考文献

1. Victus Femtosecond Laser Platform, SW V3.3 User Manual. Munich, Germany: Technolas Perfect Vision GmbH; 2017. https://www.bausch.com/Portals/77/-/m/BL/United%20States/Files/Downloads/ECP/Surgical/REF-VCT-0148-Victus-3-3-User-Manual.pdf?ver=2018-11-27-102615-683. Accessed April 1, 2020.
2. Marino GK, Santhiago MR, Wilson SE. Femtosecond lasers and corneal surgical procedures. *Asia Pac J Ophthalmol (Phila).* 2017;6(5):456-464.
3. Callou TP, Garcia R, Mukai A, Giacomin NT, de Souza RG, Bechara SJ. Advances in femtosecond laser technology. *Clin Ophthalmol.* 2016;10:697-703.
4. Aristeidou A, Taniguchi EV, Tsatsos M, et al. The evolution of corneal and refractive surgery with the femtosecond laser. *Eye Vis (Lond).* 2015;2:12.
5. Endl M, Rousseau P. Corneal flap analysis of new short pulse femto-LASIK with optical coherence tomography. Paper presented at: ASCRS Annual Meeting; April 25-29, 2014; Boston, MA.
6. Vetter JM, Faust M, Gericke A, Pfeiffer N, Weingärtner WE, Sekundo W. Intraocular pressure measurements during flap preparation using 2 femtosecond lasers and 1 microkeratome in human donor eyes. *J Cataract Refract Surg.* 2012;38(11):2011-2018.

12f LenSx 激光机

Zoltan Z. Nagy, MD

引言

准分子激光机的发明是改变人眼屈光度的重大突破。第一台屈光手术是 PRK,首次发表于 1987 年和 1988 年[1,2]。美国和欧洲的人体治疗是同时进行的,分别由 Marguerite McDonald 和 Theo Seiler 实施手术。当时,人们对 PRK 术后无血管性角膜伤口愈合和二次紫外线 B 辐射(如日光浴、晒黑)的危害知之甚少[3]。之后,角膜上皮下混浊导致的屈光回退以及增加屈光度治疗范围的期望促使眼科医生和科学家开发另一种屈光手术方法。Ioannis Pallikaris 和 Lucio Buratto 于 1997 年发明了 LASIK[4]。接下来的几年,角膜板层刀制瓣方式主导了 LASIK 手术。最重要的问题是预期和实际角膜瓣厚度之间的偏差较大,这催生了角膜瓣厚度预测性更高的新方法。飞秒激光为这个问题提供了可能的解决方案。

角膜板层刀和飞秒激光的比较研究表明,角膜板层刀制作的角膜瓣厚度可能变化±40μm,飞秒激光制作的角膜瓣厚度可能变化±10μm[5-6]。更好的角膜瓣厚度预测性对保留足够的手术未涉及的角膜后部基质层非常重要,有助于预防人为形成的角膜扩张。根据研究,LASIK 术后剩余角膜基质至少应保留 250μm,但这里并没有讨论到角膜深部神经损伤带来的问题(干眼症)。由于这些问题的存在,又研发了其他手术方法,例如,epi-LASIK 和 LASEK(准分子激光上皮下角膜磨镶术),尽管如此,PRK 和LASIK 方法一直保留至今。

随着飞秒激光的引入[7,8],新的技术使角膜瓣厚度的可预测性更好,同时视觉效果也可能更好。匈牙利飞秒激光团队(Tibor Juhasz、Zsolt Bor 和 Imola Ratkay 教授)积极参与 alpha 原型机的开发和临床试验。飞秒 LASIK 自 2001 年起获得广泛认可,IntraLase 品牌创立并上市[5]。2008 年,第一次开展使用飞秒激光进行白内障手术的临床试验[6]。2011年,这项技术在全球范围内获得批准,飞秒激光治疗白内障手术上市并应用于临床。Juhasz 教授最先开始研究,并与许多匈牙利工程师一起研发了这种新型飞秒激光原型机,只需点击一下按钮,就可以从角膜激光程序切换到白内障治疗模式。由于应用于角膜手术的飞秒激光存在商业利益,尽管自 2011 年以来就一直被使用,但第一个临床研究结果只能在 LASIK 手术数年后公布。

对于 LASIK,我们使用了与白内障手术中类似的曲面角膜锥镜(SoftFit)。在初始阶段,我们评估了角膜瓣质量、所需能量水平、点间距、光斑大小,以及成功制作角膜瓣所需的所有其他参数。起初掀起角膜瓣可能有一些困难,但由于已经知道前期飞秒激光开发的参数,参数调整之后就很顺利。第一个可同时用于角膜和白内障手术的多用途飞秒激光机为 LenSx 激光机(Alcon Laboratories)。这里显示了一些初步结果。

与白内障手术一样,前节 OCT 成为评估飞秒 LASIK 手术中角膜瓣参数和质量的重要工具。在初步研究中,所有情况下角膜瓣厚度不管在中心还是在周边都是均匀的。前节 OCT 被证明是检查飞秒激光制作的角膜瓣的均匀度和厚度的可靠方法[7-9]。正如我们所见的第一代飞秒激光(IntraLase)专用于角膜瓣制作,与微型角膜刀制作的角膜瓣相比,它制作的角膜瓣更加均匀和精确。我们很高兴能够实现这个目标,并客观证明用多用途飞秒激光机在这方面一样出色[8]。

2012 年,LenSx 安装了一个新软件,以便使用与白内障手术相同的飞秒激光来制作 LASIK 角膜瓣。新软件包含了我们初始角膜瓣制作方面的所有经验。在测试期间,我们的目标是制作 140μm 厚度的角膜瓣,达到±5.0μm 的精度。该研究是一项使用 LenSx 激光的前瞻性单中心临床试验。术前要求近视不应超过-6.0D,散光不超过-1.5D。排除标准与其他角膜瓣激光手术相似。术中评估角膜瓣掀起的难易程度、基质床质量和 OBL 的数量。术中发现角膜瓣很容易被掀起,没有观察到特定的角膜瓣并发症。目标屈光度和实际屈光度非常接近。前节 OCT 用于测量中央和周边的角膜瓣厚度。在所有部位，角膜瓣厚度约为 140μm（±5.0μm)。与其他飞秒 LASIK 手术一样,用 Slade 钝性掀瓣器掀起角膜瓣。没有发现 DLK 或其他角膜并发症。基于我们的研究结果，LASIK 软件已安装在 LenSx 激光机上并上市，现在可在全球范围内使用。

所有手术均由同一位经验丰富的匈牙利布达佩斯森梅威斯大学(Semmelweis University)的眼科医生进行。每位患者都进行了术前和术后评估，包括远、近裸眼视力和最佳矫正视力、眼压、角膜地形图、角膜测厚仪和裂隙灯检查，以及眼前节频域 OCT (RTVue;Optovue);在术后 1 天、1 周、1 个月和 3 个月也进行这些检查(表 12f-1)。非接触式眼压计(PT100,Reichert)用于测量眼压。Scheimpflug 相机(Pentacam,Oculus)用于筛查角膜疾病(如圆锥角膜、角膜扩张),Pentacam 也用于测量角膜厚度。进行裂隙灯显微镜活体检查和散瞳检影(托吡卡胺 5mg/mL 滴眼液)。

手术时，每隔 8~10 分钟使用盐酸奥布卡因(4mg/mL)滴眼液点眼 3 次,进行局部麻醉。使用角膜吸引环将第一只眼睛吸附在角膜锥镜上。改进后的角膜锥镜可以实现更好的对接。定中心完成后，使用 LenSx 制作角膜瓣。所有角膜瓣的蒂都位于上方。使用 WaveLight Allegretto 400 Excimer Laser (Alcon Laboratories)进行重新定位,并对瓣下角膜组织进行屈光准分子切削。预设角膜瓣厚度和直径分别为 140.0±0.0μm 和 8.5±0.0mm，准分子激光的平均切削深度和直径分别为 67.9±24.18μm 和 6.5±0.08mm。

角膜瓣复位后,眼表用冷冻 BSS(+4.0℃)、局部地塞米松(1mg/mL)和妥布霉素(3mg/mL)混合液进行冲洗,以及托吡卡胺滴眼液(5mg/mL)点眼。在手术结束时患者佩戴透明的塑料防护眼罩。

左氧氟沙星滴眼液(5mg/mL)每天使用 4 次,持续 1 周。从第 8 天开始,氟米龙滴眼液(1mg/mL)每天点眼 5 次,之后在 1 个月内逐渐减量至停药。

统计分析使用 SPSS 17.0(SPSS Inc)。在所有统计分析中,$P<0.05$ 代表有统计学差异。Shapiro-Wilk 检验进行正态分检验。若数据呈正态分布，则用平均值±标准差表示,若非正态分布,则用中位数±四分位范围表示。用 Friedman 检验比较每个角膜的 9 个点的厚度来证明角膜瓣的平面形状。

视力结果良好。术后 6 个月,94.7%的患者裸眼视力为 1.0,100%的患者为 0.8 及以上。术后最佳矫正视力保持稳定：术后 6 个月,100%的患者裸眼视力为 1.0。

在角膜瓣制作过程中没有观察到并发症或不良事件,包括角膜瓣丢失、错位或异位、纽扣瓣、角膜缺损或穿孔、角膜感染或眼内感染。使用特制的钝性掀瓣器可以轻松掀起角膜瓣并且没有明显的组织桥。没有发现 OBL,基质床均匀且规则。角膜瓣可以迅速黏附回基质表面。随访期间未出现角膜瓣移位或脱位。未观察到 DLK。

术后平均角膜瓣厚度为 142.46±7.59μm。角膜瓣呈平面形状，每个角膜瓣 9 个点厚度之间无显著差异(Friedman 检验,$P=0.058$)。基质床结构均匀、规则;没有出现皱褶或基质线(图 12f-1 和表 12f-2)。

表 12f-1 LenSx 激光机用于 PRK 和飞秒 LASIK 制瓣研究的基线数据

	PRK 中位数±四分位数范围	飞秒 LASIK 中位数±四分位数范围	***P***
年龄	30.0±7.0	28.0±8.0	0.290
性别(女:男)	8:7	8:7	>0.05
术前等效球镜(SE)	−3.25±1.625	−3.938±2.625	0.149
术前角膜厚度(μm)	552.0±34.0	548.00±48.00	0.835
切削深度(μm)	71.5±24.0	64.0±33.0	0.105

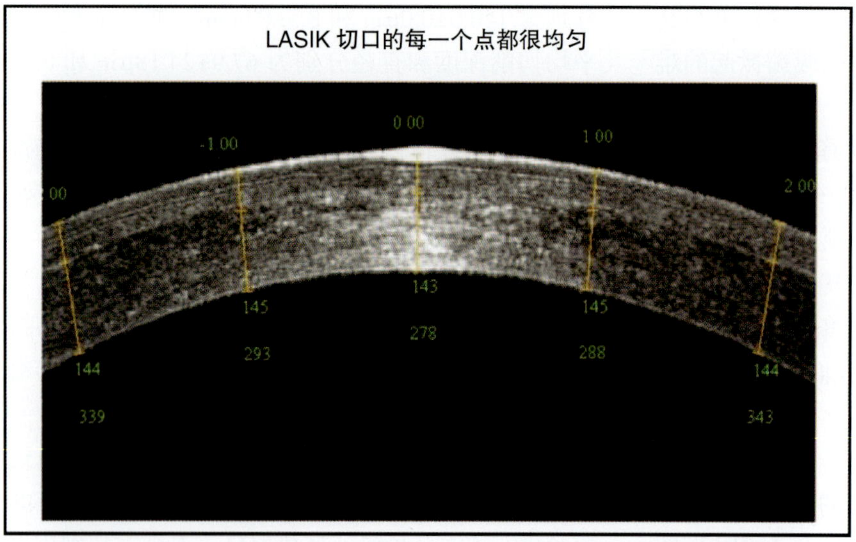

图 12f-1　频域 OCT 展示 LenSx 飞秒 LASIK 角膜瓣的厚度一致性。

表 12f-2　LenSx 飞秒 LASIK 术后角膜瓣厚度参数

- 目标角膜瓣厚度:140.00(±0.0)μm
- 术后角膜瓣厚度平均值:141.95(±7.59)μm
- 目标和实际角膜瓣厚度差异无显著性 *
- 周边和中央角膜瓣厚度差异无显著性 **

		周边	旁中央	中央	旁中央	周变
0°子午线	均数±标准差(μm)	142.32±7.45	141.18±7.54	142.37±7.41	141.58±8.43	142.74±8.1
	偏差(μm)	-2.32	-1.18	-2.37	-1.58	-2.74
90°子午线	均数±标准差(μm)	142.84±7.53	142.03±7.29	142.37±7.41	139.74±18.41	142.76±7.06
	偏差(μm)	-2.84	-2.03	-2.37	0.26	-2.76

*Wilcoxon 检验,P=0.4067

**Friedman 检验,P=0.058

结论

LenSx 多功能飞秒激光机基于角膜瓣参数、OCT 实时评估和良好的视力结果，在角膜屈光手术中具有高度安全性、可预测性和可靠性。角膜瓣的质量很重要，不合适的角膜瓣可能会导致术后高阶像差和视觉效果异常,如眩光、光晕和彩虹样眩光等[8]。该结果与先前报道的应用飞秒激光行角膜屈光手术的结果一致[10]。幸运的是,在随访期间没有需要增效治疗的案例。

在角膜瓣研究中,无论是基于测量的 25 个点或更多点，中央和周边角膜瓣厚度之间并没有显著差异[11]。Zhang 等[11]研究显示,使用角膜板层刀制作的角膜瓣中央比周边更厚。如果边缘处的瓣厚度较大,则产生纽扣瓣的概率会增加。同一项研究表明,更平整的角膜瓣形态增加了角膜瓣形成的安全性,并可能提高激光切削效果。我们的研究也证明，使用飞秒激光制作 LASIK 角膜瓣,更容易产生平整且均匀的角膜瓣形状。

我们的研究表明，多功能飞秒激光可以制作精确的角膜和晶状体切口。未来，先进的飞秒激光技术在角膜、晶状体甚至巩膜上的应用,将有进一步的发展。

（陈国府　译）

参考文献

1. Seiler T, Wollensak J. In vivo experiments with the excimer laser—technical parameters and healing processes. *Ophthalmologica*. 1986;192(2):65-70.
2. McDonald MB, Beuerman R, Falzoni W, Rivera L, Kaufman HE. Refractive surgery with the excimer laser. *Am J Ophthalmol*. 1987;103(3 Pt 2):469.
3. Nagy ZZ, Hiscott P, Seitz B, et al. Ultraviolet-B enhances corneal stromal response to 193-nm excimer laser treatment. *Ophthalmology*. 1997;104(3):375-80.
4. Pallikaris IG, Siganos DS. *LASIK*. Thorofare, NJ: SLACK Incorporated; 1997.
5. Ratkay-Traub I, Juhasz T, Horvath C, et al. Ultra-short pulse (femtosecond) laser surgery: initial use in LASIK flap creation. *Ophthalmol Clin North Am*. 2001;14(2):347-355.
6. Nagy Z, Takacs A, Filkorn T, Sarayba M. Initial clinical evaluation of an intraocular femtosecond laser in cataract surgery. *J Refract Surg*. 2009;25(12):1053-1060.
7. Rao HL, Kumar AU, Kumar A, et al. Evaluation of central corneal thickness measurement with RTVue spectral domain optical coherence tomography in normal subjects. *Cornea*. 2011;30(2):121-126.
8. Cosar CB, Gonen T, Moray M, Sener AB. Comparison of visual acuity, refractive results and complications of femtosecond laser with mechanical microkeratome in LASIK. *Int J Ophthalmol*. 2013;6(3):350-355.
9. Stahl JE, Durrie DS, Schwendeman FJ, Boghossian AJ. Anterior segment OCT analysis of thin IntraLase femtosecond flaps. *J Refract Surg*. 2007;23(6):555-558.
10. Lim DH, Keum JE, Ju WK, Lee JH, Chung TY, Chung ES. Prospective contralateral eye study to compare 80- and 120-μm flap LASIK using the VisuMax femtosecond laser. *J Refract Surg*. 2013;29(7):462-468.
11. Zhang XX, Zhong XW, Wu JS, et al. Corneal flap morphological analysis using anterior segment optical coherence tomography in laser in situ keratomileusis with femtosecond lasers versus mechanical microkeratomes. *Int J Ophthalmol*. 2012;5(1):69-73.

第 13 章

飞秒准分子激光原位角膜磨镶术(LASIK)的并发症

Gustavo K. Marino, MD; Steven E. Wilson, MD

引言

自 2000 年美国 FDA 批准飞秒技术应用于 LASIK 手术以来，飞秒激光作为一种比机械的微型角膜刀更精准的方法[1]被广泛应用于 LASIK 角膜瓣的制作(表 13-1)[2-8]。然而，尽管总体上制瓣的安全性有所提高，但相关并发症(其中一些是飞秒激光特有的)仍偶有发生。本章阐述了 LASIK 术中和术后相关并发症(表 13-2)及处理方案。

术中并发症

不透明气泡层

当飞秒激光聚焦、短时脉冲产生高强度电场并产生构成等离子体状态的自由电子和离子的混合物时，光学破裂由此发生，飞秒激光光致破裂过程亦开始于此。该热等离子体以超音速膨胀，并且汽化组织形成包括二氧化碳和水的空化气泡，该空化气泡推开胶原纤维层并产生分离面[9]。角膜基质层间隙中持续的空化气泡导致短暂占位性的角膜混浊，称为不透明气泡层(opaque bubble layer，OBL，图 13-1)。厚角膜、角膜对接困难、较陡角膜曲率、较小制瓣直径和角膜生物力学参数偏大被认为是 OBL[10-12]发生的危险因素。

作为术中并发症，OBL 一般不会显著影响手术操作。当 OBL 位于角膜瓣层间上方时，可能会干扰飞秒激光脉冲扫描，需要手工分离未扫描到的角膜瓣区域(视频 13-1)；当 OBL 范围广泛且制瓣未完成，但不伴有制瓣不规则和角膜瓣撕裂的风险时，也应进行手工分离[13]。当 OBL 出现在角膜基质床层间时，它会干扰眼跟踪系统对虹膜特征的识别，气泡的高反射性改变了术中角膜厚度，从而干扰随后的准分子激光基质消融，目标屈光度矫正的准确性受到了影响。飞秒激光 LASIK 的 OCT 研究[14]显示，角膜基质床内 OBL 的穿透深度和位置变异较大。研究推测，因 OBL 占据基质层间并分离角膜纤维层，准分子激光对出现 OBL 的基质与无 OBL 的角膜基质消融效果不同。在一些角膜中，这种几微米的差异可能足以改变准分子激光个性化的消融范围，甚至出现整个消融区的不规则性，而这种不规则性可能会在一定程度上干扰角膜前表面形态，最终影响视觉质量。为避免这种 OBL 对准分子激光消融的影响，一般推荐等待 20~30 分钟，待 OBL 自行消散再掀开角膜瓣进行准分子激光。我个人认为，用刮刀手动刮除 OBL(一些医生使用的方法)可能会对准分子激光作用表面产生更多的难以预测的影响，因此不建议使用。

表 13–1 飞秒激光相比角膜机械刀在 LASIK 术中制作角膜瓣的优势

1. 并发症发生率较低(如游离瓣、不规则角膜瓣、偏心瓣、微穿孔、角膜上皮损伤和角膜上皮内生)[2,3]
2. 提高角膜瓣厚度的可重复性(瓣厚度变异更小)[4]和均一性(整个角膜瓣直径范围内形状平坦)[5]
3. 在角膜生物力学中引起更少且更可预测的变化[6]
4. 减少干眼症[7]和角膜像差[8]
5. 允许个性化设计直径、厚度、位置和蒂的长度,以及瓣的边切角
6. 在某些情况下,失吸后可继续完成板层角膜瓣的制作

表 13–2 飞秒 LASIK 术中和术后并发症

术中并发症	手术后并发症
不透明气泡层*	角膜瓣条纹
气体垂直穿透*	上皮内生
失吸和不完全瓣	瓣移位
角膜瓣偏心	弥漫性板层角膜炎
	层间积液综合征
	中央毒性角膜病
	彩虹样眩光*
	一过性光敏感综合征*
	角膜扩张

*飞秒激光特有并发症。

气体垂直突破

当飞秒激光空化气泡向上并突破上皮时，会发生气体垂直穿透,从而形成真性纽扣瓣。角膜瘢痕、既往放射状角膜切开术切口、薄角膜瓣(约 90μm)和前弹力层微小破裂已被证明是该并发症的危险因素[15]。当发生带孔的角膜瓣,尤其是当它位于入射瞳孔区时,不应掀起角膜瓣,因其通常会导致基质瘢痕或上皮内生[16],对 LASIK 的屈光结果产生副作用。这种情况下,最好不要掀起角膜瓣,并在随后几周至几个月后使用联合丝裂霉素 C 的经上皮屈光性角膜切削术(PRK)。如果该部位的上皮内生在早期出现，建议在 LASIK 手术中止后 1~2 周尽快进行 PRK,以在角膜出现明显不规则之前消除上皮内生。表面平滑技术辅助治疗性角膜切削术(phototherapeutic keratectomy,PTK)可应用于消除基质面的不规则[16]。若出现远视眼(中周部角膜消融)和纽扣孔

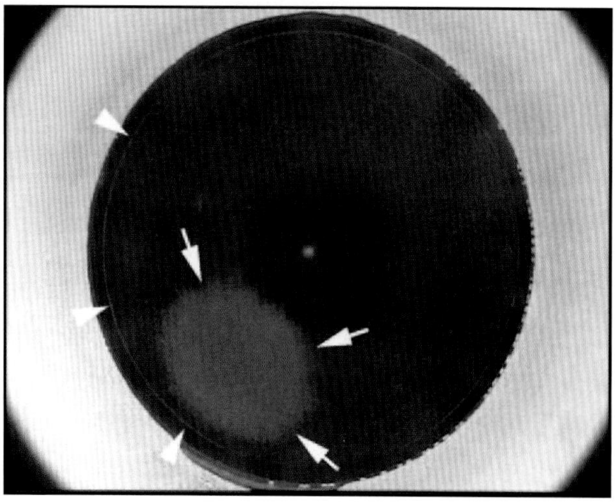

图 13–1 在使用 VisuMax 飞秒激光(Carl Zeiss Meditec)制瓣期间形成的 OBL(箭头)。请注意,边切(箭头)不受 OBL 的影响。但是,OBL 下方的区域没有被激光的板层切割切开,必须用板层刀手动分离,才能掀开角膜瓣。

位于中央伴有基质混浊的情况,也可使用 PTK 完全去除相关病变区域。

失吸和不完全切割

失吸的第一个迹象通常是出现角膜周边不对称的弯月面，常发生于采用曲面角膜锥镜对接和较低负压的飞秒激光机[9,17]。初始负压较低、角膜扁平、平均曲率小于 42D、小睑裂、深眼窝、眼球旋转、头位倾斜和患者焦虑引起的运动也会导致失吸和制瓣不完整[18]。

一旦检测到失吸，应立即中断激光发射。在瓣形成过程中失去负压时，飞秒激光机为手术医生提供了再次手术的机会，包括角膜基质再次切削和侧切,或者单纯侧切。这与微型角膜刀不同,微型角膜刀通常需要延迟手术并在几个月后改为表面切削。对失吸和不完全角膜瓣的处理方法主要取决于并发症发生在角膜瓣制作的具体阶段。

当在板层切割过程中发生失吸时，除非压平锥存在制造缺陷，可使用原压平锥和原切削深度再次进行飞秒激光切削，不会导致不规则的基质床或错层瓣[19](译者注:一期再次飞秒激光切削,错层瓣可能发生,但概率极低)。二次吸引压平角膜时应注意利用第一次吸引形成的临时标记进行原位压平。若

在第一次制瓣期间已完成了用于排出空化气泡（在一些飞秒激光机中可用）的角膜缘隧道，则该操作可在第二次切削的程序中取消。当在边切过程中发生失吸时，建议将角膜瓣直径减小 0.5mm，以便在先前已形成的边切口内完成侧切。

附着飞秒激光头在最下层透镜的组织碎屑也会影响板层切割中扫描区域，这可能会影响角膜瓣的掀开，需要手工分离（视频 13-2）。一般来说，这种碎屑是在先前的手术（如小切口微透镜取出术）中遗留的。在制作角膜瓣之前，应提前通过显微镜检查并清理相关组织碎屑。

LASIK 角膜瓣偏心

对于手术经验较少的医生来说，在飞秒激光 LASIK 手术过程中出现 1mm 左右的角膜瓣偏心是很常见的。偏心可能因为负压环的放置不准确或在施加负压时吸引环的移动等。通过仔细观察，可在激光切削之前检测出飞秒激光吸引环的偏心并进行补救。

如果设计的角膜瓣直径较大，飞秒激光瓣偏心对临床结果影响较小[19]。然而，对于高度近视及暗瞳较大的病例，角膜瓣偏心还是会影响术后效果。如果担心对术后光学质量的影响，最好的做法是在手术过程中不要掀起角膜瓣，在 3~6 个月后改成角膜表面切削。（译者注：国内经验提示角膜表面切削可提早至术后 1~2 周进行）。但如果 LASIK 角膜瓣边缘出现瘢痕，仍可能出现相关症状。如果偏心严重，则可能需要 PTK 从覆盖瞳孔区的角膜上去除角膜瓣边缘的瘢痕。在非常极端的病例中，可能需要板层角膜移植或穿透性角膜移植术来恢复视力。

术后并发症

LASIK 诱发的干眼症

LASIK 手术最常见的并发症是 LASIK 干眼综合征，它通常由已经存在的炎症性干眼综合征联合术中角膜瓣边缘神经被切断引发的神经营养性角膜病变（LASIK-induced neurotrophic keratopathy，LINE）而产生（图 13-2）[20-24]。尽管部分患者可能发生单纯的神经营养性角膜病变，但 LASIK 对原有潜在炎症性干眼症是一个有效的激发试验[20,21,24]。LASIK 术后神经营养性角膜病变的症状通常是短暂的——在初次 LASIK 手术或 LASIK 增强手术后一般持续 6~8 个月，直到角膜神经纤维再生至角膜中央区后，症状减轻或消失[20,21]。

患有 LASIK 干眼综合征的患者，往往因眼表病理改变而出现视觉波动症状。这些患者在 LASIK 常规手术或增效手术后几个月内主要抱怨为视觉波动不适，特别是治疗不充分的情况下。因为神经切断神经纤维再生之前，角膜知觉性显著降低，手术后最初几个月的眼表不适或异物感、干燥感等抱怨反而少见。

与微型角膜刀 LASIK 手术相比，飞秒 LASIK 术后诱发的干眼综合征更少见[24]。这是由于当使用飞秒激光制作角膜瓣时，角膜瓣的形态更平坦，对角膜中周部基质的侵入更少，并且角膜瓣整体厚度更低。这些都导致飞秒制瓣引起的角膜感觉神经损伤减少。然而，LINE 在飞秒 LASIK 术后仍会发生，尤其是已存在炎症性干眼症的患者。

LASIK 干眼症治疗的最佳措施是术前处理已存在的干眼症 23,25。因此，对该类患者进行筛查是至关重要的。对有干眼症状、使用人工泪液或干眼症处方药和隐形眼镜不耐受的病患，应高度怀疑干眼症，

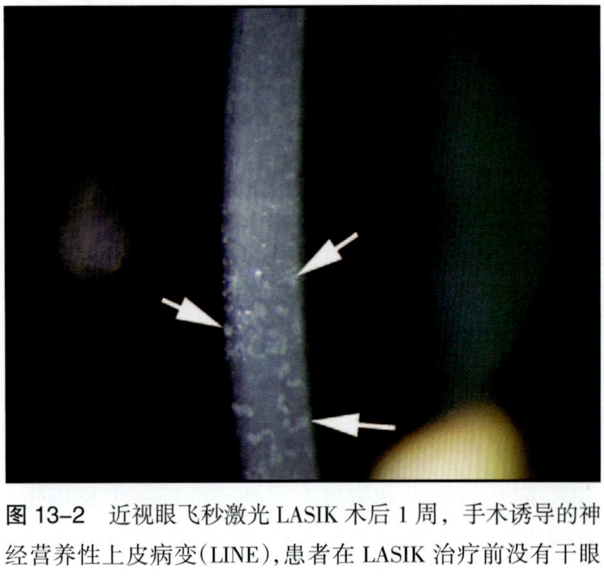

图 13-2　近视眼飞秒激光 LASIK 术后 1 周，手术诱导的神经营养性上皮病变（LINE），患者在 LASIK 治疗前没有干眼症的症状。LINE 在局部应用 0.05%环孢素 A 治疗 2 周内消失，并且在手术后 6 个月停止治疗后没有复发。

并更有可能发展为 LINE。目前干眼症的检测方法各不相同,一般建议是对眼表进行仔细的裂隙灯检查,如果发现点状上皮糜烂、泪河高度较低或泪膜破裂时间缩短,需要进行丽丝胺绿或孟加拉玫瑰红染色,并对所有出现干眼症状或隐形眼镜不耐受病史的患者进行染色。如果检测到结膜和(或)角膜丽丝胺绿或孟加拉玫瑰红染色阳性,需就一步进行泪液分泌试验。无表麻下的泪液分泌试验在 5 分钟内湿润≤5mm 时,不建议 LASIK 手术。同时需检查治疗与继发性干眼相关的眼部皮肤红斑痤疮和睑缘炎等。

如果在 LASIK 手术前检测到原发/继发性干眼症,则必须进行术前治疗[23,25]。作者推荐使用不含防腐剂的人工泪液、软膏及局部环孢素 A 进行几个月的预处理,再对患者进行重新评估。如果角膜丽丝胺绿或孟加拉玫瑰红染色消退(轻度干眼症患者通常会出现这种情况),则在手术后继续进行积极治疗(包括局部环孢素 A)至少 6~8 个月,大多数患者在飞秒 LASIK 手术后反应良好[24,25]。如果在几个月的治疗中角膜染色情况无好转,则继续治疗并可能考虑增加泪点栓子,并在几个月后重新评估治疗反应。若 6~12 个月后角膜染色仍然存在,则认为该患者不适合进行 LASIK 手术。

如果 LINE 在 LASIK 术后发生,即使术前没有干眼症的症状或体征,推荐使用不含防腐剂的人工泪液和软膏点眼并联合使用环孢素 A[24,25]。在这些患者中,环孢素 A 往往起效较快,原因可能是该类患者中潜在的炎症性干眼症往往是轻度的。另外,可将房间湿度维持在 40%以上,尤其是卧室,因为睡眠期间泪液分泌减少。部分患者因为费用问题不愿意持续使用干眼药物,需安抚患者:干眼会随着治疗及神经修复一般在 6~8 个月后会自发性痊愈。而在这之前,人工泪液、软膏及泪点栓子等是缓解眼部不适的方法。

角膜瓣条纹

在 LASIK 术后早期,由于准分子激光消融后的角膜基质层表面与角膜瓣后表面的不匹配,几乎所有的高度数矫正(尤其是近视)都会出现细小的角膜瓣皱褶。当皱褶条纹走向明显涉及视轴时,可引起光晕、眩光和单眼复视等症状,并可引起不规则散光从而影响远视力的矫正。飞秒激光制瓣比微型角膜刀制瓣具有更强的黏附力,更不容易因眨眼而移动,且角膜瓣条纹的发生率更低[17]。然而,角膜瓣条纹仍然可能由于外伤和环境过度干燥、手术结束时对位不齐,以及瓣干燥和收缩导致的瓣皱缩而产生[18]。

临床上明显的条纹应立即通过提起角膜瓣、水化(译者注:可使用低渗溶液使瓣膨胀)、用虹膜恢复器按摩角膜瓣、轻轻径向拉伸角膜瓣,然后重新复位来处理。如果这些方法均不能消除条纹,可以考虑缝合角膜瓣(译者注:需要这样处理的患者罕见)。对于长期的瓣条纹(超过 1~2 周),尽管有更积极的治疗,角膜瓣“上皮记忆”可维持角膜瓣条纹,所以刮除角膜瓣表面的角膜上皮有助于去除弹性“上皮记忆”。对于顽固性条纹,表面消融或表面平滑技术辅助 PTK 可被认为是有效的解决方案[16,26]。若 PTK 引起远视漂移,可在 6 个月后屈光稳定时采用 PRK(联合丝裂霉素 C)矫正。

角膜瓣下上皮内生

飞秒激光 LASIK 角膜瓣边缘下方形成无关紧要的上皮栓是很常见的。由于在掀瓣或重新复位过程中沉积在瓣下方的上皮细胞的增殖能力有限,因此在手术后的最初几个月,这些细胞通常仅少量扩增。如果这些上皮组织逐渐增大或位于瞳孔区内并引起视觉质量下降,则需要处理,否则可以随访观察。一般在 LASIK 结束时通过清除层间细胞,小心地重新复位角膜瓣,可减少上皮组织的出现[27]。

进展性上皮内生常常通过基质隧道与周边表面上皮相连。这种情况经常发生在角膜瓣复位过程中,周边上皮层边缘被角膜瓣边缘压住。在角膜瓣复位之前,将基质层周边上皮轻柔推回可以避免这种情况[27]。制瓣过程中形成的垂直性气体突破或角膜瓣处理不当时可形成纽扣瓣,进展性上皮内生也可发生于这些病例中。

出现以下情况时,通常需要手术干预:上皮内生进展影响入射瞳孔、产生炎症导致角膜瓣坏死、角膜瓣不对称隆起导致不规则散光。建议完全掀开瓣,用钝头刀在基质床和角膜瓣后表面刮除上皮,用平衡盐溶液清理层间,用尖头海绵将所有上皮组织从基质床边缘退回,仔细地复位角膜瓣,并用角膜绷带镜保护 24 小时。这种方法不需要使用乙醇或其他上皮毒性药物且效果明显。不推荐使用钇-铝-石榴石激光、氩激光或其他激光来治疗上皮内生，因为这会对角膜基质层造成损伤，并可能使瓣下的角膜上皮细胞扩散。如果上皮内生在切除后复发，那么在重复前述步骤后，可考虑在复发部位放置临时缝线。

角膜瓣移位

飞秒激光 LASIK 后的角膜瓣移位是一种少见但任何时候都可能发生的并发症，通常是由于角膜瓣受到高冲击钝挫伤所致。术后 24 小时内儿童的手指戳碰眼球、眼睛触碰或眼睑挤压等轻微损伤也可能导致角膜瓣移位[28]。角膜瓣移位通常表现为急性疼痛和视物模糊，其在远视手术后发生率最高，在混合散光和近视手术后较低[28]。

研究表明，飞秒激光 LASIK 比机械刀 LASIK 更少发生角膜瓣移位，这与其更好的角膜瓣稳定性有关，由于飞秒激光 LASIK 后角膜瓣侧切角度更好，瓣边缘伤口愈合反应更明显[18,19,29]。与微型机械刀引发温和的细胞凋亡过程相比，飞秒激光脉冲诱导的角膜细胞坏死对炎症细胞浸润和成纤维细胞增殖的刺激作用更大，特别是角膜瓣边缘，其上皮和上皮基底膜都被破坏[30]。角膜上皮损伤允许上皮来源的细胞因子，如转化生长因子 β 和血小板来源的生长因子作用到角膜基质层中刺激成纤维细胞的增殖，并促使瓣创缘周边组织纤维粘连（图 13-3）[31]，故激光角膜瓣移位发生概率降低。飞秒激光角膜瓣边缘的持续纤维化保障了角膜瓣结构随着恢复时间延长而愈发稳定，不太容易移位。

一旦发生角膜瓣移位需要立即处理。角膜瓣后表面及角膜基质层间均需用圆形刮刀仔细刮除，并冲洗去除任何可能引起角膜上皮内生的细胞巢。预防是最好的治疗方法，在手术后的第 1 周内，睡觉时戴眼睛防护罩以防止无意中揉眼睛，并在手术后的最初几个小时内保持眼睑闭合，这些都是避免该并发症的有效措施。

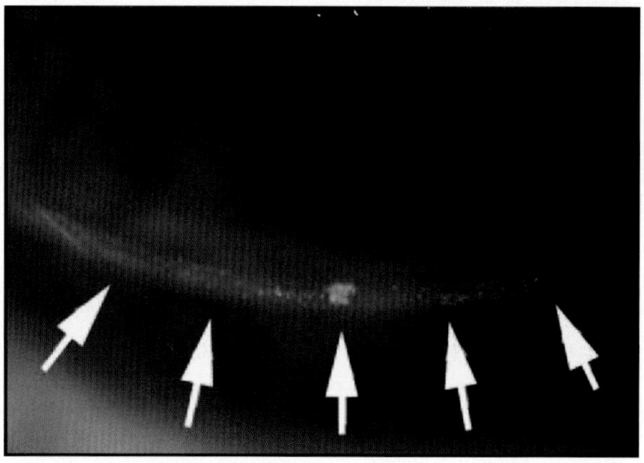

图 13-3 飞秒 LASIK 术后两个月角膜瓣边缘纤维化（箭头）。

弥漫性板层角膜炎

弥漫性板层角膜炎（DLK）是一种罕见的并发症，也被称为撒哈拉综合征，通常是术后第 1 周发生在角膜瓣交界面和基质层间的无菌性炎症[17]。患者通常表现为自诉视力下降和疼痛感。新一代飞秒激光切割角膜瓣的激光能量较原来低很多，故其总体炎症反应（DLK 发生率）与机械的微型角膜刀之间无显著差异[18,32]。

DLK 与多种潜在刺激因素相关，如来自消毒设备上的细菌内毒素、睑板腺分泌物、手套的粉尘和标记笔墨水[33]，以及促使炎症介质进入角膜瓣层间的某些因素，如手术结束时角膜瓣上皮缺损、角膜瓣层间的血液滞留等（图 13-4）[30,34]。迟发型 DLK 通常与角膜上皮的外伤有关，如果症状严重，需掀开角膜瓣进行细菌培养，以排除感染可能。

根据 Linebarger 等的描述，DLK 在临床上可分为 4 期[35]。1 期仅在远端外周有白色颗粒样细胞；2 期在角膜瓣中心（视轴区）及周边部出现白色颗粒样细胞；3 期中央区组织皱缩，伴视力下降症状；4 期出现较严重的板层角膜炎，伴有基质层溶解、瘢痕形成和视力下降。

DLK 1 期和 2 期时，局部频点（每小时 1 次）皮质类固醇眼药水非常有效。对于 3 期和 4 期 DLK，可以考虑局部类固醇滴眼联合口服类固醇治疗[36]，角膜瓣掀开、充分冲洗清除刺激性毒素是阻止细胞间质坏死、炎症反应的关键。

中央毒性角膜病变

中央毒性角膜病变（CTK）是一种非炎症性中央

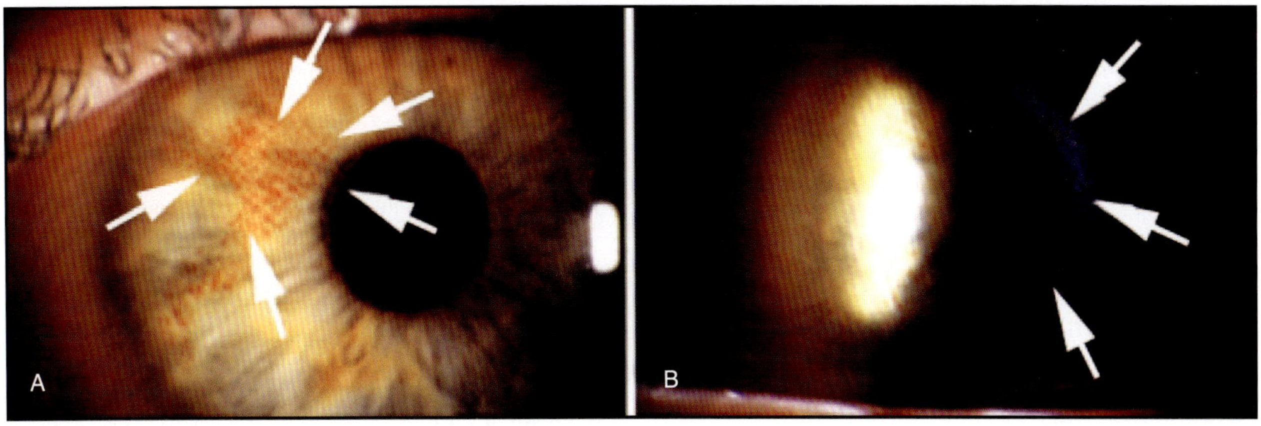

图 13-4 (A)LASIK 手术后 1 天,在层间下观察到红细胞(箭头)。LASIK 术后 2 天,患者主诉视力下降和疼痛。(B)DLK(箭头)在角膜层间呈弥漫性分布。DLK 经强化皮质类固醇治疗后缓解。

角膜混浊,表现为完好角膜瓣下的基质层组织缺失。CTK 一般表现为典型远视漂移和视觉质量下降,术后几个月内角膜逐渐透明37。Sonmez 和 Maloney[37]推测中央角膜的组织缺失和塌陷是由于角膜细胞凋亡,并通过共聚焦显微镜观察发现角膜细胞随着时间的推移逐渐恢复[38,39]。

正确处理 CTK 的一个关键步骤是将其与 4 期 DLK 区分开来[35,36]。CTK 很少疼痛,通常急性发作但不进展,而 DLK 表现有异物感,并逐渐进展至第 4 期。与 DLK 相反,CTK 被认为是自限性的而不需要治疗[38],一些医生提倡积极使用局部皮质类固醇治疗[40],另一些临床医生发现手术干预可能恶化 CTK 的最终结果[39]。绝大多数 CTK 随着时间的推移会完痊愈,但一些患者可能会因少量角膜混浊(haze)影响最佳矫正远视力。

彩虹样眩光

彩虹样眩光是指患者在黑暗背景下观察到光源发出对称性的光谱带[41]。一般来说,这在早期的飞秒激光机制瓣患者中较为常见[41]。彩虹样眩光被认为是飞秒激光在角膜瓣后表面产生衍射光栅的结果,因为光栅大小与飞秒激光脉冲的光栅光斑分离完全匹配[42]。

彩虹样眩光通常是一过性的,并会在术后 6~9 个月自行消失,但有时它会引起一些困扰的症状需要干预,如夜间驾驶困难等。据报道,光消融 PRK[43]可以解决彩虹样炫光,同时解决散光问题。也有报道,角膜瓣后表面的 PTK[44]可以解决正视眼中持续性彩虹样眩光。因为眼跟踪系统不能自动跟踪角膜瓣后表面,需特别关注角膜瓣的激光切削中心,因此,需要在激光治疗前强制性标记角膜瓣中心。对于任何 PTK 引起的远视漂移,可在屈光状态稳定后通过角膜前表面 PRK 予以矫正。

层间积液综合征

层间积液综合征是一种液体积聚在 LASIK 角膜瓣层间的少见并发症。最常见的诱因是术后类固醇皮质激素药物引起的眼内压(IOP)升高[45],但也可见于 LASIK 术后多年角膜内皮失代偿的患者[46]。IOP 持续升高和角膜内皮失代偿会使液体穿过内皮层[47]聚集在角膜上皮基底层中,临床表现出微囊样水肿体征。LASIK 手术制作的角膜瓣使得角膜中央基质存在潜在空间,当液体通过角膜基质向前移动时,该空间比角膜上皮细胞之间的紧密连接更容易聚集液体[48]。

层间积液综合征与 DLK 早期鉴别诊断,对于预防长期应用激素引起高眼压相关的视神经损伤和视力丧失非常重要。在层间积液综合征中,由于液体积聚可能导致假性眼压测量偏低而无法识别眼压升高[49]。层间积液综合征通常在停止局部使用类固醇激素并给予降眼压药物治疗后迅速缓解[50]。

一过性光敏感综合征

“一过性光敏感综合征”已被用于描述一种临床状况，其特征是手术顺利的飞秒激光 LASIK 手术后，几周至 1 个月内出现异常的光敏感，但视力正常[51]。这种并发症多见于早期的飞秒激光设备病例，在新一代飞秒激光机中已较为罕见。尽管具体病因尚不明确，但已提出的可能机制包括坏死细胞碎片或气泡的相关产物、从角膜瓣层间迁移到角膜缘周围巩膜和虹膜基底部的细胞因子或层间激活的角膜基质细胞等引起的炎症[52]。局部高频使用类固醇皮质激素（1 次/1~2 小时）后 48 小时症状可缓解，使用两周症状消退[17]，少量病例需要另外短期口服泼尼松治疗。

角膜扩张

尽管尚无大样本数据比较同时施行两种技术的研究，一般认为，相较机械的微型角膜刀 LASIK，飞秒激光 LASIK 手术后的角膜扩张更为少见。但是有一项较大样本的研究结果更支持飞秒激光，因为飞秒激光制作的角膜瓣厚度更薄，且制瓣精度更高[18]。尽管如此，LASIK 的相关禁忌证在飞秒激光手术中也应严格把控，如角膜地形图异常、角膜厚度过低或角膜厚度不够等。虽然角膜生物力学改变主要源于角膜激光切削，但飞秒制瓣也可影响生物力学特征[53]。

结论

与微型角膜刀相比，飞秒激光技术虽显著提高了 LASIK 角膜瓣制作的精确性、安全性和可重复性，但相关并发症仍难以避免。及时发现并正确处理 LASIK 并发症以帮助患者获得最佳屈光结果对医生来说至关重要。

（王姗姗　李康寓　译）

参考文献

1. Kymionis GD, Kankariya VP, Plaka AD, Reinstein DZ. Femtosecond laser technology in corneal refractive surgery: a review. *J Refract Surg.* 2012;28(12):912-920.
2. Soong HK, Malta JB. Femtosecond lasers in ophthalmology. *Am J Ophthalmol.* 2009;147(2):189-197.
3. Salomão MQ, Wilson SE. Femtosecond laser in laser in situ keratomileusis. *J Cataract Refract Surg.* 2010;36(6):1024-1032.
4. Binder PS. Flap dimensions created with the IntraLase FS laser. *J Cataract Refract Surg.* 2004;30(1):26-32.
5. Netto MV, Mohan RR, Medeiros FW, et al. Femtosecond laser and microkeratome corneal flaps: comparison of stromal wound healing and inflammation. *J Refract Surg.* 2007;23(7):667-676.
6. Dupps WJ Jr, Wilson SE. Biomechanics and wound healing in the cornea. *Exp Eye Res.* 2006;83(4):709-720.
7. Salomão MQ, Ambrósio R Jr, Wilson SE. Dry eye associated with laser in situ keratomileusis: Mechanical microkeratome versus femtosecond laser. *J Cataract Refract Surg.* 2009;35(10):1756-1760.
8. Calvo R, McLaren JW, Hodge DO, Bourne WM, Patel SV. Corneal aberrations and visual acuity after laser in situ keratomileusis: femtosecond laser versus mechanical microkeratome. *Am J Ophthalmol.* 2010;149(5):785-793.
9. Marino GK, Santhiago MR, Wilson SE. Femtosecond lasers and corneal surgical procedures. *Asia Pac J Ophthalmol (Phila).* 2017;6(5):456-464.
10. Kaiserman I, Maresky HS, Bahar I, Rootman DS. Incidence, possible risk factors, and potential effects of an opaque bubble layer created by a femtosecond laser. *J Cataract Refract Surg.* 2008;34(3):417-423.
11. Courtin R, Saad A, Guilbert E, Grise-Dulac A, Gatinel D. Opaque bubble layer risk factors in femtosecond laser-assisted LASIK. *J Refract Surg.* 2015;31(9):608-612.
12. Jung HG, Kim J, Lim TH. Possible risk factors and clinical effects of an opaque bubble layer created with femtosecond laser-assisted laser in situ keratomileusis. *J Cataract Refract Surg.* 2015;41(7):1393-1399.
13. Hurmeric V, Yoo SH, Fishler J, Chang VS, Wang J, Culbertson WW. In vivo structural characteristics of the femtosecond LASIK-induced opaque bubble layers with ultrahigh-resolution SD-OCT. *Ophthalmic Surg Lasers Imaging.* 2010;41 (Suppl):S109-S113.
14. Marino GK, Santhiago MR, Wilson SE. OCT study of the femtosecond laser opaque bubble layer. *J Refract Surg.* 2017;33(1):18-22.
15. Harissi-Dagher M, Todani A, Melki SA. Laser in situ keratomileusis buttonhole: classification and management algorithm. *J Cataract Refract Surg.* 2008;34(11):1892-1899.
16. Wilson SE, Marino G, Medeiros C, Santhiago MR. Phototherapeutic keratectomy (PTK): science and art. *J Ref Surg.* 2017;33(3):203-210.
17. dos Santos AM, Torricelli AA, Marino GK, et al. Femtosecond laser-assisted LASIK flap complications. *J Refract Surg.* 2016;32(1):52-9.
18. Santhiago MR, Kara-Junior N, Waring GO IV. Microkeratome versus femtosecond flaps: accuracy and complications. *Curr Opin Ophthalmol.* 2014;25(4):270-274.
19. Shah DN, Melki S. Complications of femtosecond-assisted laser in-situ keratomileusis flaps. *Semin Ophthalmol.* 2014;29(5-6):363-375.
20. Wilson SE: Laser in situ keratomileusis-induced (presumed) neurotrophic epitheliopathy. *Ophthalmology.* 2001;108(6):1082-1087.
21. Wilson SE, Ambrósio R. Laser in situ keratomileusis-induced neurotrophic epitheliopathy. *Am J Ophthalmol.* 2001;132(3):405-406.
22. Ambrosio R Jr, Tervo T, Wilson SE. LASIK-associated dry eye: pathophysiology and strategies for prevention and treatment. *J Refract Surg.* 2008;24(4):396-407.
23. Gomes JAP, Azar DT, Baudouin C, et al. TFOS DEWS II iatrogenic report. *Ocul Surf.* 2017;15(3):511-538.
24. Salomão MQ, Ambrósio R Jr, Wilson SE. Dry eye associated with laser in situ keratomileusis: Mechanical microkeratome vs femtosecond laser. *J Cataract Refract Surg.* 2009;35(10):1756-1760.
25. Torricelli AA, Santhiago MR, Wilson SE. Topical cyclosporine: a treatment in corneal refractive surgery and patients with dry eye. *J Refract Surg.* 2014;30(8):558-564.
26. Kuo IC, Jabbur NS, O'Brien TP. Photorefractive keratectomy for

refractory laser in situ keratomileusis flap striae. *J Cataract Refract Surg.* 2008;34(2):330-333.

27. Wilson SE, Santhiago MR. Flaporhexis: a rapid and effective technique to limit epithelial ingrowth after LASIK enhancement. *J Cataract Refract Surg.* 2012;38(1):2-4.
28. Clare G, Moore TC, Grills C, Leccisotti A, Moore JE, Schallhorn S. Early flap displacement after LASIK. *Ophthalmology.* 2011;118(9):1760-1765.
29. Sutton G, Hodge C. Accuracy and precision of LASIK flap thickness using the IntraLase femtosecond laser in 1000 consecutive cases. *J Refract Surg.* 2008;24(8):802-806.
30. Wilson SE, Mohan RR, Mohan RR, Ambrósio R Jr, Hong J, Lee J. The corneal wound healing response: cytokine-mediated interaction of the epithelium, stroma, and inflammatory cells. *Prog Retin Eye Res.* 2001;20(5):625-637.
31. Netto MV, Mohan RR, Medeiros FW, et al. Femtosecond laser and microkeratome corneal flaps: comparison of stromal wound healing and inflammation. *J Refract Surg.* 2007;23(7):667-676.
32. Mayer WJ, Grueterich M, Wolf AH, et al. Corneal cell response after flap creation using a mechanical microkeratome or a 200 kHz femtosecond laser. *J Cataract Refract Surg.* 2013;39(7):1088-1092.
33. Melki SA, Azar DT. LASIK complications: etiology, management, and prevention. *Surv Ophthalmol.* 2001;46(2):95-116.
34. Hong JW, Liu JJ, Lee JS, et al. Proinflammatory chemokine induction in keratocytes and inflammatory cell infiltration into the cornea. *Invest Ophthalmol Vis Sci.* 2001;42(12):2795-2803.
35. Linebarger EJ, Hardten DR, Lindstrom RL. Diffuse lamellar keratitis: diagnosis and management. *J Cataract Refract Surg.* 2000;26(7):1072-1077.
36. Randleman JB, Shah RD. LASIK interface complications: etiology, management, and outcomes. *J Refract Surg.* 2012;28(8):575-586.
37. Sonmez B, Maloney RK. Central toxic keratopathy: description of a syndrome in laser refractive surgery. *Am J Ophthalmol.* 2007;143(3):420-427.
38. Hau SC, Allan BD. In vivo confocal microscopy findings in central toxic keratopathy. *J Cataract Refract Surg.* 2012;38(4):710-712.
39. Thornton IL, Foulks GN, Eiferman RA. Confocal microscopy and central toxic keratopathy. *Cornea.* 2012;31(8):934-936.
40. Lyle WA, Jin GJ. Central lamellar keratitis. *J Cataract Refract Surg.* 2001;27(4):487-490.
41. Krueger RR, Thornton IL, Xu M, Bor Z, van den Berg TJ. Rainbow glare as an optical side effect of IntraLASIK. *Ophthalmology.* 2008;115(7):1187-1195.
42. Gatinel D, Saad A, Guilbert E, Rouger H. Unilateral rainbow glare after uncomplicated femto-LASIK using the FS-200 femtosecond laser. *J Refract Surg.* 2013;29(7):498-501.
43. Gatinel D, Saad A, Guilbert E, Rouger H. Simultaneous correction of unilateral rainbow glare and residual astigmatism by undersurface flap photoablation after femtosecond laser-assisted LASIK. *J Refract Surg.* 2015;31(6):406-410.
44. Moshirfar M, Desautels JD, Quist TS, Skanchy DF, Williams MT, Wallace RT. Rainbow glare after laser-assisted in situ keratomileusis: a review of literature. *Clin Ophthalmol.* 2016;10:2245-2249.
45. Fogla R, Rao SK, Padmanabhan P. Interface fluid after laser in situ keratomileusis. *J Cataract Refract Surg.* 2001;27(9):1526-1528.
46. Shajari M, Rafiezadeh P, Pavlovic I, Kubiak KB, Kohnen T, Schmack I. Management of interface fluid syndrome after LASIK by Descemet membrane endothelial keratoplasty in a patient with Fuchs' corneal endothelial dystrophy. *J Refract Surg.* 2017;33(5):347-350.
47. Klyce SD, Beuerman RW. Structure and function of the cornea. In: Kaufman HE, Barron BA, McDonald MB, et al, eds. *The Cornea.* New York, NY: Livingstone; 1988:38-47.
48. Hamilton DR, Manche EE, Rich LF, Maloney RK. Steroid-induced glaucoma after laser in situ keratomileusis associated with interface fluid. *Ophthalmology.* 2002;109(4):659-665.
49. Bamashmus MA, Saleh MF. Post-LASIK interface fluid syndrome caused by steroid drops. *Saudi J Ophthalmol.* 2013:27(2):125-128.
50. Tourtas T, Kopsachilis N, Meiller R, Kruse FE, Cursiefen C. Pressure-induced interlamellar stromal keratitis after laser in situ keratomileusis. *Cornea.* 2011;30(8):920-923.
51. Muñoz G, Albarrán-Diego C, Sakla HF, Javaloy J, Alió JL. Transient light-sensitivity syndrome after laser in situ keratomileusis with the femtosecond laser Incidence and prevention. *J Cataract Refract Surg.* 2006;32(12):2076-2079.
52. Stonecipher KG, Dishler JG, Ignacio TS, Binder PS. Transient light sensitivity after femtosecond laser flap creation: clinical findings and management. *J Cataract Refract Surg.* 2006;32(1):91-94.
53. Uzbek AK, Kamburoğlu G, Mahmoud AM, Roberts CJ. Change in biomechanical parameters after flap creation using the Intralase femtosecond laser and subsequent excimer laser ablation. *Curr Eye Res.* 2011;36(7):614-619.

第 14 章

角膜嵌入物基质囊袋的飞秒激光制作

William F. Wiley, MD; Majid Amir Moarefi, MD; Shamik Bafna, MD

引言

当手术在屈光不正矫正领域不断取得大步进展时，老视的矫正却仍然面临着严峻的挑战。老视对全球老龄化人口生活质量的影响，使得老视的治疗处于重要研究前沿[1]。2020 年，全球有 21 亿人受到老视的影响，屈光领域的先驱们已经在致力于寻求改善角膜嵌入物手术效果的可能方法[2]。

屈光手术医生认为新一代角膜嵌入物是老视治疗的一个里程碑[3]。最新的角膜嵌入物更好的生物相容性，以及其他技术的进步(譬如飞秒激光)，已证明角膜嵌入物对老视治疗是成功的[4,5]。第一代嵌入物原型体积较大而且不可渗透。它们阻断了角膜原有的新陈代谢功能，从而破坏了角膜的生理功能。新一代角膜嵌入物具有如下特点：超薄设计、小直径、高营养和流体渗透性、可被植入于较深的角膜基质内，这些特点使它取得更大成功[2]。角膜嵌入物的发展历程告诉人们，研究者如何数十年坚持不懈和反复测试材料，最终取得了成功[6]。

角膜嵌入物植入术是做加法的手术，并不会去除任何组织，这是额外的优势，并且保留了可取出性，使患者有机会在将来选择其他类型的老视矫正方法[7]。以后能选择其他手术的前提是没有发生角膜瘢痕、混浊、基质变薄或溶解等并发症，而上述并发症在任何角膜手术中均可能发生。但是，人们认为，与内眼手术相比，角膜嵌入物植入术的风险较小。在非优势眼术后，嵌入物植入术还可以联合施行其他屈光手术。在单眼视治疗方案中，远视力每下降 1 行，近视力就会提高 1 行。与之不同的是，大多数角膜嵌入物植入术患者远视力下降约 1 行或没有下降，近视力平均提高 5~6 行[8,9]。

飞秒激光提高了手术医生制作角膜瓣和基质囊袋的一致性，从而提高了植入深度和嵌入物居中的准确性[10,11]。与制瓣技术相比，囊袋技术有许多优点，包括保留更多的角膜周围神经纤维，换言之，这可以减少干眼症的发生率，视力恢复可能更快（表 14-1）[10,12]。与板层手术相比，基质囊袋手术因为改变组织少，理论上提高了角膜的生物力学稳定性。与角膜囊袋相比，角膜瓣更有可能导致角膜条纹[2]。但在有些情况下，制作角膜瓣比制作囊袋更有优势，譬如嵌入物植入联合准分子激光手术矫正屈光不正时，如果角膜嵌入物偏心或需要取出时，角膜瓣的眼睛更容易操作[13]。另一种方案是，角膜激光手术联合角膜嵌入物植入，在角膜基质床表面下 100~120μm 深度制作基质囊袋。许多手术医生正在报道关于先制作 LASIK 瓣，再二期制作基质囊袋或同时制作基质囊袋(均为瓣下 100~120μm 深)手术成功的结果。

表 14-1 角膜瓣与基质囊袋的优、缺点比较

	角膜瓣	基质囊袋
优点	• 无需新软件 • 嵌入物更容易取出 • 可与 LASIK 手术同时进行	• 干眼更少 • 增加板层稳定性 • 切开较少的角膜组织 • 可在更深的基质处植入
缺点	• 不能与囊袋一样深 • 切开较多的角膜组织 • 增加干眼发生率	• 取出嵌入物时难度较大 • 需要升级软件 • 如要同时做 LASIK 手术,则需要两个手术

角膜嵌入物

角膜嵌入物的出现引发了关于如何将它们植入角膜的争论。已上市的三种嵌入物中，其中两种的制造商推荐植入于角膜基质囊袋内，一种设计用于角膜瓣下植入。

Kamra 嵌入物

Kamra 嵌入物(AcuFocus)利用针孔效应在非主导眼中加深景深,最初被推荐植入于 200μm 厚的角膜瓣下。然而，研究发现更深的植入位置可以提高其安全性和有效性，随之被推荐植入角膜基质囊袋内。AcuFocus 现在建议囊袋深度至少为 250μm,并根据制造商的参数设置指南，使用飞秒激光来制作具有最光滑基质床的最佳囊袋。许多手术医生采用基质囊袋深度至少 275~300μm,与角膜内皮的距离不少于 225μm。参数设置可能因激光机而异,并且某些飞秒激光机的结果可能比其他激光机的更好些。

Kamra 嵌入物的总直径为 3.8mm，中心孔径为 1.6mm[14]。通过小孔有效阻挡周边区折射光线,从而最大限度地减少折射，增加景深。在提高近视力的同时,远视力不会明显改变[2]。植入物不透明,由聚偏二氟乙烯制成，而聚偏二氟乙烯是一种改良性生物材料,可实现 6.7%的透光率[3]。Kamra 厚 5μm,含有约 8400 个激光蚀刻的微孔，允许足够的养分流动。Kamra 居于第一浦肯野像中间。嵌入物放置于相对较深的基质,通常角膜地形图不会发生改变。

Kamra 嵌入物可以提高近、中距离视力,而且不会损害远视力。最佳的屈光结果是在非主导眼保留-0.75D~-1.00D 轻度近视,而主导眼为平光,散光小于 0.75D[15-17]。研究表明 Kamra 嵌入物的成功归结于一些关键因素(表 14-2)。许多研究发现,与制作角膜瓣相比，使用飞秒激光技术制作角膜囊袋可以保留更多角膜神经,并增加了板层结构的稳定性。这在理论上降低了干眼症的风险，并且可以提高手术效果。与机械角膜刀相比，飞秒激光提供预测性更好的角膜瓣厚度、更快的视力恢复和总体上更好的裸眼远视力[18-20]。

Flexivue 嵌入物

Flexivue Microlens(Presbia)也是植入在角膜基质内,深度为 300μm。该嵌入物是一种直径 3mm 的透明水凝胶植入物，由甲基丙烯酸羟乙酯和甲基丙烯酸甲酯的亲水二聚体制成，并且含有紫外线阻滞剂[2]。出于生物相容性考虑,Flexivue 早期使用了“深

表 14-2 理想的 Kamra 患者参数

- 理想的屈光度:目标为-0.75~-1D
- 散光≤0.75D
- 无眼部合并症
- 内皮细胞计数>2000 个细胞/mm²
- 没有干眼症或干眼症已妥善治疗
- 角膜地形图显示没有不规则/继发扩张
- 植入于非主导眼
- 主导眼达到正视
- 与患者充分讨论愈合过程、风险和收益,并解决其不切实际的期望

囊袋”技术，认为植入物在 300μm 深度处的角膜基质细胞活性最低，从而最大限度地减少雾状混浊，并解决了材料的生物相容性和缺乏孔隙的问题。

Flexivue Microlens 作为一种屈光性角膜嵌入物，通过改变角膜屈光指数，在视网膜上形成多焦图像来提高近视力。角膜多焦的基本原理是中心区域平光用于看远，周围环绕着一个或多个不同附加度数的环，用于中、近视力[3,10]。中心光学区为平光，环绕它的周边区域附加度数为+1.25~+3.5D，以+0.25D 递加[2]。0.15mm 的中央孔有助于液体、营养物和氧气在角膜内传输[12]。Flexivue Microlens 位于第一浦肯野像的中心。由于嵌入物放置于较深的基质，角膜地形图通常没有变化。

Raindrop 嵌入物

Raindrop Near Vision 嵌入物(ReVision Optics)推荐植入于角膜瓣下。这是由于早期试验显示在囊袋中的“形状改变”使嵌入物效果欠佳。囊袋减弱了嵌入物的效果。Raindrop 作为占据空间的嵌入物，其功能是使角膜变成更长椭球形。角膜地形图显示，角膜形变会引起上皮重塑，形成多焦点角膜，从而改善近、中视力[21,22]。用于 Raindrop 的瓣是标准的 8~9mm 直径 LASIK 瓣，深度约为中央角膜厚度的 30%。瓣的深度应相对较浅，为 120~200μm，以增加嵌入物上方的角膜前表面的中央曲率半径。

Raindrop 嵌入物本身没有屈光力，它的屈光指数和含水量与人类角膜大致相等。它是由水凝胶制成的透明微透镜，允许液体、营养物质和氧气充分渗透，以维持稳定的角膜环境。Raindrop 嵌入物以光照下收缩的瞳孔为中心来放置，透镜直径为 2mm，中心厚度为 32μm，周边厚度减少到约 10μm^2。(截至 2018 年 2 月，Revision Optics 的产品不再在美国上市。)

飞秒激光角膜基质囊袋

飞秒激光的超快光脉冲持续时间为 100fs，且为红外激光（波长 1053nm）。由于脉冲持续时间非常短，整个治疗区域需要的能量就很少，对周围眼部结构的损伤也更小。这对角膜尤为重要，因为当飞秒激光能量穿透部分角膜到达基质中的目标深度时，不会对浅层造成损害。飞秒激光通过光电离原理在基质组织中实现光致破裂作用，形成能量聚焦，通过快速形成自由电子和电离分子云，产生膨胀气泡，将角膜内指定组织分离。实际上仅有极少量的组织被汽化，而随着由二氧化碳和水组成的空化气泡的形成，一个切面至此就制作完成了[23]。

飞秒激光首先用于 LASIK 手术中制作角膜瓣[23]。该技术的可靠性和精确性使得其很快被批准用于制作角膜基质环植入术和角膜移植术的切口。飞秒激光进一步应用于屈光矫正和白内障手术，它能制作弧形切口、透明角膜切口和连续环形撕囊，甚至还能进行晶状体切开或者碎核。在这些激光的拓展用途中，飞秒激光制作角膜囊袋与角膜嵌入物植入联合手术取得了成功。研究和手术医生的经验使我们进一步理解在角膜不同深度制作切口的结构，以提高角膜嵌入物植入术患者的治疗效果。

随着角膜嵌入物的出现并取得进展，许多研究被用来寻找最佳的方法以优化嵌入物的放置。2013 年，Riha 和 Grabner [24]使用 IntraLase iFS 飞秒激光机（Johnson & Johnson Vision)的囊袋制作软件，评估其用于小孔角膜嵌入物植入术的视觉效果和手术安全性。结果令人鼓舞，无手术并发症，所有角膜囊袋的深度均为 220μm，并成功植入嵌入物。所有患者对近、远视力均表示满意，并一致声明愿意再次接受该手术。这项研究表明，iFS 的角膜囊袋制作软件对于小孔嵌入物的基质囊袋制作是安全有效的（表 14-3)[24]。

这里要提一下基质囊袋软件发明之前的工作。创新的手术医生曾通过使用遮盖技术来制作基质内囊袋，仅将飞秒激光脉冲应用于所需位置。Bouzoukis

表 14-3 IntraLase 角膜基质囊袋技术的优势

• 可精确设计的个性化软件
• 比角膜瓣干眼发生率更小
• 安全而精确的组织切开，利于角膜嵌入物的放置
• 允许嵌入物植入在深层基质，极少出现排异反应、角膜雾状混浊和地形图改变
• 极少发生嵌入物偏中心
• 无术源性散光
• 更好的角膜板层稳定性

等[25]阐述了如何在 IntraLase 150（Abbott Medical Optics Inc）上利用 iFlap 治疗软件在压平锥内面使用钥匙孔状遮盖。层间切开深度为 280μm。用常规方法打开基质囊袋，植入 Flexivue Microlens，取得了成功结果[25]。由此，使用遮盖技术来制作基质囊袋被认为是安全有效的。这一发现很快促成了专门用于基质囊袋的新软件的研发成功。

目前商用飞秒激光机包括 IntraLase（Abbott Medical Optics Inc）、VisuMax（Carl Zeiss Meditec）、Femtec（Femtec GmbH）、Femto LDV（Ziemer）、Victus（Bausch & Lomb）、WaveLight FS200（Alcon Laboratories）、LenSx（Alcon Laboratories）和 Catalys（Abbott Medical Optics Inc）（表 14-4）[23]。

角膜基质囊袋的制作

使用飞秒激光技术制作角膜嵌入物囊袋时，手术医生应熟悉激光参数和技术，以达到最佳治疗效果。医生需要一定程度的技巧和经验，在适当的位置制作一个囊袋，精确放置小孔角膜嵌入物。每个用于制作角膜基质囊袋的飞秒激光机都有细微的差别，但它们的总体技术非常相似。应关注的要点是嵌入物放置的角膜基质囊袋越深越好；手术医生希望确保在可能的情况下激光穿透至少 40%的角膜厚度，并与内皮保持至少 225μm 的距离。大多数 LASIK 瓣厚度为 100~120μm。角膜嵌入物放置在较深的位置是有益的，深度可达 300μm。角膜基质囊袋越深，角膜地形图变化、视力波动、干眼症状和角膜混浊越少。

制作角膜基质囊袋时，遵循循序渐进的技术可以确保准确性和精确度。每次手术都应该从标准的眼睑和睫毛覆盖开始，并放置开睑器以保持眼睛睁开（表 14-5）。

第一步，以第一浦肯野像（图 14-1 和图 14-2）

表 14-4　不同飞秒激光机的参数

飞秒激光机	扫描模式	脉冲能量（nJ）	接触界面	频率（kHz）	附加程序
IntraLase iFS 150	栅格状	500~1300	扁平	150	• AK • 活检 • ICRS • KP • 基质囊袋
Victus	螺旋状	>500	曲面	160	• FLACS • ICRS • KP
Femto LDV	栅格状	<100	扁平	>5MHz	• AK • FLACS • ICRS • KP • 基质囊袋
VisuMax	螺旋状	<300	曲面	500	• ICRS • KP • ReLex SMILE
WaveLight FS200	栅格状	300~1500	扁平	200	• AK • ICRS • KP • 基质囊袋

AK，弧形角膜切开术；FLACS，飞秒激光辅助白内障手术；ICRS，角膜基质环；KP，穿透性角膜移植术；ReLex SMILE，屈光性小切口角膜基质透镜取出术。

中间位置为中心，并标记着色。这时，许多手术医生还会在颞侧角膜缘边缘做标记，以充分识别该区域(图 14-3)。做好中心标记后，最好花点时间仔细观察中心标记相对于第一浦肯野像的准确度。如果标记有轻度偏心，建议在 AcuTarget 浦肯野图像表格上做标记，以便放置小孔嵌入物时接近于角膜标记的位置(图 14-4)。

第二步，将吸引环放置在眼球上，稍微向颞侧偏移(即偏向切口方向)，最好能看到角膜缘标记。许多专家建议将吸引环偏心放置，以看见 1~2mm 球结膜为宜。这样切口会更靠近角膜缘。切口离角膜缘越近，角膜基质囊袋切口影响 LASIK 角膜瓣的可能性就越小，术源性散光的风险就越低(图 14-5)。

第三步，在吸引环放置妥当并且术眼处于飞秒激光下之后，使角膜基质囊袋制作轮廓的中心包围标记。建议在嵌入物标记中心的鼻侧额外留出 1~2mm 的角膜基质囊袋空间，以留出足够的空间植入嵌入物，然后将其稍向外撤回，调整位置以实现居中对位(图 14-6，视频 14-1)。尽可能多地将角膜基质囊袋的开口朝角膜缘延伸，但不要到达巩膜。

如果要联合 LASIK 手术，建议在制作角膜基质囊袋后制作 LASIK 角膜瓣。请记住角膜缘标记，以确保角膜基质囊袋的切口和 LASIK 角膜瓣的边切口之间有足够的空间(图 14-7，视频 14-2)。

第四步，用 Sinskey 钩或类似器械打开角膜基质囊袋切口的边缘。然后把分离铲插入角膜基质囊袋。有些医生喜欢湿化分离铲，这样更容易进入角膜基质囊袋。如果已经制作好 LASIK 角膜瓣，则应格外注意角膜基质囊袋入口。两个平面的间距约为

表 14-5　用于嵌入物植入的角膜基质囊袋制作步骤

1. 在第一浦肯野像上进行定位标记，标记颞侧角膜缘。
2. 偏颞侧轻轻放置吸引环，环内可见 1~2mm 球结膜。
3. 角膜基质囊袋制作的轮廓要包围住嵌入物标记。
4. 制作 LASIK 瓣(如果是联合手术)。
5. 去除吸引环，打开角膜基质囊袋切口边缘，用所选的器械分离基质床。
6. 如有必要，角膜基质囊袋内浸润丝裂霉素 C 10 秒。
7. 将嵌入物装载入注射器，放入角膜基质床。
8. 确保嵌入物中心对位良好，必要时进行调整。
9. 如有必要，放置泪点栓子。

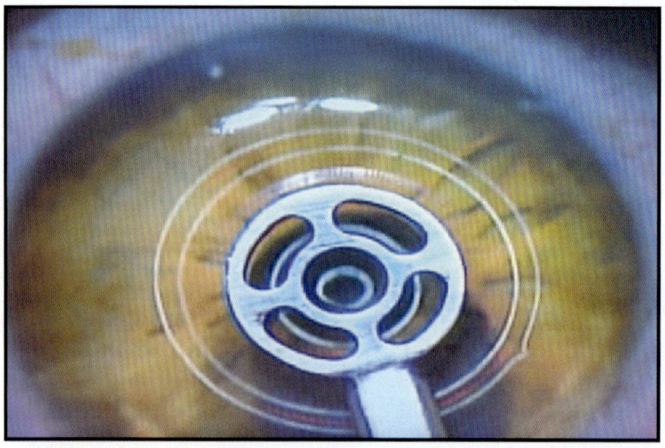

图 14-1　以第一浦肯野像为中心进行标记。

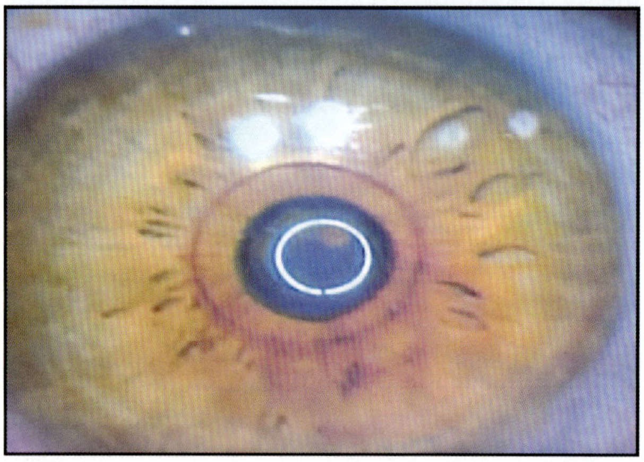

图 14-2　环形标记以第一浦肯野像为中心并将其包围。

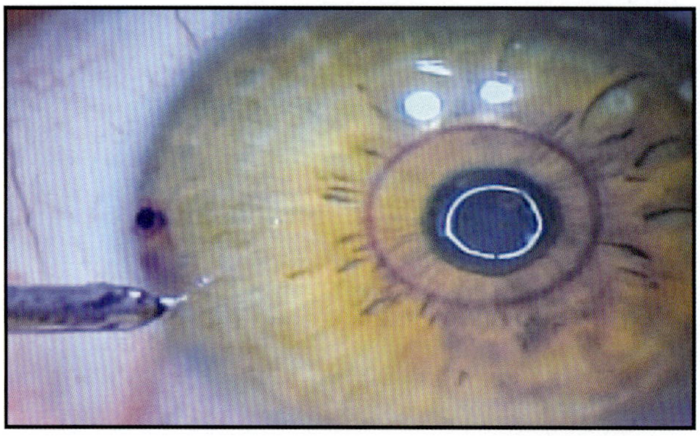

图 14-3　标记角膜基质囊袋开口位置的颞侧角膜缘。

100μm，必须小心操作确保不会破坏两个平面间的角膜基质组织(图 14-8)。

在角膜基质囊袋打开后，一些手术医生选择在角膜基质囊袋内放置一块湿的角膜盾形海绵，然后在海绵下方注射 0.02%丝裂霉素 C 并滞留 10 秒钟。然后用平衡盐液对角膜基质床进行大量冲洗。该附

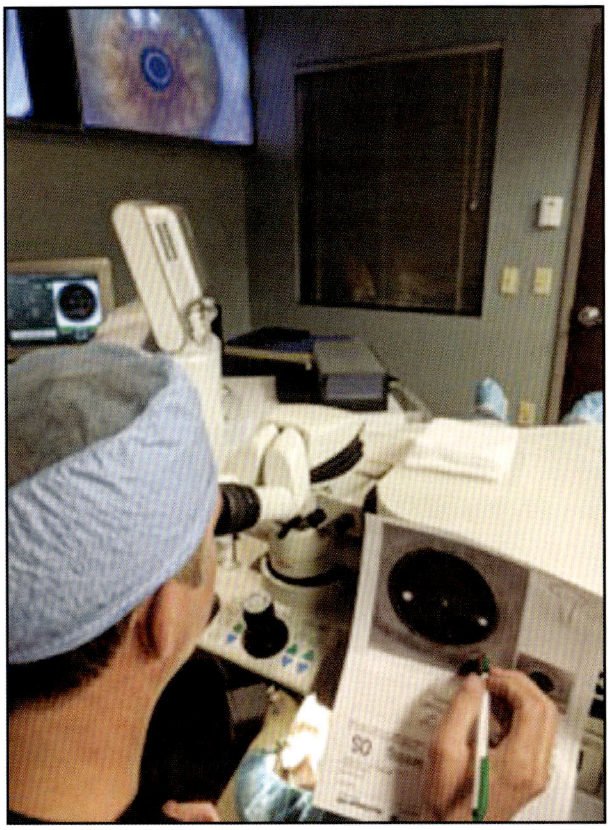

图 14-4　当标记轻度偏心，在 AcuTarget 浦肯野图像表格上做标记，以便放置小孔嵌入物时接近于角膜标记的位置。

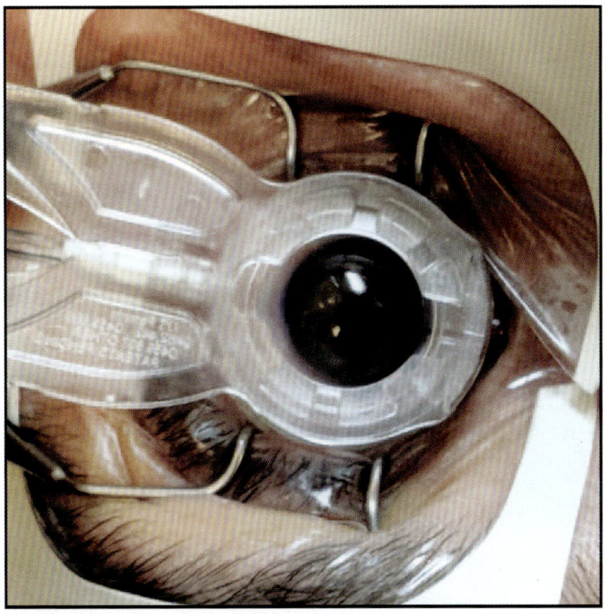

图 14-5　制作角膜基质囊袋时吸引环要向颞侧偏中心。

加措施是为了最大限度地减少嵌入物排异、角膜雾状混浊和炎症(图 14-9)。

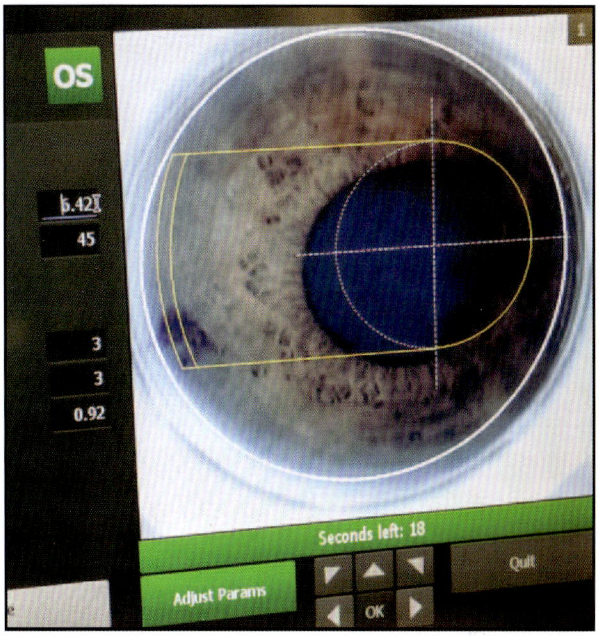

图 14-6　围绕标记的角膜中心定位角膜基质囊袋环，并延伸囊袋开口至颞侧角膜缘标记。

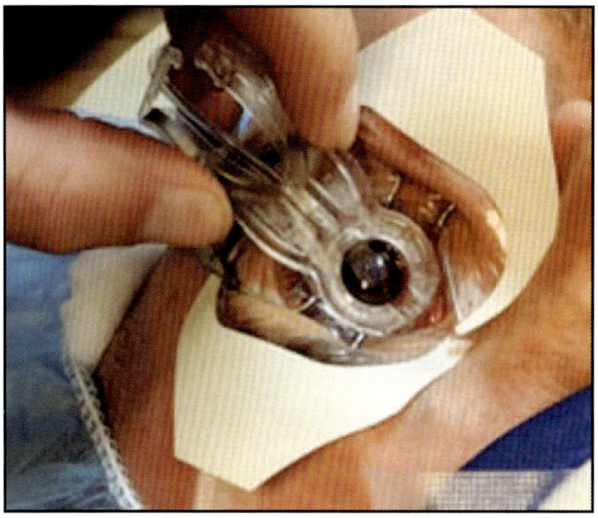

图 14-7　角膜基质囊袋制作完成后，吸引环定位中心，制作 LASIK 瓣。

第五步，将嵌入物装入注射器并植入角膜基质囊袋，以第一浦肯野像上的标记为中心。松开注射器并将其从角膜基质囊袋中慢慢抽出。可以使用分离铲进行微调，使嵌入物完美居中(图 14-10 至图 14-12)。

确保嵌入物平整并居中，没有折痕或皱褶（图 14-13)。如果是联合手术，就接着进行 LASIK 术。许多准分子激光机会将小孔嵌入物视为新瞳孔，同时，

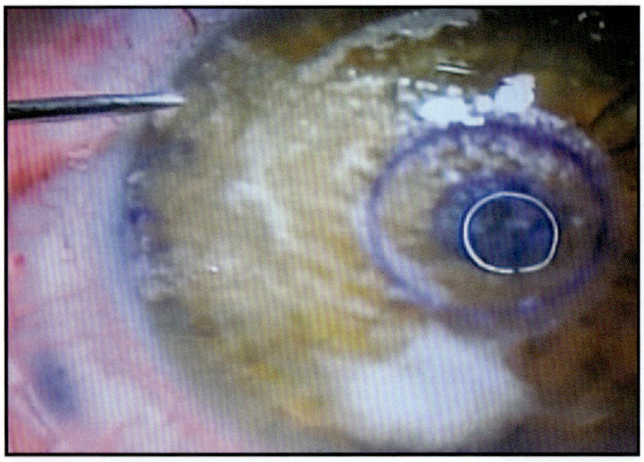

图 14-8　利用颞侧角膜标记找到角膜基质囊袋的开口。小心操作避免掀开角膜瓣。

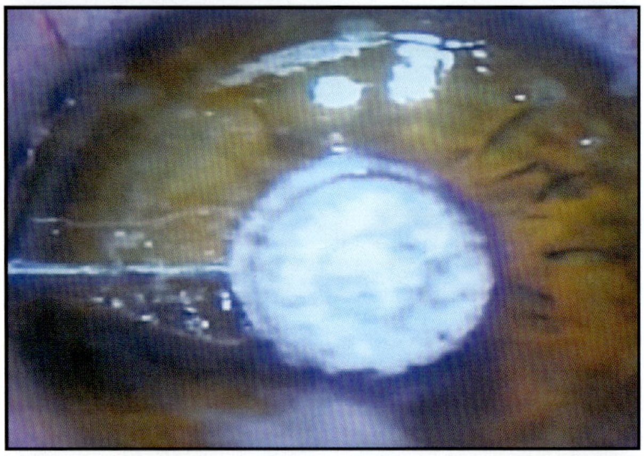

图 14-9　将浸润过丝裂霉素 C 的海绵放入角膜基质囊袋。

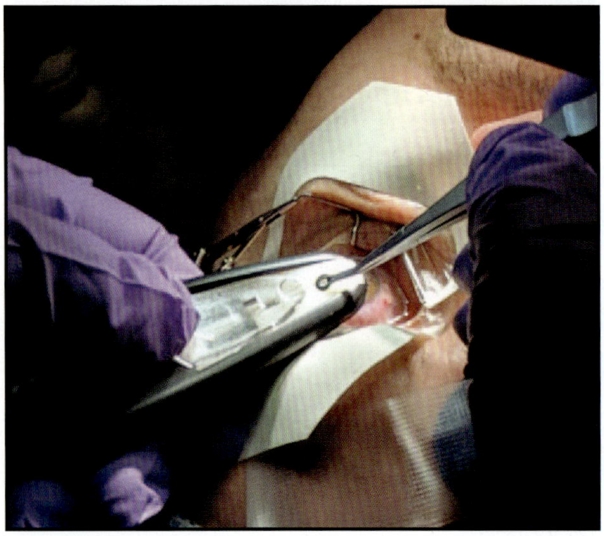

图 14-10　轻轻夹住 Kamra 嵌入物。

激光切削将以嵌入物中央小孔为中心(图 14-14)。

此时，建议在下泪点放置一个临时泪点栓子，以帮助减轻可能与手术相关的干眼，从而改善视觉效果(图 14-15)。

获得成功结果的最基本和最根本的因素是选择合适的患者。这是手术重要的一部分。手术医生要确保选择健康的眼睛，并排除任何潜在的疾病，同样

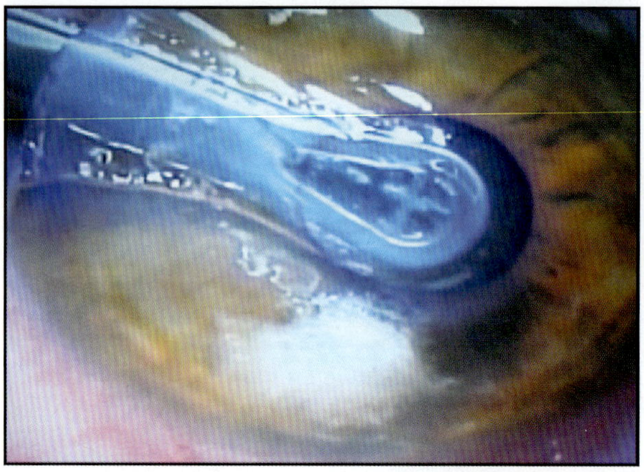

图 14-11　将 Kamra 嵌入物插入角膜基质囊袋。

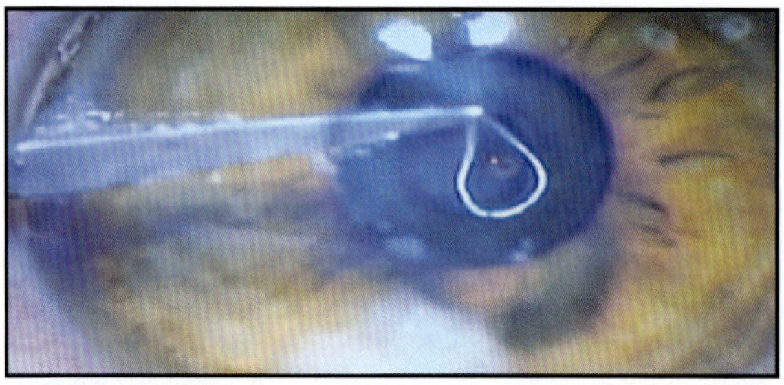

图 14-12　如果第一次定位中心欠佳，可移动 Kamra 嵌入物位置。

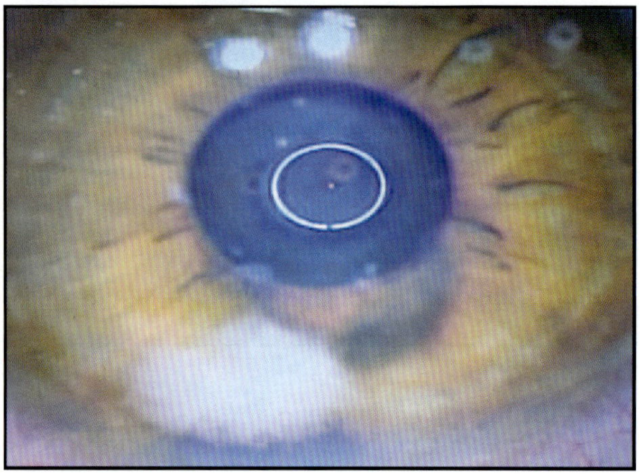

图 14-13　移动 Kamra 嵌入物，确保其中央孔和第一浦肯野像重叠，就可以确认中心对位良好。

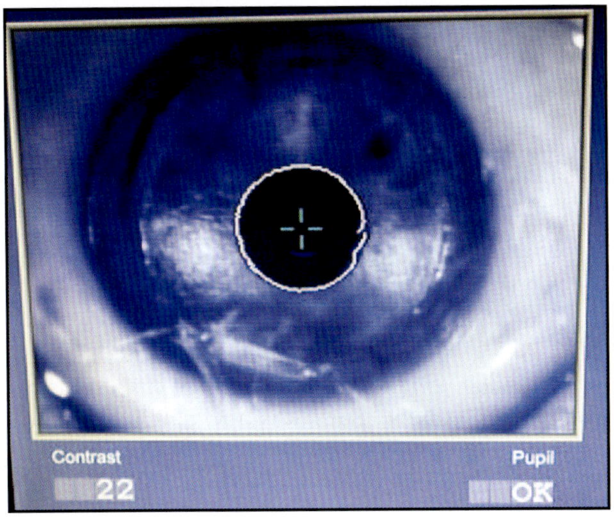

图 14-14　准分子激光会以 Kamra 嵌入物为新瞳孔来定中心，这样切削中心就是嵌入物的中央孔。

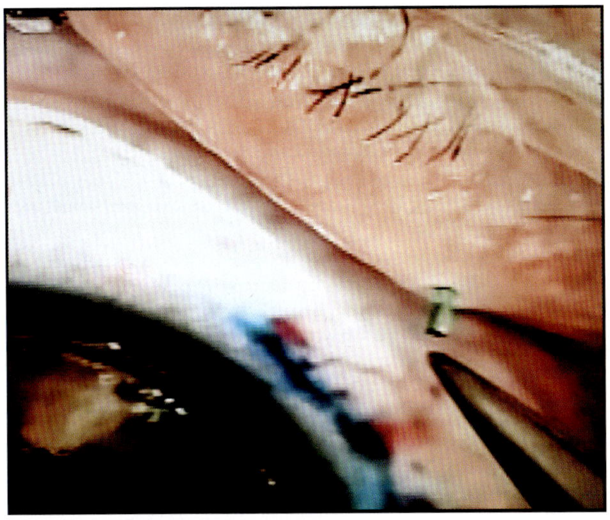

图 14-15　术毕，放置泪点栓子。

重要的是，要对患者进行宣教并给患者提供切合实际的期望。美国 FDA 批准的一项研究显示，在 5 年随访期结束时，大约 1/3 的患者近视力≥20/20，而将近 90%的患者近视力≥20/40。患者需要关注他们视力主观体验的改善，而不应局限于客观视力的检查。因此，可以告诉患者这种良好的手术方法有很大可能使其近视力达到 20/25 或 20/20；但是，也不能完全保证[26]。遵循 AcuFocus 制定的患者选择指南也很重要。

要考虑的其他因素包括 kappa 角，以及第一浦肯野像与瞳孔中心之间的距离。小角度 Kappa 角被认为是有益的，理想情况是小于 500μm。Kappa 角较大的患者被认为不适合小孔角膜嵌入物植入术。为获得理想手术效果，需要仔细观察和描绘瞳孔轴（瞳孔中心）与第一浦肯野像之间的关系。这是因为角膜基质囊袋内嵌入物的准确居中对于获得最佳手术结果至关重要。视轴与实际的瞳孔轴几乎从不相同，而这些轴的分离对于中心定位很重要。当第一浦肯野像距离瞳孔中心小于 300μm 时，建议将嵌入物居中放置在第一浦肯野像上。在两者距离大于 300μm 时，许多专家建议将嵌入物放置在这两个点中间。

注意事项

飞秒激光以前主要用于制造薄的角膜瓣。它们并没有被优化以进行角膜深部手术。角膜前部基质层更加致密，厚度为 120~140μm，角膜基质层致密度降低。一项研究着眼于 IntraLase 飞秒激光制作角膜基质囊袋软件，用来制作 200~220μm 深的角膜瓣。在该研究中，点线距介于 8μm×8μm 和 2μm×2μm 之间。结果显示，更平滑的基质床与更紧密的点线距相关。考虑到 Kamra 嵌入物的放置深度，最好将激光设置为≤6μm×6μm 的点线距，以提高角膜基质床的平滑度。大多数手术医生会采用 4μm×4μm 点线距。为了进行比较，最初建议将 IntraLase 激光机行标准 LASIK 手术的角膜瓣常规设置为 8μm×8μm 的点线距。Ziemer 激光机不能选择点线距，因为该设备高度重叠的激光脉冲足以产生平滑的切削[10]。

激光机间差异

每个激光机之间都有一定程度的差异。专家建议设置 IntraLase FS60 的点线距为 6μm×6μm。对于 IntraLase iFS 而言，6μm×6μm 或 4μm×4μm 点线距效果很好。Ziemer 激光机做层间切割的点线距约为 5μm×5μm。使用 Ziemer Z6 激光机制作角膜基质囊袋的推荐设置是 30°边切角、颞侧切口、角膜基质囊袋直径 6.5mm、隧道宽 5mm 和角膜基质囊袋深度 200~250μm。如果使用 Ziemer 激光机进行深层组织切割，由于其每个脉冲能量较低，因此有必要增加激光能量或降低扫描速度以达到充分切削[10]。

结论

飞秒激光技术在过去十年取得了巨大进步。它们在 LASIK 手术中的精度不断提高，并在深层角膜层间切开和晶状体切开中发挥了诸多有益作用。对于角膜嵌入物植入术来说，它们的优势至关重要。这些飞秒激光不仅在 LASIK 手术中比以往任何时候都更精确，而且其优势还可用于角膜深层切口的制作，以辅助白内障和角膜嵌入物植入术。随着手术医生学会调整参数设置以适应不同的功能，他们在未来会看到更好的手术结果。

（欧阳朝祜　译）

参考文献

1. Waring GO IV. Correction of presbyopia with a small aperture corneal inlay. *J Refract Surg*. 2011;27(11):842-845.
2. Moarefi MA, Bafna S, Wiley W. A review of presbyopia treatment with corneal inlays. *Ophthalmol Ther*. 2017;6(1):55-65.
3. Arlt E, Krall E, Moussa S, Grabner G, Dexl A. Implantable inlay devices for presbyopia: the evidence to date. *Clin Ophthalmol*. 2015;9:129-137.
4. Laroche G, Marois Y, Guidoin R, et al. Polyvinylidene fluoride (PVDF) as a biomaterial: from polymeric raw material to monofilament vascular suture. *J Biomed Mater Res*. 1995;29(12):1525-1536.
5. Waring GO IV, Klyce SD. Corneal inlays for the treatment of presbyopia. *Int Ophthalmol Clin*. 2011;51(2):51-62.
6. Corneal inlays provide safe, reversible option for presbyopia treatment. *Ocular Surgery News US Ed*. August 25, 2012. https://www.healio.com/ophthalmology/refractive-surgery/news/print/ocular-surgery-news/%7B74f54a76-88c7-4621-b776-d9ac1acfbada%7D/corneal-inlays-provide-safe-reversible-option-for-presbyopia-treatment. Accessed April 3, 2020.
7. Lindstrom RL, Macrae SM, Pepose JS, Hoopes PC. Corneal inlays for presbyopia correction. *Curr Opin Ophthalmol*. 2013;24(4):281-287.
8. Alarcón A, Anera RG, Villa C, Jiménez del Barco L, Gutierrez R. Visual quality after monovision correction by laser in situ keratomileusis in presbyopic patients. *J Cataract Refract Surg*. 2011;37(9):1629-1635.
9. Linn S, Hoopes PC. Stereopsis in patients implanted with a small aperture corneal inlay. *Invest Ophthalmol Vis Sci*. 2012;53(14):1392-1392.
10. Binder P. New femtosecond laser software technology to create intrastromal pockets for corneal inlays. *Invest Ophthalmol Vis Sci*. 2010;51:2868.
11. Papadopoulos PA, Papadopoulos AP. Current management of presbyopia. *Middle East Afr J Ophthalmol*. 2014;21(1):10-17.
12. Limnopoulou AN, Bouzoukis DI, Kymionis GD, et al. Visual outcomes and safety of a refractive corneal inlay for presbyopia using femtosecond laser. *J Refract Surg*. 2013;29(1):12-19.
13. Greenwood M, Bafna S, Thompson V. Surgical correction of presbyopia: lenticular, corneal, and scleral approaches. *Int Ophthalmol Clin*. 2016;56(3):149-166.
14. Yilmaz ÖF, Bayraktar S, Agca A, Yilmaz B, McDonald MB, van de Pol C. Intracorneal inlay for the surgical correction of presbyopia. *J Cataract Refract Surg*. 2008;34(11):1921-1927.
15. Seyeddain O, Bachernegg A, Riha W, et al. Femtosecond laser-assisted small-aperture corneal inlay implantation for corneal compensation of presbyopia: two-year follow-up. *J Cataract Refract Surg*. 2013;39(2):234-241.
16. Tomita M, Kanamori T, Waring GO, Nakamura T, Yukawa S. Small-aperture corneal inlay implantation to treat presbyopia after laser in situ keratomileusis. *J Cataract Refract Surg*. 2013;39(6):898-905.
17. Tabernero J, Artal P. Optical modeling of a corneal inlay in real eyes to increase depth of focus: optimum centration and residual defocus. *J Cataract Refract Surg*. 2012;38:270-277.
18. Kezirian GM, Stonecipher KG. Comparison of the IntraLase femtosecond laser and mechanical keratomes for laser in situ keratomileusis. *J Cataract Refract Surg*. 2004;30(4):804-811.
19. Salomão MQ, Ambrósio R, Wilson SE. Dry eye associated with laser in situ keratomileusis: Mechanical microkeratome versus femtosecond laser. *J Cataract Refract Surg*. 2009;35(10):1756-1760.
20. Stojanovic NR, Panagopoulou SI, Pallikaris IG. Cataract surgery with a refractive corneal inlay in place. *Case Rep Ophthalmol Med*. 2015;2015: 230801.
21. Garza EB, Gomez S, Chayet A, Dishler J. One-year safety and efficacy results of a hydrogel inlay to improve near vision in patients with emmetropic presbyopia. *J Refract Surg*. 2013;29(3):166-172.
22. Lang AJ, Holliday K, Chayet A, Barragán-Garza E, Kathuria N. Structural changes induced by a corneal shape-changing inlay, deduced from optical coherence tomography and wavefront measurements. *Invest Ophthalmol Vis Sci*. 2016;57(9):OCT154-161.
23. Callou TP, Garcia R, Mukai A, Giacomin NT, de Souza RG, Bechara SJ. Advances in femtosecond laser technology. *Clin Ophthalmol*. 2016;10:697-703.
24. Riha W, Grabner G. Femtosecond laser pocket software facilitates implantation of intracorneal inlays for the correction of presbyopia. Paper presented at: 17th ESCRS Winter Meeting; February 15-17, 2013; Warsaw, Poland.
25. Bouzoukis DI, Kymionis GD, Limnopoulou AN, Kounis GA, Pallikaris IG. Femtosecond laser–assisted corneal pocket creation using a mask for inlay implantation. *J Refract Surg*. 2011;27(11):818-820.
26. AcuFocus: The Small ApertureCompany. http://www.acufocus.com/. Accessed April 3, 2020.

第 15 章

角膜基质环植入隧道的飞秒激光制作

Mustafa Elaçlk, MBBS; Aylin Kiliç, MBBS

引言

圆锥角膜是一种进展性、双侧、非感染性炎症的角膜膨隆性疾病，其特征是角膜旁中央陡峭、不规则散光和基质变薄，多数在青春期发病[1]。框架眼镜矫正仅适用于轻度圆锥角膜患者，而在大多数情况下，硬质透气性角膜接触镜（rigid gas permeable contact lenses，RGP）仍然是主要的治疗选择[2]。但是，有些患者对隐形眼镜不耐受，因此必须进行手术。已经用于治疗圆锥角膜的手术有多种，包括屈光性角膜切削术、表层角膜镜片术、扇形角膜切开术和板层角膜移植术，但结果都令人失望[3]。

角膜基质环（Intracorneal ring segments，ICRS）（Intacs，Addition Technology）由聚甲基丙烯酸甲酯制成，最早用于矫正低度近视。它越来越多地用于治疗轻至中度圆锥角膜和 LASIK 术后角膜扩张症[4]。ICRS 作为被动空间填充成分，通过缩短角膜前表面的弧长来改变角膜的形态（图 15-1）。自 ICRS 植入术开展以来，Intacs 的角膜基质内隧道制作方法已成为一个令人感兴趣的话题。有几项研究结果已经发表，它们评估了飞秒激光辅助的 Intacs 植入术治疗圆锥角膜的有效性，并将其与使用机械扩张器的技术进行比较。大多数研究显示，使用飞秒激光制作隧道以植入 Intacs 比使用传统机械技术更有效。

自从 20 世纪 90 年代密歇根大学 Kurtz 博士首次研发飞秒激光技术以来，激光技术在眼科手术领域中得到了不断的发展和应用[5]。飞秒激光技术上的独特性使其在屈光手术中被广泛使用（如 LASIK、ICRS 植入或角膜散光切口）。IntraLase Corp 将飞秒激光引入眼科临床后，飞秒激光的光致破裂作用可以替代传统的机械技术完成手术[3]。飞秒激光可以简单、快速地制作预定深度的隧道。本章将详细介绍飞秒激光在圆锥角膜治疗中的应用进展。

激光在眼科的各种应用中一直保持着很高的地位[6]。飞秒激光的引入也是如此。飞秒激光的多功能性使其能够成功地应用于从角膜屈光手术到白内障治疗等领域。具体来说，商业化的 IntraLase 程序最初是由密歇根大学进行的基础性和开创性研究发展而来，它使用近红外波长的飞秒激光超短脉冲，聚焦到角膜基质内的预定深度。由此产生的数以千计的微小气泡形成了一个切开平面，手术医生可以钝性分离该平面。IntraLase 程序的魅力在于眼科手术医生可以高精度地设计和控制角膜瓣的物理参数，譬如其厚度、周长和边切角，保护性的角膜瓣可以根据每个眼球的情况量身定制。目前，有四家国际公司生产和提供用于角膜手术的飞秒激光机[7]。包括 IntraLase FS（Abbott Medical Optics Inc）、Technolas 520FS（原 Femtec；Technolas Perfect Vision）、Femto LDV（Ziemer）和 VisuMax（Carl Zeiss Meditec）激光机。一种较新的激光机 WaveLight FS（Alcon Laboratories）是最近推出的[5]。这些平台中都以类似的原理运行。IntraLase FS 激光仪（第一个商用飞秒激光机）是使用最广泛的系统。本章将主要介绍 IntraLase

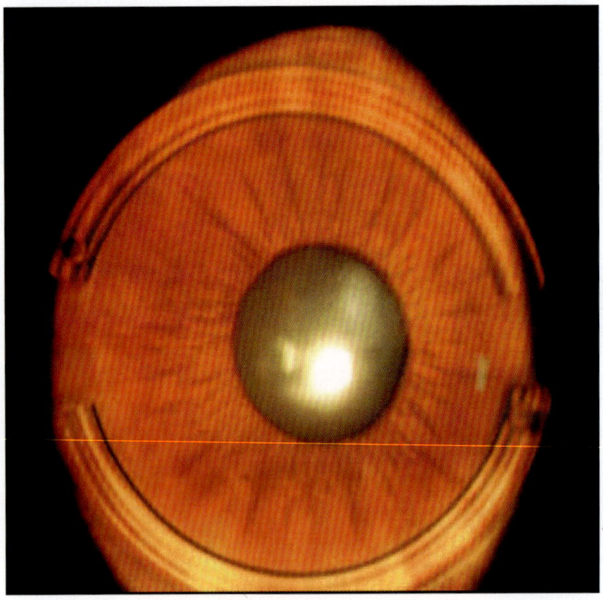

图 15-1　活体显微镜所见植入 ICRS(Intacs)的角膜。

FS系统的使用。本章重点并非是对这些飞秒激光机进行详细回顾或比较。

1999 年,Intacs Technology 获得美国 FDA 的批准,可以使用 ICRS 矫正轻、中度近视。最近,ICRS 已被用于治疗 LASIK 术后角膜扩张、角膜透明边缘变性(pellucid marginal degeneration,PMD)和圆锥角膜等疾病。目前,市场上有几种类型的 ICRS,但在临床实践中使用较多的品牌依次为：Intacs、Keraring(Mediphacos)、Ferrara(Ferrara Ophthalmics)和 MyoRing(Dioptex GmBH)(表 15-1)[8-12]。植入物是聚甲基丙烯酸甲酯制成的微小纤薄的新月形环段(MyoRing 除外),在尺寸(内径和外径)、可用厚度范围、弧长和横截面形状方面各不相同。ICRS 的主要优点是它们的安全性、可逆性、屈光效应的可调节性、角膜椭球形状的维持,并保留了中央角膜的完整性[13-15]。ICRS 通过弧缩短效应作用于角膜板层,使得中央角膜变平。在大多数情况下,它们可以改善平均裸眼视力、最佳矫正视力,以及主觉验光和角膜地形图散光。该手术的屈光效果与植入物的厚度直接成正比,与其隧道内角膜区域直径成反比。

飞秒激光与手工技术的比较

与手工技术相比,飞秒激光制作角膜隧道更快、更便捷、可重复性更高,而且角膜隧道尺寸(宽度、直径和深度)更精确(图 15-2)。用机械分离器操作时,离切口较远位置的角膜隧道深度可能较浅,但飞秒激光制作的角膜隧道深度始终保持一致。传统机械技术更常见的并发症包括角膜切开部位的上皮缺损、使用机械扩张器制作隧角膜道时的前部或后部穿孔、ICRS 放置位置偏浅或不均匀、偏心、基质变薄、切口向中央视轴或角膜缘扩大、继发于隧道分离的感染性角膜炎以及切口和隧道周围的角膜基质水肿[16,17]。在最早发表的关于飞秒激光或机械分离器用于 Intacs 植入术的比较研究中,Rabinowitz 等[18]报道飞秒激光组中有 1 例患者(5%)在术后发生革兰阳性菌感染,3 名(15%)患者出现明显的上皮缺损;在机械分离器隧道组中,1 例患者(5%)因基质环放置偏浅导致 Intacs 脱出。

IntraLase 激光以预定尺寸制作角膜隧道,而后续的 ICRS 植入可以调控屈光结果。一次性压平锥压平角膜并固定眼球,有助于保持激光头到焦点的精确距离(图 15-3)。激光脉冲持续时间为 600fs,Intacs 隧道的内外直径分别设置为 6.7mm 和8.2mm。光斑尺寸设置为 1μm,能量设置为 6μJ。用镊子夹住角膜基质环中段并将其从包装盒取出；用 Sinskey 钩打开角膜切口,使 Intacs 环段稍向上翘起,以适应进入切口角度;将环段的前端插入囊袋中;当角膜基质环的一半进入隧道时,松开镊子,用 Sinskey 钩将

表 15-1　四种角膜基质环比较

基质环	弧长(度)	横截面	厚度(递增梯度)(mm)	内/外径(mm)
Intacs	150	六边形	0.25~0.45(0.05)	6.77/8.1
Intacs-SK	150	椭圆形	0.40~0.45	6/7.4
Myoring	360	椭圆形	0.28	5/7
Ferrera	160	三角形	0.15~0.35(0.025)	4.4/5.6
Keraring	90~210	三角形	0.15~0.35(0.05)	4.4/5.6

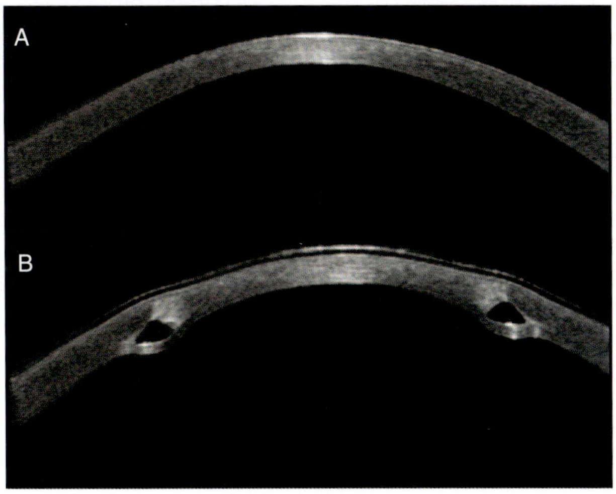

图 15-2　(A) 术前的前节 OCT 图像显示隧道切口的角膜。(B)术后的前节 OCT 显示角膜基质环在位。

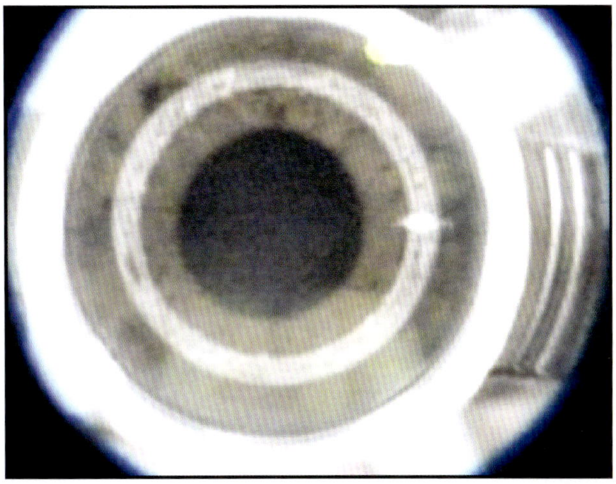

图 15-3　飞秒激光制作角膜基质隧道时的照片,压平锥压平角膜后显示相对于瞳孔的中心定位良好。

剩余部分轻推进入角膜隧道。指导患者术后使用妥布霉素地塞米松滴眼液,每天 5 次,持续 2 周[9]。

并发症

最初的一些研究检查了飞秒激光辅助角膜基质环植入术的并发症,其中 Ratkay-Traub 等[6]报道未见术中并发症,2 只眼(12.5%)角膜隧道中有极少量沉积物;Carrasquillo 等[20]也报道在使用飞秒激光制作角膜隧道时没有发生术中并发症，术后 2 只眼(12.5%)出现角膜新生血管,1 只眼(6.25%)在术后7 个月时发生真菌感染。在使用飞秒激光用于角膜基质环植入的 3 项研究中,Ertan 等[3,4,19]发现上皮栓子是最常见的并发症，其中两个研究中上皮栓子发生率分别为 15.2%和 24.6%，另一研究报道有 3 只眼(4.5%)发生角膜基质环移位。飞秒激光隧道制作联合 Keraring 植入术有两项研究:Alió 等[21]报道 1 只眼(4.8%)发生感染性角膜炎,8 只眼(38%)出现切口混浊;而 Coskunseven 等[22]报道 50 只眼未见术中并发症,有 3 只眼(6%)出现角膜基质环移位。并发症发生率的差异主要是由于研究样本数量不同，以及基质环特性差异[21,22]。

角膜隧道制作不完整和角膜基质环移位分别是术中和术后最常见的并发症[22]。角膜隧道制作不完整可能是由激光能量不足引起的。减少光斑点间距或增加激光能量可以减少该并发症的发生。角膜基质环移位是第二大并发症。它有两种表现形式:最常见的是角膜基质环在角膜隧道内移位，可以在角膜切口部位缝一针以防止进一步移位;其次是,角膜基质环向浅表移位，治疗方案是在角膜融解发生之前将角膜基质环取出。

有些并发症是因为设备的技术问题引起的。当飞秒激光机出现电流计滞后误差时，由于错误存在于飞秒激光机的记忆系统中，角膜中心一旦发生变化，该记忆系统将无法再次识别过去的标记中心。在这种情况下，需要在前一个角膜隧道旁制作第二个角膜隧道。此外，该系统没有单独的隧道切口制作程序;因此,一旦重新启动程序,激光机又会从制作隧道开始工作。为避免激光机发生错误，手术过程中维持负压很重要。如果激光机确实发生错误，则应推迟手术,并应使用相同的压平锥(深度在原隧道上方 30μm)进行第二次手术。如果在切口制作过程中遇到激光机错误,即使只剩下最后 1 秒,也应使用刀片继续制作切口。可以在气泡消失之前，立即使用刀片在原隧道平面上方或下方制作另一个隧道,气泡使得隧道的定位更容易。

角膜内皮穿孔和错误的角膜隧道入口是文献中报道的最少见的并发症。内皮穿孔可能由术前角膜厚度测量不正确或隧道位置太深引起。飞秒激光制作隧道的可预测性非常好，但每个压平锥都有 10~15μm 的标准差。为了避免角膜内皮穿孔的发生,准确测量植入部位 5mm 光学区域内角膜厚度尤为重要。将角膜最薄点厚度来作为隧道位置的厚度计算。一旦在切口打开前发现可能发生内皮穿孔，立即停止制作隧道，即可防止。角膜隧道制作时的飞秒激光扫描是圆形的，而不是栅格状，从角膜中央开始一直扫描到周边。如果在角膜隧道制作过程中发现气泡，这可能是角膜内皮穿孔的征象，手术应至少推迟1个月。然后在原角膜隧道深度上方90μm处制作新角膜隧道以保护角膜内皮[17]。最严重且可能威胁视力的并发症是术中角膜内皮穿孔，以及术后角膜融解和感染。最常见的并发症是术中角膜隧道制作不完全和术后基质环移位[21]。

Ratkay-Traub等[6]评估了飞秒激光角膜基质内切割手术（为LASIK制作角膜瓣，为ICRS制作隧道和隧道切口，制作角膜磨镶术的角膜瓣和可取出的角膜基质透镜，以及用于近视和远视的角膜基质内切削），与机械技术相比，飞秒激光还具有显著的安全性和其他优势（无刀、无角膜外伤、无不完全切开或无感染问题）。Rabinowitz等[18]发表了最早的比较机械技术和飞秒技术的研究结果。研究表明，两组的平均角膜曲率、等效球镜、最佳矫正视力、裸眼视力、表面规则指数和表面不对称指数均显著降低。他们发现，除了表面规则指数的变化外，飞秒激光组在所有参数上都表现得更好。这些结果鼓励屈光医生使用飞秒激光替代机械技术进行Intacs植入术。

Carrasquillo等[20]将研究继续深入。他们比较了机械分离和飞秒激光用于ICRS植入治疗圆锥角膜和LASIK术后角膜扩张的疗效。29例患者的33只眼（其中17只眼采用机械分离，16只眼采用飞秒激光）植入了ICRS，随访10.3个月。尽管统计学上发现两种手术方法之间存在差异，但仍不足以说明两种手术方案的差异有多大。因此，他们证实飞秒激光是一种适用于Intacs隧道制作的技术，并且对于轻中度圆锥角膜和LASIK术后角膜扩张，与机械分离制作隧道一样有效。

一年后，Tomalla[23]设计了一项研究来评估飞秒激光二次手术制作隧道的有效性，在取出初次植入的ICRS后的第一个隧道上方制作第二个隧道。他的观察发现飞秒激光比机械技术更有用。

在另一项大样本（106个连续病例的146只眼）角膜基质环植入术的研究中，Piñero等[24]发现两组存在显著差异：在机械分离组中眼像差（初级球差、彗差和其他高阶像差）矫正较少，但使用这两种技术的视力和屈光结果相似。Ertan等[3,4,19]于2006—2008年发表的三项连续研究显示，飞秒激光用于以预定深度制作角膜基质环植入隧道安全有效。

所有这些早期文献都报告了使用飞秒激光制作Intacs植入术基质隧道的巨大成功和令人鼓舞的结果。这是一种矫治不同类型的圆锥角膜更简单、更精确且可预测性更好的方法。2010年以来，有一些研究使用不同基质环和不同飞秒激光设备治疗圆锥角膜[7,12,25-32]。尽管所有这些研究都显示了成功的临床结果，但它们无法从不同的角度来达成共识。最近，Jadidi和Mosavi[33]描述了一种基质内角膜移植技术，该技术使用飞秒激光制作理想的具有精确直径、深度和形状的角膜微透镜。该技术旨在简单地实现中心定位，优化光学特性并保留角膜的生物力学。考虑到角膜的不规则性和不稳定性，该技术似乎也是治疗圆锥角膜的一种可行且安全的治疗方法。然而，由于圆锥角膜进行性发展的特征，目前尚不清楚该技术是否能够控制疾病的进展。

结论

飞秒激光辅助角膜基质环植入术是一种安全、有效、微创的治疗方法，可改善轻度、中度和重度圆锥角膜患者的屈光度和视功能。对于其控制圆锥角膜进展的疗效，尚无明确的长期随访信息，而且目前的研究在预测不同患者的治疗效果方面仍存在分歧。因此，需要关注长期随访结果的研究。

（欧阳朝祐　译）

参考文献

1. Colin J. European clinical evaluation: use of Intacs for the treatment of keratoconus. *J Cataract Refract Surg*. 2006;32(5):747-755.
2. Bühren J, Bischoff G, Kohnen T. Keratoconus: clinical aspects, diagnosis, therapeutic possibilities. *Klin Monbl Augenheilkd*. 2011;228(10):923-940.
3. Ertan A, Kamburoğlu G, Akgün U. Comparison of outcomes of 2 channel sizes for intrastromal ring segment implantation with a femtosecond laser in eyes with keratoconus. *J Cataract Refract Surg*. 2007;33(4):648-653.
4. Ertan A, Kamburoğlu G, Bahadir M. Intacs insertion with the femtosecond laser for the management of keratoconus: one-year

results. J Cataract Refract Surg. 2006;32(12):2039-2042.
5. Aristeidou A, Taniguchi EV, Tsatsos M, et al. The evolution of corneal and refractive surgery with the femtosecond laser. *Eye Vis (Lond)*. 2015;2:12.
6. Ratkay-Traub I, Ferincz IE, Juhasz T, Kurtz RM, Krueger RR. First clinical results with the femtosecond neodynium-glass laser in refractive surgery. J Refract Surg. 2003;19(2):94-103.
7. Zilfyan A. Results and effectiveness of Keraring implantation with the help of femtosecond laser patients with keratoconus. *Georgian Med News*. 2015;(244-245):12-16.
8. Coskunseven E, Kymionis GD, Tsiklis NS, et al. One-year results of intrastromal corneal ring segment implantation (KeraRing) using femtosecond laser in patients with keratoconus. *Am J Ophthalmol*. 2008;145(5):775-779.
9. Kubaloglu A, Sari ES, Cinar Y, et al. Comparison of mechanical and femtosecond laser tunnel creation for intrastromal corneal ring segment implantation in keratoconus: prospective randomized clinical trial. *J Cataract Refract Surg*. 2010;36(9):1556-1561.
10. Rabinowitz YS. Intacs for keratoconus. *Int Ophthalmol Clin*. 2010;50(3):63-76.
11. Siatiri H, Jabbarvand M, Mohammadpour M, Mollazadeh A, Siatiri N, Mirmohammadsadeghi A. Confocal biomicroscopic changes of the corneal layers following femtosecond laser-assisted MyoRing implantation in keratoconus. *J Curr Ophthalmol*. 2017;29(3):182-188.
12. Wilde CL, Naylor SG, Varga Z, Morrell A, Ball JL. Keraring implantation using the Zeiss Visumax femtosecond laser in the management of patients with keratoconus. *Eye (Lond)*. 2017;31(6):916-923.
13. Ruckhofer J, Stoiber J, Alzner E, Grabner G. Intrastromal corneal ring segments (ICRS, KeraVision Ring, Intacs): clinical outcome after 2 years. *Klin Monbl Augenheilkd*. 2000;216(3):133-142.
14. Ruckhofer J. Clinical and histological studies on the intrastromal corneal ring segments (ICRS), Intacs). *Klin Monbl Augenheilkd*. 2002;219(8):557-574.
15. Al-Tuwairqi WS, Osuagwu UL, Razzouk H, AlHarbi A, Ogbuehi KC. Clinical evaluation of two types of intracorneal ring segments (ICRS) for keratoconus. *Int Ophthalmol*. 2017;37(5):1185-1198.
16. Boxer Wachler BS, Christie JP, Chandra NS, Chou B, Korn T, Nepomuceno R. Intacs for keratoconus. *Ophthalmology*. 2003;110(5):1031-1040.
17. Kanellopoulos AJ, Pe LH, Perry HD, Donnenfeld ED. Modified intracorneal ring segment implantations (INTACS) for the management of moderate to advanced keratoconus: efficacy and complications. *Cornea*. 2006;25(1):29-33.
18. Rabinowitz YS, Li X, Ignacio TS, Maguen E. INTACS inserts using the femtosecond laser compared to the mechanical spreader in the treatment of keratoconus. *J Refract Surg*. 2006;22(8):764-771.
19. Ertan A, Kamburoğlu G. Intacs implantation using a femtosecond laser for management of keratoconus: comparison of 306 cases in different stages. *J Cataract Refract Surg*. 2008;34(9):1521-1526.
20. Carrasquillo KG, Rand J, Talamo JH. Intacs for keratoconus and post-LASIK ectasia: mechanical versus femtosecond laser-assisted channel creation. *Cornea*. 2007;26(8):956-962.
21. Alió JL, Shabayek MH, Belda JI, Correas P, Feijoo ED. Analysis of results related to good and bad outcomes of Intacs implantation for keratoconus correction. *J Cataract Refract Surg*. 2006;32(5):756-761.
22. Coskunseven E, Kymionis GD, Tsiklis NS, et al. Complications of intrastromal corneal ring segment implantation using a femtosecond laser for channel creation: a survey of 850 eyes with keratoconus. *Acta Ophthalmol*. 2011;89(1):54-57.
23. Tomalla M. Ex- und reimplantation of intracorneal ring segments with the support of femtosecond laser, Femtec, for the treatment of progressive keratoconus. *Ophthalmologe*. 2007;104(4):321-324.
24. Piñero DP, Alió JL, El Kady B, et al. Refractive and aberrometric outcomes of intracorneal ring segments for keratoconus: mechanical versus femtosecond-assisted procedures. *Ophthalmology*. 2009;116(9):1675-1687.
25. Sadoughi MM, Einollahi B, Veisi AR, et al. Femtosecond laser implantation of a 340-degree intrastromal corneal ring segment in keratoconus: short-term outcomes. *J Cataract Refract Surg*. 2017;43(10):1251-1256.
26. Pashtaev NP, Pozdeeva NA, Sinitsyn MV. Comparative analysis of corneal aberrations after intrastromal segments and MyoRing implantation using femtosecond laser in patients with keratoconus. *Vestn Oftalmol*. 2017;133(3):3-8.
27. Heikal MA, Abdelshafy M, Soliman TT, Hamed AM. Refractive and visual outcomes after Keraring intrastromal corneal ring segment implantation for keratoconus assisted by femtosecond laser at 6 months follow-up. *Clin Ophthalmol*. 2016;11:81-86.
28. Gauthier AS, Friot M, Montard R, Saleh M, Delbosc B. Femtosecond-assisted Ferrara intrastromal corneal ring implantation for treatment of keratoconus: functional outcomes at one year. *J Fr Ophtalmol*. 2016;39(5):428-436.
29. Hosny M, El-Mayah E, Sidky MK, Anis M. Femtosecond laser-assisted implantation of complete versus incomplete rings for keratoconus treatment. *Clin Ophthalmol*. 2015;9:121-127.
30. Hashemi H, Amanzadeh K, Miraftab M, Asgari S. Femtosecond-assisted intrastromal corneal single-segment ring implantation in patients with keratoconus: a 12-month follow-up. *Eye Contact Lens*. 2015;41(3):183-186.
31. Balidis M, Konidaris VE, Ioannidis G, Kanellopoulos AJ. Femtosecond-assisted intrastromal corneal cross-linking for early and moderate keratoconus. *Eye (Lond)*. 2014;28(10):1258-1260.
32. Madar J, Proust H, Matonti F, Conrath J, Ridings B, Hoffart L. New therapeutic approach of keratoconus with intracorneal ring segments aided by femtosecond laser (Tecnolas Perfect Vision): indications, operating technique and results. *J Fr Ophtalmol*. 2011;34(1):2-9.
33. Jadidi K, Mosavi SA. Keratoconus treatment using femtosecond-assisted intrastromal corneal graft (FAISCG) surgery: a case series. *Int Med Case Rep J*. 2018;11:9-15.

第 16 章

飞秒激光辅助角膜染色术

Kenneth Weinlander, MD; Ramunas Rolius, MD; Keith Walter, MD

引言

如 Galen 和 Aetius 分别在公元 150 年和 450 年所述，角膜染色术最初是为解决影响美观的角膜白斑问题，使用加热的细针直接烧灼角膜，并用五倍子粉、铁粉或石榴皮粉与铜盐混合后上色[1,2]。

经典的角膜染色术用于治疗患有角膜白斑的盲人，随着手术技术安全性和可重复性的提高，手术适应证已扩大[3,4]。在传统的手工角膜染色中，通过角膜前基质针穿刺，将色素涂在角膜组织的深层，或将色素注入角膜基质中[5-7]。一般来说，这些技术受到以下限制，包括患者的不适感、手术时间、需要再治疗、角膜基质染色可变影响美观、复发性角膜糜烂、葡萄膜炎和通过沉着色素间隙的光散射等[3-6]。在 1997 年引入飞秒激光之前，手工角膜基质穿刺色素染色技术是唯一可选的手术方式，因此在这之前，要制作一个可预测的均匀角膜基质床来放置染料是相当困难的[8,9]。

随着飞秒激光在角膜应用中的出现，人们对使用它来创建一个可预测的、均匀的用于染色的角膜基质床产生了兴趣。2009 年，第一例飞秒激光辅助角膜染色（femtosecond laser-assisted corneal tattooing, FLACT）病例报告发表[10,11]。其他人很快开始效仿[3,12,13]。尽管 FLACT 的总体目标仍然是减轻眩光症状和改善美观（取决于患者的病变），但 FLACT 所采用的手术技术是多种多样的。有趣的是，一些研究发现，当对角膜基质采用板层和浅层联合染色时，效果最为持久[14]。

患者选择

FLACT 的适应证与人工角膜染色非常相似。角膜染色被认为是一种有效方法，可治疗多种病因导致的虹膜缺损、影响美观的角膜混浊以及顽固性复视[15-18]。术前评估包括用蘸有墨水的记号笔在虹膜缺损处的角膜上标记出虹膜小孔，或者用不透明有色隐形眼镜遮盖虹膜缺损或无虹膜。重要的是，首先要通过这些可逆的测试来初步确定染色是否对患者改善症状有帮助。使用飞秒激光的角膜染色内径最大为 5mm，外径最大为 9.5mm。一些患者对 5mm 角膜人工“瞳孔”产生的眩光减少量不满意，但直径更小的“瞳孔”会影响对眼底后极部的观察，所以不建议使用。一个单纯的虹膜缺损，如激光虹膜切开术，可以产生第二个“瞳孔”，不仅会引起眩光，还会产生第二个图像或重影。这些患者 FLACT 术后结果非常好，并且非常满意。角膜染色的禁忌证包括葡萄膜炎、眼部瘢痕性类天疱疮、结膜炎、活动性感染、角膜溶解和其他角膜病变。

手术技术

麻醉与无菌操作

使用 0.5%丙美卡因或 0.5%丁卡因溶液滴眼进行局部麻醉 10 分钟后，开始手术。在放置无菌开睑器前至少 30 秒，局部应用 0.5%聚维酮碘进行消毒杀菌。然后将患者置于飞秒激光机下，并以常规方式进行吸引对接。

激光设置

FLACT 的技术取决于预期的治疗目标。对于较大的中央角膜混浊，宜做一个大的中央角膜瓣，充分覆盖目标区域。对于较小的周边角膜混浊或虹膜缺损，可以使用 Intacs 隧道（飞秒激光制作）提供放置染色颜料的通道。尽管使用飞秒激光治疗程序属于超适应证使用，但 Intacs 隧道提供了一个均匀的口袋，可以将颜料放入其中，完全覆盖任何小的周边区虹膜缺损。该软件可用于定位虹膜缺损相对应的角膜治疗区域。

大的瘢痕和（或）中央瘢痕区治疗

Kim 等[11]描述了使用飞秒激光制作直径为 6.0~8.3mm、厚度为 110~220μm 的角膜瓣。然后掀开角膜瓣，通过 25G 套管将色素直接添加于角膜白斑区域[11]。Kymonis 等[10]使用飞秒激光制作了厚度为120μm、直径为 7.0mm、侧切角度均匀的角膜瓣。将角膜瓣游离，放置于有盖培养皿中，将商用染料涂抹在角膜瓣的基质侧[10]。在这两种情况下，手术医生用平衡盐溶液清洗组织，直到残留色素合适为止。

对盲眼白瞳进行 FLACT 手术时，我们建议使用 250μm 厚的角膜瓣，其直径通常约为 4~6mm，足以覆盖目标混浊区，一般超过混浊区大约 0.5mm。使用掀瓣器涂抹染色色素（将色素涂抹到角膜基质床），接着用平衡盐溶液冲洗，然后将角膜瓣复位，增加着色可用 30G 套管蘸上染料，插入角膜基质进行。我们采用带蒂角膜瓣技术而非游离角膜瓣技术。

小瘢痕和（或）周边瘢痕的治疗

虹膜缺损或周边角膜病变较多的患者，其他更具针对性的技术已有报道（表 16–1）。对于周边虹膜缺损，我们提倡使用 FLACT 和人工角膜染色相结合的方法。用飞秒激光（超适应证）制作 250μm 深的 Intacs 隧道，内径为 5mm，外径为 9.5mm，足以覆盖有临床症状的虹膜缺损。垂直入口切口设置在目标区域之上或附近。根据隧道需要打开的程度，使用

表 16–1　飞秒激光辅助角膜染色手术技术

研究者	飞秒激光类型
Alió 等[12]	双 Intacs 隧道
Alió 等[3]	双 Intacs 隧道
Kim 等[11]	游离瓣
Alió–JCRS—2011	单 Intacs 隧道
Kymionis 等[10]	游离瓣
Ricardo 等[13]	单 Intacs 隧道

Intacs 抹刀或钝性抹刀以常规方式通过切口入口打开隧道。使用钝性抹刀或 Intacs 金属猪尾样抹刀将医用级染色色素（Permark，PMT Corporation）置入角膜基质层间。对于较小的虹膜缺损，如激光虹膜切除术，该方法同样适用。但是，对于较大或更多的虹膜周边缺损，可能需要辅以传统的基质微穿刺，然后用 30G 针尖蘸上色素，插入角膜前基质层。重复此过程，直到虹膜缺损区被充分覆盖。将 FLACT 与人工角膜染色技术相结合，可以产生持久的角膜色素沉着，并且操作非常方便。

色素选择

文献中报道了许多染色颜料供应商（表 16–2）。然而，只有少数已发表的颜料在市场上可以买到。我们从 Permark 公司获得无菌色素，并手工混合，使其与虹膜颜色尽可能匹配。为得到蓝色虹膜的理想匹配颜色，我们建议使用中性灰和少量绿色。角膜里的灰色在角膜外呈蓝色。绿色可以更好地搭配明亮的蓝色眼睛甚至是淡褐色眼睛。巧克力色可以与少量黑色混合，得到的颜色以最佳匹配棕色虹膜（图 16–1 和图 16–2）。一般来说，当将色素涂抹在角膜基质上，或者通过跨上皮途径（即浅层微穿刺技术）应用于角膜上时，角膜色素可在较长时间内保持不褪色[3,12,14,19,20]。

在角膜基质中植入足够多的色素后，为了让患者舒适度更高，我们建议患者佩戴绷带镜 1~2 天。

术后护理

关于恰当的术后用药方案，文献中没有统一的共识。普遍认同术后使用四环素抗生素和类固醇滴

表 16-2　用于进行飞秒激光辅助角膜染色的染料

研究者	染料	生产商
Kim 等[11]	水溶性苯胺黑	Sigma-Aldrich
Alió 等[12]	矿物粉末	无销售产品
Alió-JCRS-2011	矿物粉末	无销售产品(Salvador Cordoba SL)
Kymionis 等[10]	黑色颜料	Spaul ding Color Corp
Ricardo 等[13]	黑色和棕色颜料	Huck Spaul ding Enterprises Inc
Duggan—1936	金和氯化铂	无销售产品

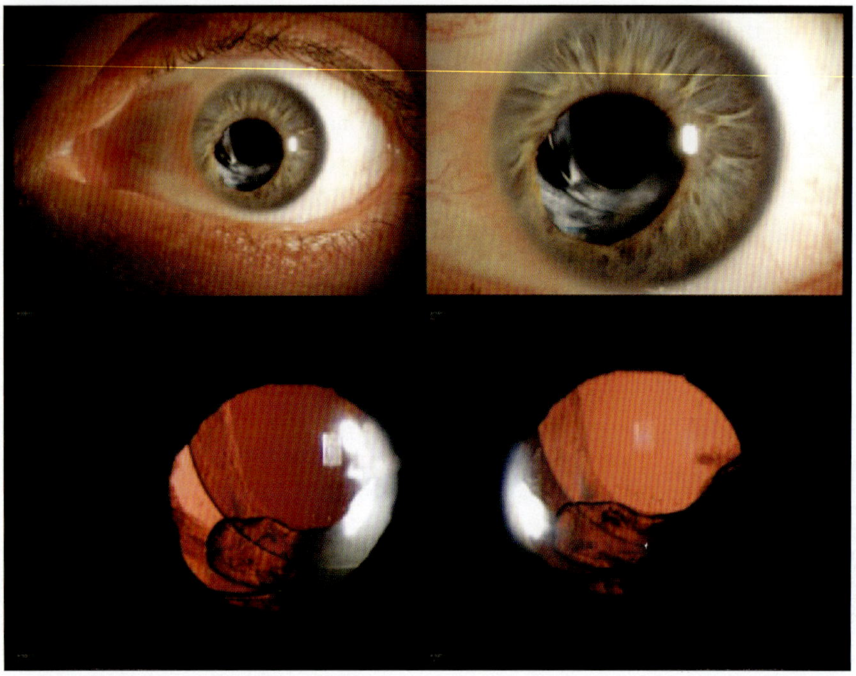

图 16-1　一名 37 岁男子因眼外伤造成虹膜缺损而接受 FLACT 的术前照片。

眼液约 1 周(表 16-3)。我们建议联合使用类固醇皮质激素和抗生素滴眼液,每天 4 次,持续 1 周。具体而言,我们使用 0.5%氯替泼诺和 0.5%加替沙星的滴眼液,两药之间至少间隔 5 分钟,这符合文献中的治疗共识。

并发症

关于人工角膜染色或 FLACT 术后并发症的报道很少。然而,也有一些报道了术后结膜着色、轻微异物感和一过性角膜水肿[3,10-13]。所有报道的并发症都是暂时性的,通常只需支持性治疗。到目前为止,还没有关于 FLACT 所用染色色素发生过敏反应的报道。但有趣的是,有一些皮肤文身色素引起葡萄膜炎的病例报告,因此这仍然是 FLACT 理论上的并发症[21,22]。

特别注意事项:磁共振成像在角膜染色中的应用

患者或放射科医生可能会问你一个问题,那就是角膜染色后行磁共振成像(MRI)检查的安全性,尤其是因为有病例报告显示,在皮肤上进行黑色文身时,高强磁场(大于 2T)MRI 后会出现烧灼感和轻微皮炎[23]。据国际材料测试协会美国分会所示,如果植入的弱铁磁性物体的偏转小于 45°,则做核磁共振检查是安全的[24]。非铁磁性物体(如钛、铜)在 MRI 检查中也被认为是安全的(常见染色颜料成分见表 16-4)[24]。尽管尚缺少角膜中黑色染色颜料的偏转

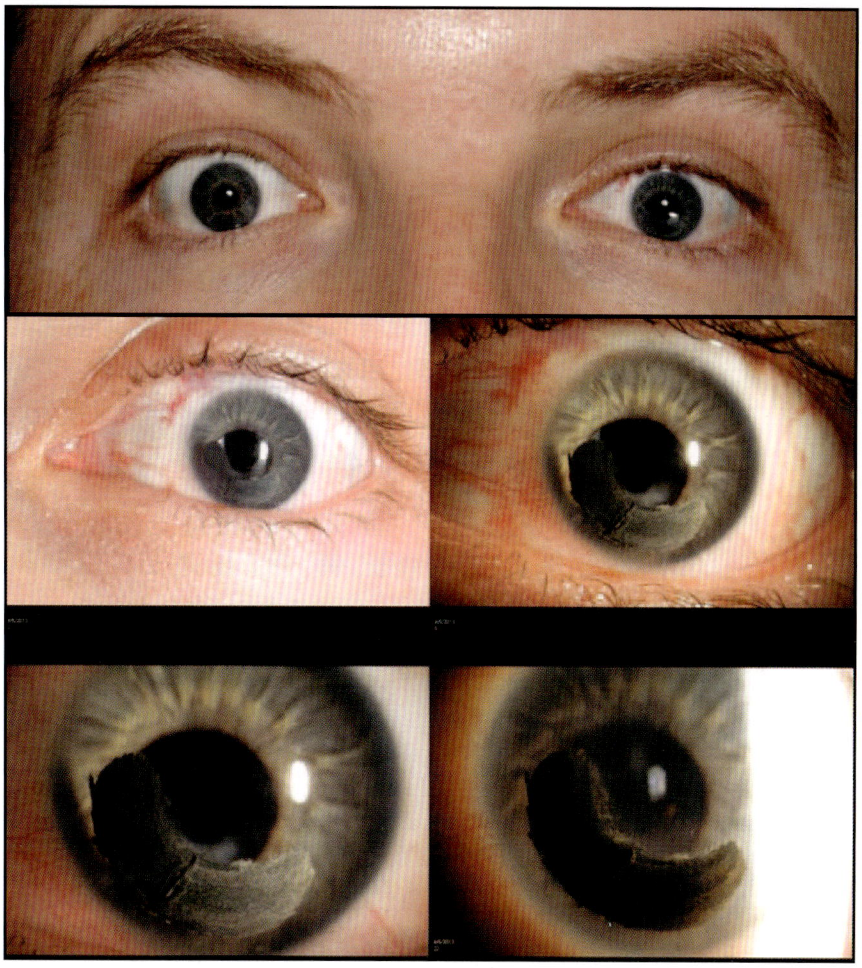

图 16-2　图 16-1 中患者的术后照片。请注意，当从正常距离观看时，着色并不明显，并且具有美观效果。仔细检查发现色素覆盖在虹膜缺损区之上。

表 16-3　术后护理方案

研究者	类固醇	抗生素
Ricardo 等[13]	1.0%泼尼松龙，4 次/天，逐渐减量，用 1 个月	0.5%加替沙星，4 次/天，用一周
Alió 2011 JCRS	0.1%地塞米松	0.3%氧氟沙星
Alió 等[3]	0.1%地塞米松，用两周	0.3% 氧氟沙星，用两周
Kim 等[11]	1.0%泼尼松龙，4 次/天，用两周	左氧氟沙星，4 次/天，用两周

角度的测试，但极少量的色素在 MRI 检查时发生移动的可能性非常小，在临床上可能无关紧要[25,26]。我们尚未发现 MRI 对角膜染色有任何不良影响的报告，即使是含铁色素。关于角膜染色是否使用含铁颜料，最终应由患者和手术医生对潜在风险和获益进行充分讨论沟通后决定。

典型案例

复杂白内障术后虹膜缺损

CF 是一名 71 岁的白人女性，在白内障手术期间因虹膜脱出而导致周边虹膜缺损（图 16-3）。她的裸眼远视力为 20/30，眩光症状非常严重。在检查出虹膜缺损后，她接受了 FLACT 手术：Intacs 基质环设置为内径 5mm、外径 9mm、深度 250μm，排气口（垂直切口）位于 90°处。手工混合 Permark 染色色

表 16-4　染料色素成分

颜色	色素成分
红色	硫化汞(朱砂)、硒化镉(镉红)、锡耶纳(红赭石、水合铁和硫酸铁)、偶氮染料、赤铁矿
黄色	硫化镉(镉黄)、赭石、姜黄素黄、偶氮染料、褐铁矿、蒽醌
绿色	氧化铬(卡萨利斯绿)、水合三氧化二铬(翠铬绿)、孔雀石绿、铬酸铅、氰化铁、姜黄素绿、酞菁染料(含黄煤焦油染料的铜盐)
蓝色	铝酸钴(天蓝色)、酞菁、亚铁氰化铁、靛蓝
紫色	锰紫、靛蓝
白色	二氧化钛、氧化锌、刚玉
棕褐色	氧化铁
棕色的	赭石
黑色	印度墨水、碳、氧化铁、原木提取物、磁铁矿

Adapted from Tope WD, Shellock FG. Magnetic resonance imaging and permanent cosmetics(tattoos): survey of complications and adverse events. *J Magn Reson Imaging*. 2002;15(2):180-184.

素,将色素注入环状基质隧道,然后用 30G 针通过显微穿刺植入色素。术后局部使用加替沙星和氯替泼诺滴眼治疗。随后眩光症状消失，她对整容结果很满意(图 16-4)。

外伤后虹膜缺损

MB 是一名 37 岁的白人男子,外伤后出现鼻下方虹膜缺损(见图 16-1)。他的矫正视力为 20/70,非常畏光,并抱怨持续的眩光,影响驾驶。在检查出虹膜缺损后，他接受了以下的 FLACT 治疗:Intacs 环设置为内径 5mm、外径 9mm、深度 250μm,排气口位于 240°处。手工混合 Permark 染料后注入环状基质隧道。术后局部使用加替沙星和氯替泼诺滴眼液进行治疗。随后眩光症状消失，他对整容结果很满意(见图 16-1 和图 16-2)。

激光虹膜切除术后虹膜缺损

JP 是一名 37 岁的白人男子，在两次上方激光周边虹膜切除术后，出现了明显的眩光症状。他的远视力为 20/25,眩光时为 20/60,影响驾驶。他通过上方 Intacs 环进行了 FLACT:内径 5mm、外径 9mm、深度 250μm、排气口位于 90°处。术后局部使用加替沙星和氯替泼诺滴眼液进行治疗。随后眩光症状消失,他对结果很满意(图 16-5 和图 16-6)。

关于这些有上方虹膜周切口的患者及其抱怨和不适的特别评价：他们经常被忽视，医生错误地认为,因为眼睑应能遮盖虹膜缺损,所以这些虹膜上的

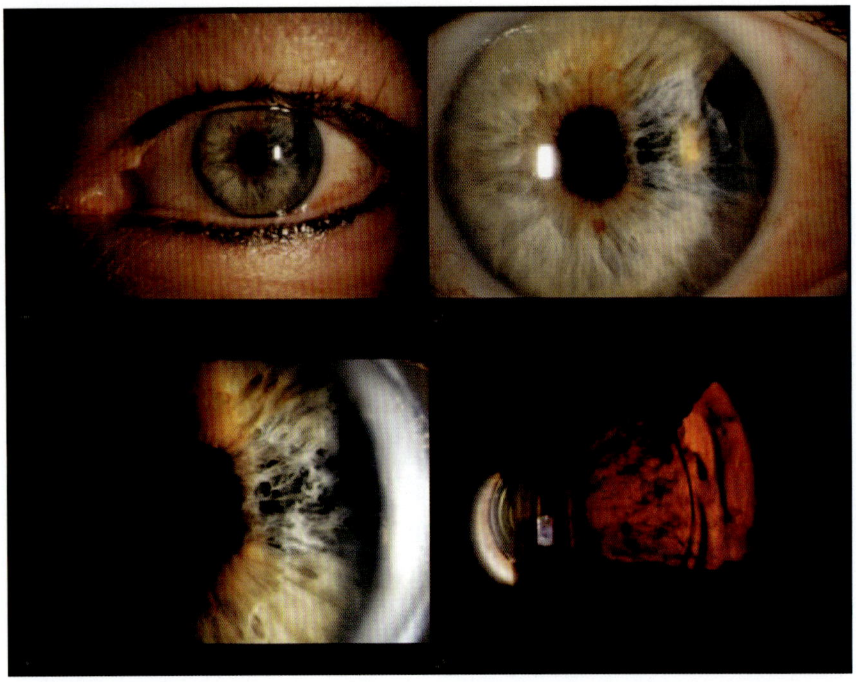

图 16-3　一位 71 岁女性在复杂白内障手术后因虹膜缺损行 FLACT 的术前裂隙灯照相。

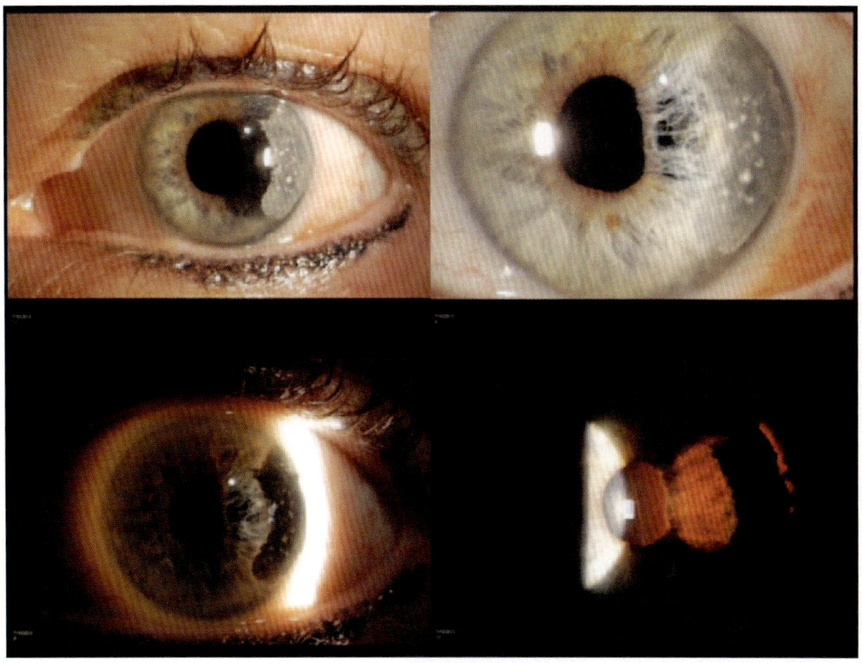

图 16-4 图 16-3 中患者的术后照片。

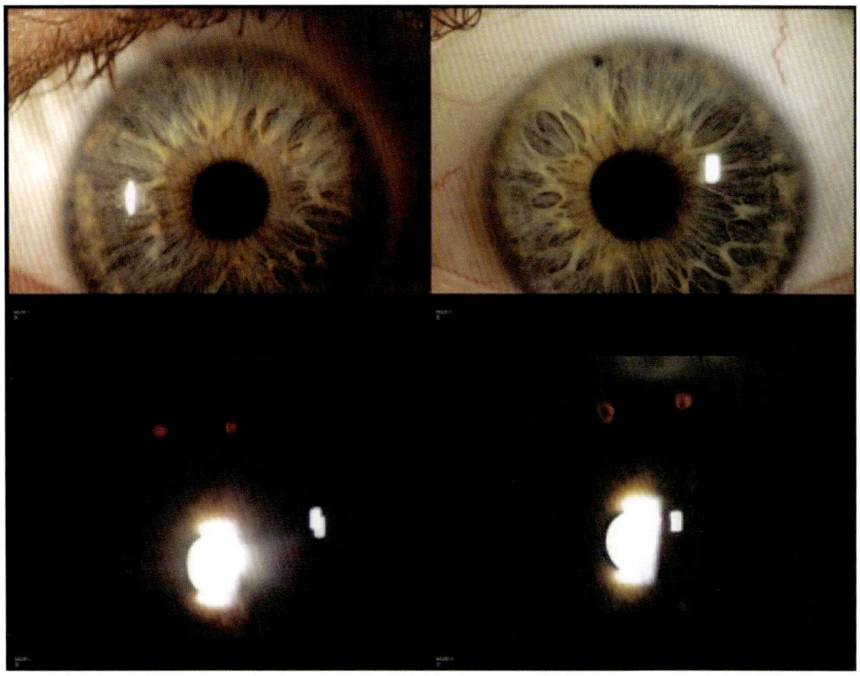

图 16-5 一名 37 岁男子因激光周边虹膜切除术后出现有症状眩光而行 FLACT 的术前照片。

小孔不可能引起眩光或复视。事实上，这些都是他们症状的确切原因，即使当眼睑在正常位置覆盖虹膜时也是如此。Spaeth 等[27]报道了上眼睑边缘泪膜的棱镜效应，它将光线向上再次反射到这些虹膜缺损中[28]。

结论

FLACT 技术为虹膜缺损患者提供了一种微创、高效和安全的长期解决方案，无须进行复杂的眼内手术。随着眩光、复视和畏光的减少，已证明这些患

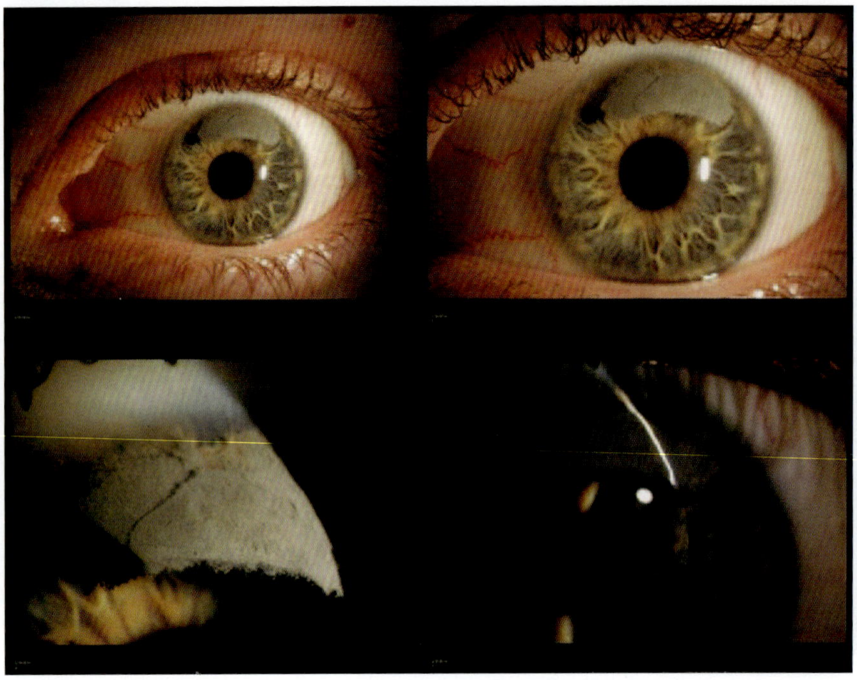

图 16-6　图 16-5 中患者的术后照片。

者在所有眼科患者中满意度最高。

（周奇志　陈越兮　译）

参考文献

1. Vassileva S, Hristakieva E. Medical applications of tattooing. *Clin Dermatol.* 2007;25(4):367-374.
2. Ziegler SL. Multicolor tattooing of the cornea. *Trans Am Ophthalmol Soc.* 1922;20:71-87.
3. Alió JL, Rodriguez AE, Toffaha BT. Keratopigmentation (corneal tattooing) for the management of visual disabilities of the eye related to iris defects. *Br J Ophthalmol.* 2011;95(10):1397-1401.
4. Pitz S, Jahn R, Frisch L, Duis A, Pfeiffer N. Corneal tattooing: an alternative treatment for disfiguring corneal scars. *Br J Ophthalmol.* 2002;86(4):397-399.
5. Reed JW. Corneal tattooing to reduce glare in cases of traumatic iris loss. *Cornea.* 1994;13(5):401-405.
6. van der VeldenSamderubun EM, Kok JH. Dermatography as a modern treatment for coloring leucoma corneae. *Cornea.* 1994;3(4):349-345.
7. Duke-Elder S. *System of Ophthalmology.* London, Engand: Henry Kimpton; 1970.
8. Sletten KR, Yen KG, Sayegh S, et al. An in vivo model of femtosecond laser intrastromal refractive surgery. *Ophthalmic Surg Lasers.* 1999;30(9):742-749.
9. Juhasz T, Loesel FH, Kurtz RM, Horvath C, Bille JF, Mourou G. Corneal refractive surgery with femtosecond lasers. *IEEE J Quantum Electron.* 1999;5(4):902-910.
10. Kymionis GD, Ide T, Galor A, Yoo SH. Femtosecond-assisted anterior lamellar corneal staining-tattooing in a blind eye with leukocoria. *Cornea.* 2009;28(2):211-213.
11. Kim JH, Lee D, Hahn TW, Choi SK. New surgical strategy for corneal tattooing using a femtosecond laser. *Cornea.* 2009;28(1):80-84.
12. Alió JL, Rodriguez AE, Toffaha BT, El Aswad A. Femtosecond-assisted keratopigmentation double tunnel technique in the management of a case of Urrets-Zavalia syndrome. *Cornea.* 2012;31(9):1071-1074.
13. Ricardo JR, Medhi J, Pineda R. Femtosecond laser-assisted keratopigmentation for the management of visual disabilities due to peripheral iridectomies. *J Glaucoma.* 2015;24(4):e22-e24.
14. Alió JL, Sirerol B, Walewska-Szafran A, Miranda M. Corneal tattooing (keratopigmentation) with new mineral micronised pigments to restore cosmetic appearance in severely impaired eyes. *Br J Ophthalmol.* 2010;94(2):245-249.
15. Mannis MJ, Eghbali K, Schwab IR. Keratopigmentation: a review of corneal tattooing. *Cornea.* 1999;18(6):633-637.
16. Stone NM, Somner JE, Jay JL. Intractable diplopia: a new indication for corneal tattooing. *Br J Ophthalmol.* 2008;92(11):1445,1561-1562.
17. Burris TE, Holmes-Higgin DK, Silvestrini TA. Lamellar intrastromal corneal tattoo for treating iris defects (artificial iris). *Cornea.* 1998;17(2):169-173.
18. Islam N, Franks WA. Therapeutic corneal tattoo following peripheral iridotomy complication. *Eye (Lond).* 2006;20(3):389-390.
19. Sirerol B, Walewska-Szafran A, Alió JL, Klonowski P, Rodriguez AE. Tolerance and biocompatibility of micronized black pigment for keratopigmentation simulated pupil reconstruction. *Cornea.* 2011;30(3):344-350.
20. Sekundo W, Seifert P, Seitz B, Loeffler KU. Long-term ultrastructural changes in human corneas after tattooing with non-metallic substances. *Br J Ophthalmol.* 1999;83(2):219-224.
21. Mir TA, Linz MO, Reddy AK. Tattoo-associated uveitis. *Retina Today.* 2016;24:1406.
22. Ostheimer TA, Burkholder BM, Leung TG, Butler NJ, Dunn JP, Thorne JE. Tattoo-associated uveitis. *Am J Ophthalmol.* 2014;158(3):637-643.e1.
23. van der Velden EM, Defranq J, Baruchin AM. Cosmetic and reconstructive medical tattooing. *Curr Opin Otolaryngol Head Neck Surg.* 2005;13(6):349-353.
24. Tope WD, Shellock FG. Magnetic resonance imaging and permanent cosmetics (tattoos): survey of complications and adverse events. *J Magn Reson Imaging.* 2002;15(2):180-184.
25. Shellock FG, Crues JV. High-field-strength MR imaging and metallic biomedical implants: an ex vivo evaluation of deflection forces.

AJR Am J Roentgenol. 1988;151(2):389-392.

26. New PF, Rosen BR, Brady TJ, et al. Potential hazards and artifacts of ferromagnetic and nonferromagnetic surgical and dental materials and devices in nuclear magnetic resonance imaging. *Radiology.* 1983;147(1):139-148.

27. Spaeth GL, Idowu O, Seligsohn A, et al. The effects of iridotomy size and position on symptoms following laser peripheral iridotomy. *J Glaucoma.* 2005;14(5):364-367.

28. Vera V, Naqi A, Belovay GW, Varma DK, Ahmed II. Dysphotopsia after temporal versus superior laser peripheral iridotomy: a prospective randomized paired eye trial. *Am J Ophthalmol.* 2014;157(5):929-935.

第 17 章

飞秒激光在角膜移植术中的应用

Oren Golan, MD; Claudia Perez-straziota, MD

引言

飞秒激光技术最初发源于 20 世纪 90 年代美国密歇根大学工程学院超速光学研究中心。2002 年，第一台飞秒激光机(IntraLase Corp)用于 LASIK 术中制作角膜瓣。2005 年，该机器用于术中制作角膜切口，这一技术获得美国 FDA 批准。2005 年 11 月，第一例飞秒激光辅助人类全层穿透性角膜移植术(penetrating keratoplasty，PKP)在印第安纳州印第安纳波利斯进行。到 2007 年，一系列飞秒激光辅助角膜移植的成功案例被报道[1]。飞秒激光自 2002 年引入角膜手术后，也用于许多其他角膜病治疗[2]，同时逐渐开始在神经外科和牙科等其他医学专业领域普及。

传统的 PKP 术中，手工垂直环钻会导致术后角膜供体植片与受体植床对位不齐[3]。首次记录角膜环钻“模式”是 1963 年 Barraquer [4]描述的手动环钻“蘑菇形”植片和 2003 年 Busin[5]报道的“反向蘑菇形”植片。由于其手术时间长和学习过程艰难，这些环钻术没有广泛开展，但是其原理和优势是植片与植床接触面积更大，不仅增加了切口的密合性，而且为角膜缝线拆除前后提供了更大的机械稳定性，同时保持了全层 PKP 视轴上的光学质量。飞秒激光将这种匹配环钻模式的概念重新引入角膜移植领域，理论上最大限度地增加了角膜植片与植床的贴附，并且提高了切口的稳定性。

过去十年，飞秒激光技术进入角膜手术，使得那些角膜前基质床混浊而内皮细胞层完好的患者可以选择前板层角膜移植术（anterior lamellar kerato-plasty，ALK）和深板层角膜移植术（deep anterior lamellar keratoplasty，DALK）。

背景

利用飞秒激光技术，可以将低水平的激光能量传递到角膜组织中的那些特定的深度或位置。由于其超快的脉冲持续时间(10^{-15} 秒)，能量以高效、安全和精确的方式分布，不对邻近组织产生损伤[6]。飞秒激光切割是通过多光子吸收导致光爆破产生的，飞秒激光使角膜组织电离，导致其分子释放电子，并以山崩式进一步产生更多的自由电子，这些电子和离子的结合称为等离子体。等离子体的超快速膨胀产生等离子体介导的切割（即机械爆破和充满二氧化碳和水蒸气气泡的气穴现象）。由于脉冲持续时间短(10^{-15} 秒)，等离子体膨胀迅速减弱并作为冲击波传播到邻近组织。大量的相邻气穴（平面或非平面）使得组织产生切口[6]。

飞秒激光平台

目前美国有 5 个经 FDA 批准用于外科手术的飞秒激光机(表 17-1)：IntraLase(Johnson & Johnson Vision)，Femtec，现为 Victus(Bausch & Lomb Tech-nolas)，Femto LDV(Ziemer Ophthalmic Systems)，Vi-suMax（Carl Zeiss Meditec），以及 WaveLight FS200

(Alcon Laboratories)。所有都可以用于 PKP 和 ALK/DALK 手术。

高能量的脉冲激光平台(图 17-1A),如产生的气泡较大,重复频率相对较低,微气泡之间的距离较大。高能量的脉冲产生的发光等离子体具有爆炸膨胀作用,即等离子体介导的分裂[6-8]。

低能量脉冲激光平台(图 17-1B),如 VisuMax 和Femto LDV,在组织中产生的气泡较小,重复频率较高, 微气泡之间的距离较小。低能量脉冲导致较少的等离子体膨胀(低密度等离子体),并且组织消融发生为组织的光化学分解和热弹性破裂, 局限于激光的光斑大小。

负压吸引环和角膜接触的方式在不同的激光设备上也有所不同。IntraLase、Femto LDV 和 WaveLight FS200 等设备需要压平角膜,在角膜接触界面上使用的负压吸引力较高, 因此在激光消融期间失吸的可能性较小;然而,由于负压吸引过程中短暂的光感消失和不适感,患者固视配合可能会受到影响。VisuMax 和 Femtec 设备利用角膜曲面接触,可以减少上皮表面的细胞损伤和细胞凋亡[9],不会引起眼压(IOP)升高到导致短暂性光感消失的地步,从而提高了患者固视的配合程度,但也增加了失吸的可能。

穿透性角膜移植术

与人工机械环钻相比,用飞秒激光行 PKP 切割具有更高的精确性[10]、可预测性[11]和可重复性[12],理论上提供了匹配度更高、更光滑的切口边缘[13]和更复杂的交互性切口, 最大限度地减少了移植物的水平偏心和垂直倾斜, 提高了切口结构的完整性[14]。然而, 屈光结果和术后散光的对比研究结果并没有

表 17-1　美国 FDA 当前批准的用于外科手术的飞秒激光平台

范围	Intralase IFS 150	Wave Light FS200	Visumax	Femto LDV	Victus(Femtec)
脉冲能量	500~1300μJ	300~1500μJ	<300μJ	<100nJ	>500μJ
频率	150kHz	200kHz	500kHz	>5MHz	160kHz
波长(nm)	1053	1045	1043	1045	1053
激光模式	光栅	光栅	螺旋	光栅	螺旋
居中	计算机	计算机	手动	手动	手动
接触面	扁平	扁平	曲面	扁平或液体界面(Z8)	曲面
吸力环	单注射器	双负压	单负压	单负压	单负压
移动性	否	否	否	是	否

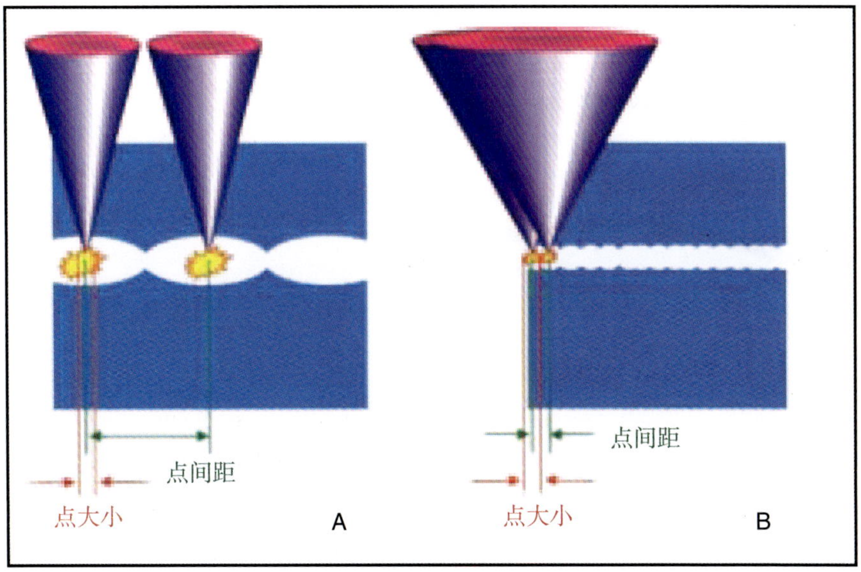

图 17-1　(A)高能量、低频、大光斑间距冲激光平台产生较大的气泡。(B)低能量、高频、小光斑间距脉冲激光平台在组织中产生较小的气泡。

显示出飞秒激光和手工机械刀的差异[15-19]。

术前注意事项

应特别注意角膜表面和眼球的整体外观，要考虑可能影响激光平台和吸引环正确对接的情况，包括角膜表面过陡峭、小梁切除术后滤泡或青光眼引流装置、低眼压、眼睑狭窄、小眼窝和深眼窝，以防止激光环钻过程中出现负压丢失。此外，也应考虑到致密、隆起的瘢痕和新生血管等情况可能会影响观察。

既往有移植片手术或外伤性眼球破裂史的患者接受飞秒激光辅助 PKP 治疗，并未出现与其既往病史相关的术中并发症[3,20]。然而，由于压平过程中眼压可升高至 97mmHg[21]，角膜的任何区域，只要能有飞秒激光气体逸出的潜在空间，高负压吸引状态都可能增加角膜破裂的风险。例如，愈合的伤口或裂伤、即将发生角膜破裂的后弹力层，或者现有的角膜穿孔。任何飞秒激光辅助手术都应仔细排除这些患者。

有些医生认为，做任何一种飞秒激光辅助角膜手术的患者，均需要在术前进行角膜直径和角膜厚度测量。可通过光学相干断层扫描（OCT）、角膜断层扫描地形图或在四个不同象限进行超声波角膜测厚，将角膜最薄点测量值输入激光机进行切口设计。

现已有为 PKP 设计的多种飞秒激光环切模式（图 17-2），均各有优势[22]。飞秒激光环切方式的引入使我们再次有机会熟悉这些技术，不同的环钻模式为不同的手术病例提供不同的有利条件。礼帽形植片后表面直径较大，为 Fuchs 营养不良患者提供更多的内皮细胞。蘑菇状植片具有较宽的前表面，使更多的宿主内皮细胞保持完整，为圆锥角膜或角膜瘢痕患者提供更好的术后效果。最常用的植片模式是锯齿形、礼帽形和蘑菇形。其他的模式有圣诞树形、燕尾形、舌形、阶梯形、铁砧形、螺栓形、锁钥形，以及十边形。

手术步骤

多数情况下，飞秒激光辅助 PKP 在两个不同的房间进行，一个是激光室，一个是手术室，因此增加了手术时间，以及患者转运过程中的风险。此外，飞秒激光与手工操作手术结果无明显差异。以上两点是飞秒激光在角膜移植领域没有普遍开展的主要原

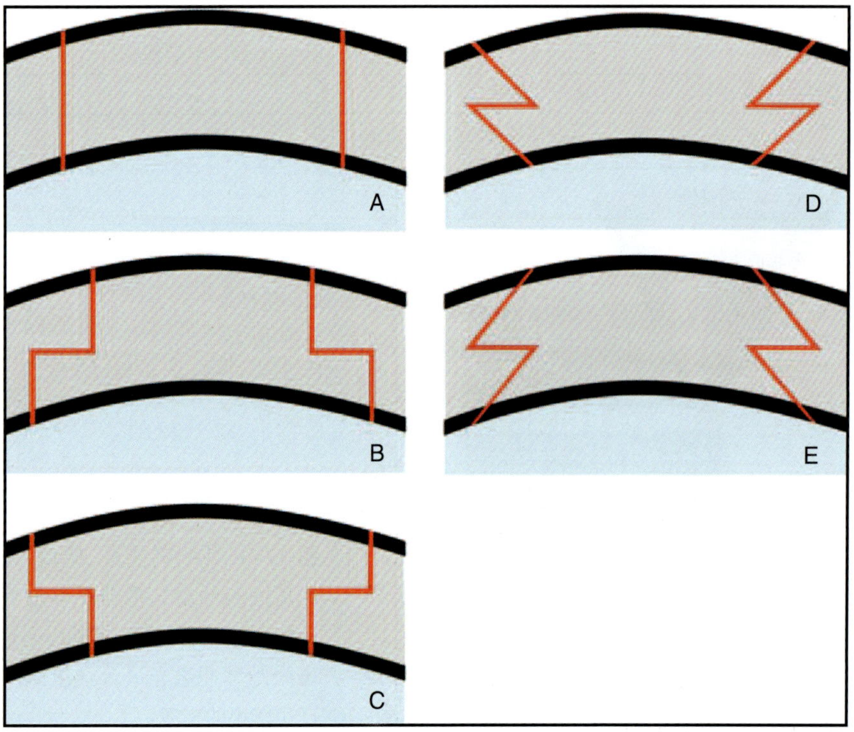

图 17-2 PKP 的飞秒激光切割模式：（A）垂直形，（B）礼帽形，（C）蘑菇形，（D，E）锯齿形。

因。下文将叙述我们要采取哪些具体措施来尽量减少这些问题。

供体角膜准备

供体角膜的制备可以由手术医生使用飞秒激光在人工前房上进行，也可以由手术医生在眼库里选择供体用人工环钻制备。为达到接触面最佳吻合，必须用同样的设备切割供体角膜植片和受体角膜。使用飞秒激光确实延长了一些手术时间，供体角膜准备和正式手术之间也有一段时间间隔，但这不会增加感染[23]或内皮损伤[24]的风险。

在人工手动环钻工作过程中，眼压波动会导致角膜突出环钻孔平面，导致切口不对称、植片大小[25]和内径[26]增大。当飞秒激光辅助环钻时，负压环与角膜持续固定的压平表面(平面或曲面)对齐，以防止角膜向前突出和激光消融时眼压波动。与手工环钻过程中每次扭转产生的不规则表面相比，飞秒激光辅助环钻制作的切面更平滑[12]。眼压与飞秒激光钻孔直径呈负相关:在猪角膜供体和受体模型中，随着眼压的增加，角膜环钻直径可分别减少 11.67%和 3.87%[27]。因此，进行环钻时，若受体和供体的眼压之间没有关联，可能出现角膜供体植片与受体不匹配的情况。

受体角膜环钻

通常在局部麻醉(表面麻醉、筋膜下麻醉或球后麻醉）下准备受体角膜。患者配合度高对制作居中性良好的切口至关重要，配合欠佳可能导致无意中的失吸。飞秒激光环切从角膜深层开始，向浅层推进，需要密切注意切口的位置。在 PKP 术中，前房内出现气泡提示切口达全层。

为最大限度地降低患者配合欠佳导致环钻不良的风险，新的飞秒激光设备缩短了消融时间(30~90 秒)。尽管如此，仍有病例报告了飞秒激光环钻术中出现了负压丢失，继而环钻失败的情况，最终在距原始切口 0.5mm 处重新设计了切口，没有出现新的并发症[28]。这些病例的处理需要视具体情况而定，二次环钻的方案应该个性化设计。

晚期圆锥角膜，其突起的圆锥压平后会导致压平锥对接面上角膜组织分布不均匀和扭曲，出现椭圆形偏心环切和水平扭转，从而产生较高的术后散光[29,30]，因此需要术后进一步操作来处理散光[31]。

由于大多数飞秒激光机不可移动且相对较大，因此手术通常在两个单独的房间内完成。污染、与 Valsalva 相关的(胸、腹压升高导致的)伤口裂开或意外创伤是房间转运过程中的主要问题。在环钻完成后为受体眼滴入局部抗生素滴剂，以及放置保护罩可降低感染风险并防止术眼受伤。此外，对组织进行不完全的环切，保留桥样组织，可提高患者转运过程中的切口稳定性。在不同的桥样切削模式中(图 17-3)，完整的前层或后层桥样组织比板层有更好的伤口稳定性：在全层礼帽形植片的环钻中显示 100μm 的前层将平均破裂压力(mean burst pressure，MBP)从 110.8mmHg 升高到 1564mmHg，而较深的 100μm 或 50μm 的板层样桥样组织则可将 MBP 分别升高到 550mmHg 和 392mmHg[32]。一个 70μm 的后部桥样在锯齿形、蘑菇形和礼帽形环钻中产生的 MBP 分别为 1180mmHg、1290mmHg 和 987mmHg[33]，与厚达 300μm的板层桥样组织发生角膜破裂相比，它们却没有发生破裂(表 17-2 和表 17-3)[34]。

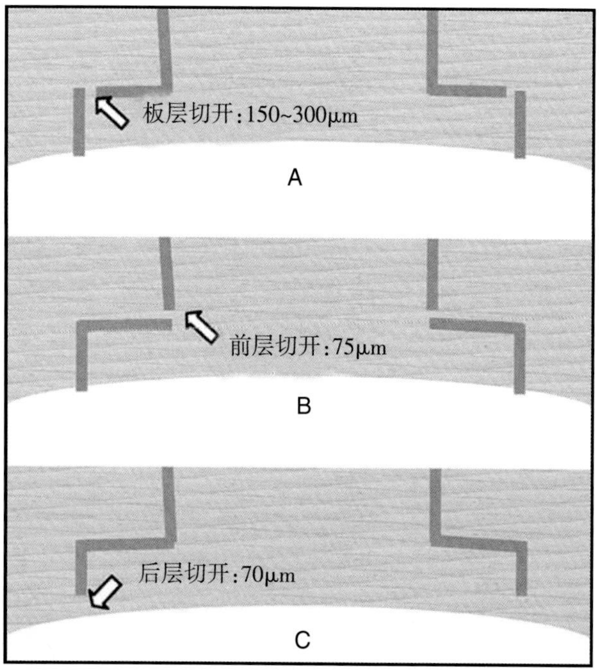

图 17-3　不完全飞秒激光切割的组织桥可为患者提供从飞秒激光室到手术操作室转运期间的切口稳定性。可以制作不同的组织桥结构。与(B)前层或(C)后层相比，(A)板层切口稳定性较差。

角膜植片-受体对位缝合

使用钝性器械(如 Sinsky 钩)分离飞秒激光切割预制的角膜组织，接着用锋利的刀片切割桥样连接组织或任何疏忽的未切割区域。然后，用传统的缝合技术将供体角膜缝合到位。

与传统的垂直手动环钻术相比，角膜植片-受体连接在礼帽形植片术中仅使用 4 根主缝线，保持

表 17-2 比较各种环钻形状和对位缝合的平均爆破压的实验室研究

研究者	激光平台/钻孔模式(眼数 N)	缝线方式	平均爆破压(SD),mmHg
Ignacio 等[35]	IntraLase/礼帽形(8)	4 根主缝线(4)	19(3.36)
		12 孔位连续缝合(4)	86.25(9.74)
	手工环钻/垂直形(8)	4 根主缝线(4)	0
		12 孔位连续缝合(4)	76.25(20.98)
Steinert 等[14]	手工环钻/垂直形(8)	16 针间断缝合(4)或 16 孔位连续缝合(4)	38(11)
	IntraLase/礼帽形(6)	16 针间断缝合(4)或 16 孔位连续缝合(2)	240 (69)
Bahar 等[19]	IntraLase/礼帽形加间断缝合(5)	4 根缝线	1，6
		8 根缝线	24
		16 根缝线	102
	IntraLase/锯齿形加间断缝合(4)	4 根缝线	1,5
		8 根缝线	20
		16 根缝线	48
	IntraLase/蘑菇形加间断缝合(4)	4 根缝线	3,8
		8 根缝线	24
		16 根缝线	65
	IntraLase/圣诞树形加间断缝合(4)	4 根缝线	2.5
		8 根缝线	21.8
		16 根缝线	52.3
Malta 等[12]	60kHz IntraLase/垂直形(6)[a]	16 根缝线	80
		8 根缝线	25
		8 根缝线+胶水	120
	60kHz IntraLase/蘑菇形(6)[a]	16 根缝线	170
		8 根缝线	55
		8 根缝线+胶水	150
	60kHz IntraLase/礼帽形(6)[a]	16 根缝线	140
		8 根缝线	50
		8 根缝线+胶水	135
	60kHz IntraLase/舌形(6)[a]	16 根缝线	120
		8 根缝线	35
		8 根缝线+胶水	125
Gilmer 等[60]	IntraLase/礼帽形(5)	16 根缝线	92.4(9.61)
	IntraLase /燕尾榫形(4)	16 根缝线	84.6(4.93)
	IntraLase/螺栓形(5)	16 根缝线	38.2(12.4)
Maier 等[58] Fung 等[61]	IntraLase/礼帽形 WS:83.52(4)	4 根缝线	20.8
		8 根缝线	97
		4 根缝线+8 孔位连续缝合	58
		8 孔位连续缝合线	78.5

(待续)

表 17-2(续表)

研究者	激光平台/钻孔模式(眼数 N)	缝线方式	平均爆破压(SD),mmHg
Maier 等[58] Fung 等[61]	IntraLase/礼帽形 WS:130.6(4)	4 根缝线	32.8[b]
		8 根缝线	41.8[b]
		4 根缝线+8 孔位连续缝合	71.5[b]
		8 孔位连续缝合	34.3[b]
	IntraLase/礼帽形 WS:177.44(4)	4 根缝线	49.3[b]
		8 根缝线	73.5[b]
		4 根缝线+8 孔位连续缝合	97[b]
		8 孔位连续缝合	97[b]
	IntraLase/垂直形(4) WS:30.14(4)	4 根缝线	12.3[b]
		8 根缝线	58.3[b]
		4 根缝线+8 孔位连续缝合	32[b]
		8 孔位连续缝合	32.3[b]
Fung 等[61]	IntraLase/垂直形(9)	无缝线	1.8(0.41)
	IntraLase/蘑菇形(9)	无缝线	1.9(0.26)
	IntraLase/锁匙形(9)	无缝线	2.8(0.62)

WS,伤口面积(mm^2)

[a] 从图表中推断出的数据

[b] 以水的厘米为单位测量

表 17-3　环钻后残留组织桥的平均破裂压力(实验室研究)

研究者	系统	环钻模式,桥结构(N)	平均爆破压力/泄漏(SD),mmHg
McAllum 等[32]	IntraLase	礼帽形/全切(4)	110.8(73.7)
		礼帽形/前 100μm 间隙(4)	1564.8(508.8)
		礼帽形/前 50μm 间隙(4)	746.8(208.5)
		礼帽形/板层 100μm 间隙(4)	550.3(303.3)
		礼帽形/板层 50μm 间隙(4)	392.3(166.4)
Kopani 等[33]	150kHz IntraLase iFS	锯齿形/70μm 后组织桥(3)	1180(468)
		蘑菇形/70μm 后组织桥(3)	1290(231)
		礼帽形/70μm 后组织桥(3)	987(576)
Price 等[34]	IntraLase	礼帽形/150μm 外板层切口(1)	切口扩大
		礼帽形/250μm 外板层切口(4)	部分切口扩大
		礼帽形(5)或蘑菇形(2)/300μm 外板层切口	部分切口扩大
		礼帽形(16)或蘑菇形(11)/75μm 前侧切口	无切口扩大
		锯齿形/70μm 后侧切口(7)	无切口扩大

了切口水密性[35],增加了切口结构早期稳定性。在其他方面,飞秒激光辅助 PKP 术中缝线的位置与标准手工环钻术中缝线的位置没有区别。

常规术后处理

飞秒激光辅助 PKP 的术后处理类似于手工环钻术，术后即刻应开始局部使用类固醇和抗生素眼药,之后类固醇眼液缓慢减量,也需要考虑到患者固有的移植物排斥风险以及某些植片构造问题，因为蘑菇形植片与其他结构相比具有更高的排斥风险，最终长期剂量应根据具体情况而定[36,37]。

鉴于飞秒激光辅助 PKP 提高了切口稳定性,可于术后 3~4 个月早期缝合线拆除时间[11,38]。若是锯齿形[11,18]或礼帽形植片[19]且无并发症发生，通常可在 3~6 个月完全拆除缝线。

术后结果

最佳角膜植片-受体设置和排列的环钻模式为垂直[39,40]、锯齿形[11]、礼帽形[41]和铁砧形模式[17]。此外，与传统的手工角膜移植术相比，锯齿形角膜移植术产生的高阶像差较小，这与供体角膜更规则的前表面和更好的屈光结果有关[42]。通过使用新型飞秒激光软件在受体组织和供体组织上制作放射状缝线位置标记，可以促进缝线对齐。

关于飞秒激光辅助 PKP 的各种研究报告显示，蘑菇形、礼帽形、锯齿形和垂直环钻形等类型的角膜供体在术后 3 个月至缝线拆除前，散光约为 3D（表 17-4）[1,3,43,44]。长期随访报告显示，在不同的缝线拆除阶段至术后 1 年内，锯齿形[45]、阶梯形、铁砧形[17]和十角形[46]环钻术后散光约 3D。与手工技术相比，使用飞秒激光辅助的 DALK 术后[4,8]和 12 个月也有类似的屈光结果[18,47,48]。

但有报道表示，拆除缝线后散光度数更高，术后 6~12 个月散光度数范围为 2.25~8.4D[11,20,31,38,41,49,50]。在某些情况下，散光度数甚至高于传统 PKP 手术[37]。对于某些术后散光的病例，需要进行选择性地拆除缝线或在完全拆除缝线后进行激光角膜切削，这和手工环钻 PKP 术后的散光处理方法类似（见表 17-4）[51-55]。对于圆锥角膜患者，蘑菇形植片术后散光较小，似乎表现出更好的结果[37,50]。这可能是由于覆盖光学区的植片直径较大，缝线的周围空间更大，并且能够改变周边角膜的不规则外形。然而，比较飞秒激光辅助 PKP 患者与长期手工 PKP 患者的矫正视力结果显示，飞秒激光技术不存在优势[15,37,41,50-55]。

内皮细胞丢失

已发表的临床对照研究报告显示，飞秒激光辅助 PKP 术后早期内皮细胞丢失增加，内皮细胞丢失率在 22%~34%，而手工环钻 PKP 术后内皮细胞丢失率为 38%~40%[19,50]。随访时间最长的飞秒激光研究发现，术后 35 个月，内皮细胞计数小于 1000 个/mm[2,37]。然而，在已发表的研究中[16,19,40,50]，也有报告认为两种手术方式术后 1 年内皮细胞丢失率似乎相似，飞秒激光辅助 PKP 内皮细胞丢失率为 20%~34.2%，而人工环切 PKP 则为 34%[56,57]。

术后并发症

一般来说，飞秒激光辅助 PKP 术后并发症与手工 PKP 术后并发症类似（表 17-5）。然而，飞秒激光辅助 PKP 在伤口稳定性方面可能更具优势，因为其前表面更大并在角膜受体-供体接合面有愈合过程。

角膜移植排斥反应或移植失败

飞秒激光辅助 PKP 术后植片排斥反应的发生率与植片的形状有关。较大的环钻尺寸，如蘑菇形结构其前表面最大，并且植片边缘更靠近角膜缘，这增加了角膜植片排斥的风险。Daniel 等[37]报告，蘑菇形植片术后的排斥率高达 55%，而礼帽形植片术后的排斥率为 31%，与手工环钻 PKP 的结果类似[31]。

外伤性裂开

对兔眼的免疫组化研究表明[26]，飞秒激光环切术后，角膜细胞增殖和炎症反应更大，因此与手工环钻术相比，瘢痕形成增强。在人体植片的锯齿形环钻模式中，OCT 成像也显示术后 1 个月和 3 个月瘢痕形成越来越稳固，并在 1 年内稳定下来[3]。

与传统垂直模式相比，采用礼帽形环钻的 MBP 增加了 7 倍。当比较所有维持 16 条缝线在位的环钻模式时，礼帽形植片已被证明优于人工垂直环钻模式（MBP：97cmH_2O 对 58.3cmH_2O）[14,58]；锯齿形、蘑菇形和圣诞树形模式（MBP：102mmHg 对48.0mmHg、65.8mmHg 和 52.3mmHg）；燕尾形和螺栓形（MBP：92.4mmHg 对 84.6mmHg 和 38.2mmHg）[60]。在其他研究中，蘑菇形[12]和锁钥形[61]的移植片表现得更好。

板层角膜移植术：ALK 和 DALK

浅层和深层 ALK 已被用于治疗明显影响视觉的角膜混浊，如由创伤或感染、角膜炎、角膜营养不良[62,63]、圆锥角膜的顶端瘢痕、异物剔除[64]和去除感染灶形成的角膜瘢痕[65]。在相应深度剥离部分厚度

表 17-4 飞秒激光辅助角膜穿透性移植术后的结果

研究者	激光平台	环钻模式(N)	随访时间,月	连续方式	BCVA 平均值或范围,LogMAR	散光平均值或范围,D
Buratto & Bohm[1]	15kHz IntraLase	蘑菇形(3) 礼帽形(4)	3	无说明	0~0.47	2.9
Farid 等[3]	15kHz IntraLase	锯齿形(13)	3~9	24 点连续	0.09	2.9
Hoffart 等[43]	40kHz Femtec	垂直形(9)	6~3	8 针间断+16 点连续	0.54	2.9
Por 等[39]	10kHz Femtec	垂直形(4)	10	8 点双向连续+16 针间断	0~0.6	2.56
Price & Price[49]	15kHz IntraLase	礼帽形(6)	12	间断+连续	0~1.3	0.58[a]
Bahar 等[19]	60kHz IntraLase	礼帽形(23)	7~12	16 针间断+16 点连续或 8 针间断+16 点连续	0.32	3.6[a]
Farid 等[45]	IntraLase	锯齿形(50)	1~12	16 或 24 点连续	0.20	3.0
Chamberlain 等[15]	60kHz IntraLase	锯齿形(50)	12	16/24 针间断± 24 点连续	0.265	6.06
Heur 等[11]	60kHz IntraLase	锯齿形(8)	NA	16 针间断+16 点连续	0.09~0.6	2.75~6.5
Proust 等[46]	40kHz Femtec	十边形(16)	10~13	10 针间断+10 点连续	0.21	1.9
Rush 等[20]	60kHz IntraLase	锯齿形(12)	10	16 针间断,24 点连续	0.18~0.61	6.81
Gaster 等[38]	IntraLase	锯齿形(66)	6	12 针间断+连续	0.44	4.76[a]
Birnbaum 等[41]	60kHz IntraLase	蘑菇形(32)	14~19	双向连续+8 针间断	0.25	5.4[b] 3.5[a] 8.4[a]
Birnbaum 等[41]	60kHz IntraLase	礼帽形(91)	11~16	8 针间断+双向连续,4 针间断+连续	0.33	5.2[b] 4.8[a] 5.6[a]
Tan & Heng[16]	60/150kHz IntraLase	锯齿形(10)	12	16 针间断,16 点连续	0.13	2.55
Canovetti 等[17]	150kHz IntraLase FS	铁砧形(24)	12	激光焊接+16 点连续	0.13	2.73[a]
Kamiya 等[44]	500kHz VisuMax	垂直形(20)	6	16 针间断, 8 针间断+ 16 点连续	0.22	1.08
Levinger 等[50] Daniel 等[37]	IntraLase	蘑菇形(26)	15~17	16 针间断	0.31	2.84[a]
Daniel 等[37]	60kHz IntraLase	礼帽形(107)	33	8 点双连续	0.3	5.8[a]
Daniel 等[37]	60kHz IntraLase	蘑菇形(24)	33	8 点双连续	0.2	5.9[a]
Fung 等[31]	150kHz IntraLase	蘑菇形(6)	4~43	16 针间断	0.05	3.50[a]

BCVA,最佳矫正视力;LogMAR,最小分辨率角对数;NA,未提供;a,折线后的测量;b,未拆缝线测量。

表 17–5 飞秒激光辅助穿透性角膜移植术后并发症报告

研究者	激光平台/环钻模式	术后并发症(N)	术后内皮细胞丢失
Buratto & Bohm[1]	15kHz IntraLase/蘑菇形,礼帽形	无	2314 个细胞/mm²
Farid 等[3]	15kHz IntraLase/锯齿形	连续缝线松解(1)	NA
Hoffart 等[43]	40kHz Femtec/垂直形	视网膜脱离(1),排斥反应(2)	49.8%
Por 等[39]	10kHz Femtec/垂直形	无	NA
Price & Price[49]	15kHz IntraLase/礼帽形	缝线相关溃疡 (1),9.7 个月时拆线后切口滑脱(1)	2030 个细胞/mm²
Bahar 等[19]	60kHz IntraLase/礼帽形	排斥反应(1),角膜炎(2),眼压升高(2)	34.2%
Farid 等[45]	IntraLase/锯齿形	无	NA
Chamberlain 等[15]	60kHz IntraLase/锯齿形	无	NA
Heur 等[11]	60kHz IntraLase FS/锯齿形	无	NA
Proust 等[46]	40kHz 飞秒/十角形	黄斑水肿(1),视网膜脱离(1)	1502 个细胞/mm²
Rush 等[20]	60kHz IntraLase/锯齿形	眼压升高(4)	NA
Gaster 等[38]	IntraLase/锯齿形	植片失活(1),眼压升高	NA
Birnbaum 等[41]	60kHz IntraLase/蘑菇形	内皮排斥反应(7),交界面上皮水肿(24),植片扩张(9)	19%
Birnbaum 等[41]	60kHz IntraLase/礼帽形	内皮排斥反应(6)	16.5%
Tan & Heng[16]	60/150kHz IntraLase/阶梯形	眼压升高(1)	20.7%
Canovetti 等[17]	150kHz IntraLase FS/铁砧形	内皮排斥反应(2) (8.3%)	1730 个细胞/mm²
Kamiya 等[44]	500kHz VisuMax/垂直形	排斥反应 (1)	1892 个细胞/mm²
Levinger 等[50]	IntraLase/蘑菇形	排斥反应(2),眼压升高(2),植片失活(1)	32.1%
Daniel 等[37]	60kHz IntraLase/礼帽形	伤口渗漏(9),眼压升高(4),角膜溃疡(3),前粘连(1),黄斑水肿(1),眼内炎(1),移植排斥反应(28%)	<1000 个细胞/mm²
Daniel 等[37]	60kHz IntraLase/蘑菇形		<1000 个细胞/mm²
Fung 等[31]	150kHz IntraLase/蘑菇形	第一天缝线裂开(1)	NA

NA,未提供。

并去除病变的角膜基质，然后替换为匹配的透明植片。

利用手工环钻的浅层 ALK 导致角膜基质表面不规则、不规则散光、混浊和视力下降,这些结果使该术式没有得以推广。飞秒激光角膜切口的标准差范围为 2~28μm，相比人工角膜环钻术的标准差范围为20~60μm,提高了角膜切口的准确性[66,67],飞秒激光机可以在 ALK 和 DALK 植片和受体微透镜制备中进行更精确的环钻,并促进 DALK 术中基质和后弹力层之间的分离[68]。各种飞秒激光 DALK 技术已被开发,以减少手术时间,缩短学习曲线,并通过降低后弹力层穿孔率提高安全性[69,70]。

术前注意事项

浅层 ALK 和 DALK 的患者选择标准和术前注意事项应与飞秒激光辅助 PKP 相同。

关于环钻模式的选择,浅层 ALK 通常使用传统的垂直侧切[71–73]。最近,提出了口袋形的倾斜侧切口(图 17–4)[74]。对于 DALK,垂直形[40,75]、锯齿形[76,77]和蘑菇形[78,79]模式已成功用于圆锥角膜和深部角膜病变的治疗。蘑菇形似乎最适合圆锥角膜患者,由于较大的前表面可以进一步消除角膜周边区域的不规则性,并且缝线离光学区位置更远,因此具有更好的视觉效果[37]。

手术步骤

为了促进基质与后弹力层安全成功分离，减少后弹力层穿孔的发生率,各种飞秒激光 DALK 的技术已被开发。在飞秒扫描结束后，紧接着手工操作将后弹力层与基质层完全分开[80,81]。

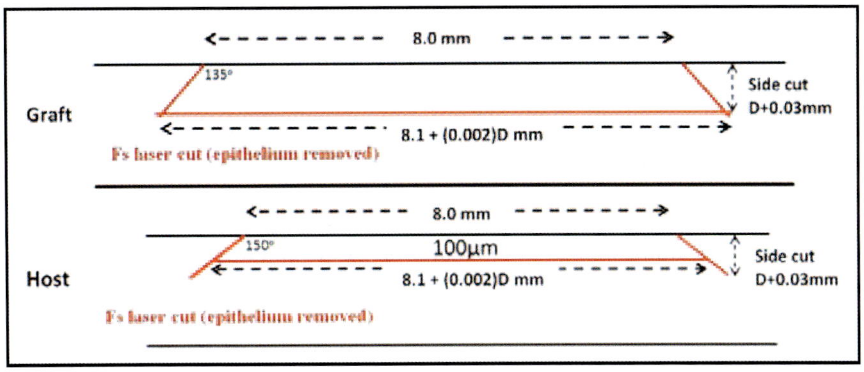

图 17–4　通过倾斜状侧切口环钻，为浅层 ALK 受体角膜形成一个口袋样切口[74]。

受体准备

当用飞秒激光辅助 ALK 去除角膜混浊和各种病变时，需先进行眼前节 OCT 扫描获得准确的角膜厚度图，并对拟切除的病变部位进行定位（深度和广度）。

飞秒激光可以预留内皮前 90~100μm 的后弹力层基质组织，以便更安全地进入该区域以进行下一步操作。继而可以使用 Melles 技术[80]或 Anwar 和 Teichman 的大气泡技术手工分离角膜后弹力层与基质[81]。在分离后，也可以通过将眼睛重新对接到飞秒激光系统（即双对接技术）来去除残留的基质[70]。角膜基质内气泡技术[69]使用飞秒激光机制作一个小通道，范围从角膜后弹力层前 100μm 到距角膜内皮 50μm，为充气套管提供一条路径，以制作大气泡使角膜基质与后弹力层分离，从而提高手术成功率[82]。

供体环钻和角膜植片-受体对位缝合

飞秒激光辅助的 PKP 要求适配的植片和受体环钻大小以实现最佳对位。对于飞秒激光辅助的浅层 ALK，为补偿供体组织水肿，供体植片应比宿主环钻厚 20%。此外，植片的侧切角度为 45°~120°，直径大于宿主环钻 0.1~0.2μm 都可以增加切口稳定性。对厚度在 280μm 以内的植片，可在术后 1~2 周使用角膜绷带镜，而无须缝合[71,72,74,83,84]。然而，较厚的角膜植片必须用传统的连续缝合或 16 针间断缝合或两种缝合方式相结合[85,86]。

常规术后处理

与所有角膜移植患者一样，建议术后预防性使用局部抗生素和类固醇滴眼液。抗生素滴眼液可在术后 1 周停用，类固醇滴眼液术后连续点用 1 月，然后根据患者情况缓慢减至适当剂量。为最大限度地提高术后屈光效果，可在术后 3~4 月进行全部或部分缝线拆除[40,85,86]。

术后结果

由于飞秒激光辅助 ALK 通常旨在消除基质内角膜混浊，因此在大多数情况下，预计术后 12~18 个月，矫正远视力显著提高[71,72,84,85]。然而，平均等效球镜和角膜曲率方面没有显著的改善[72,84,86]。

飞秒激光辅助 DALK 的优点是可以获得更好的稳定性和更少的排斥反应，但是该优势并未拓展至屈光结果方面。因为缝线拆除[48,78]后 4 个月、8 个月和 12 个月时，飞秒激光辅助 DALK 术和手工 DALK 术后的解剖、屈光参数和功能相当（表 17–6）[47]。

内皮细胞丢失

据报道，ALK 术后 1 年内皮细胞丢失率为 0.8%[84]，并且距离内皮层越远，丢失率越减少。在猪眼中使用 150kHz 的 IntraLase，当受体基质保持在 150μm 以上时，内皮细胞丢失率为 0.35%±0.28%，而当受体基质保持在 70μm 以上时，内皮细胞丢失率为 3.8%±0.77%[87]。人工 DALK 术后 1 年内皮细胞丢失率为 8%~9%，术后 2 年为 10.5%[88,89]，术后 6 年为 15.1%，术后 8 年为 22.5%[89]。角膜细胞的丢失主要发生在术后前 6 个月（11%），继而在接下来的 12~24 个月逐渐下降[90]。

据报告，飞秒激光辅助 DALK 术后 1 年内皮细胞丢失率为 9%~15%，术后 1 年时与手工环钻 DALK 术相当,并优于手工 PKP 术[91–95]。

术后并发症

飞秒激光辅助 ALK 术后并发症与手工操作术后并发症相似(表 17–7)。使用飞秒激光的一些特别不良后果包括干眼症[71,84]、上皮植入和角膜雾状混浊[72]。

飞秒激光产生更明显的角膜炎症反应，有助于在侧切口连接处形成牢固的瘢痕，从而提高切口稳定性,但也增加了术后层间雾状混浊的形成。此外,有报道称,在植入角膜植片前,为清除残留瘢痕平滑基质床,需进行激光治疗性角膜切除术[71,72,84–86]。

表 17–6 飞秒激光辅助 DALK 术后的结果

研究者	激光平台(N)	环钻模式/缝合类型	随访时间,月	BCVA 的平均值或范围,LogMAR	散光的平均值或范围,D
Buzzonetti 等[82]	60kHz IntraLase(11)	锯齿形/16 针间断缝合	1	0.3	2.9
Buzzonetti 等[68]	60kHz IntraLase(11)	蘑菇形/14~16 针间断缝合	12	0.52	2.0
Buzzonetti 等[69]	60kHz IntraLase(33)	蘑菇形/16 针间断缝合	12	0.8	4.8[a]
ShehadehMashor 等[78]	60kHz IntraLase(19)	蘑菇形/16 针间断缝合	13	0.17	1.04~8.75
Lu 等[75]	500kHz VisuMax(10)	垂直形/16 针间断或连续缝合	13	0.49	3.65[a]
Chen 等[40]	500kHz VisuMax(12)	对接/16 针间断缝合	3~12	0.18~0.38	3.5~4.27[a]
Alió 等[48]	60kHz IntraLase(25)	蘑菇形/16 孔位连续缝合	12	0.55	5.43
Lu 等[85]	500kHz VisuMax(22)	垂直形/16 针间断缝合	18.8	0.3~1	NA
Fung 等[31]	150kHz IntraLase(7)	蘑菇形/16 针间断缝合	4~43	0.05	3.50[a]
Bleriot 等[47]	Femto LDV Z6(19)	垂直形/8 间断缝合+16 孔位连续缝合	12	0.14	3.3

[a] 缝线拆除后进行的测量

BCVA,最佳矫正视力;LogMAR,最小分辨率角的对数;NA,不适用。

表 17–7 飞秒激光辅助 DALK 术后报告的并发症

研究者	激光平台/环钻模式(N)	术中并发症(N)	术后并发症(N)	术后内皮细胞丢失
Buzzonetti 等[82]	60kHz Intra Lase/锯齿形(11)	后弹力层微穿孔(3)	无	NA
Buzzonetti 等[68]	60kHz Intra Lase/蘑菇形(11)	后弹力层穿孔(2)	无	NA
Buzzonetti 等[69]	60kHz Intra Lase/蘑菇形(33)	后弹力层穿孔(2)	无	NA
Shehadeh–Mashor 等[78]	60kHz Intra Lase/蘑菇形(19)	后弹力层穿孔(3)	缝合反应 1 例，基质排斥反应 3 例。眼压升高(6)	NA
Lu 等[75]	500kHz Visu Max/垂直形(10)	后弹力层穿孔(1)	基质排斥反应(1)	4.6%
Alió 等[48]	60kHz Intra Lase/蘑菇形(25)	无	无	NA
Chen 等[40]	500kHz Visu Max/垂直形(28)	后弹力层微穿孔(2)	基质排斥反应(1),上皮病(1),裂开(1),糖尿病性脱离(1)	9.12%
Lu 等[85]	500kHz Visu Max/垂直形(22)	后弹力层穿孔(2)	无	NA
Fung 等[31]	150kHz Intra Lase/蘑菇形(13)	后弹力层穿孔(3)	基质排斥反应(2),缝线丢失(2),浅表 NV(3),硬化性角膜炎(1)	NA
Bleriot 等[47]	LDV Z6 Ziemer/垂直形(19)	后弹力层微穿孔(2),不完全气泡(4)	眼压升高(2),缝线脓肿(1)	15%

DM,后弹力层;IOP,眼压;NA,不适用;NV,新生血管。

角膜移植排斥反应或移植失败

飞秒激光辅助 ALK 术后角膜移植排斥反应不常见，当供体厚度超过 400μm 且使用缝线时，角膜植片排斥反应就容易发生。鉴于晚期角膜内皮移植排斥反应是 PKP 后移植失败的主要原因，由于受体的角膜内皮细胞得以保存，ALK 或 DALK 后不会发生内皮排斥反应，这是一个主要优势[96]。DALK 术后大多数排斥反应发生在基质和上皮下[97]，多数发生在术后第 1 年[98,99]。然而，即使完全无缝线，有报道称术后 46 个月仍发生晚期基质排斥反应[100]。

飞秒激光辅助 DALK 术后的角膜基质排斥率在平均随访 12~13 个月时为 0~15.8%[40,75,78,101]，随访术后 4~43 个月时排斥率为15.3%[31]。这些结果与手工环钻术后报告的排斥反应（排斥率高达 20%）大致相当[91,102,103]。有一项大样本研究发现，移植术后 1 年，手工环钻 DALK 发生角膜排斥反应的累积概率为 20.2%，而飞秒激光辅助 DALK 为 9.3%，手工环钻的相对风险是飞秒环切的 2.7 倍[101]。

外伤性裂开

由于 DALK 和 PKP 病例数量的差异，开展精确的比较性研究是一个挑战。与 PKP（2%~3%）相比，DALK（0.5%~3%）术后创伤性角膜伤口裂开的发生率要低得多[89,97,104,105]。

在 PKP 和 DALK 患者的大样本研究系列中，DALK 术后创伤性眼球破裂的发生率为 0.5%，而 PKP 术后为 2%[105]，表明剩余的角膜内皮层（有或没有额外的角膜基质）确实增加了角膜抗张强度。（译者注：发挥角膜抗损伤作用主要为后弹力层。）

通常情况下，如果没有发生眼后段并发症，创伤修复后的视力与创伤前的视力没有显著差异[106]。然而，角膜内皮在眼球创伤后确实受到严重损失，据报道，内皮细胞丢失率高达 56%[106]。

在 DALK 术后报告了极少数严重创伤性损伤病例[107,108]，其中大多数在术后 1 年内发生，且为角膜异常薄的晚期圆锥角膜患者[106]。这些患者的创伤性损伤可导致角膜植片裂开，而不会导致角膜后弹力层破裂，防止了眼内内容物脱出和（或）感染的灾难性后果[109]。

感染

正如于手工环钻 DALK 术后，角膜层间感染可能发生在飞秒激光辅助 DALK 术后。最常见的分离菌是念珠菌 SPP[110-113]，表现为术后 4 天至 4 个月角膜植片-受体层间的白色小浸润病灶或角膜后沉着物。

一旦确诊，应开始使用局部抗真菌药物进行治疗，有些病例可以进行层间冲洗。不幸的是，尽管培养阳性，有些病例对治疗不敏感，大多数病例仍然遗留显著影响视力的混浊。有时，为维持角膜结构稳定，PKP 成为必需的选择。由于也发生其他微生物术后感染，例如，非结核分枝杆菌[114]、黄曲霉菌[115]和克雷伯菌 SPP[116]，因此，所有初始抗真菌治疗没有反应的情况，都应考虑其他微生物感染并重复多次培养。

飞秒激光在角膜内皮移植术中的应用

因为角膜基质深层的消融不充分，导致层间表面不规则，飞秒激光在角膜内皮移植术的植片准备方面的应用受到限制，与人工环钻相比，飞秒激光在术后 12 个月时角膜内皮细胞丢失高达（50%~65%）±12%[117-119]，角膜内皮植片脱离高达 40%[118,120,121]，屈光结果更差[117,118,120-124]。

压平过程中的散射激光扫描和高眼压（基质更松散）使角膜深层的飞秒激光切削表面扭曲，形成隆起[117]。此外，空化气泡比预期的要大，并诱导附近更多的内皮细胞死亡。与 2μm 的点间距相比，4μm 的点间距的[125]内皮细胞死亡增加，这是由于在激光消融后试图分离基质切口时扩大了对组织的操作[87]。将供体角膜的内皮面对接在飞秒激光的压平表面，可以减少激光扫描路径和散射，使激光消融更规则，能提高可预测性；然而，与角膜上皮面对接相比，这以角膜内皮细胞损失 30%为代价[125]，即使在角膜内皮表面压平时使用黏弹剂[126]。

飞秒激光技术目前正被考虑用于受体后弹力层破裂的治疗。植入角膜后弹力层和内皮细胞层，角膜受体植入床制作直径为 8~8.25mm，侧切口的制作，首先选择角膜最薄点的后弹力层，从该点向上皮侧延长 100μm，再向前房侧延伸 100μm，形成一个

200μm 的受体植入床侧切口深度。飞秒激光辅助的角膜后弹力层植入手术结果展示出了一些有希望的前景。手术成功率高，移植片脱落率很低[127-129]，角膜内皮细胞损失率为 24%，与手工后弹力层剥离术的 29%相当[127,128,130]。

结论

将飞秒激光技术引入角膜移植术领域，有助于提高角膜移植术切口的稳定性，这是由于紧密连接的角膜移植片-受体对合，以及形成了对接口牢固的瘢痕。这种切口结构可以改善屈光效果，减少散光。然而，到目前为止，已报道的长期屈光结果和排斥率与手工环钻 PKP 结果相当，这意味着飞秒激光的这些潜在优势尚未完全体现出来。

（周奇志　陈越兮　译）

参考文献

1. Buratto L, Bohm E. The use of the femtosecond laser in penetrating keratoplasty. *Am J Ophthalmol.* 2007;143(5):737-742.
2. Marino GK, Santhiago MR, Wilson SE. Femtosecond lasers and corneal surgical procedures. *Asia Pac J Ophthalmol (Phila).* 2017;6(5):456-464.
3. Farid M, Kim M, Steinert RF. Results of penetrating keratoplasty performed with a femtosecond laser zigzag incision initial report. *Ophthalmology.* 2007;114(12):2208-2212.
4. Barraquer JI. Two-level keratoplasty. *Int Ophthalmol Clin.* 1963;3:515-539.
5. Busin M. A new lamellar wound configuration for penetrating keratoplasty surgery. *Arch Ophthalmol.* 2003;121(2):260-265.
6. Lubatschowski H. Overview of commercially available femtosecond lasers in refractive surgery. *J Refract Surg.* 2008;24(1):S102-S107.
7. Kurtz RM, Liu X, Elner VM, Squier JA, Du D, Mourou GA. Photodisruption in the human cornea as a function of laser pulse width. *J Refract Surg.* 1997;13(7):653-658.
8. Sugar A. Ultrafast (femtosecond) laser refractive surgery. *Curr Opin Ophthalmol.* 2002;13(4):246-249.
9. Riau AK, Liu YC, Lwin NC, et al. Comparative study of nJ- and muJ-energy level femtosecond lasers: evaluation of flap adhesion strength, stromal bed quality, and tissue responses. *Invest Ophthalmol Vis Sci.* 2014;55(5):3186-3194.
10. Kook D, Derhartunian V, Bug R, Kohnen T. Top-hat shaped corneal trephination for penetrating keratoplasty using the femtosecond laser: a histomorphological study. *Cornea.* 2009;28(7):795-800.
11. Heur M, Tang M, Yiu S, Zhang X, Huang D. Investigation of femtosecond laser—enabled keratoplasty wound geometry using optical coherence tomography. *Cornea.* 2011;30(8):889-894.
12. Malta JB, Soong HK, Shtein R, et al. Femtosecond laser-assisted keratoplasty: laboratory studies in eye bank eyes. *Curr Eye Res.* 2009;34(1):18-25.
13. Banitt M, Cabot F, Hussain R, Dubovy S, Yoo SH. In vivo effects of femtosecond laser-assisted keratoplasty. *JAMA Ophthalmol.* 2014;132(11):1355-1358.
14. Steinert RF, Ignacio TS, Sarayba MA. "Top hat"-shaped penetrating keratoplasty using the femtosecond laser. *Am J Ophthalmol.* 2007;143(4):689-691.
15. Chamberlain WD, Rush SW, Mathers WD, Cabezas M, Fraunfelder FW. Comparison of femtosecond laser-assisted keratoplasty versus conventional penetrating keratoplasty. *Ophthalmology.* 2011;118(3):486-491.
16. Tan JC, Heng WJ. One-year follow-up of femtosecond laser-assisted penetrating keratoplasty. *Clin Ophthalmol.* 2013;7:403-409.
17. Canovetti A, Malandrini A, Lenzetti I, Rossi F, Pini R, Menabuoni L. Laser-assisted penetrating keratoplasty: 1-year results in patients using a laser-welded anvil-profiled graft. *Am J Ophthalmol.* 2014;158(4):664-670.
18. Shehadeh-Mashor R, Chan CC, Bahar I, Lichtinger A, Yeung SN, Rootman DS. Comparison between femtosecond laser mushroom configuration and manual trephine straight-edge configuration deep anterior lamellar keratoplasty. *Br J Ophthalmol.* 2014;98(1):35-39.
19. Bahar I, Kaiserman I, Lange AP, et al. Femtosecond laser versus manual dissection for top hat penetrating keratoplasty. *Br J Ophthalmol.* 2009;93(1):73-78.
20. Rush SW, Fraunfelder FW, Mathers WD, Chamberlain WD. Femtosecond laser-assisted keratoplasty in failed penetrating keratoplasty and globe trauma. *Cornea.* 2011;30(12):1358-1362.
21. Dick HB, Willert A, Elling M. Real-time measurement of intraocular pressure during femtosecond laser enabled keratoplasty. *J Refract Surg.* 2011;27(6):399-400.
22. Shah SU, Gritz DC. Application of the femtosecond laser LASIK microkeratome in eye banking. *Curr Opin Ophthalmol.* 2012;23(4):257-263.
23. Garg S, Said B, Farid M, Steinert RF. Prevalence of positive microbiology results from donor cornea tissue in different methods of corneal transplantation. *Cornea.* 2013;32(2):137-140.
24. Kim JH, Choi SK, Lee D. The comparison of femtosecond laser-assisted penetrating keratoplasty with conventional surgery in terms of endothelial safety: ex vivo study using porcine eyes. *Cornea.* 2009;28(7):812-816.
25. Olson RJ. Variation in corneal graft size related to trephine technique. *Arch Ophthalmol.* 1979;97(7):1323-1325.
26. Angunawela RI, Riau A, Chaurasia SS, Tan DT, Mehta JS. Manual suction versus femtosecond laser trephination for penetrating keratoplasty: intraocular pressure, endothelial cell damage, incision geometry, and wound healing responses. *Invest Ophthalmol Vis Sci.* 2012;53(6):2571-2579.
27. Choi M, Lee YE, Whang WJ, Yoo YS, Na KS, Joo CK. Correlation between corneal button size and intraocular pressure during femtosecond laser-assisted keratoplasty. *Cornea.* 2016;35(3):383-387.
28. Lin A, Gaster RN. Suction loss during femtosecond laser incision for penetrating keratoplasty. *Cornea.* 2009;28(3):362-364.
29. El-Husseiny M, Seitz B, Langenbucher A, et al. Excimer versus femtosecond laser assisted penetrating keratoplasty in keratoconus and Fuchs dystrophy: intraoperative pitfalls. *J Ophthalmol.* 2015;2015:645830.
30. Seitz B, Langenbucher A, Hager T, Janunts E, El-Husseiny M, Szentmáry N. Penetrating keratoplasty for keratoconus—excimer versus femtosecond laser trephination. *Open Ophthalmol J.* 2017;11:225-240.
31. Fung SS, Aiello F, Maurino V. Outcomes of femtosecond laser-assisted mushroom-configuration keratoplasty in advanced keratoconus. *Eye (Lond).* 2016;30(4):553-561.
32. McAllum P, Kaiserman I, Bahar I, Rootman D. Femtosecond laser top hat penetrating keratoplasty: wound burst pressures of incomplete cuts. *Arch Ophthalmol.* 2008;126(6):822-825.
33. Kopani KR, Page MA, Holiman J, Parodi A, Iliakis B, Chamberlain W. Femtosecond laser-assisted keratoplasty: full and partial-thickness

cut wound strength and endothelial cell loss across a variety of wound patterns. *Br J Ophthalmol*. 2014;98(7):894-899.

34. Price FW Jr, Price MO, Jordan CS. Safety of incomplete incision patterns in femtosecond laser-assisted penetrating keratoplasty. *J Cataract Refract Surg*. 2008;34(12):2099-2103.
35. Ignacio TS, Nguyen TB, Chuck RS, Kurtz RM, Sarayba MA. Top hat wound configuration for penetrating keratoplasty using the femtosecond laser: a laboratory model. *Cornea*. 2006;25(3):336-340.
36. Szentmáry N, Goebels S, El-Husseiny M, Langenbucher A, Seitz B. Immune reactions following excimer laser and femtosecond laser-assisted penetrating keratoplasty. *Klin Monbl Augenheilkd*. 2013;230(5):486-489.
37. Daniel MC, Bohringer D, Maier P, Eberwein P, Birnbaum F, Reinhard T. Comparison of long-term outcomes of femtosecond laser-assisted keratoplasty with conventional keratoplasty. *Cornea*. 2016;35(3):293-298.
38. Gaster RN, Dumitrascu O, Rabinowitz YS. Penetrating keratoplasty using femtosecond laser-enabled keratoplasty with zig-zag incisions versus a mechanical trephine in patients with keratoconus. *Br J Ophthalmol*. 2012;96(9):1195-1199.
39. Por YM, Cheng JY, Parthasarathy A, Mehta JS, Tan DT. Outcomes of femtosecond laser-assisted penetrating keratoplasty. *Am J Ophthalmol*. 2008;145(5):772-774.
40. Chen Y, Hu DN, Xia Y, Yang L, Xue C, Huang Z. Comparison of femtosecond laser-assisted deep anterior lamellar keratoplasty and penetrating keratoplasty for keratoconus. *BMC Ophthalmol*. 2015;15:144.
41. Birnbaum F, Wiggermann A, Maier PC, Bohringer D, Reinhard T. Clinical results of 123 femtosecond laser-assisted penetrating keratoplasties. *Graefes Arch Clin Exp Ophthalmol*. 2013;251(1):95-103.
42. Chamberlain W, Omid N, Lin A, Farid M, Gaster RN, Steinert RF. Comparison of corneal surface higher-order aberrations after endothelial keratoplasty, femtosecond laser-assisted keratoplasty, and conventional penetrating keratoplasty. *Cornea*. 2012;31(1):6-13.
43. Hoffart L, Proust H, Matonti F, Ridings B, Conrath J. Short-term results of penetrating keratoplasty performed with the Femtec femtosecond laser. *Am J Ophthalmol*. 2008;146(1):50-55.
44. Kamiya K, Kobashi H, Shimizu K, Igarashi A. Clinical outcomes of penetrating keratoplasty performed with the VisuMax femtosecond laser system and comparison with conventional penetrating keratoplasty. *PLoS One*. 2014;9(8):e105464.
45. Farid M, Steinert RF, Gaster RN, Chamberlain W, Lin A. Comparison of penetrating keratoplasty performed with a femtosecond laser zig-zag incision versus conventional blade trephination. *Ophthalmology*. 2009;116(9):1638-1643.
46. Proust H, Baeteman C, Matonti F, Conrath J, Ridings B, Hoffart L. Femtosecond laser-assisted decagonal penetrating keratoplasty. *Am J Ophthalmol*. 2011;151(1):29-34.
47. Bleriot A, Martin E, Lebranchu P, et al. Comparison of 12-month anatomic and functional results between Z6 femtosecond laser-assisted and manual trephination in deep anterior lamellar keratoplasty for advanced keratoconus. *J Fr Ophtalmol*. 2017;40(6):e193-e200.
48. Alió JL, Abdelghany AA, Barraquer R, Hammouda LM, Sabry AM. Femtosecond laser assisted deep anterior lamellar keratoplasty outcomes and healing patterns compared to manual technique. *Biomed Res Int*. 2015;2015:397891.
49. Price FW Jr, Price MO. Femtosecond laser shaped penetrating keratoplasty: one-year results utilizing a top-hat configuration. *Am J Ophthalmol*. 2008;145(2):210-214.
50. Levinger E, Trivizki O, Levinger S, Kremer I. Outcome of "mushroom" pattern femtosecond laser-assisted keratoplasty versus conventional penetrating keratoplasty in patients with keratoconus. *Cornea*. 2014;33(5):481-485.
51. Dursun D, Forster RK, Feuer WJ. Suturing technique for control of postkeratoplasty astigmatism and myopia. *Trans Am Ophthalmol Soc*. 2002;100:51-57.
52. Ruhswurm I, Scholz U, Pfleger T, Zehetmayer M, Hanselmayer G, Skorpik C. Three-year clinical outcome after penetrating keratoplasty for keratoconus with the guided trephine system. *Am J Ophthalmol*. 1999;127(6):666-673.
53. Filatov V, Alexandrakis G, Talamo JH, Steinert RF. Comparison of suture-in and suture-out postkeratoplasty astigmatism with single running suture or combined running and interrupted sutures. *Am J Ophthalmol*. 1996;122(5):696-700.
54. Belmont SC, Zimm JL, Storch RL, Draga A, Troutman RC. Astigmatism after penetrating keratoplasty using the Krumeich guided trephine system. *Refract Corneal Surg*. 1993;9(4):250-254.
55. Musch DC, Meyer RF, Sugar A, Soong HK. Corneal astigmatism after penetrating keratoplasty. The role of suture technique. *Ophthalmology*. 1989;96(5):698-703.
56. Patel SV, Hodge DO, Bourne WM. Corneal endothelium and postoperative outcomes 15 years after penetrating keratoplasty. *Am J Ophthalmol*. 2005;139(2):311-319.
57. Ing JJ, Ing HH, Nelson LR, Hodge DO, Bourne WM. Ten-year postoperative results of penetrating keratoplasty. *Ophthalmology*. 1998;105(10):1855-1865.
58. Maier P, Bohringer D, Birnbaum F, Reinhard T. Improved wound stability of top-hat profiled femtosecond laser-assisted penetrating keratoplasty in vitro. *Cornea*. 2012;31(8):963-966.
59. Bahar I, Kaiserman I, McAllum P, Rootman D. Femtosecond laser-assisted penetrating keratoplasty: stability evaluation of different wound configurations. *Cornea*. 2008;27(2):209-211.
60. Gilmer W, McLeod SD, Jeng BH. Laboratory model of bursting pressures of femtosecond laser-assisted penetrating keratoplasty wounds using novel pattern designs. *Br J Ophthalmol*. 2012;96(9):1273-1274.
61. Fung SS, Iovieno A, Shanmuganathan VA, Chowdhury V, Maurino V. Femtosecond laser-assisted lock-and-key shaped penetrating keratoplasty. *Br J Ophthalmol*. 2012;96(1):136-137.
62. Sykakis E, Papadopoulos R, Lake D. Phototherapeutic keratectomy with mitomycin C for recurrent granular corneal dystrophy under femtosecond-assisted anterior lamellar keratoplasty. *Cornea*. 2015;34(6):e17-e18.
63. Agarwal A, Brubaker JW, Mamalis N, et al. Femtosecond-assisted lamellar keratoplasty in atypical Avellino corneal dystrophy of Indian origin. *Eye Contact Lens*. 2009;35(5):272-274.
64. Taneja M, Rathi VM, Bagga B. One-stage femtolaser-assisted lamellar keratoplasty and foreign body removal. *Optom Vis Sci*. 2015;92(2):e42-e45.
65. Pariyakanok L, Satitpitakul V, Putaporntip C, Jongwutiwes S. Femtosecond laser-assisted anterior lamellar keratoplasty in stromal keratitis caused by an Endoreticulatus-like microsporidia. *Cornea*. 2015;34(5):588-591.
66. Kezirian GM, Stonecipher KG. Comparison of the IntraLase femtosecond laser and mechanical keratomes for laser in situ keratomileusis. *J Cataract Refract Surg*. 2004;30(4):804-811.
67. Flanagan GW, Binder PS. Precision of flap measurements for laser in situ keratomileusis in 4428 eyes. *J Refract Surg*. 2003;19(2):113-123.
68. Buzzonetti L, Petrocelli G, Valente P, et al. The big-bubble full femtosecond laser-assisted technique in deep anterior lamellar keratoplasty. *J Refract Surg*. 2015;31(12):830-834.
69. Buzzonetti L, Petrocelli G, Valente P. Femtosecond laser and big-bubble deep anterior lamellar keratoplasty: a new chance. *J Ophthalmol*. 2012;2012:264590.
70. Guindolet D, Nguyen DT, Bergin C, Doan S, Cochereau I, Gabison EE. Double-docking technique for femtosecond laser-assisted deep anterior lamellar keratoplasty. *Cornea*. 2018;37(1):123-126.
71. Yoo SH, Kymionis GD, Koreishi A, et al. Femtosecond laser-assisted sutureless anterior lamellar keratoplasty. *Ophthalmology*. 2008;115(8):1303-1307.
72. Shousha MA, Yoo SH, Kymionis GD, et al. Long-term results of femtosecond laser-assisted sutureless anterior lamellar keratoplasty. *Ophthalmology*. 2011;118(2):315-323.
73. Bonfadini G, Moreira H, Jun AS, et al. Modified femtosecond laser-assisted sutureless anterior lamellar keratoplasty. *Cornea*. 2013;32(4):533-537.

74. Zhang C, Bald M, Tang M, Li Y, Huang D. Interface quality of different corneal lamellar-cut depths for femtosecond laser-assisted lamellar anterior keratoplasty. *J Cataract Refract Surg*. 2015;41(4):827-835.
75. Lu Y, Shi YH, Yang LP, et al. Femtosecond laser-assisted deep anterior lamellar keratoplasty for keratoconus and keratectasia. *Int J Ophthalmol*. 2014;7(4):638-643.
76. Price FW Jr, Price MO, Grandin JC, Kwon R. Deep anterior lamellar keratoplasty with femtosecond-laser zigzag incisions. *J Cataract Refract Surg*. 2009;35(5):804-808.
77. Farid M, Steinert RF. Deep anterior lamellar keratoplasty performed with the femtosecond laser zigzag incision for the treatment of stromal corneal pathology and ectatic disease. *J Cataract Refract Surg*. 2009;35(5):809-813.
78. Shehadeh-Mashor R, Chan C, Yeung SN, Lichtinger A, Amiran M, Rootman DS. Long-term outcomes of femtosecond laser-assisted mushroom configuration deep anterior lamellar keratoplasty. *Cornea*. 2013;32(4):390-395.
79. Chan CC, Ritenour RJ, Kumar NL, Sansanayudh W, Rootman DS. Femtosecond laser-assisted mushroom configuration deep anterior lamellar keratoplasty. *Cornea*. 2010;29(3):290-295.
80. Melles GR, Lander F, Rietveld FJ, Remeijer L, Beekhuis WH, Binder PS. A new surgical technique for deep stromal, anterior lamellar keratoplasty. *Br J Ophthalmol*. 1999;83(3):327-333.
81. Anwar M, Teichmann KD. Big-bubble technique to bare Descemet's membrane in anterior lamellar keratoplasty. *J Cataract Refract Surg*. 2002;28(3):398-403.
82. Buzzonetti L, Laborante A, Petrocelli G. Standardized big-bubble technique in deep anterior lamellar keratoplasty assisted by the femtosecond laser. *J Cataract Refract Surg*. 2010;36(10):1631-1636.
83. Shetty R, Nagaraja H, Veluri H, et al. Sutureless femtosecond anterior lamellar keratoplasty: a 1-year follow-up study. *Indian J Ophthalmol*. 2014;62(9):923-926.
84. Jabbarvand M, Hashemian H, Khodaparast M, Ghadimi H, Khalilipour E. Femtosecond laser-assisted sutureless anterior lamellar keratoplasty for superficial corneal opacities. *J Cataract Refract Surg*. 2014;40(11):1805-1812.
85. Lu Y, Yang L, Ge Y, Chen X, Huang Z. Femtosecond laser-assisted anterior lamellar keratoplasty for the treatment of stromal corneal pathology. *BMC Ophthalmol*. 2015;15:15.
86. Almousa R, Samaras KE, Khan S, Lake DB, Daya SM. Femtosecond laser-assisted lamellar keratoplasty (FSLK) for anterior corneal stromal diseases. *Int Ophthalmol*. 2014;34(1):49-58.
87. Kimakura M, Sakai O, Nakagawa S, et al. Stromal bed quality and endothelial damage after femtosecond laser cuts into the deep corneal stroma. *Br J Ophthalmol*. 2013;97(11):1404-1409.
88. Fontana L, Parente G, Tassinari G. Clinical outcomes after deep anterior lamellar keratoplasty using the big-bubble technique in patients with keratoconus. *Am J Ophthalmol*. 2007;143(1):117-124.
89. Kubaloglu A, Sari ES, Unal M, et al. Long-term results of deep anterior lamellar keratoplasty for the treatment of keratoconus. *Am J Ophthalmol*. 2011;151(5):760-767.
90. van Dooren BT, Mulder PG, Nieuwendaal CP, Beekhuis WH, Melles GR. Endothelial cell density after deep anterior lamellar keratoplasty (Melles technique). *Am J Ophthalmol*. 2004;137(3):397-400.
91. Cheng YY, Visser N, Schouten JS, et al. Endothelial cell loss and visual outcome of deep anterior lamellar keratoplasty versus penetrating keratoplasty: a randomized multicenter clinical trial. *Ophthalmology*. 2011;118(2):302-309.
92. Bahar I, Kaiserman I, Srinivasan S, Ya-Ping J, Slomovic AR, Rootman DS. Comparison of three different techniques of corneal transplantation for keratoconus. *Am J Ophthalmol*. 2008;146(6):905-912.
93. Ku BI, Hsieh YT, Hu FR, Wan IJ, Chen WL, Hou YC. Endothelial cell loss in penetrating keratoplasty, endothelial keratoplasty, and deep anterior lamellar keratoplasty. *Taiwan J Ophthalmol*. 2017;7(4):199-204.
94. Zhang YM, Wu SQ, Yao YF. Long-term comparison of full-bed deep anterior lamellar keratoplasty and penetrating keratoplasty in treating keratoconus. *J Zhejiang Univ Sci B*. 2013;14(5):438-450.
95. Borderie VM, Sandali O, Bullet J, Gaujoux T, Touzeau O, Laroche L. Long-term results of deep anterior lamellar versus penetrating keratoplasty. *Ophthalmology*. 2012;119(2):249-255.
96. Olson EA, Tu EY, Basti S. Stromal rejection following deep anterior lamellar keratoplasty: implications for postoperative care. *Cornea*. 2012;31(9):969-973.
97. Borderie VM, Guilbert E, Touzeau O, Laroche L. Graft rejection and graft failure after anterior lamellar versus penetrating keratoplasty. *Am J Ophthalmol*. 2011;151(6):1024-1029.
98. Reinhart WJ, Musch DC, Jacobs DS, Lee WB, Kaufman SC, Shtein RM. Deep anterior lamellar keratoplasty as an alternative to penetrating keratoplasty a report by the American Academy of Ophthalmology. *Ophthalmology*. 2011;118(1):209-218.
99. Noble BA, Agrawal A, Collins C, Saldana M, Brogden PR, Zuberbuhler B. Deep anterior lamellar keratoplasty (DALK): visual outcome and complications for a heterogeneous group of corneal pathologies. *Cornea*. 2007;26(1):59-64.
100. Roberts HW, Maycock NJ, O'Brart DP. Late stromal rejection in deep anterior lamellar keratoplasty: a case series. *Cornea*. 2016;35(9):1179-1181.
101. Gonzalez A, Price MO, Feng MT, Lee C, Arbelaez JG, Price FW Jr. Immunologic rejection episodes after deep anterior lamellar keratoplasty: incidence and risk factors. *Cornea*. 2017;36(9):1076-1082.
102. Sharma N, Kandar AK, Singh Titiyal J. Stromal rejection after big bubble deep anterior lamellar keratoplasty: case series and review of literature. *Eye Contact Lens*. 2013;39(2):194-198.
103. Romano V, Iovieno A, Parente G, Soldani AM, Fontana L. Long-term clinical outcomes of deep anterior lamellar keratoplasty in patients with keratoconus. *Am J Ophthalmol*. 2015;159(3):505-511.
104. Meyer JJ, McGhee CN. Incidence, severity and outcomes of traumatic wound dehiscence following penetrating and deep anterior lamellar keratoplasty. *Br J Ophthalmol*. 2016;100(10):1412-1415.
105. Kawashima M, Kawakita T, Shimmura S, Tsubota K, Shimazaki J. Characteristics of traumatic globe rupture after keratoplasty. *Ophthalmology*. 2009;116(11):2072-2076.
106. Sari ES, Koytak A, Kubaloglu A, et al. Traumatic wound dehiscence after deep anterior lamellar keratoplasty. *Am J Ophthalmol*. 2013;156(4):767-772.
107. Kalantan H, Al-Shahwan S, Al-Torbak A. Traumatic globe rupture after deep anterior lamellar keratoplasty. *Indian J Ophthalmol*. 2007;55(1):69-70.
108. Fiorentzis M, Bäurle S, Viestenz A, Seitz B, Viestenz A. Traumatic globe rupture after deep anterior lamellar keratoplasty—a novel management technique. *Clin Anat*. 2018;31(1):56-59.
109. Prasher P, Muftuoglu O, Mootha VV. Traumatic graft dehiscence after anterior lamellar keratoplasty. *Cornea*. 2009;28(2):240-242.
110. Kanavi MR, Foroutan AR, Kamel MR, Afsar N, Javadi MA. *Candida* interface keratitis after deep anterior lamellar keratoplasty: clinical, microbiologic, histopathologic, and confocal microscopic reports. *Cornea*. 2007;26(8):913-916.
111. Bahadir AE, Bozkurt TK, Kutan SA, Yanyali CA, Acar S. *Candida* interface keratitis following deep anterior lamellar keratoplasty. *Int Ophthalmol*. 2012;32(4):383-386.
112. Sedaghat MR, Hosseinpoor SS. *Candida albicans* interface infection after deep anterior lamellar keratoplasty. *Indian J Ophthalmol*. 2012;60(4):328-330.
113. Wessel JM, Bachmann BO, Meiller R, Kruse FE. Fungal interface keratitis by *Candida* orthopsilosis following deep anterior lamellar keratoplasty. *BMJ Case Rep*. 2013;2013.
114. Murthy SI, Jain R, Swarup R, Sangwan VS. Recurrent non-tuberculous mycobacterial keratitis after deep anterior lamellar keratoplasty for keratoconus. *BMJ Case Rep*. 2013;2013.
115. Jafarinasab MR, Feizi S, Yazdizadeh F, Rezaei Kanavi M, Moein HR. *Aspergillus flavus* keratitis after deep anterior lamellar keratoplasty. *J Ophthalmic Vis Res*. 2012;7(2):167-171.
116. Bajracharya L, Sharma B, Gurung R. A case of acute postoperative

keratitis after deep anterior lamellar keratoplasty by multidrug resistant *Klebsiella*. *Indian J Ophthalmol*. 2015;63(4):344-346.

117. Vetter JM, Butsch C, Faust M, et al. Irregularity of the posterior corneal surface after curved interface femtosecond laser-assisted versus microkeratome-assisted Descemet stripping automated endothelial keratoplasty. *Cornea*. 2013;32(2):118-124.

118. Cheng YY, Schouten JS, Tahzib NG, et al. Efficacy and safety of femtosecond laser-assisted corneal endothelial keratoplasty: a randomized multicenter clinical trial. *Transplantation*. 2009;88(11):1294-1302.

119. Feng Y, Qu HQ, Ren J, Prahs P, Hong J. Corneal endothelial cell loss in femtosecond laser-assisted Descemet's stripping automated endothelial keratoplasty: a 12-month follow-up study. *Chin Med J (Engl)*. 2017;130(24):2927-2932.

120. Heinzelmann S, Maier P, Böhringer D, Auw-Hädrich C, Reinhard T. Visual outcome and histological findings following femtosecond laser-assisted versus microkeratome-assisted DSAEK. *Graefes Arch Clin Exp Ophthalmol*. 2013;251(8):1979-1985.

121. Ivarsen A, Hjortdal J. Clinical outcome of Descemet's stripping endothelial keratoplasty with femtosecond laser-prepared grafts. *Acta Ophthalmol*. 2018;96(5):e655-e656.

122. Mootha VV, Heck E, Verity SM, et al. Comparative study of Descemet stripping automated endothelial keratoplasty donor preparation by Moria CBm microkeratome, horizon microkeratome, and IntraLase FS60. *Cornea*. 2011;30(3):320-324.

123. Jones YJ, Goins KM, Sutphin JE, Mullins R, Skeie JM. Comparison of the femtosecond laser (IntraLase) versus manual microkeratome (Moria ALTK) in dissection of the donor in endothelial keratoplasty: initial study in eye bank eyes. *Cornea*. 2008;27(1):88-93.

124. Soong HK, Mian S, Abbasi O, Juhasz T. Femtosecond laser-assisted posterior lamellar keratoplasty: initial studies of surgical technique in eye bank eyes. *Ophthalmology*. 2005;112(1):44-49.

125. Bernard A, He Z, Gauthier AS, et al. Femtosecond laser cutting of endothelial grafts: comparison of endothelial and epithelial applanation. *Cornea*. 2015;34(2):209-217.

126. Liu YC, Teo EP, Adnan KB, et al. Endothelial approach ultrathin corneal grafts prepared by femtosecond laser for Descemet stripping endothelial keratoplasty. *Invest Ophthalmol Vis Sci*. 2014;55(12):8393-8401.

127. Pilger D, von Sonnleithner C, Bertelmann E, Joussen AM, Torun N. Femtosecond laser-assisted descemetorhexis: a novel technique in Descemet membrane endothelial keratoplasty. *Cornea*. 2016;35(10):1274-1278.

128. Einan-Lifshitz A, Sorkin N, Boutin T, et al. Comparison of femtosecond laser-enabled descemetorhexis and manual descemetorhexis in Descemet membrane endothelial keratoplasty. *Cornea*. 2017;36(7):767-770.

129. Einan-Lifshitz A, Sorkin N, Boutin T, et al. Descemet membrane endothelial keratoplasty for failed deep anterior lamellar keratoplasty: a case series. *Cornea*. 2018;37(6):682-686.

130. Price MO, Giebel AW, Fairchild KM, Price FW Jr. Descemet's membrane endothelial keratoplasty: prospective multicenter study of visual and refractive outcomes and endothelial survival. *Ophthalmology*. 2009;116(12):2361-2368.

第 18 章

小切口角膜基质透镜取出术(SMILE):发展背景、现状和临床数据

Andri K. Riau, phD; Jodhbir S. Mehta, phD, MBSS, FRCS(Ed), FRCOphth

引言

自 20 世纪 90 年代初飞秒激光问世以来，该技术已迅速应用于眼科领域的各种手术，如角膜屈光不正矫正、白内障手术和角膜移植术[1]。飞秒激光脉冲的光致破裂过程对组织造成的间接损害最小，并且可在各种模式下在任何深度进行精确切割，上述特点触发了该技术在医学领域的广泛应用[1,2]。

在过去的 20 年中，飞秒激光技术主要应用于 LASIK 手术[1,3]。然而，飞秒激光在 LASIK 中的应用仅限于前期角膜瓣的制作，仍需准分子激光切削角膜基质完成屈光不正矫正。理论上说，这种两步手术可以通过一体化的飞秒激光设备来替代，该设备能够进行无瓣屈光不正矫正。随着激光技术的进步，屈光基质透镜取出（refractive lenticule extraction，ReLEx）技术的出现，使得一步治疗方案成为可能。目前，ReLEx 只能使用 VisuMax 飞秒激光设备（Carl Zeiss Meditec）进行。ReLEx 的一种演变技术称为小切口角膜基质透镜取出术（small-incision lenticule extraction，SMILE），本质上是一种无刀无瓣技术，利用飞秒激光制作一系列基质内切削，形成屈光性透镜，然后通过 2~4mm 的表面切口取出[4]。在本章中，我们将回顾和阐述 SMILE 手术的历史背景、相对于 LASIK 的优势、最新进展和临床结果。

发展背景

Krueger[5]和 Ito 等[6]在 20 世纪 90 年代末首次提出了使用激光切削基质内屈光性透镜的想法。作者描述了使用皮秒激光制作角膜瓣，以及生成基质内透镜的方法。21 世纪初，利用更先进的激光技术（飞秒激光），成功地在兔角膜和低视力患者的眼睛中切削出基质内透镜[7,8]。经证实，飞秒激光辅助制作屈光透镜的手术结果与微型角膜刀 LASIK 相当[8]。

以上述研究为基础诞生的飞秒激光透镜取出术（femtosecond laser lenticule extraction，FLEx），是 2007 年推出的 ReLEx 的迭代产品。在 FLEx 中，首先制作并掀开一个角膜瓣，与 LASIK 手术相似，然后从基质层移除位于下方的屈光性微透镜[9]。尽管该手术被认为是安全有效的，但仍然存在角膜瓣相关的并发症[10]。这些缺点限制了 ReLEx 的发展，最终在 2010 年引入了 SMILE。在这个版本的 ReLEx 中，微透镜是通过一个 2~4mm 的弧形切口取出的，该切口从角膜前表面到微透镜前表面切口边缘[4]。尽管这项技术比 FLEx 和 LASIK 更具挑战性，但 SMILE 可以提高角膜结构的稳定性、减少对角膜知

觉的损伤,而且更有利于切口愈合[11-13]。

手术技术简介

SMILE 手术首先通过一个曲面锥镜与患者眼睛对接。当角膜触及锥镜表面时，会出现一层边缘为弯月形的泪膜面,此时,在激活角膜负压吸引器之前,告知患者固视绿灯,防止眼球转动,并在激光发射过程中保持居中。在激光扫描过程中，曲面接触并吸引角膜面,体外实验显示,该吸引可将人角膜供体的眼压最多提高到(78±19)mmHg[14],该眼压水平不会加重患者因短暂黑矇而产生焦虑;所以,在整个手术过程中患者更倾向于保持眼球固视[15]。

负压吸引启动后，飞秒激光切削的顺序是以向心性方向(从外向内)制作基质透镜的后表面[16],然后是以离心方式(从内到外)制作透镜前表面或透镜帽。向心性方式可以最大限度地保持术中患者中心视力清晰。这种激光发射模式已经证明可以改善患者术后第一周的视力恢复，因为它可以防止角膜帽切口前基质层的过度微扭曲[16,17]。如果采用其他激光扫描模式,最后切割透镜和角膜帽前中央区,沿透镜后产生的空化气泡会向上扩张引起扭曲，导致在角膜帽切口制作期间激光脉冲传输不精确[16,17]。最后激光会从角膜帽内侧面边缘向角膜表面制作一个2~4mm 的隧道。完成微透镜制作的切口几何形状如图 18-1 所示。

完成激光扫描后，手工取出透镜。取出矫正低度近视超薄透镜具有挑战性，需要一定的学习过程[18]。不同手术医生取出透镜的技术可能不尽相同。但总体来说,该过程首先是打开小切口,然后用钝性分离器分离微透镜，以类似挡风玻璃雨刮器的运动方式分离前界面。然后以类似的方式再分离后界面。最好先分离前界面再分离后界面，因为前表面紧贴角膜前基质层会影响透镜前界面识别，可能导致取出过程困难并延长整个手术过程。一旦透镜和角膜基质之间的粘连解除,便用显微镊子抓住透镜,通过小隧道切口取出。SMILE 手术过程见视频 18-1。

各种不同的器械可辅助 SMILE 术中透镜取出，并且也可以在无意中先分离了后界面的情况下帮助识别前界面[19]。SMILE 手术透镜取出过程中,引起

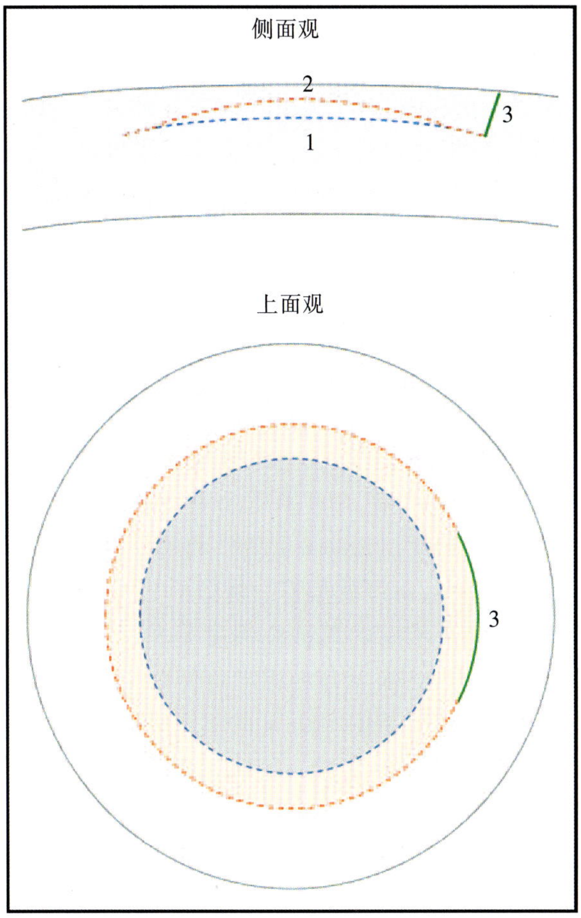

图 18-1　SMILE 术中切口几何示意图。1,透镜后表面切口;2,延伸至后表面切口的透镜前切口(角膜帽切口);3,小弧形切口。

患者不适感最强烈的步骤是使用透镜分离器进行分离[15]。因此,Ganesh 和 Brar[20]最近描述的微透镜撕除术可能是一种吸引人的透镜取出技术，它在无需分离器的情况下以撕囊样方式分离基质粘连。尽管如此，重要的是要确定所选择的技术或器械能够顺利进行透镜分离,力争术中在角膜基质囊袋中残余最少的组织碎片。透镜界面质量不佳可能会导致术后视力较差、对比敏感度下降,以及引入高阶像差[21]。

SMILE 手术的优势

由于 SMILE 术中没有类似 LASIK 的角膜瓣,与前几代的激光屈光手术相比，人们认为该手术可提高生物力学稳定性,降低干眼症的发生率,改善角膜切口愈合反应和提高整体视力恢复。然而，关于生

物力学的优势，临床上仍存在不同的意见。最近有一些关于 SMILE 术后角膜扩张的报道[22-26]，这要求未来进行更严格的术前筛选。SMILE 的另一个优点是，与 LASIK 中准分子激光对角膜基质组织的光消融汽化不同，该手术会产生一片屈光性角膜基质透镜，通过冷冻保存，可将其作为老视植入物、细胞载体或作为补片植入治疗角膜穿孔和圆锥角膜。

SMILE 手术的角膜生物力学

角膜的生物力学稳定性在很大程度上取决于角膜基质的拉伸强度，角膜基质前 40%区域强度约为后 60%的两倍[27]。Reinstein 等[28]利用数学模型进行研究，在 550μm 厚的角膜中制作了 130μm 厚的角膜帽，SMILE 术后的总抗拉强度是非手术角膜的 75%。在用 LASIK 治疗的相同角膜中（制作 110μm 厚的角膜瓣），在去除 100μm 的组织后，拉伸强度只有 54%。该模型表明，SMILE 透镜厚度可能比 LASIK 消融深度大 100μm，术后角膜仍具有与 LASIK 术后同等的抗拉强度。理论上，这意味着 SMILE 可多矫正近视 7.75D（1D 的屈光矫正，需要约 13μm 的透镜厚度）。

另外两项使用有限元分析的研究表明，SMILE 模型中的力学分布接近用作控件的几何模拟模型[29,30]。在同一研究中，LASIK 模型显示角膜瓣应力降低，但残余基质层应力增加，这与角膜瓣厚度增加相对应[29,30]。Spiru 等[11]使用二维伸长计，在体外研究中发现，与对照组角膜相比，角膜瓣屈光手术的角膜应力强度降低 8%，杨氏弹性系数降低 5.1%，但在 SMILE 手术的角膜中，相应的参数只降低了2.5%和 1.0%。上述所有理论研究提示，由于 SMILE 基本上保留了角膜最坚固的部分，因此手术后有助于继续维持其张力，并且与 LASIK 相比，SMILE 可能有利于高度近视的矫正，且不会增加角膜扩张的风险。

由于缺乏可靠和准确的测量仪器，在体内测定 SMILE 和 LASIK 术后的生物力学变化一直是一个巨大的挑战。使用眼反应分析仪（ORA；Reichert）测量 SMILE 和 LASIK 术后角膜滞后和角膜阻力因子研究显示，在中低度近视患者中无差异[31,32]，但在中高度近视患者中存在差异（表 18-1）[33,34]。这种差异可能是由于两种手术在角膜降低生物力学方面存在微小差异，这种微小差异可能超出了 ORA 的敏感值。既往文献中使用 Corvis ST 技术分析的结果也不一致（见表 18-1）[35-37]。

虽然无角膜瓣 SMILE 具有生物力学优势，但仍不适用于术前有高度扩张风险或钝挫型圆锥角膜的患者。最近的研究显示，5 名术前具有较高角膜扩张风险的患者中，有 3 名患者在 SMILE 术后出现角膜扩张[22-26]。Shetty 等[26]发现，尽管患者术前断层扫描和生物力学评估正常，但自身角膜基质交联较弱（赖氨酰氧化酶和 I 型胶原水平降低）的 SMILE 患者可能更容易发生角膜扩张。这一发现要求 SMILE 患者与 LASIK 患者采取相似的预防措施。

SMILE 术后角膜感觉和神经再生的恢复提高

角膜神经末梢密集。基质神经束从角膜缘向角膜中心延伸，然后向上突破前弹力层[38]。神经束分支成致密的神经纤维网络，在角膜上皮层有多个终末分支[38]。因为穿过角膜瓣切断了神经末梢，LASIK 术后常见并发症是干眼综合征。除小切口区域外，SMILE 手术可以保留大部分角膜神经纤维。Mohamed-Noriega 等[39]在兔模型中通过免疫组织化学研究，发现许多基质神经在分离透镜过程中被切断；但是，与 LASIK 术后相比，SMILE 术后角膜上皮基底膜下神经损伤更少，神经再生更快。

Li 等[40]使用兔子模型活体共焦显微镜的临床研究，该研究发现，SMILE 术后前 3 个月（n=32）的基底神经密度下降程度低于 LASIK 术后（n=42），但 6 个月后神经末梢密度相似。神经末梢密度降低与较低的角膜知觉有关，这通常导致眨眼频率降低和角膜表面湿度下降[41]。五项不同的临床研究使用 Cochet-Bonnet 知觉计比较了 SMILE 和 LASIK 术后的角膜知觉，发现两种术式都会导致角膜知觉降低；然而，与 LASIK 手术的患者相比，SMILE 手术的患者在术后 1 周至 6 个月的角膜敏感性通常更高（图 18-2）[40,42-45]。在 6 个月时，大多数 SMILE 患者的角膜知觉几乎恢复到术前状态。

表 18-1　SMILE 和 LASIK 术后角膜生物力学强度的临床分析汇总

检测方法	眼数	目标矫正的等效球镜[a]	结果	参考编号
ORA	SMILE(*n*=30), LASIK(*n*=30)	SMILE(−3.62±1.79D), LASIK(−3.71±1.83D)	术后 1 个月和 6 个月,LASIK 和 SMILE 的 CH 和 CRF 无显著差异	26
ORA	SMILE(*n*=80), LASIK(*n*=80)	SMILE(−5.12±1.62D sph; −0.77±0.63D cyl), LASIK(−4.87±1.80D sph; −0.84±0.76D cyl)	术后 1 个月和 3 个月,LASIK 和 SMILE 的 CH 和 CRF 无显著差异	27
ORA	SMILE(*n*=40), LASIK(*n*=40)	SMILE(−5.71±1.19D), LASIK(−5.80±1.14D)	术后 6 个月,SMILE 术后 CH 和 CRF 显著高于 LASIK	28
ORA	SMILE(*n*=187), LASIK(*n*=79)	组 1:SMILE(−4.45±0.09D), LASIK(−4.24±0.20D) 组 2:SMILE(−7.38±0.12D), LASIK(−7.60±0.19D)	在术后 1 个月和 3 个月时,SMILE 术的 CH 和 CRF 明显大于 LASIK 术,≥ −6.00D	29
Corvis ST	SMILE(*n*=25), LASIK(*n*=25)	SMILE(−5.43±1.17D), LASIK(−5.16±1.42D)	术后 1 个月时,LASIK 的偏离幅度明显高于 SMILE	30
Corvis ST	SMILE(*n*=29), LASIK(*n*=35)	SMILE(−7.10±0.29D), LASIK(−7.40±0.20D)	术后 1 年以上,SMILE 和 LASIK 的所有参数均无显著差异	31
Corvis ST	SMILE(*n*=17), LASIK(*n*=17)	SMILE(−6.48±1.22D), LASIK(6.09±1.87D)	术后 3 个月时,SMILE 和 LASIK 的变形幅度无显著差异	32

[a] 除非另有说明,否则用等效球镜表示目标矫正。

CH,角膜滞后;CRF,角膜阻力系数;cyl,柱镜;ORA,眼反应分析仪(Reichert);SMILE,小切口透镜取出术;sph,球镜。

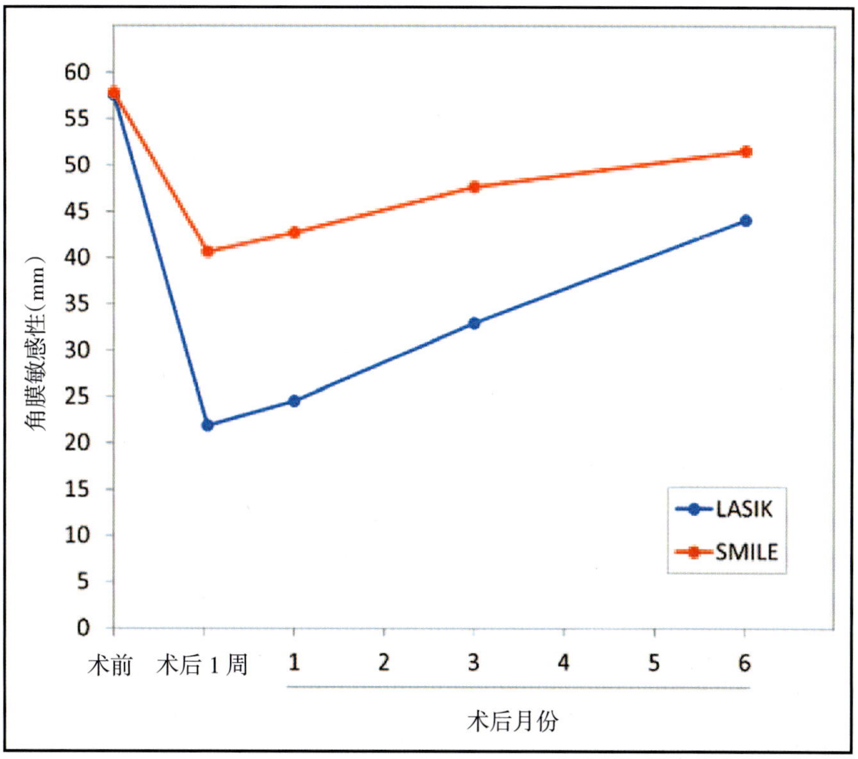

图 18-2　LASIK 和 SMILE 的中央角膜知觉比较。5 项不同研究的术前和术后 6 个月随访角膜知觉平均值。

SMILE 术后的轻微伤口愈合反应

屈光手术后，角膜切口愈合反应对术后结果有显著影响。SMILE 术后的伤口愈合反应主要通过兔角膜的组织切片进行研究。有报道称，与飞秒 LASIK 相比，SMILE 诱导的角膜细胞凋亡更少［下端脱氧核苷酸转移酶 dUTP 缺口末端标记（即 TUNEL 技术）-阳性细胞计数］和炎症反应更轻［分化簇（CD）11b 阳性细胞计数较低］，伤口愈合反应最小（纤维连接蛋白和热休克蛋白[47]的表达较低）[18,46]。在 Liu 等[18]的一项研究中发现，在低度近视 SMILE 手术中，由于透镜极薄，经验丰富的手术医生和初学者在透镜取出诱导的角膜炎症反应上存在差异，初学者手术诱导的 CD11b 阳性细胞数量更多。提示初学者进行低度近视术后早期应加强抗感染治疗。

Gao 等[46]的一项研究收集了 SMILE（n=15）和 LASIK（n=32）患者的泪液并分析泪液炎症介质，他们发现 SMILE 术后白细胞介素-6 和神经生长因在 SMILE 组中更低，SMILE 患者两种细胞因子的表达水平更早恢复到术前状态。然而，两组的肿瘤坏死因子-α 和细胞间黏附分子-1 水平无显著差异[46]。

角膜基质透镜的潜在应用

角膜基质透镜是 SMILE 手术的副产品，事实上引发了它在其他方面应用的可能性。取出的基质透镜可以安全地冷冻保存，而不会过度影响角膜细胞和胶原结构[47]。透镜的冷冻保存使之能够在以后被重新植入，使 SMILE 不仅成为一种可逆的屈光手术技术[48]，而且是一种能够对患者进行其他屈光手术的技术，例如用透镜作为老视矫正或恢复角膜基质体积以逆转远视状态[49,50]。20 世纪 60 年代，Barraquer[51]首次描述了植入基质内角膜镜片术的想法，但由于切口不精确、不规则散光，以及显微角膜刀产生的粗糙切口表面，该想法未被进一步研究。随着飞秒激光和 SMILE 的出现，基质角膜镜片术已成为一种更可行的屈光手术技术，尽管植入透镜后的屈光矫正精度仍需进一步提高，但该技术已被证明可提高人眼视力[52,53]。

为尝试治疗轻至中度进展性圆锥角膜，人们还进行了透镜植入联合角膜交联术[54]。SMILE 衍生透镜的另一个应用是封闭角膜缺损和穿孔[55]。作为角膜基质的一部分，SMILE 透镜富含细胞外基质蛋白和促进细胞生长的其他因子。一些研究表明，冷冻保存的透镜，无论是否脱细胞，都可以作为移植的细胞载体[56,57]。

临床结果

目前有许多研究评估了 SMILE 矫正近视的临床结果。所有的研究表明，SMILE 和飞秒激光辅助 LASIK 的临床结果几乎相同[4,21,58-62]。

有效性

我们认为验光度数低于或等于-3.00D 为低度近视，介于-3.01D 和-5.99D 之间为中度近视，高于或等于-6.00D 为高度近视。我们的文献综述发现，分别有 96.5%±0.7%、83.4%±11.4%和 71.2%±24.0%的低、中、高度近视矫正患者的累计裸眼视力（UCVA）≥20/20（图 18-3A）[4,21,58-61,63-69]。柱状图显示，与低中度近视患者相比，高度近视患者术后的 UCVA ≥20/20 的比例较低。100%的低度近视患者，99.0%±1.3%的中度近视患者或 96.7%±2.9%的高度近视患者 SMILE 术后 UCVA≥20/40（见图 18-3A）。表 18-2 总结了各项研究中报告的 SMILE 术后疗效。

可预测性

对已发表数据的汇总表明，分别接受低、中、高度近视矫正的患者中，末次随访时距预期屈光度±0.50D 的比例分别为 90.5%±9.2%、89.9%±6.5%和 83.5%±7.7%（图 18-3B）[4,21,58-61,63-69]。我们发现SMILE 矫正后，99.5%±0.7%的低度近视患者、98.4%±1.9%的中度近视患者和 97.1%±2.1%的高度近视患者术后屈光度距预期屈光度±1.00D 之内（见图 18-3B）。表 18-2 总结了每项研究中报告的 SMILE 的可预测性。

安全性

我们发现，在接受 SMILE 矫正的低度近视患者

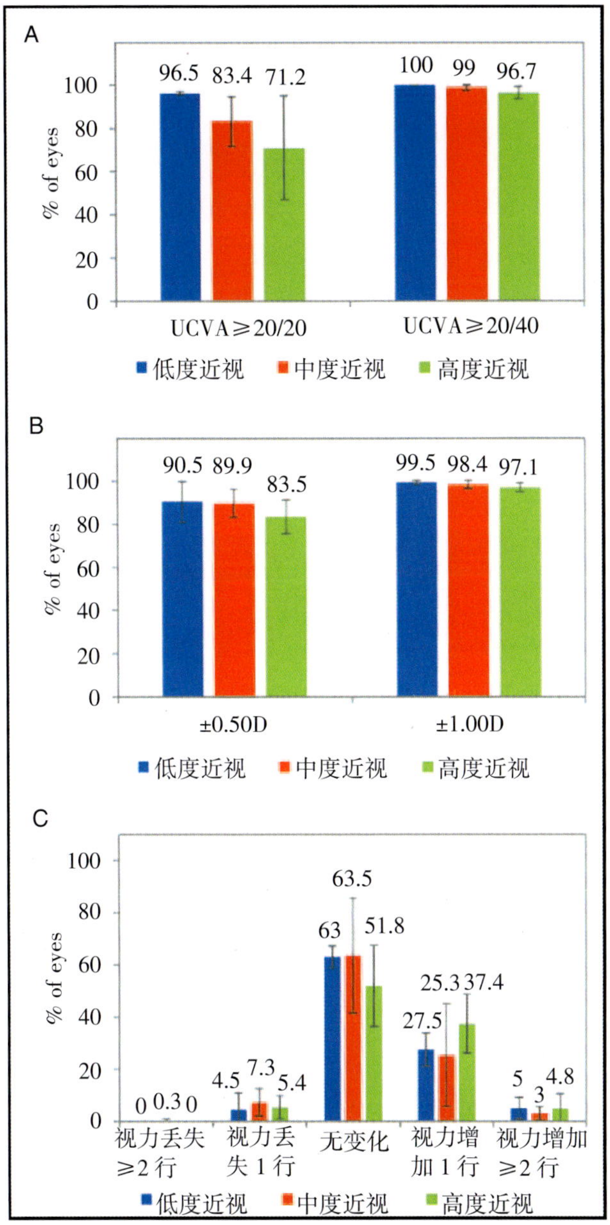

图 18-3　SMILE 在低、中、高度近视患者中的安全性、可预测性和有效性。屈光度-3.00D 或以下,-3.01D~-5.99D,高于或等于-6.00D 分别被定义为低度、中度和高度近视。(A)SMILE 结果的有效性。(B)SMILE 治疗的可预测性。(C)SMILE 术后的安全性。

的末次随访中,没有患者视力丢失≥2 行,4.5%±6.4%丢失 1 行,63.0%±4.2%不变,27.5%±6.4%提高 1 行,5.0%±4.2%提高 2 行或以上(图 18-3C)[4,21,58-61,63-69]。我们在接受中度近视矫正的患者中观察到类似结果(图 18-3C)。有相对较少的高度近视患者的矫正视力(CDVA)保持不变,但更多的患者在 SMILE 术后视力提高 1 行。高度近视中没有患者术后视力丢失≥2 行,5.4%±4.4%丢失 1 行,51.8%±15.5%不变,37.4%±11.1%提高 1 行,4.8%±5.7%提高 2 行或更多(见图 18-3C)。表 18-2 总结了每项研究中报告的 SMILE 的安全性。

SMILE 用于矫正远视

我们还没有观察到 SMILE 矫正远视的长期安全性和有效性报告。对远视 SMILE 光学区中心的初步研究发现,眼动跟踪器辅助的中心定位与远视 LASIK相似[70]。Reinstein 等在一项为期 3 个月的前瞻性研究中,纳入了 82 只眼睛,89%的眼裸眼视力达到 20/40 或以上,59%的眼在术后屈光度在±0.50D 以内。此外,76%的眼术后屈光度在±1.00D 以内[71]。

在一项兔眼的研究中观察到,SMILE 矫正+4.00D 远视与-4.00D 近视相比,远视组角膜中央前切口周围的胶原束和胶原纤维更加紊乱[72]。在近视 SMILE 中,透镜后表面切除后立即切除透镜前表面。在远视 SMILE 中,为了形成过渡区,透镜后表面与前透镜表面切除之间有 6 秒的延迟。这种延迟增加了前基质胶原的微扭曲,这是由组织水肿和空化气泡沿透镜后表面聚集产生的,与早期关于其他激光切削模式研究中观察到的结果相似[17]。从过渡区后边界开始,接着是光学区后边界,然后制作前透镜,该扫描模式也许能减少胶原紊乱。

再治疗方案

SMILE 后的增效手术率为 2.2%~4.4%[73,74]。SMILE 术后进行再治疗有许多不同的选择,在很大程度上取决于手术医生的偏好和其他一些因素,如首次 SMILE 帽的深度、预期可接受的术后恢复时间、增强手术前剩余基质层厚度、是否需要近视或远视增效,以及患者是否基于职业需求进行无瓣手术等(表 18-3)[75]。联合丝裂霉素 C(MMC)的准分子激光角膜切削术(PRK)是一种最简单的二次治疗选择方案,也是临床上最常用的方法[73,76]。Siedlecki 等[73],在他们对 1963 例 SMILE 手术的回顾性研究中,PRK 联合 MMC 再治疗了 43 只眼,得出的结论,增效手术是安全有效的。Liu 等[76]对 14 只之前接受过 SMILE 的眼进行了相同的增效手术,也得到了良好

表 18-2 SMLIE 的安全性、可预测性和有效性的汇总

术前 SE(D)	眼数	随访时长（月）	有效性		可预测性			安全性					参考文献编号
			UCVA≥20/20	UCVA≥20/40	术后 SE（D）	屈光度在±0.50D 内眼数百分比	屈光度在±1.00D 内眼数百分比	CDVA 减少≥2 行	CDVA 减少 1 行	CDVA 不变	CDVA 提高 1 行	CDVA 提高≥2 行	
低度近视													
−2.61±0.54	110	12	96%	100%	−0.05±0.36	84%	99%	0%	9%	66%	23%	2%	59
−3.08±1.03	60	3	97%	100%	−0.15±0.19	97%	100%	0%	0%	60%	32%	8%	60
中度近视													
−4.75±1.56	91	6	83.5%	97.6%	−0.01±0.49	80.2%	95.6%	2%	9%	53%	32%	3%	4
−4.87±2.16	51	6	62%	97.6%	0.03±0.30	91%	100%	0%	4%	70%	21%	4%	53
−5.13±1.75	60	3	85%	–	−0.09±0.38	–	98.3%	0%	1.7%	96.7%	0%	0%	54
−4.21±1.63	52	6	96%	100%	0.01	100%	100%	0%	15%	77%	8%	0%	57
−4.68±1.29	54	12	88%	100%	−0.19±0.19	92%	100%	0%	11%	47%	38%	4%	21
−5.84±2.12	35	12	76.5%	100%	0.10±0.37	88.2%	100%	安全指数=1.05±0.18					61
−5.05±0.71	58	12	93.1%	–	−0.13±0.38	87.9%	96.6%	0%	3.4%	37%	52.7%	6.9%	62
高度近视													
−7.18±1.57	127	3	37%	95%	−0.20±0.39	77%	95%	0%	5%	75%	19%	0.8%	55
−7.67±1.01	125	12	76.8%	–	−0.24±0.35	88%	97.6%	0%	3.2%	43.2%	47.2%	6.4%	62
−6.67±1.43	50	6	98.1%	100%	–	–	98%	0%	4%	44%	38%	14%	63
−7.57±1.67	669	3	58%	95%	−0.19±0.48	77%	95%	0%	13%	37%	45%	3%	64
−7.10±0.95	45	24	86%	–	−0.30±0.50	92%	100%	0%	2%	60%	38%	0%	21

CDVA，矫正远视力；SE，等效球镜；SMILE，飞秒激光小切口基质透镜取出术；UCVA，裸眼远视力。

表 18-3　决定选择 SMILE 增效手术而非其他手术的可能因素

	选项			
	A	B	C	D
矫正的需要	不限	不限	≥-1.00 D	不限
初次 SMILE 角膜帽厚度	不限	≤120 μm	≥140 μm	≤130 μm
初次 SMILE 术后残留基质床厚度	不限	≥300 μm	>250 μm	>250 μm
远视或近视增效	皆可	皆可	近视增效	近视增效
制作角膜瓣或保持无角膜瓣	无瓣	有瓣	无瓣	无瓣
切口恢复时间	慢	中等	快	快

A,PRK 联合丝裂霉素 C;B,VisuMax Circle 软件制作角膜瓣,然后进行准分子激光切削;C,初次 SMILE 角膜帽前制作再次 SMILE;D,角膜帽下透镜取出。

SMILE,飞秒激光小切口基质透镜取出术。

的临床结果。

另一个增效手术选择是使用 VisuMax Circle 软件将帽转换成比原始帽直径更大的角膜瓣[77]。角膜瓣掀起后，可进行准分子激光消融以矫正剩余屈光不正。Chansue 等[78]使用 VisuMax Circle 软件对 28 只眼进行了增效手术,发现临床疗效良好,无角膜瓣相关并发症。这一结果与 Siedlecki 等[79]最近的一项顺利进行 22 只眼增效手术的研究结果一致。术后 3 个月的安全性指数和有效性指数分别为 1.03 和0.97[79]。

如果角膜帽较厚，则可在原始帽界面前几微米处进行第二次 SMILE 扫描。这种增效方法只在兔眼模型中进行过,没有出现并发症[75]。增效手术需要考虑的因素是,新的 SMILE 帽界面是否可以在不跨越过去帽界面的情况下安全制作，以及存在两个帽界面是否会影响患者的视力。为了避免两个帽相互影响,Devor 和 Thaëron[80]证明了在现有界面之后立即再次进行 SMILE 手术的可行性(现有界面被用作新形成的透镜的前界面)。这里提及的最后两种增效手术需要在术前通过前节 OCT 精确识别现有的帽界面,以防止切口交叉。

结论

尽管 SMILE 临床应用时间较短,但由于其在术后切口和角膜知觉恢复，以及角膜结构强度的维持等方面存在优势,SMILE 已迅速成为近视和散光矫正的屈光手术，尤其是在中高度近视患者中。术中和激光扫描模式的持续改善已使得 SMILE 术后效果显著提高,现已基本与 LASIK 相当。尽管掌握这项手术技术需要一个学习曲线，但可获得的帮助透镜取出的特殊手术器械和文献中报道的信息资源,已使许多手术医生在相对较短的时间内掌握了该技术,并取得了优异的术后效果。SMILE 后的再手术率为 2.2%~4.4%。使用 PRK 联合丝裂霉素 C 或使用 VisuMax Circle 软件将 SMILE 帽转换角膜瓣联合准分子激光消融,可以矫正残余屈光不正,且无明显并发症。

有人提议对 SMILE 术中取出的角膜基质屈光性透镜进行冷冻保存和再植入。冷冻保存的透镜已被用作老视矫正的基质植入物，治疗角膜穿孔和圆锥角膜的移植物补片，以及用于移植的细胞载体。尽管透镜的再植入没有显示出同种异体排斥迹象，也没有明显的副作用（即严重的炎症和新生血管），但透镜的屈光准确性仍需进一步研究。此外，远视 SMILE 治疗尚不能用于商业用途,许多研究仍在进行中,以优化治疗方案和手术技术。

（陈越兮　周奇志　译）

参考文献

1. Soong HK, Malta JB. Femtosecond lasers in ophthalmology. *Am J Ophthalmol.* 2009;147(2):189-197.
2. Lubatschowski H, Maatz G, Heisterkamp A, et al. Application of ultrashort laser pulses for intrastromal refractive surgery. *Graefes Arch Clin Exp Ophthalmol.* 2000;238(1):33-39.

3. Sutton G, Lawless M, Hodge C. Laser in situ keratomileusis in 2012: a review. *Clin Exp Optom*. 2014;97(1):18-29.
4. Sekundo W, Kunert KS, Blum M. Small incision corneal refractive surgery using the small incision lenticule extraction (SMILE) procedure for the correction of myopia and myopic astigmatism: results of a 6 month prospective study. *Br J Ophthalmol*. 2011;95(3):335-339.
5. Krueger RR, Juhasz T, Gualano A, Marchi V. The picosecond laser for nonmechanical laser in situ keratomileusis. *J Refract Surg*. 1998;14(4):467-469.
6. Ito M, Quantock AJ, Malhan S, Schanzlin DJ, Krueger RR. Picosecond laser in situ keratomileusis with a 1053-nm nd:YLF laser. *J Refract Surg*. 1996;12(6):721-728.
7. Heisterkamp A, Mamom T, Kermani O, et al. Intrastromal refractive surgery with ultrashort laser pulses: in vivo study on the rabbit eye. *Graefes Arch Clin Exp Ophthalmol*. 2003;241(6):511-517.
8. Ratkay-Traub I, Ferincz IE, Juhasz T, Kurtz RM, Krueger RR. First clinical results with the femtosecond neodynium-glass laser in refractive surgery. *J Refract Surg*. 2003;19(2):94-103.
9. Sekundo W, Kunert K, Russmann CH, et al. First efficacy and safety study of femtosecond lenticule extraction for the correction of myopia. *J Cataract Refract Surg*. 2008;34(9):1513-1520.
10. Blum M, Kunert KS, Engelbrecht C, Dawczynski J, Sekundo W. Femtosecond lenticule extraction (FLEx)—results after 12 months in myopic astigmatism. *Klin Monbl Augenheilkd*. 2010;227(12):961-965.
11. Spiru B, Kling S, Hafezi F, Sekundo W. Biomechanical differences between femtosecond lenticule extraction (FLEx) and small incision lenticule extraction (SmILE) tested by 2D-extensometry in ex vivo porcine eyes. *Invest Ophthalmol Vis Sci*. 2017;58(5):2591-2595.
12. Ishii R, Shimizu K, Igarashi A, Kobashi H, Kamiya K. Influence of femtosecond lenticule extraction and small incision lenticule extraction on corneal nerve density and ocular surface: a 1-year prospective, confocal, microscopic study. *J Refract Surg*. 2015;31(1):10-15.
13. Riau AK, Angunawela RI, Chaurasia SS, Lee WS, Tan DT, Mehta JS. Early corneal wound healing and inflammatory responses after refractive lenticule extraction (ReLEx). *Invest Ophthalmol Vis Sci*. 2011;52(9):6213-6221.
14. Vetter JM, Faust M, Gericke A, Pfeiffer N, Weingärtner WE, Sekundo W. Intraocular pressure measurements during flap preparation using 2 femtosecond lasers and 1 microkeratome in human donor eyes. *J Cataract Refract Surg*. 2012;38(11):2011-2018.
15. Damgaard IB, Ang M, Farook M, Htoon HM, Mehta JS. Intraoperative patient experience and postoperative visual quality after SMILE and LASIK in a randomized, paired-eye, controlled study. *J Refract Surg*. 2018;34(2):92-99.
16. Shah R, Shah S. Effect of scanning patterns on the results of femtosecond laser lenticule extraction refractive surgery. *J Cataract Refract Surg*. 2011;37(9):1636-1647.
17. Riau AK, Angunawela RI, Chaurasia SS, Tan DT, Mehta JS. Effect of different femtosecond laser-firing patterns on collagen disruption during refractive lenticule extraction. *J Cataract Refract Surg*. 2012;38(8):1467-1475.
18. Liu YC, Teo EP, Lwin NC, Yam GH, Mehta JS. Early corneal wound healing and inflammatory responses after SMILE: comparison of the effects of different refractive corrections and surgical experiences. *J Refract Surg*. 2016;32(5):346-353.
19. Liu YC, Mehta JS. Surgical instruments for small incision lenticule extraction (SMILE). *Expert Rev Ophthalmol*. 2016;11:171-172.
20. Ganesh S, Brar S. Lenticuloschisis: a "no dissection" technique for lenticule extraction in small incision lenticule extraction. *J Refract Surg*. 2017;33(8):563-566.
21. Sekundo W, Gertnere J, Bertelmann T, Solomatin I. One-year refractive results, contrast sensitivity, high-order aberrations and complications after myopic small-incision lenticule extraction (ReLEx SMILE). *Graefes Arch Clin Exp Ophthalmol*. 2014;252(5):837-843.
22. Mattila JS, Holopainen JM. Bilateral ectasia after femtosecond laser-assisted small incision lenticule extraction (SMILE). *J Refract Surg*. 2016;32(7):497-500.
23. Sachdev G, Sachdev MS, Sachdev R, Gupta H. Unilateral corneal ectasia following small-incision lenticule extraction. *J Cataract Refract Surg*. 2015;41(9):2014-2018.
24. El-Naggar MT. Bilateral ectasia after femtosecond laser-assisted small-incision lenticule extraction. *J Cataract Refract Surg*. 2015;41(4):884-888.
25. Wang Y, Cui C, Li Z, et al. Corneal ectasia 6.5 months after small-incision lenticule extraction. *J Cataract Refract Surg*. 2015;41(5):1100-1106.
26. Shetty R, Kumar NR, Khamar P, et al. Bilaterally asymmetric corneal ectasia following SMILE with asymmetrically reduced stromal molecular markers. *J Refract Surg*. 2019;35(1):6-14.
27. Randleman JB, Dawson DG, Grossniklaus HE, McCarey BE, Edelhauser HF. Depth-dependent cohesive tensile strength in human donor corneas: implications for refractive surgery. *J Refract Surg*. 2008;24(1):S85-S89.
28. Reinstein DZ, Archer TJ, Randleman JB. Mathematical model to compare the relative tensile strength of the cornea after PRK, LASIK, and small incision lenticule extraction. *J Refract Surg*. 2013;29(7):454-460.
29. Roy AS, Dupps WJ Jr, Roberts CJ. Comparison of biomechanical effects of small-incision lenticule extraction and laser in situ keratomileusis: fine-element analysis. *J Cataract Refract Surg*. 2014;40(6):971-980.
30. Seven I, Vahdati A, Pedersen IB, et al. Contralateral eye comparison of SMILE and flap-based corneal refractive surgery: Computational analysis of biomechanical impact. *J Refract Surg*. 2017;33(7):444-453.
31. Agca A, Ozgurhan EB, Demirok A, et al. Comparison of corneal hysteresis and corneal resistance factor after small incision lenticule extraction and femtosecond laser-assisted LASIK: a prospective fellow eye study. *Cont Lens Anterior Eye*. 2014;37(2):77-80.
32. Zhang J, Zheng L, Zhao X, Xu Y, Chen S. Corneal biomechanics after small-incision lenticule extraction versus Q-value-guided femtosecond laser-assisted in situ keratomileusis. *J Curr Ophthalmol*. 2016;28(4):181-187.
33. Wu D, Wang Y, Zhang L, Wei S, Tang X. Corneal biomechanical effects: small-incision lenticule extraction versus femtosecond laser-assisted laser in situ keratomileusis. *J Cataract Refract Surg*. 2014;40(6):954-962.
34. Wang D, Liu M, Chen Y, et al. Differences in the corneal biomechanical changes after SMILE and LASIK. *J Refract Surg*. 2014;30(10):702-707.
35. Osman IM, Helaly HA, Abdalla M, Shousha MA. Corneal biomechanical changes in eyes with small incision lenticule extraction and laser assisted in situ keratomileusis. *BMC Ophthalmol*. 2016;16:123.
36. Pedersen IB, Bak-Nielsen S, Vestergaard AH, Ivarsen A, Hjortdal J. Corneal biomechanical properties after LASIK, ReLEx flex, and ReLEx smile by Scheimpflug-based dynamic tonometry. *Graefes Arch Clin Exp Ophthalmol*. 2014;252(8):1329-1335.
37. Shen Y, Chen Z, Knorz MC, Li M, Zhao J, Zhou X. Comparison of corneal deformation parameters after SMILE, LASIK, and femtosecond laser assisted LASIK. *J Refract Surg*. 2014;30(5):310-318.
38. He J, Bazan NG, Bazan HE. Mapping the entire human corneal nerve architecture. *Exp Eye Res*. 2010;91(4):513-523.
39. Mohamed-Noriega K, Riau AK, Lwin NC, Chaurasia SS, Tan DT, Mehta JS. Early corneal nerve damage and recovery following small incision lenticule extraction (SMILE) and laser in situ keratomileusis (LASIK). *Invest Ophthalmol Vis Sci*. 2014;55(3):1823-1834.
40. Li M, Niu L, Qin B, et al. Confocal comparison of cornea reinnervation after small incision lenticule extraction (SMILE) and femtosecond laser in situ keratomileusis (FS-LASIK). *PLoS One*. 2013;8(12):e81435.
41. Shaheen B, Bakir M, Jain S. Corneal nerves in health and disease. *Surv Ophthalmol*. 2014;59(3):263-285.
42. Wei S, Wang Y. Comparison of corneal sensitivity between FS-LASIK and femtosecond lenticule extraction (ReLEx flex) or small-

incision lenticule extraction (ReLEx smile) for myopic eyes. *Graefes Arch Clin Exp Ophthalmol.* 2013;251(6):1645-1654.

43. Li M, Zhao J, Shen Y, et al. Comparison of dry eye and corneal sensitivity between small incision lenticule extraction and femtosecond LASIK for myopia. *PLoS One.* 2013;8(10):e77797.
44. Xia L, Zhang J, Wu J, Yu K. Comparison of corneal biological healing after femtosecond LASIK and small incision lenticule extraction procedure. *Curr Eye Res.* 2016;41(9):1202-1208.
45. Demirok A, Ozgurhan EB, Agca A, et al. Corneal sensation after corneal refractive surgery with small incision lenticule extraction. *Optom Vis Sci.* 2013;90(10):1040-1047.
46. Gao S, Li S, Liu L, et al. Early changes in ocular surface and tear inflammatory mediators after small-incision lenticule extraction and femtosecond laser-assisted laser in situ keratomileusis. *PLoS One.* 2014;9(9):e107370.
47. Mohamed-Noriega K, Toh KP, Poh R, et al. Cornea lenticule viability and structural integrity after refractive lenticule extraction (ReLEx) and cryopreservation. *Mol Vis.* 2011;17:3437-3449.
48. Riau AK, Angunawela RI, Chaurasia SS, et al. Reversible femtosecond laser-assisted myopia correction: A non-human primate study of lenticule re-implantation after refractive lenticule extraction. *PLoS One.* 2013;8(6):e67058.
49. Sun L, Yao P, Li M, Shen Y, Zhao J, Zhou X. The safety and predictability of implanting autologous lenticule obtained by SMILE for hyperopia. *J Refract Surg.* 2015;31(6):374-379.
50. Liu YC, Teo EPW, Ang HP, et al. Biological corneal inlay for presbyopia derived from small incision lenticule extraction (SMILE). *Sci Rep.* 2018;8(1):1831.
51. Barraquer JI. Keratophakia. *Trans Ophthalmol Soc U K.* 1972;92:499-516.
52. Pradhan KR, Reinstein DZ, Carp GI, Archer TJ, Gobbe M, Gurung R. Femtosecond laser-assisted keyhole endokeratophakia: correction of hyperopia by implantation of an allogeneic lenticule obtained by SMILE from a myopic donor. *J Refract Surg.* 2013;29(11):777-782.
53. Ganesh S, Brar S, Rao PA. Cryopreservation of extracted corneal lenticules after small incision lenticule extraction for potential use in human subjects. *Cornea.* 2014;33(12):1355-1362.
54. Ganesh S, Brar S. Femtosecond intrastromal lenticular implantation combined with accelerated collagen cross-linking for the treatment of keratoconus—initial clinical result in 6 eyes. *Cornea.* 2015;34(10):1331-1339.
55. Bhandari V, Ganesh S, Brar S, Pandey R. Application of the SMILE-derived glued lenticule patch graft in microperforations and partial-thickness corneal defects. *Cornea.* 2016;35(3):408-412.
56. Yin H, Qiu P, Wu F, et al. Construction of a corneal stromal equivalent with SMILE-derived lenticules and fibrin glue. *Sci Rep.* 2016;6:33848.
57. Yam GH, Yusoff NZ, Goh TW, et al. Decellularization of human stromal refractive lenticules for corneal tissue engineering. *Sci Rep.* 2016;6:26339.
58. Shah R, Shah S, Sengupta S. Results of small incision lenticule extraction: all-in-one femtosecond laser refractive surgery. *J Cataract Refract Surg.* 2011;37(1):127-137.
59. Lin F, Xu Y, Yang Y. Comparison of the visual results after SMILE and femtosecond laser-assisted LASIK for myopia. *J Refract Surg.* 2014;30(4):248-254.
60. Vestergaard A, Ivarsen AR, Asp S, Hjortdal JØ. Small-incision lenticule extraction for moderate to high myopia: predictability, safety, and patient satisfaction. *J Cataract Refract Surg.* 2012;38(11):2003-2010.
61. Kamiya K, Shimizu K, Igarashi A, Kobashi H. Visual and refractive outcomes of femtosecond lenticule extraction and small-incision lenticule extraction. *Am J Ophthalmol.* 2014;157(1):128-134.e2.
62. Moshifar M, McCaughey MV, Reinstein DZ, Shah R, Santiago-Caban L, Fenzl CR. Small-incision lenticule extraction. *J Cataract Refract Surg.* 2015;41(3):652-665.
63. Reinstein DZ, Carp GI, Archer TJ, Gobbe M. Outcomes of small incision lenticule extraction (SMILE) in low myopia. *J Refract Surg.* 2014;30(12):812-818.
64. Ganesh S, Brar S, Patel U. Comparison of ReLEx SMILE and PRK in terms of visual and refractive outcomes for the correction of low myopia. *Int Ophthalmol.* 2018;38(3):1147-1154.
65. Ang M, Mehta JS, Chan C, Htoon HM, Koh JC, Tan DT. Refractive lenticule extraction: transition and comparison of 3 surgical techniques. *J Cataract Refract Surg.* 2014;40(9):1415-1424.
66. Kim JR, Kim BK, Mun SJ, Chung YT, Kim HS. One-year outcomes of small-incision lenticule extraction (SMILE): mild to moderate myopia vs high myopia. *BMC Ophthalmol.* 2015;15:59.
67. Zhao J, Yao P, Li M, et al. The morphology of corneal cap and its relation to refractive outcomes in femtosecond laser small incision lenticule extraction (SMILE) with anterior segment optical coherence tomography observation. *PLoS One.* 2013;8(8):e70208.
68. Ivarsen A, Hjortdal J. Correction of myopic astigmatism with small incision lenticule extraction. *J Refract Surg.* 2014;30(4):240-247.
69. Yıldırım Y, Alagöz C, Demir A, et al. Long-term results of small-incision lenticule extraction in high myopia. *Turk J Ophthalmol.* 2016;46(5):200-204.
70. Reinstein DZ, Pradhan KR, Carp GI, et al. Small incision lenticule extraction (SMILE) for hyperopia: optical zone centration. *J Refract Surg.* 2017;33(3):150-156.
71. Reinstein DZ, Pradhan KR, Carp GI, et al. Small incision lenticule extraction for hyperopia: 3-month refractive and visual outcomes. *J Refract Surg.* 2019;35(1):24-30.
72. Liu YC, Ang HP, Teo EP, Lwin NC, Yam GH, Mehta JS. Wound healing profiles of hyperopic-small incision lenticule extraction (SMILE). *Sci Rep.* 2016;6:29802.
73. Siedlecki J, Luft N, Kook D, et al. Enhancement after myopic small incision lenticule extraction (SMILE) using surface ablation. *J Refract Surg.* 2017;33(8):513-518.
74. Reinstein DZ, Carp GI, Archer TJ, Vida RS. Outcomes of re-treatment by LASIK after SMILE. *J Refract Surg.* 2018;34(9):578-588.
75. Riau AK, Liu YC, Lim CHL, et al. Retreatment strategies following small incision lenticule extraction (SMILE): in vivo tissue responses. *PLoS One.* 2017;12(7):e0180941.
76. Liu Y, Rosman M, Mehta JS. Enhancement after small-incision lenticule extraction: Incidence, risk factors, and outcomes. *Ophthalmology.* 2017;124(6):813-821.
77. Riau AK, Ang HP, Lwin NC, Chaurasia SS, Tan DT, Mehta JS. Comparison of four different VisuMax Circle patterns for flap creation after small incision lenticule extraction. *J Refract Surg.* 2013;29(4):236-244.
78. Chansue E, Tanehsakdi M, Swasdibutra S, McAlinden C. Safety and efficacy of VisuMax circle patterns for flap creation and enhancement following small incision lenticule extraction. *Eye Vis (Lond).* 2015;2:21.
79. Siedlecki J, Luft N, Mayer WJ, et al. CIRCLE enhancement after myopic SMILE. *J Refract Surg.* 2018;34(5):304-309.
80. Donate D, Thaëron R. Preliminary evidence of successful enhancement after a primary SMILE procedure with the sub-cap-lenticule-extraction technique. *J Refract Surg.* 2015;31(10):708-710.

第 19 章

小切口角膜基质透镜取出术(SMILE):标准化手术流程、术中及术后并发症

Dan Z. Reinstein, MD, MA (Cantab), FRCSC, DABO, FRCOphth, FEBO; Timothy J. Archer, MA(Oxon), DipCompSci(Cantab); Glenn I. Carp, MBBCH, FC Ophth(SA); Ryan S. Vida, OD, FAAO

引言

1996 年由 Ito 等[1]首次使用皮秒激光描述了角膜基质透镜手术，随着 VisuMax 飞秒激光机(Carl Zeiss Meditec)的问世,这项技术再次出现在人们面前。2008 年首次发表了飞秒激光角膜基质透镜取出术的结果[2],2011 发表了第一个小切口角膜基质透镜取出术(SMILE)的前瞻性临床试验的研究结果[3-5]。截止至 2017 年 10 月底,已有超过 1300 名外科医生接受了 SMILE 手术的培训,在全球范围内已进行了 100 万余例手术。2016 年 10 月,美国FDA 批准了使用 SMILE 矫正单纯性近视[6]。

SMILE 手术需要在角膜基质内扫描四个界面以制作透镜(图 19-1),然后通过一个小切口取出基质透镜以完成屈光不正的矫正。透镜的界面是先做下层,再做上层,这是因为一旦激光切开角膜基质,飞秒激光产生的气泡将阻碍激光在更深层面的聚焦,所以飞秒激光扫描从后往前进行。

- 角膜基质透镜的后界面(Lenticule interface):此界面决定屈光度的大小，扫描顺序从外周向中心扫描。
- 角膜基质透镜边切口(Lenticule side cut):为创造清晰的透镜边缘,在边界处进行扫描,此处为最小透镜厚度。
- 角膜帽(Cap interface):透镜前界面平行于角膜前表面，可进一步向外延伸以便为手术医生提供手术入路,角膜帽界面是从中央向周边扫描的。
- 小切口(Small incision):在帽的边缘制作一个隧道,将角膜帽与角膜前表面相连。

在本章中,我们旨在描述常规的 SMILE 手术过程和重要的术中及术后并发症。

患者准备

患者术前准备工作与 LASIK 基本一致。需用不含防腐剂的表面麻醉滴眼液,用胶带封住未治疗眼,并按照世界卫生组织(WHO)的要求执行术前检查[7]。确认患者摆正头位至关重要,一旦位置摆正,头部应位于凹槽内并处于自然位置，使患者能够处于放松舒适的状态。由于鼻子的解剖结构关系,常常需要使头部倾斜,使鼻子偏离治疗眼,以避免压平锥与鼻子抵触,以便顺利放入负压吸引环。

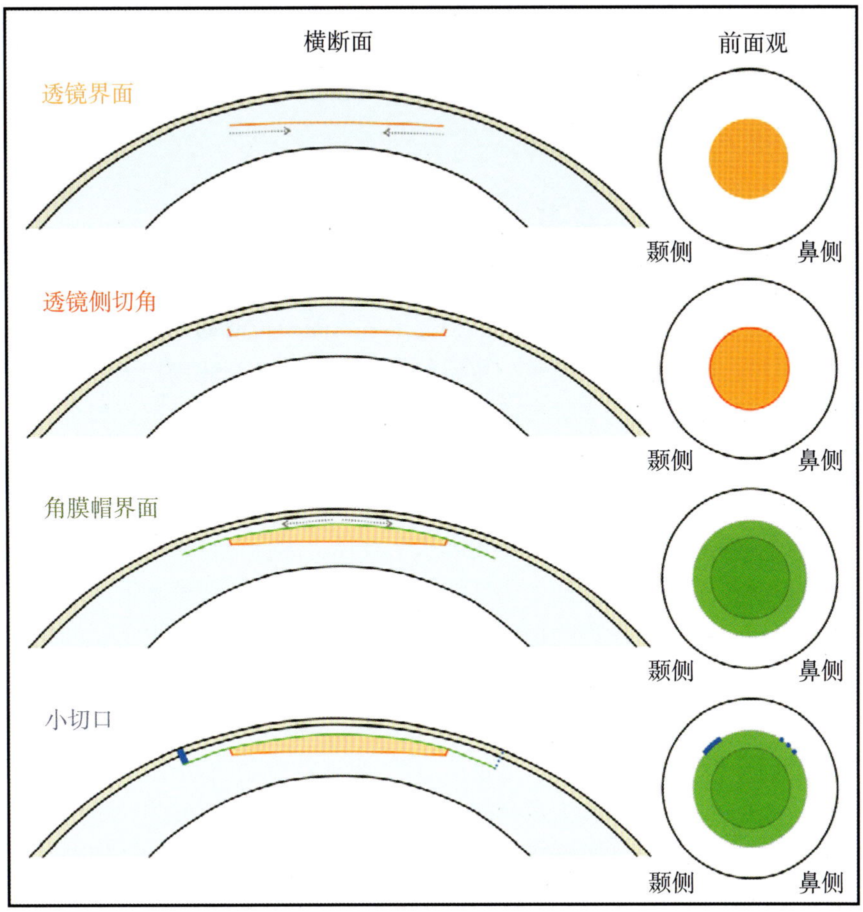

图 19-1　使用 SMILE 程序的飞秒切割步骤。从上到下:角膜基质透镜界面从角膜周边向中央进行; 微透镜边切; 角膜帽界面从中心向周边进行;小切口。[Reprinted with Permission from Reinstein DZ, Archer TJ, Carp GI. *The Surgeon's Guide to Small Incision Lenticule Extraction* (*SMILE*). Thorofare, NJ: SLACK Incorporated; 2018.]

下一步将曲面角膜锥镜装到飞秒激光机的发射锥孔。因为目前的软件无法自动确认锥镜的尺寸,所以检查接触镜的大小很重要。安装锥镜后, 系统会自动进行校准,若锥镜上残留碎屑可能影响治疗,应通过手术显微镜检查锥镜表面, 并使用手术海绵清除碎屑,如有必要应更换锥镜。

术前准备的最后一步是放入开睑器, 角膜应位于睑裂暴露区域的中心,以避免开睑器干扰接触镜。我们的经验是首选包裹睑缘的开睑器, 以减少睫毛和睑板脂质中的细菌进入结膜。常规使用的是 Malosa Medical 的 MMSU1298S 一次性实心叶片开睑器。

对接、居中定位和旋转

角膜准备

首选一块用平衡盐溶液浸湿的海绵擦拭湿润角膜,在角膜表面形成均匀一致的水膜。VisuMax 程序默认角膜和接触镜之间有 10μm 的泪膜层, 其目标是利用表面张力作用在角膜上形成均匀液体层,应避免海绵实际接触角膜表面。

常规对接过程

对接是手术中一个极其重要的部分, 因为这是确定治疗中心区域的步骤, 强烈建议在术前对患者进行中心注视的宣教。

在 SMILE 手术的中心定位是通过患者通过注视目标灯光实现的。在对接过程中, 手术医生需要确认中心是否在视轴上, 可以通过绿色注视光在瞳孔的反射位置作为参考。为了辅助中心定位这一过程,我们准备了一份打印资料(图 19-2),包括角膜地形图和 Hirschberg 测试, 以便手术医生比较打印资料与术中图像 (可从 www.londonvisionclinic.com/SMILECentrationTemplate 下载模板)。目的是使治疗中心尽可能接近视轴, 为了与术中通过手术显微镜看到的图像一致，可将地形图照片旋转 180°。

图 19-3 为显微镜下显示角膜锥镜和眼球的对接过程。视野中心可见闪烁的绿色指示灯，随着患者床位的升高，反射接触镜在角膜表面的白色反射环将慢慢开始清晰。出现模糊的白色反射环后，医生可以使用操纵杆进行微调，将绿色指示灯置于光圈反射中心。

在曲面角膜锥镜与角膜接触的瞬间，锥镜面可能会出现弯月形液体接触面（译者注：多数情况下，术中对接会在锥镜中央形成圆形接触面，锥镜边缘可能是弯月形接触面）。此时，光束的聚散度根据输入系统术眼的球-柱屈光度来调整，患者会对绿色闪烁的指示灯产生清晰聚焦。参考角膜与在接触镜表面形成的水印，当达到角膜面积约 80%~90% 范围时可启动负压吸引。将角膜吸引到角膜锥镜上制动，以便开始飞秒扫描。

完成最终检查后立即开始飞秒扫描。如启用负压后对定位不满意，需关闭负压，然后重新启动对准和负压吸引过程。

我们使用切向地形图差异进行了一项配对对照研究，观察到 SMILE 术眼（100 眼）和 MEL 90 LASIK 治疗的 100 只术眼在中心定位差异无统计学意义（P=0.082）；SMILE 组的中心度偏差（平均数±标准差）为 0.20±0.11mm（范围：0.00~0.50mm），LASIK 组为 0.17±0.10mm（范围：0.00~0.53mm）[8]，与其他研究的结果类似[9-11]。

旋转

目前，VisuMax 没有软件可调整眼球旋转，但眼球旋转可以根据患者术前坐位时的角膜标记进行手动调整。重要的是标记不能在角膜周边太远，否则会被角膜锥镜边缘遮盖，使用红外透射染料标记不会影响飞秒激光切削。

一旦确定中心定位满意并开始负压吸引，手术医生可将角膜水平直径上的标记位置与显示屏上预设的十字准线对齐。重要的是不要依赖手术显微镜内的标线，因为它的位置不固定。如果需要调整眼球旋转，手术医生可以旋转负压吸引环直到对齐标记位置；角膜将随负压吸引环而旋转。

一旦负压启动，眼球就被制动，不需要像 LASIK 术中那样进行动态旋转控制。Ganesh 等[12]认为使用眼球旋转手动矫正技术与其他研究相比，能够改善 SMILE 散光矫正结果。Jun 等[13]在最近发表的一项研究中使用了三个标记，其中两个在水平方向，一个在垂直方向。

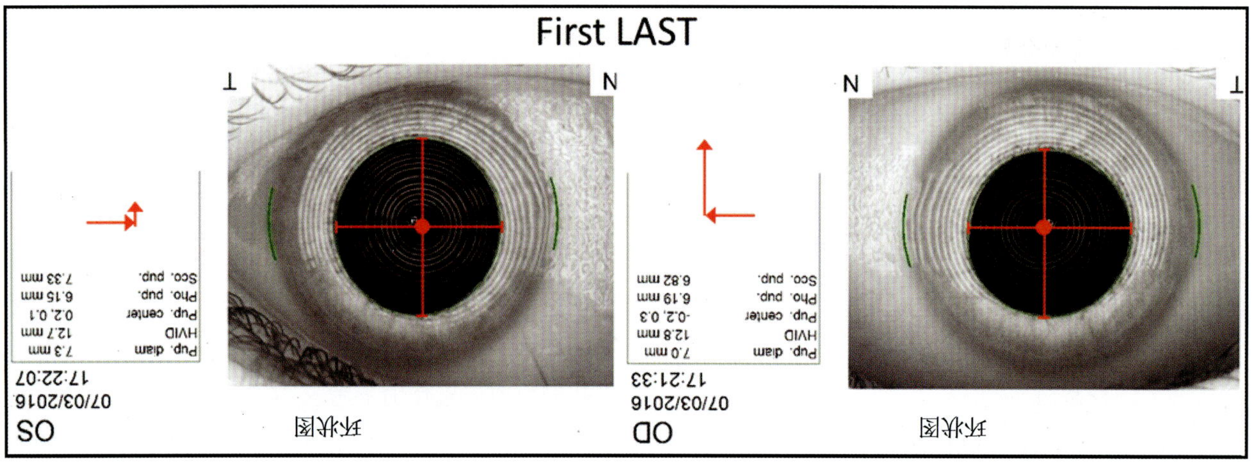

图 19-2 负压过程中预判角膜反射位置的参考资料。角膜顶点（水印的中心）为一个红点，随着红色十字准线的覆盖显示出相对于瞳孔边界的位置。另一个视觉指示通过测量地形图照片上的坐标表示，以箭头形式出现，表示角膜顶点相对于瞳孔中心的大小和方向。[Reprinted with Permission from Reinstein DZ, Archer TJ, Carp GI. *The Surgeon's Guide to Small Incision Lenticule Extraction (SMILE)*. Thorofare, NJ: SLACK Incorporated; 2018.]

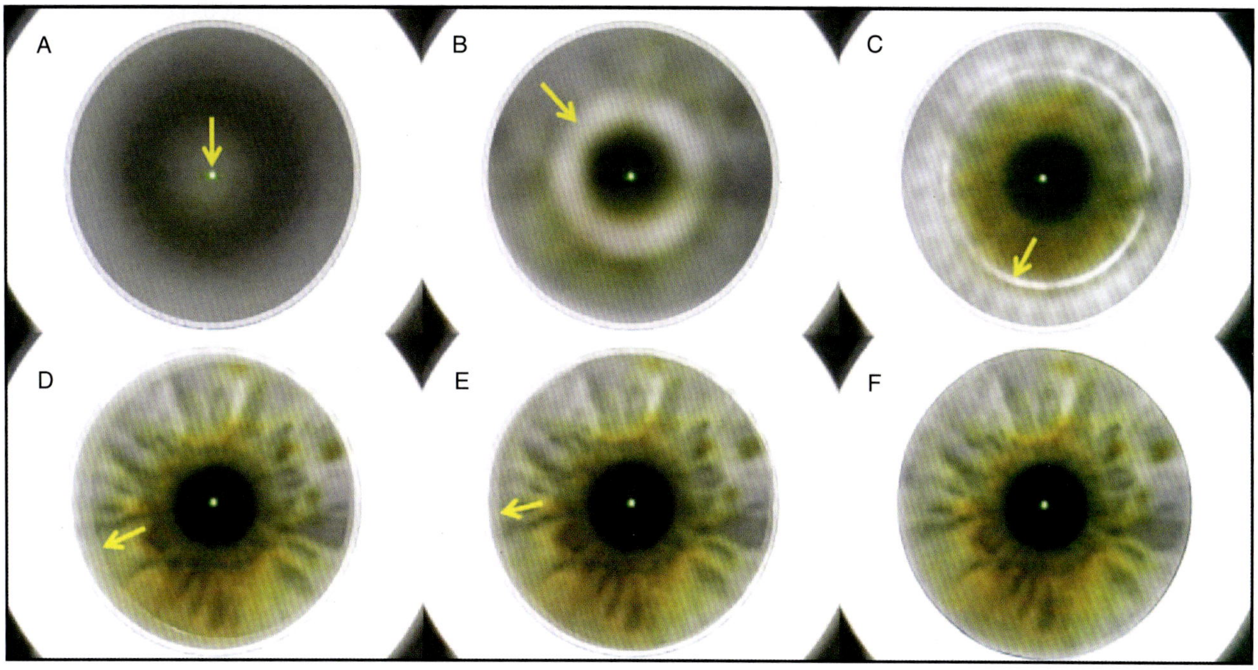

图 19-3　负压过程的步骤和手术医生应监测的指标。(A)当患者在角膜锥镜下时,角膜上将见到绿色固视光的反射。(B)随着手术床的抬高,发亮的负压环周边的反射将变得可见,该反射可用于调整中心定位。(C)在患者初始接触角膜锥镜时,会出现泪膜弯月面及绿色的固视光,以帮助患者清晰对焦。(D)随着手术床的缓慢升高,如有必要,手术医生按照需要继续对中心进行微量调整。(E)升高手术床的位置,直到负压环的水印达到 80%~90%的角膜。(F)此时可以启动负压吸引。[Reprinted with Permission from Reinstein DZ, Archer TJ, Carp GI. *The Surgeon's Guide to Small Incision Lenticule Extraction (SMILE)*. Thorofare, NJ: SLACK Incorporated; 2018.]

飞秒激光切割(光致爆破)

飞秒激光扫描切割是手术过程中最关键的部分。尽管失吸很少会导致无法完成患者的手术治疗,但能避免失吸显然会更好。

根据我们的经验,最常见的失吸原因是患者试图在保持对闪烁绿灯的固视,当吸引固定时,一些患者可能感觉光线略微偏向一侧,因此尝试转动眼睛直视光线。然而,这使得光线在视网膜上的图像进一步移位,患者会认为光线移到了更远的地方,形成负反馈循环,导致角膜位置偏移或失吸。医生应指示患者当绿光移动时,眼睛不尝试追寻绿灯。

如图 19-4 所示,通过手术显微镜可监测光爆破过程,显微镜聚焦于角膜内飞秒激光气泡形成的平面。手术医生应监测以下特征。

- 激光扫描的顺序、大小和位置。
- 总的负压吸引时间。
- 眼球运动或旋转:可引起角膜基质透镜的不规则,摘除透镜后会导致不良结果。
- 角膜锥镜的边缘可评估吸力的稳定性:当锥镜边缘形成半月形或结膜进入负压环,是可能发生失吸的早期预警信号。
- 飞秒气泡界面的质量,注意不透明气泡层(OBL)和黑斑的区域:在某些情况下应中止手术。

手术技术

飞秒激光扫描切割完成后,可手动分离角膜帽和基质透镜,并取出透镜。许多手术医生对该技术有自己的偏好。本章介绍的双手操作手术技术方案是根据伦敦视觉诊所(Reinstein and Carp)和 Tilganga 眼科研究所(Pradhan)总结 7500 余次手术的经验所得。以下步骤也特别适用于我们常规使用的颞上侧和鼻上侧两个小切口手术。无论小切口的位置在哪里,基本上都可以使用同样的技术。

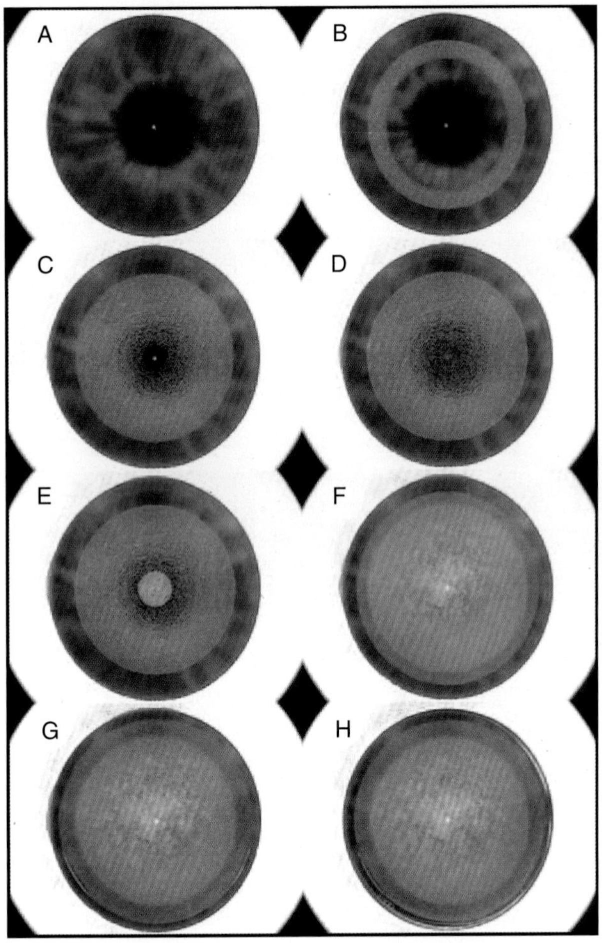

图 19–4　飞秒切割顺序。(A)启动负压后,在飞秒激光扫描开始之前，系统需要几秒钟时间来确认已经达到足够的吸力。这个时间应该用于对中心位置进行最终的确认。(B,C)基质透镜界面扫描先从外向内。(D)基质透镜边切口。(E,F)角膜帽界面扫描从内到外。(G)制作小切口。(H)完成小切口后负压自动消失。[Reprinted with Permission from Reinstein DZ, Archer TJ, Carp GI. *The Surgeon's Guide to Small Incision Lenticule Extraction* (*SMILE*). Thorofare, NJ: SLACK Incorporated; 2018.]

该手术技术的优点是只用一个仪器，用 Reinstein 透镜分离器(Malosa Medical)通过一个 2mm 的切口进入眼球一次,每个平面只需要一次扫动,通常分离和取出透镜只需要不到 30 秒的时间,这最大限度地减少了基质透镜碎片的产生或角膜上皮细胞引入层间的机会。仅使用一种仪器进入切口操作一次也减少了感染的风险，可尽量减少操作对角膜基质和角膜层间的损伤，与其他需要更多角膜操作的基质透镜取出技术相比，其有利于提高术后第一天的裸眼视力。

我们的 SMILE 手术技术需要两种器械：

1. 细的有齿镊。在层间分离期间用于夹住并固定眼球。最好在角膜缘通过球结膜抓住鼻上方深部的 Tenon 囊。

2. Reinstein 基质透镜分离器。分离角膜基质透镜。

为了清楚描述分离角膜基质透镜技术，术语“上”“下”“鼻”和“颞”分别指眼睛的正面视图。具体而言,“上”和“下”部将不用于基质内的透镜界面。我们将使用术语“微透镜界面”来表示基质透镜下方屈光界面,将“帽”用于表示透镜上方的平面。图 19–5 说明了所描述的每个步骤，在视频 19–1 中可以看到。

- 第 1 步:术者使用 Sinskey 针尖端,先划开切口,打开颞上方切口。
- 第 2 步:在不离开角膜基质层间的情况下,将 Sinskey 头部推入切口并略微向上分离,使其高于基质透镜侧切口上方,在角膜帽层面形成一个小口袋,口袋跨过整个小切口直径。
- 第 3 步：用 Sinskey 头部在基质透镜侧切口边缘轻轻分离。
- 第 4 步：钻入基质透镜的下方，沿着透镜边缘,将透镜和下方基质床分开,也形成一个小口袋。稍微向下转动 Sinskey 头有助于进入基质透镜界面。这仅在 2mm 切口长度的上半部分进行,便于下一步操作中,分离器顶端进入角膜帽界面,而避免首先进入角膜基质透镜界面。
- 第 5 步:翻转 SMILE 分离器,将 SMILE 分离器弧度朝下,进入切口的下半部分,因为角膜帽界面已经呈口袋状,分离器应更容易滑入角膜帽层。
- 第 6~8 步:最好一次性分离角膜帽层,先沿着角膜帽颞侧缘向下推动分离，然后沿着圆周方向滑动分离角膜帽，过程中允许分离器的杆部轻轻分开角膜和基质透镜中间的桥状组织。在整个过程中,另一只手使用有齿镊固定在鼻上方，与小切口成 90°夹角,提供推动和拉动的反作用力。圆形对称设计的分离器头部有助于周边分离，特别是在最后三分之一处分离器另一侧会使用到。
- 第 9 步：分离器在角膜帽层间圆周样扫过之后,仪器的尖端停留在上端方小切口附近。然后,然后将分离器撤出基质透镜区域外，但仍停留在角膜

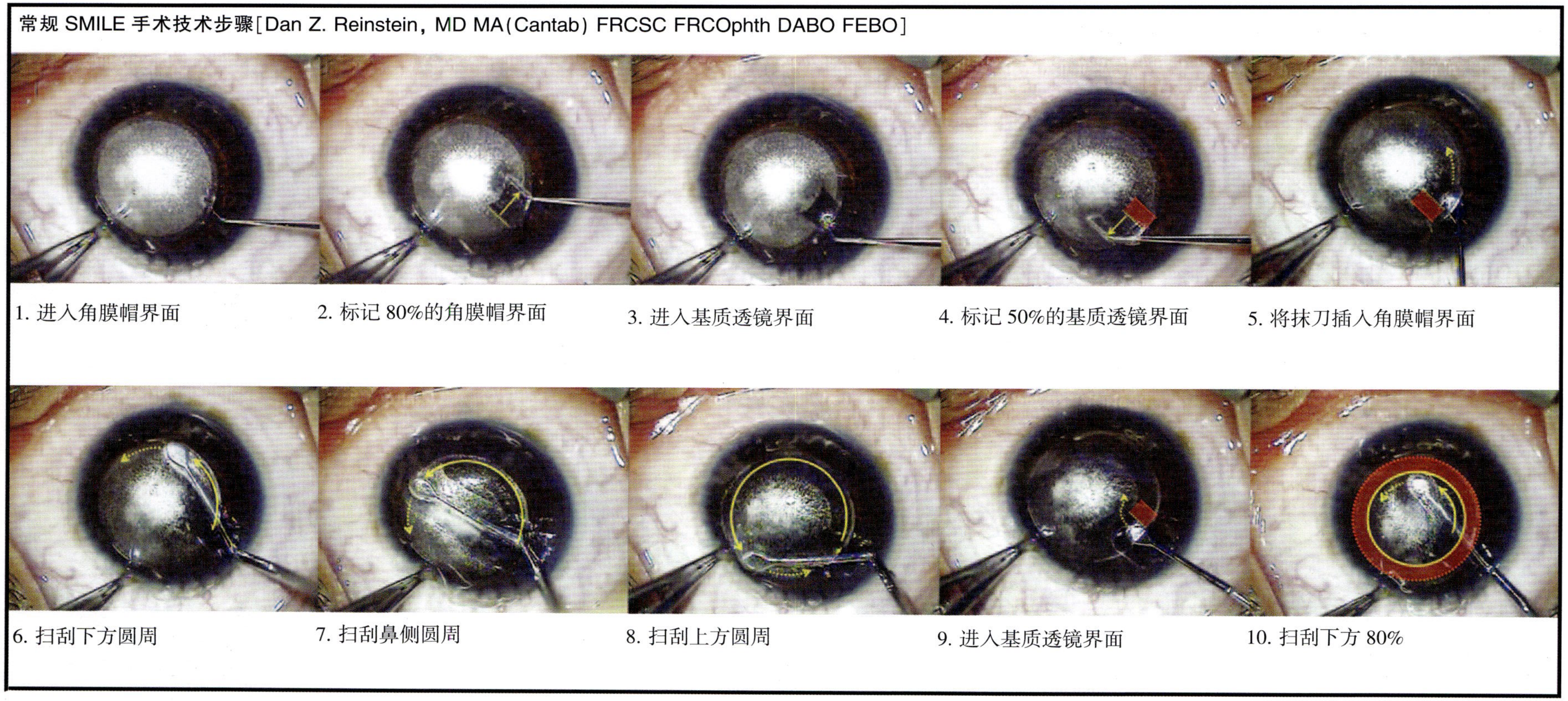

图 19-5　常规 SMILE 手术每个步骤的记录图像。[Reprinted with Permission from Reinstein DZ, Archer TJ, Carp GI. *The Surgeon's Guide to Small Incision Lenticule Extraction* (*SMILE*). Thorofare, NJ: SLACK Incorporated; 2018.](待续)

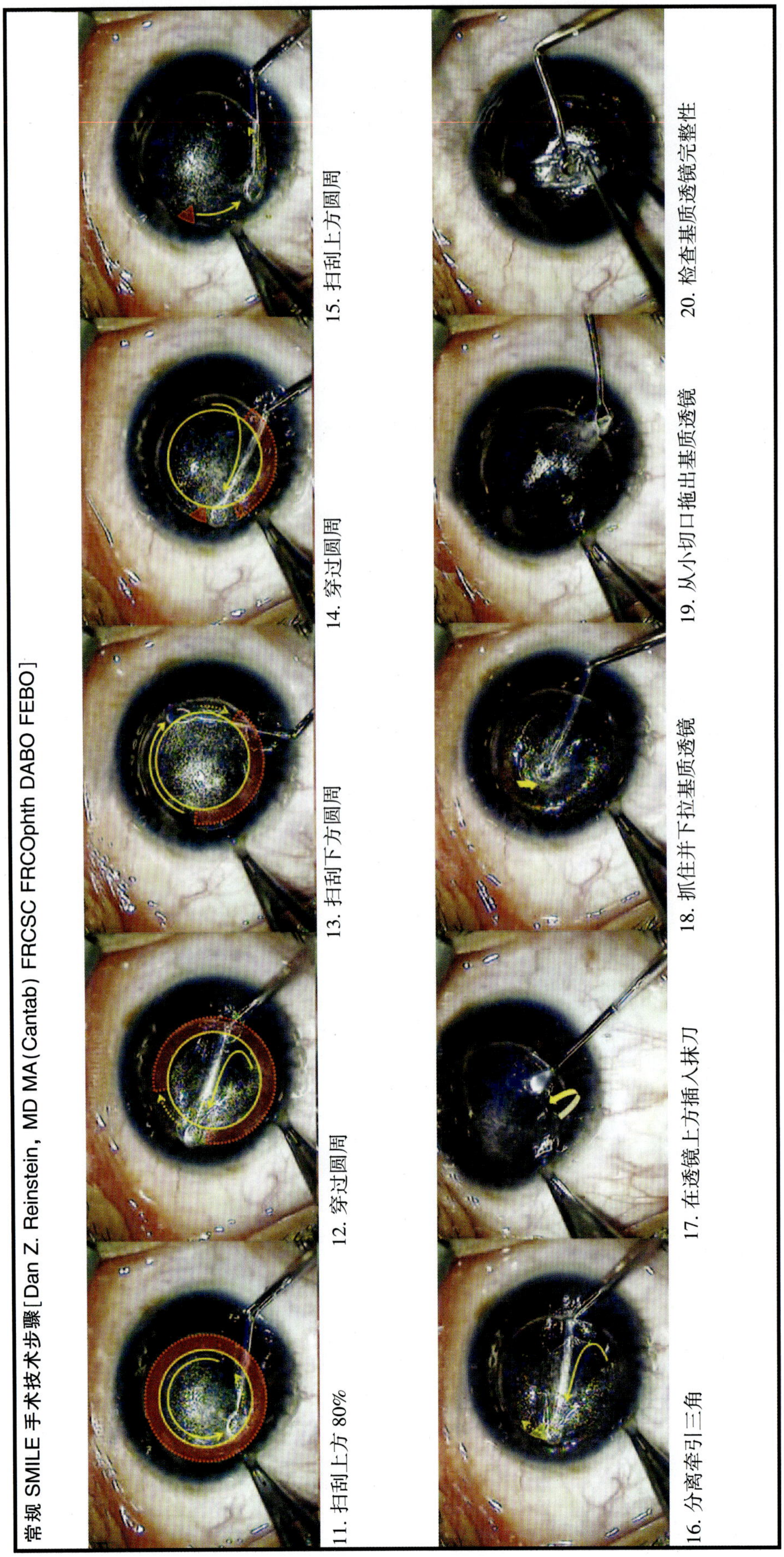
常规 SMILE 手术技术步骤[Dan Z. Reinstein, MD MA(Cantab) FRCSC FRCOphth DABO FEBO]
11. 扫刮上方 80%
12. 穿过圆周
13. 扫刮下方圆周
14. 穿过圆周
15. 扫刮上方圆周
16. 分离牵引三角
17. 在透镜上方插入抹刀
18. 抓住并下拉基质透镜
19. 从小切口拖出基质透镜
20. 检查基质透镜完整性

图 19-5 （续）

帽层面,使分离器头部没有离开角膜切口。接下来,通过先前分离的基质透镜口袋(在基质透镜层面上方)将分离器置入基质透镜下方。

分离基质透镜界面方式与分离角膜帽的方式类似,区别在于前表面已经被分离从而变得松散。当分离角膜帽层时,器械的分离力不仅需要对抗镊子提供的反作用力,还要对抗未分离的基质透镜界面存在的黏附稳定性。相比之下,整个基质透镜界面的单次圆周划动会导致基质透镜变得松散;由于此时缺乏反向牵引力,使得分离过程变得困难。考虑到这一点,手术技术分为 4 个阶段,以确保有尽可能长的时间使用器械仔细分离透镜界面。

- 第 10 和第 11 步:首先,分离器在透镜边缘内围绕基质透镜界面做圆周样运动进行分离(约 80% 直径范围),这会使基质透镜留下一个附着在基质床上的圆形边缘。分离剩余的基质透镜和基质床粘连的有效方法是可以再进行一次环形滑扫,分离器最终停留到小切口处。

- 第 12 和第 13 步:然后用分离器在基质透镜层间向下,通过圆周样运动分离鼻下方基质透镜边缘与基质床粘连部分,该区域与角膜切口正对。分离器可以绕着基质透镜层面下方再做一次圆周样运动并回到小切口处,以便分离附着的基质透镜边缘的下半部分。分离器的对侧边缘可用于进行这部分区域的分离。

- 第 14 和第 15 步:接下来,分离器顶端进入先前制作的鼻下方透镜环形附着点边缘区域 1mm,分离附着的透镜的圆环状边缘,这时留下一个小的周边区域(通常是一个三角形),作为一个支点提供牵引力,上半部的圆环状边缘被分离。

- 第 16 步:完成此操作后,分离器用于分离鼻下区域附着基质床的基质透镜圆形边缘的最后剩余部分。至于角膜帽界面,如果在某些区域分离稍微困难,则需要通过术中来判断决定分离这些区域所需的力和大小,使得对角膜基质的旋转和创伤最小。最后,基质透镜已经完全被分离并准备取出。在我们的单器械技术中,分离器保留在角膜基质内,完成上下层的分离。这部分技术由 Kishore Pradhan 博士发明。

- 第 17 步:在分离器不离开角膜的情况下,进入松散的基质透镜角膜帽上方界面操作,并向下移动到鼻下区域。

- 第 18 步:旋转分离器并轻轻向下推到基质透镜上以抓住透镜,通过分离器的移动来操控基质透镜。

- 第 19 步:然后将分离器以圆周运动方式划动,将基质透镜拉向小切口,并最后通过小切口取出。该运动方式将导致基质透镜卷缩,这个过程可能需要 2~3 次的扫动才能将整个基质透镜上抬并从小切口中取出,最终留在分离器的头部。

若将基质透镜移动至主切口有困难,还有一种方法是将基质透镜从第二个备用切口推出,在那里可以用镊子将其夹出。第三种方法是使用原基质透镜取出口,在切口处插入第二把无菌镊,抓住并取出基质透镜(不使用固定眼球的有齿镊,因其已被结膜污染)。但在我们看来,这不是最优的选择,因为它涉及第二种器械进入角膜层间。

- 第 20 步:在取出基质透镜之前,应检查已取出的基质透镜的完整性,确保没有发生组织碎片或撕裂,导致透镜碎片留在层间[16,17]。最简单的方法是将取出的基质透镜放在角膜上,用手术显微镜观察。我们建议在每天工作结束时,记录并拍摄透镜(染色或不染色均可),这可由护士或技术员在显微镜下完成。

因为 SMILE 中的角膜帽是固定的,所以不需要像 LASIK 角膜瓣那样进行重新复位。然而,由于角膜帽和基质床之间的长度不匹配,有必要使角膜帽重新分布。这种不匹配源于摘除屈光透镜后角膜帽和基质床的长度存在差异(即基质床仍为原始起初角膜曲率的弦)。最好在裂隙灯下采用大量的荧光素染色检查角膜帽,用干的显微探针从中央向周边抚平角膜帽。如有必要,也可在术后早期随访时重复该步骤。

Shetty 等[18]描述了一种类似的角膜帽重新分配技术,并使用 HD 分析仪(Visiometrics)测量视觉质量,术中进行角膜帽重新分配的患者其视觉质量优于未重新分配的患者。

术中并发症

吸引负压丢失是 SMILE 术中最常见的并发症,

它会影响飞秒激光完整扫描切割。负压丢失基本上是因为患者眼位移动引起，所以眼球运动管理与负压丢失密切相关。重要的是，要意识到小的甚至大的眼球运动可以在没有负压丢失的情况下发生。幸运的是,SMILE 手术已经熟,现在其安全性(影响视觉质量)几乎不会受到眼球运动或负压丢失的影响，因此深入了解手术过程的每个步骤、如何适当处理显得尤为重要。

负压吸引稳定性的管理

眼球运动有以下几种表现形式:固视灯追踪、贝尔反射、小幅度扫视、大幅度扫视、眼球摆动、患者焦虑/配合欠佳、疼痛性反射眼动、假性负压吸引和眼球震颤。一旦确定了原因，就必须对眼球运动的幅度进行分级。

- Ⅰ型:微小的眼球运动,比如小幅度扫视,在临床上可忽略它们对角膜位置的影响。Ⅰ型眼球运动不会产生不连续的飞秒气泡图形，因此Ⅰ型运动在临床上不会导致基质透镜表面出现明显的不规则性。
- Ⅱ型:大的眼球运动,比如贝尔反射或追踪绿色固视灯。Ⅱ型运动在视觉上很明显，需要立即采取措施进行处理。可观察到已形成的气泡层中突然出现相对移动、在接触镜边缘形成的半月形液面、接触镜范围内的结膜吸附或者出现变形或不连续飞秒气泡图案。发生较大的运动时,有一种可能会发生，即眼睛能返回最初位置，此时可以继续飞秒激光治疗。但如果眼球运动导致基质透镜的规则性和居中性受到影响，手术医生可能需要选择停止负压吸引(即主动失吸)。
- Ⅲ型:能破坏负压吸引的眼球运动(即患者引起的负压丢失)。

早期察觉眼球运动可作为失吸预警信号并有机会控制患者,为了防止眼球小运动升级导致失吸,暂停飞秒过程并与患者口头交流以控制其运动，往往很有帮助。一旦确定负压吸引稳定，手术医生即可恢复飞秒切割。因此,暂停、重新控制、继续,是吸引稳定管理的第一块基石。

使用 VisuMax 软件处理负压丢失——重启治疗模块。该向导式软件系统将在失吸后为后续治疗提供建议。

下文总结了重启治疗模块时，针对制作每个激光分离界面期间的失吸情况推荐的处理程序。在失吸情况下,可以使用同样的负压环,只要将任何可见的碎屑或纤维擦拭干净即可。但在某些情况下不适合重启治疗,例如,角膜与角膜锥镜分离导致切削面向上移位,则应转换为 LASIK 手术。

- 基质透镜界面(激光扫描范围为前 10%):按相同设置重启 SMILE 术。
- 基质透镜界面（激光扫描范围为 10%~100%):改行 LASIK 术,根据角膜帽厚度设计角膜瓣厚度。不建议重启 SMILE 术,基质透镜界面是屈光的组成部分。
- 基质透镜边切：按相同设置从侧切口重启 SMILE 术。
- 角膜帽界面:在角膜帽界面开始重启 SMILE 术,按原角膜帽厚度设计,基质透镜表面发生不规则的风险相对较低,因为角膜帽界面平行于角膜表面。
- 小切口:在小切口步骤重启 SMILE 术。

参见 Reinstein 等[19]所著的《手术医生的小切口角膜基质透镜取出术指南》,它进一步介绍了本章中未涉及的手术方案。

到目前为止,已发表的 4 个研究报告了 1500 多例 SMILE 患者中失吸的发生率[20-23],为 0.17%[23]~0.41%[20],有些高达 0.78%[22],最高为 2.10%[21]。迄今为止,在我们 4000 例 SMILE 的治疗中,发生了 20 例负压丢失，发生率为 0.50%(1/200；可信区间为 0.32%~0.77%)。从较少人数的负压脱失病例研究报告来看，无论是重启 SMILE 还是改行 LASIK 术[24]，效果都很好。根据我们的经验，负压丢失与无负压丢失的患者手术结果相同。

飞秒激光能量和不透明气泡层

手术医生可以通过调整激光能量和点间距来控制飞秒激光机的表现，从而控制基质透镜界面的质量。可在一定范围内调整点距离、跟踪距离、能量偏移、扫描方向和扫描模式,每个界面的每个参数都可以单独设置。激光系统之间通常有很小的差异,最初应该在 Carl Zeiss Meditec 工程师的辅助下进行设置和优化，改变和实现这些参数间的最佳平衡效

果总结如下:

• 激光能量越强,OBL 越有可能发生，因为气泡越大越容易聚合[25,26]。

• 气泡距离越近（即光斑和轨迹距离较小),OBL 越有可能发生。

• 激光能量越强、光斑距离越近,更容易使层间分离。然而,这两个因素也存在 OBL 发生的可能,从而使角膜层间分离变得更加困难。

• 非常低的激光能量和较大的光斑距离会使层间分离变得更加困难,因为需要断裂更多的组织桥。

• 缩短光斑距离会增加负压吸引的时间，因此增加负压丢失的风险。

• 较强的激光能量会使基质透镜表面不规则，因为较大的气泡会产生不规则性[25,26,28,29]。

• 研究表明,使用较低能量激光时,视觉恢复的效果最佳。

因此最佳能量应能低到足以避免 OBL 和透镜表面不规则性,但高到足以确保可接受的层间分离。

重要的是，要注意能量设置不能简单地在不同激光机之间使用,因为不同设备单元之间存在差异；而且飞秒激光头或激光光学部件也可能存在差异。

飞秒气泡中的黑斑

黑斑提示飞秒激光可能进行无效的飞秒扫描区域，这些区域可能难以分离。大范围的手动分离会导致基质透镜不规则,从而导致术后不规则散光。

极低的飞秒激光能量接近等离子体阈值是产生黑斑的风险之一。与任何事情一样，治疗时实际传递的激光能量之间存在一些差异，这意味着在某些罕见异常情况下，部分激光扫描区域的能量低于阈值。这一风险抵消了较低能量在视觉恢复方面的优势。因此,我们认为从等离子体阈值向上 2~3 个能级是最理想的能量级别。如果发现黑斑迹象，下一只眼的治疗必须增加能量（哪怕是同一患者的对侧眼),使能量远离该患者的等离子体阈值。

黑斑产生的另一种可能与角膜基质几何形状、基质的板层排列或基质层间炎症导致的板层重塑(例如,既往无症状的单纯疱疹病毒感染)有关。这些因素使角膜基质结构改变，导致不规则的飞秒激光扫描。如图 19-6 所示,一例扫描切割图形中出现半透明线(特别是在基质透镜界面中)。这些线会导致基质透镜不规则，使患者面临最佳矫正视力丢失几行的风险。

另一个产生扫描黑斑的可能原因是纤维或异物附着在角膜锥镜表面或泪膜中存在睑板腺分泌物。图 19-7 展示了碎屑和睑板腺分泌物阻挡飞秒激光路镜的过程，造成无效的飞秒切割。锥镜表面的碎屑可以通过使用浸泡在平衡盐溶液中的手术海绵清除,清除后,应检查锥镜镜表面,以确保没有残留的颗粒或睑板腺分泌物。

基质透镜边缘识别困难

新手医生进行SMILE操作面临的最大困难是识别角膜帽或基质透镜界面的边缘。基质透镜界面边缘更难找到。尽管通常是由于散光基质透镜的形状导致其边缘难以分离，但有一些病例也没有明显的原因。有时候,无意中先分离基质透镜界面,那么,角膜帽就会比较难以发现。这就是为什么在分离透镜之前,要将其上下边缘先分离出一个小口袋,以便确保可以顺利进入两个界面。但是，在某些罕见情况下,采用手术方法无法找到任一界面,这意味着必须中止基质透镜的分离和取出过程。

SMILE 的发展过程中,很多手术医生都体验过先进入透镜-后基质层分离,然后很难识别帽-透镜层的困难，因为基质透镜会紧贴前基质表面。为了解决这个问题，我们开发了一种非常简单和可靠的技术，用常规 SMILE 分离器 Sinskey 尖找到角膜帽界面。

如视频 19-2 所示,通过这项技术,Sinskey 尖端被侧向插入小切口并移动，直到达到切口的上方边界。尖端围绕角膜帽层向上环形运动,抬起角膜帽，找到基质透镜边缘。大多数情况下，该步骤可一次成功，但有时可能需要尝试几次才行。一旦角膜帽边缘制作了一个小口袋，就可以正常进行分离。掌握这项技术，先进入基质透镜界面进行分离就不再被视为 SMILE 手术的并发症了。

与角膜帽相似，如果基质透镜界面难以通过最初的小切口辨认，则可通过备用切口处的另一个区域辨认。大多数难以发现基质透镜界面边缘的病例都有高度散光,由于散光,基质透镜的几何形状导致

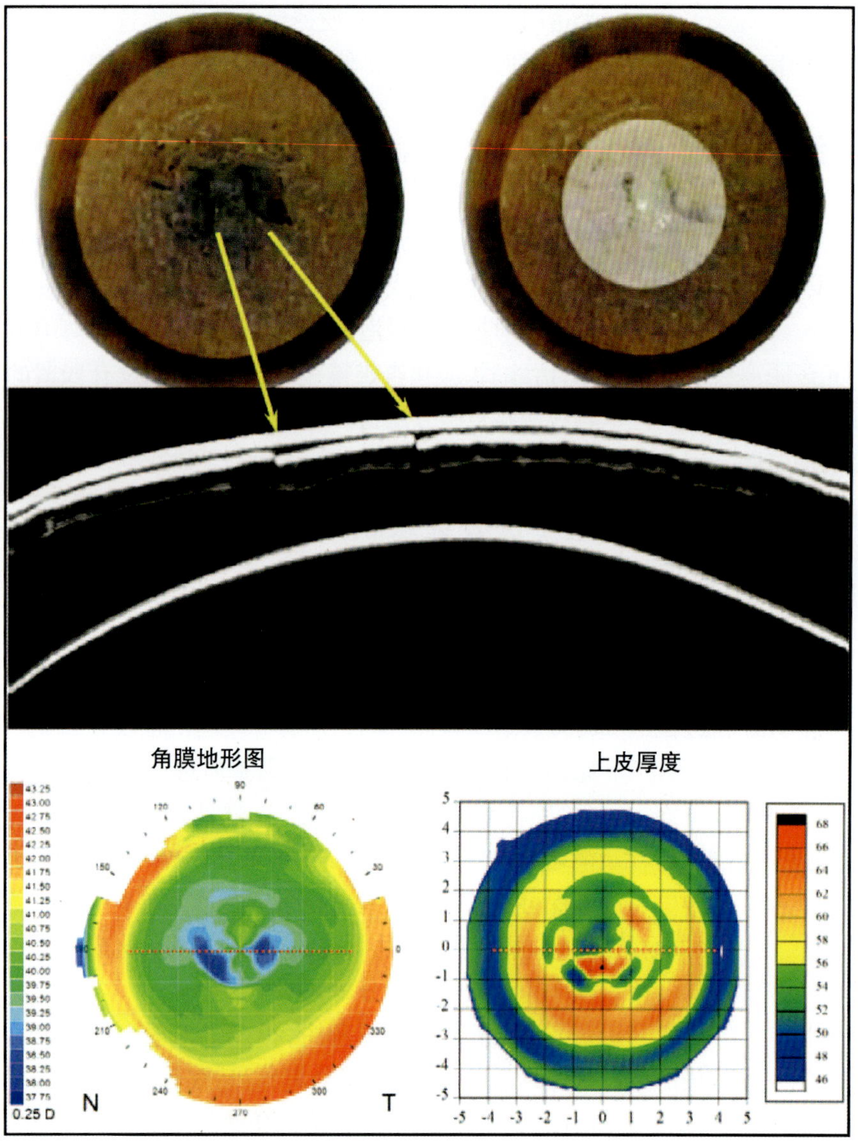

图 19-6　该病例中，在基质透镜界面（上图）的飞秒切割中心观察到半透明线，但透镜已被取出。术后 3 月，Artemis Insight 100（Ultralink）超高频数字 B 超扫描（中图）显示，SMILE 界面在前弹力层出现明显的不规则。尽管上皮重塑（右下图）已部分抵消了不规则。角膜地形图（左下图）仍显示不规则散光，这会导致患者视力干扰和对比敏感度下降。[Reprinted with Permission from Reinstein DZ, Archer TJ, Carp GI. *The Surgeon's Guide to Small Incision Lenticule Extraction*(SMILE). Thorofare, NJ: SLACK Incorporated; 2018.]

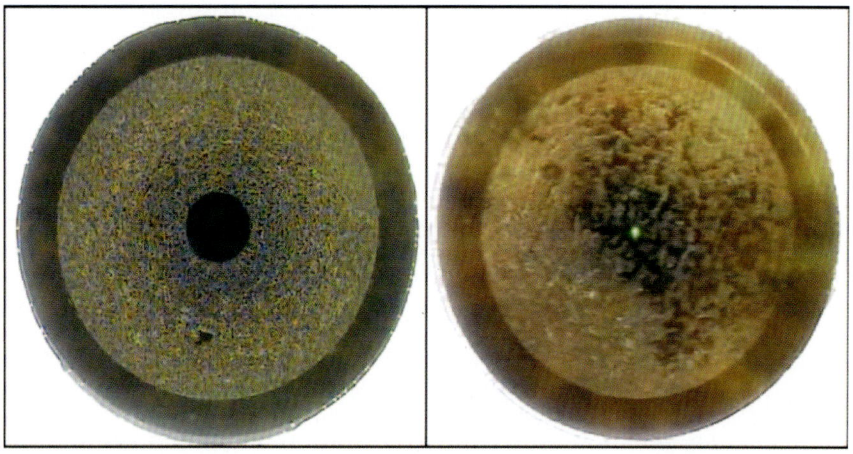

图 19-7　左图：基质透镜界面中由角膜锥镜表面的纤维残留产生的小黑斑；右图：由泪膜中存在的睑板蛋白导致的严重黑斑（右）。[Reprinted with Permission from Reinstein DZ, Archer TJ, Carp GI. *The Surgeon's Guide to Small Incision Lenticule Extraction*(SMILE). Thorofare, NJ: SLACK Incorporated; 2018.]

地形图平坦轴线的侧切口难以辨认。因此，如果地形图平坦轴线与小切口对齐，对眼科医生识别基质透镜界面是个挑战。

如果通过备用的小切口也不能识别基质透镜界面,可以延长小切口 2mm 以掀开或甚至折叠角膜帽缘,获得更大的角膜基质区域以找到透镜界面边缘。

透镜残留

SMILE 另一个可能并发症是基质透镜在角膜层间残留。在分离困难的情况下，尤其是在夹持较薄、较脆弱的透镜时,最有可能出现透镜残留;然而,该并发症也可能发生在顺利的常规透镜分离之后。透镜残留会导致角膜地形图畸变和不规则散光,从而引发视觉质量问题。因此，在手术过程中应格外小心,以确保基质透镜完整取出。

处理角膜基质透镜残留过程的第一步是明确它什么时候发生。因而，在取出基质透镜后立即将其放在角膜表面检查其完整性是非常重要的。如果发现基质透镜不完整，可以使用一些技术来帮助定位残留的基质透镜：

- 使用分离器来评估基质透镜的周边，如果残留物足够大或明显时,用器械很容易发现,类似于在一卷胶带上找末端。
- 手术显微镜内的内置裂隙灯可用于帮助观察透镜残留物的边缘(图 19–8)。
- 用分离器将角膜帽从基质床上抬起，产生一个气泡空腔,从而提高角膜基质床的可见度,以识别任何未分离区域的边界(参见图 19–8)。
- 使用备用切口，改进器械操作或改变力的方向,以帮助取出(参见图 19–8)。
- 用不透明的悬浮液(如曲安奈德)淹没界面可用来区分角膜基质层间内的轮廓，角膜曲率突变造成相对凹槽中的白色液体聚集可以将基质透镜残留物的位置勾勒出来(见图 19–8)。

一旦确定了基质透镜残留的位置，有时可以使用分离器像分离正常基质透镜一样进行，通常需要分离器的一个头端更锋利，因为该区域第一次没有被分开。在如果原位留有透镜组织薄条带，可以使用镊子以晶状体撕囊方法沿圆周将其从边缘撕离。

一旦取出基质透镜残留，这块透镜应该与基质透镜主体一起放在角膜上检查各个部分是否能完整拼接成一体。和之前一样,在角膜表面进行该操作,这样最终取出的基质透镜也可被 VisuMax 视频完整记录。如果透镜各个部分不能完美拼合，则可能需要进行进一步检查界面。最后的基质透镜也可以在术后用荧光素染色记录。

基质透镜残留的临床意义取决于其大小和位置。在多数情况下,小的、周边的基质透镜残留对视功能的影响不明显，即便在地形图上存在明显的不规则。在某些情况下，对角膜的大体观察可能无法分辨是否存在基质透镜残留，但是术后的光学相干断层扫描(OCT)或超高频数字超声扫描可以识别。有时，检查基质透镜时会发现小的断裂的边缘。如果微透镜残留太小，几乎不可能将其取出。如果留下的基质透镜碎片小且位于周边部位，此时上皮重塑过程将修饰大部分的角膜基质不规则,因此,对视力几乎没有影响[30]。

大的基质透镜残留则另当别论，正如预期的那样，这种情况下会出现角膜地形图异常。Dong 和 Zhou[17]报道了一个病例,他们描述了一例 SMILE 术后 5 个月常规 OCT 检查发现由基质透镜残留所致的下方陡峭。这与大面积的致密 OBL 相关,尽管看起来取出的基质透镜是完整的，但如果术后发现一个显著影响视功能的基质透镜残留，则可以通过手术取出。Ganesh 等[31]最近发表了一个系列病例报告,描述了初次 SMILE 失败后取出角膜基质透镜碎片的情况。

角膜帽撕裂和穿孔

和 LASIK 手术一样,分离器有可能穿破角膜帽并造成撕裂。撕裂最有可能发生在小切口处，最常见的原因是手术操作。重要的是，当器械完全插入角膜层间时,需要轴向旋转而不是横向移动,这样肘部不会对角膜切口产生压力。只要将角膜切口以与 LASIK 手术相同的方式小心复位，切口撕裂几乎不会对手术远期疗效产生任何影响。

角膜帽穿孔与手术器械和角膜层间分离的难易程度有关。我们曾有一个病例在使用 Chansue Relex 分离器时,由于分离器的半锐利头部,发生了 1 例中央前角膜帽穿孔。一旦发现穿孔，撤回器械并继续

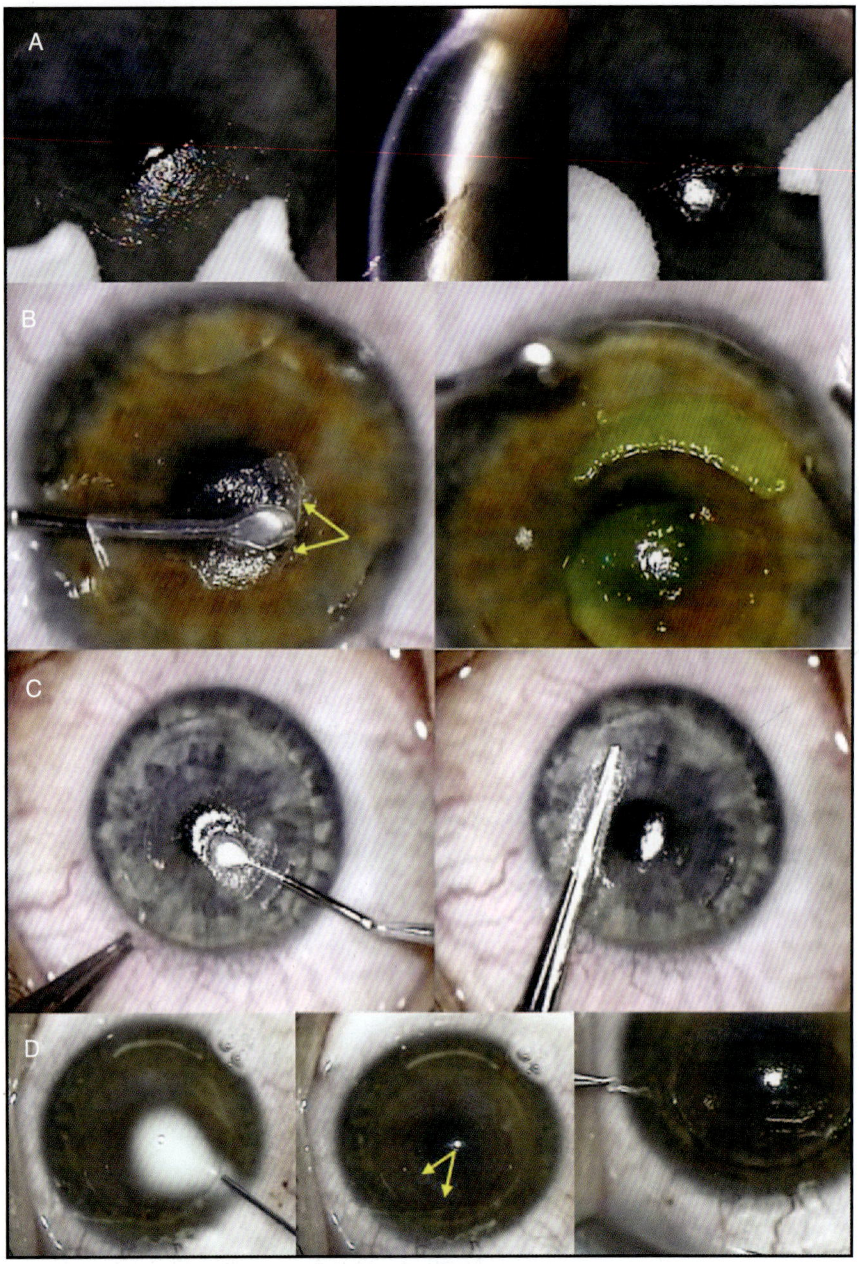

图 19-8 (A)通过裂隙灯可识别和取出残留的基质透镜。(B)使用气泡空腔技术可视化残留的基质透镜。(C)使用预留切口。(D)通过将不透明溶液注入层间使残余基质透镜更容易被发现。[Reprinted with Permission from Reinstein DZ, Archer TJ, Carp GI. *The Surgeon's Guide to Small Incision Lenticule Extraction* (SMILE). Thorofare, NJ: SLACK Incorporated; 2018.]

分离角膜帽，避免将器械尖端移动到撕裂处附近。术后 1年可见一细小的残余瘢痕，但未引起任何视觉症状。

角膜中央区的角膜帽穿孔与小切口撕裂的处理相同，但可能具有更大的视觉风险。Ivarsen 等[22]报道，在 1800 只眼中有 5 只眼(0.28%)出现前部角膜帽穿孔，但对手术结果没有不良影响。

术后处理与并发症

SMILE 的术后处理与 LASIK 基本相同，患者应开始使用包括抗生素和糖皮质激素在内的预防性药物治疗。我们目前的用药方案是妥布霉素/地塞米松和莫西沙星，4 次/天，治疗 1 周。术后 1 天随访之后，常规随访时间为术后 1 个月、3 个月和 1 年。此后，患者应每隔一到两年进行一次定期眼科检查，可由受过屈光手术培训的验光师进行，也可以由手术医生进行。如果有需要的患者可以转诊至手术医生。

许多术后并发症与 LASIK 相同，也可以用同样的方法处理，因此本章不再赘述。这些并发症包括上皮缺损、前基底膜营养不良、层间雾状混浊、层间碎片、感染和层间积液综合征。就像 LASIK 一样，干眼症状也是 SMILE 术后可预见的并发症,尽管不那么严重,但程度更轻、恢复更快。此外,角膜上皮植入和弥漫性层间角膜炎(DLK)也是可能并发症。在许多方面,这两个手术方式的预防和管理是相同的。然而,与 LASIK 术后的典型情况相比,有一些不同之处。这些内容将在以下各节中讨论。

角膜前弹力层微变形/角膜帽折叠

手术医生在术后用裂隙灯显微镜进行初始评估时就应开始注意角膜帽。为使角膜帽平滑,可使用荧光素染色辅助显示环形或线形微皱褶。必要时,可以在术后 1 天复查时,重复使用该方法在裂隙灯下评估。

上海的周教授团队曾对角膜帽的不规则性进行了详细的研究,他们将其描述为角膜前弹力层的微褶皱[32,33]。在他们的第一项研究中,88%的 SMILE 术眼在第二天的 OCT 图像上显现了这种微褶皱,但不具有临床意义[32]。微褶皱的数量在 1 周后显著减少并保持稳定,它们的存在也不影响视力。其第二项研究表明,在术后 1 天到 1 个月之间,微褶皱的数量明显减少,这也支持了之前的观点[33]。他们还发现,近视程度越高,扭曲变形越大,这与微褶皱是由于角膜帽与基质床的长度不匹配这一假设相吻合。

Shetty 等[18]在一项角膜帽复位有效性的研究中指出,在进行角膜帽复位的情况下,角膜前弹力层微褶皱的发生率从 60%下降到 21%,这与 HD 分析仪视觉测量质量的统计学显著差异有关。

非典型 DLK:SMILE 术后层间局灶性炎性角膜炎

DLK 可发生在 SMILE 术后,临床表现和处理方式与 LASIK 术后相同[34]。SMILE 术后的非感染性层间炎症浸润具有独特的外观,不像 LASIK 术后那样典型。它表现为整个角膜基质层间散在的局部浸润,伴或不伴弥漫性改变(图 19-9)。常出现于 SMILE 术后第一天,病灶的出现应提示医生注意是否存在术后感染,要在围术期进行密切监测。如果是在术后 2~3 周后出现多灶性感染,鉴别诊断中需包括真菌和非典型分枝杆菌。在局部使用类固醇激素治疗的情况下,葡萄球菌和链球菌可在一夜之间呈现快速多菌落生长。然而,这更有可能是因为无菌性炎症,如来自睑缘疾病的葡萄球菌内毒素、器械上的化学物质或自身免疫的原因。

根据最近的一份病例报告所描述[35],首次出现这种情况时,对浸润灶的革兰染色和培养,并送检分析是必要的。对浸润灶进行了全面的冲洗和刮除,且所有的培养结果都是阴性,没有生长,患者对局部冲洗和治疗有反应。自这份病例之后,我们已经看到了 5 个具有类似表现的病例,现在对其处理类似于经典的 DLK 病例。然而,局灶性浸润依然更有可能引发局部角膜溶解。因此,与典型 DLK 相比,SMILE 采取角膜基质层间冲洗的指征应当放得更低。

上皮植入

SMILE 术后的角膜上皮内生有时表现为上皮

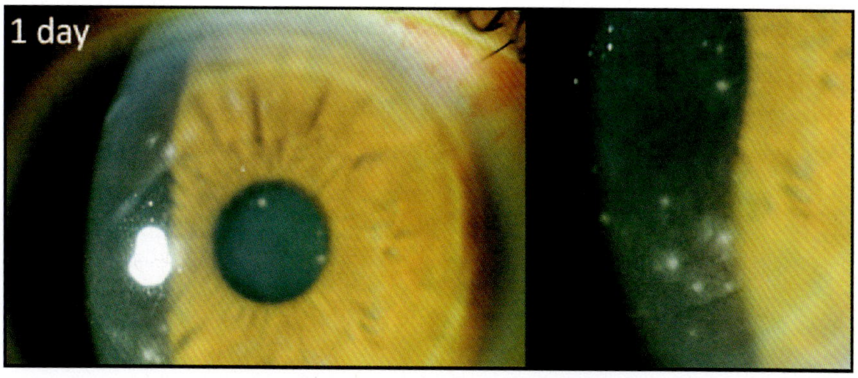

图 19-9 SMILE 术后 1 天局部 DLK 或局部角膜炎的裂隙灯显微镜照片。浸润灶密集,弥漫在整个角膜。[Reprinted with Permission from Reinstein DZ, Archer TJ, Carp GI. *The Surgeon's Guide to Small Incision Lenticule Extraction* (SMILE). Thorofare, NJ: SLACK Incorporated; 2018.]

细胞植入而非内生，这是由手术器械将游离的上皮细胞带入角膜层间引起的(图 19-10)。SMILE 术后 2 天裸眼远视力(UDVA)为 20/25,裂隙灯检查显示左眼视轴附近有轻度上皮细胞植入。患者 3 周后复查,UDVA 降至 20/50,屈光度为:主觉验光为+1.00/-1.00×95(20/20)。OCT 扫描显示上皮细胞巢导致角膜基质表面变形。虽然角膜上皮层变薄部分补偿了隆起,但角膜地形图前表面也出现了不规则。

进行角膜上皮细胞刮除和冲洗后 1 周，未观察到术后并发症。患者在 6 个月后复诊 UDVA 为 20/50，主觉验光为+0.75/-1.25×102(20/20)。裂隙灯显微镜检查显示角膜上皮表面光滑，有残余少量雾状混浊的痕迹。OCT 和角膜地形图显示角膜基本正常,规则的上皮厚度反映没有上皮细胞植入导致的不规则性。

针对这个患者，仅一次刮除和冲洗就够了;但是，有些情况可能需要进一步解决复发性上皮内生问题。由于 SMILE 的切口较小,可考虑采用其他方法来降低进一步复发的可能性,例如,使用水凝胶眼部制剂封闭伤口来阻止顽固性上皮细胞内生[36]。对于随时间升高的植入岛,80%的病例显示了掺钕钇铝石榴石激光具有加快吸收的作用,但是 40%的病例需要两次或更多的治疗才能完全消除角膜层间的上皮细胞内生[37]。

结论

SMILE 是一种成熟的近视矫正方法,可为患者提供安全有效的治疗结果。目前的报告表明,与 LASIK 相比,它有潜能矫正更高的近视度数,视力和屈光效果相似，甚至可能更好。其他优势包括减少对角膜生物力学的影响、术中能够使用较大的光学区、较少引入球差，以及保留角膜神经丛减少干眼症、比 LASIK 术后更早恢复各种活动等。遵循标准手术技术和正确使用手术器械，能够将术中困难和术后并发症的可能性降至最低。毫无疑问，由于患者的需求,将会持续产生更多微创手术。

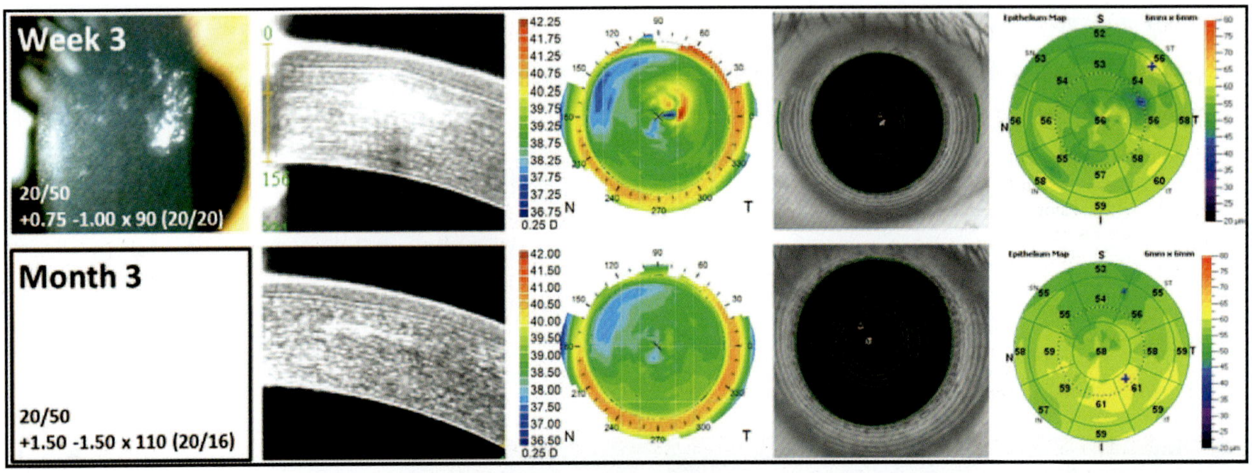

图 19-10 第 1 栏:裂隙灯显微镜照相;第 2 栏:角膜 OCT 扫描图像;第 3 栏:角膜地形图;第 4 栏:具有 Mires 环的眼部地形图;第 5 栏:RTVue OCT 角膜上皮厚度图。在 SMILE 后 1 天角膜上皮细胞植入,观察到与角膜地形图升高和不规则及代偿性角膜上皮层厚度变化相关。上行:4 周后的 OCT 和地形图显示植入的上皮细胞无改善或吸收,并且持续升高影响表面规则性,因此进行了角膜基质层间冲洗。下行:术后 3 个月,OCT 显示细胞结构正常,地形图中央的不规则不明显,角膜上皮厚度也恢复正常形态。[Reprinted with Permission from Reinstein DZ, Archer TJ, Carp GI. *The Surgeon's Guide to Small Incision Lenticule Extraction* (SMILE). Thorofare, NJ: SLACK Incorporated; 2018.]

(黄锦海 柯碧莲 宁睿 阿如玛 译)

参考文献

1. Ito M, Quantock AJ, Malhan S, Schanzlin DJ, Krueger RR. Picosecond laser in situ keratomileusis with a 1053-nm Nd:YLF laser. *J Refract Surg*. 1996 Sep-Oct;12(6):721-8. PMID: 8895129.
2. Sekundo W, Kunert K, Russmann C, et al. First efficacy and safety study of femtosecond lenticule extraction for the correction of myopia: six-month results. *J Cataract Refract Surg*. 2008;34(9):1513-1520.
3. Sekundo W, Kunert KS, Blum M. Small incision corneal refractive surgery using the small incision lenticule extraction (SMILE) procedure for the correction of myopia and myopic astigmatism: results of a 6 month prospective study. *Br J Ophthalmol*. 2011;95(3):335-339.
4. Shah R, Shah S, Sengupta S. Results of small incision lenticule extraction: all-in-one femtosecond laser refractive surgery. *J Cataract Refract Surg*. 2011;37(1):127-137.
5. Hjortdal JØ, Vestergaard AH, Ivarsen A, Ragunathan S, Asp S. Predictors for the outcome of small-incision lenticule extraction for myopia. *J Refract Surg*. 2012;28(12):865-871.
6. US Food and Drug Administration. Summary of safety and effectiveness data: VisuMax Femtosecond Laser. http://www.accessdata.fda.gov/cdrh_docs/pdf15/P150040B.pdf. Accessed April 1, 2020.
7. World Health Organization. WHO surgical safety checklist and implementation manual. http://www.who.int/patientsafety/safesurgery/ss_checklist/en/. Accessed April 9, 2020.
8. Reinstein DZ, Gobbe M, Gobbe L, Archer TJ, Carp GI. Optical zone centration accuracy using corneal fixation-based SMILE compared to eye tracker-based femtosecond laser-assisted LASIK for myopia. *J Refract Surg*. 2015;31(9):586-592.
9. Li M, Zhao J, Miao H, et al. Mild decentration measured by a Scheimpflug camera and its impact on visual quality following SMILE in the early learning curve. *Invest Ophthalmol Vis Sci*. 2014;55(6):3886-3892.
10. Lazaridis A, Droutsas K, Sekundo W. Topographic analysis of the centration of the treatment zone after SMILE for myopia and comparison to FS-LASIK: subjective versus objective alignment. *J Refract Surg*. 2014;30(10):680-686.
11. Liu M, Sun Y, Wang D, et al. Decentration of optical zone center and its impact on visual outcomes following SMILE. *Cornea*. 2015;34(4):392-397.
12. Ganesh S, Brar S, Pawar A. Results of intraoperative manual cyclotorsion compensation for myopic astigmatism in patients undergoing small incision lenticule extraction (SMILE). *J Refract Surg*. 2017;33(8):506-512.
13. Jun I, Kang DSY, Reinstein DZ, et al. Clinical outcomes of SMILE with a triple centration technique and corneal wavefront-guided transepithelial PRK in high astigmatism. *J Refract Surg*. 2018;34(3):156-163.
14. Zhao Y, Li M, Yao P, Shah R, Knorz MC, Zhou X. Development of the continuous curvilinear lenticulerrhexis technique for small incision lenticule extraction. *J Refract Surg*. 2015;31(1):16-21.
15. Ganesh S, Brar S. Lenticuloschisis: a "no dissection" technique for lenticule extraction in small incision lenticule extraction. *J Refract Surg*. 2017;33(8):563-566.
16. Reinstein DZ, Archer TJ, Gobbe M. Small incision lenticule extraction (SMILE) history, fundamentals of a new refractive surgery technique and clinical outcomes. *Eye Vis (Lond)*. 2014;1:3.
17. Dong Z, Zhou X. Irregular astigmatism after femtosecond laser refractive lenticule extraction. *J Cataract Refract Surg*. 2013;39(6):952-954.
18. Shetty R, Shroff R, Kaweri L, Jayadev C, Kummelil MK, Sinha Roy A. Intra-operative cap repositioning in small incision lenticule extraction (SMILE) for enhanced visual recovery. *Curr Eye Res*. 2016;41(12):1532-1538.
19. Reinstein DZ, Archer TJ, Carp GI. *The Surgeon's Guide to Small Incision Lenticule Extraction (SMILE)*. Thorofare, NJ: SLACK Incorporated; 2018.
20. Liu M, Wang J, Zhong W, Wang D, Zhou Y, Liu Q. Impact of suction loss during small incision lenticule extraction (SMILE). *J Refract Surg*. 2016;32(10):686-692.
21. Osman IM, Awad R, Shi W, Abou Shousha M. Suction loss during femtosecond laser-assisted small-incision lenticule extraction: incidence and analysis of risk factors. *J Cataract Refract Surg*. 2016;42(2):246-250.
22. Ivarsen A, Asp S, Hjortdal J. Safety and complications of more than 1500 small-incision lenticule extraction procedures. Ophthalmology. 2014;121(4):822-828.
23. Pradhan KR, Reinstein DZ, Carp GI, Archer TJ, Gobbe M, Dhungana P. Quality control outcomes analysis of small-incision lenticule extraction for myopia by a novice surgeon at the first refractive surgery unit in Nepal during the first 2 years of operation. *J Cataract Refract Surg*. 2016;42(2):267-274.
24. Qiu PJ, Yang YB. Analysis and management of intraoperative complications during small-incision lenticule extraction. *Int J Ophthalmol*. 2016;9(11):1697-1700.
25. Ji YW, Kim M, Kang DSY, et al. Effect of lowering laser energy on the surface roughness of human corneal lenticules in small-incision lenticule extraction. *J Refract Surg*. 2017;33(9):617-624.
26. Ji YW, Kim M, Kang DSY, et al. Lower laser energy levels lead to better visual recovery after small-incision lenticule extraction: prospective, randomized clinical trial. *Am J Ophthalmol*. 2017;179:159-170.
27. Kunert KS, Blum M, Duncker GI, Sietmann R, Heichel J. Surface quality of human corneal lenticules after femtosecond laser surgery for myopia comparing different laser parameters. *Graefes Arch Clin Exp Ophthalmol*. 2011;249(9):1417-1424.
28. Donate D, Thaëron R. Lower energy levels improve visual recovery in small incision lenticule extraction (SMILE). *J Refract Surg*. 2016;32(9):636-642.
29. Li L, Schallhorn JM, Ma J, Cui T, Wang Y. Energy setting and visual outcomes in SMILE: a retrospective cohort study. *J Refract Surg*. 2018;34(1):11-16.
30. Reinstein DZ, Archer TJ, Dickeson ZI, Gobbe M. Transepithelial phototherapeutic keratectomy protocol for treating irregular astigmatism based on population epithelial thickness measurements by Artemis very high-frequency digital ultrasound. *J Refract Surg*. 2014;30(6):380-387.
31. Ganesh S, Brar S, Lazaridis A. Management and outcomes of retained lenticules and lenticule fragments removal after failed primary SMILE: a case series. *J Refract Surg*. 2017;33(12):848-853.
32. Yao P, Zhao J, Li M, Shen Y, Dong Z, Zhou X. Microdistortions in Bowman's layer following femtosecond laser small incision lenticule extraction observed by Fourier-Domain OCT. *J Refract Surg*. 2013;29(10):668-674.
33. Luo J, Yao P, Li M, et al. Quantitative analysis of microdistortions in Bowman's layer using optical coherence tomography after SMILE among different myopic corrections. *J Refract Surg*. 2015;31(2):104-109.
34. Linebarger EJ, Hardten DR, Lindstrom RL. Diffuse lamellar keratitis: diagnosis and management. *J Cataract Refract Surg*. 2000;26(7):1072-1077.
35. Stuart A, Reinstein DZ, Vida RS, Archer TJ, Carp G. Atypical presentation of diffuse lamellar keratitis after small-incision lenticule extraction: sterile multifocal inflammatory keratitis. *J Cataract Refract Surg*. 2018;44(6):774-779.
36. Thulasi P, Kim SW, Shetty R, Randleman JB. Recalcitrant epithelial ingrowth after SMILE treated with a hydrogel ocular sealant. *J Refract Surg*. 2015;31(12):847-850.
37. Ayala MJ, Alió JL, Mulet ME, De La Hoz F. Treatment of laser in situ keratomileusis interface epithelial ingrowth with neodymium:yytrium-aluminum-garnet laser. *Am J Ophthalmol*. 2008;145(4):630-634.

第 20 章

飞秒激光辅助散光角膜切开术

Florence Cabot, MD; Sonia H.Yoo, MD

引言

散光性角膜切开术（AK）又称弧形角膜切开术或角膜松解切口，是一种通过角膜切开来矫正散光的手术。尽管这个概念有不同的术语和不同的手术技术，但 AK 切口的特征是使用预先建立的计算图表来调整光学区直径、切口弧长和切口深度。过去和现在的手术技术包括使用手持式钻石刀进行的手工 AK，使用弧形刀的机械刀 AK，以及随着技术进步出现的飞秒激光辅助 AK（Femtosecond Laser-assisted AK，FSAK），它具有更高的精确度和可重复性。以前的手术方法可能会出现角膜穿孔或穿透，因为飞秒激光的出现，现在 AK 可以在角膜基质内进行，而不会破坏角膜上皮，从而降低角膜感染和伤口裂开的风险。AK 可用于治疗先天性角膜散光，也可以与穿透性角膜移植（PKP）、白内障手术或屈光手术联合应用，以提高术后的视觉效果。AK 被认为是一种安全的治疗角膜散光的方法，并发症包括角膜炎和屈光不正（即欠矫/过矫），较为罕见。

在本章中，我们回顾了 FSAK 在先天性散光中的应用和可能并发症，以及 FSAK 在穿透性和板层角膜移植术、白内障手术、屈光手术和小梁切除术中的应用。

FSAK 的原理及先天性散光的矫正

先天性散光通常与近视或远视屈光不正有关，通常根据患者屈光不正的情况，在近视或远视角膜屈光手术的同时进行散光矫正。Abbey 等[1]报告了一例高散光病例的治疗，采用 30kHz IntraLase 飞秒激光机（Johnson & Johnson Vision）在角膜瓣模式软件进行 FSAK 手术。患者，男性，35 岁，先天性散光，散光为 5.25D。根据 Lindstrom 计算表调整后设置参数（表 20–1）[2]，光学区直径为 6.75mm，切口深度 400μm。术后一年随访，该患者角膜散光为 2.75D。

无论是通过手工、机械刀或是飞秒激光，AK 切口要素包括切口弧长、切口深度和距离视轴的距离（即光学区或光学直径）。这些因素受到计划矫正的散光度（术前角膜散光）和患者年龄的影响。为了规划足够和有效的 AK 切口，手术医生通过回归分析后的计算图表，根据患者的年龄和预计治疗的角膜散光度来确定上述三个参数。在治疗先天性散光时，AK 手术使用的是改良的 Lindstrom 计算表（见表 20–1）。此计算表可按照患者的年龄进行如下调整：在制作 AK 切口时，治疗方案还必须考虑 AK 切口的耦合比。耦合比的定义是：角膜切口子午线上的变平量与垂直子午线上的变陡量之比。有一些因素影响 AK 切口耦合效应，其中切口的弧长起着最重要的作用。如果 AK 弧长度范围在 30°~90°时，耦合比接近 1，这意味着切口子午线上的变平量等于（或非常接近）垂直子午线上变陡量。在这种情况下，等效球镜不变。如果 AK 弧长小于 20°，则耦合比大于 1，即对切口子午线的变平效应大于对垂直子午线的变陡效应，导致远视漂移。如果 AK 弧长大于 100°，则耦合比小于 1，即对切开子午线的变平效应小于对垂直子午线的变陡效应，导致近视漂移[3,4]。光学区直径范围为 6~8mm，边切角通常设置为 90°，切口深

表 20-1　采用飞秒激光辅助的弧形角膜切开术用改良的 Lindstrom 计算表矫正先天性散光

角膜散光幅度(D)	光学区(mm)	切口深度(%)	弧长(°)
1.5~2.5	7.25	90	60
2.6~3.6	7	90	70
3.7~4.8	7	90	80
4.9~5.9	6.75	90	80
6.0~7.0	6.75	90	90
7.1~8.0	6	90	90

%=弧形切口所在角膜最薄点的厚度百分数。30 岁以下，每减少 1 岁增加 0.05D，30 岁以上，每增加 1 岁减去 0.05D，50 岁以上每增加 1 岁则额外减少 0.02D。[Adapted from Abbey A，Ide T，Kymionis GD，Yoo SH。Femtosecond laser-assisted astigmatic keratotomy in naturally occurring high astigmatism. Br J Ophthalmol. 2009;93(12):1566-1569.]

度达到角膜厚度的 90%。FSAK 可做穿透性 AK 切口(散光通常大于 1.0D)或者当散光小于1.25D 时也可做基质内切口。

在做穿透性 AK 时，手术医生可以在手术结束时将切口分离扩大以增加手术效果(视频 20-1)。

角膜移植术后 FSAK

PKP 术后 FSAK

穿透性 FSAK

FSAK 对 PKP 术后散光的矫正与先天性散光矫正的规则不同。主要目标并非完全矫正术眼残留的散光，而是尽可能减少术眼的散光，使患者能够佩戴框架眼镜或隐形眼镜。虽然 LASIK 和 PRK 是治疗先天性角膜散光的常见方法，但由于散光的不规则性，以及角膜移植术后常合并干眼症状，角膜移植术后散光通常是 LASIK 和 PRK 的禁忌证。PKP 术后，移植物-宿主连接处产生了一个新的角膜缘，改变了角膜的生物力学特性[5,6]。由于这种新的角膜结构，必须调整角膜移植术后患者 FSAK 的参数，大多数手术医生遵循 Hanna 计算表进行手术，该表适用于手工或机械刀散光矫正切口(表 20-2)。切口深度通常设置为角膜厚度的 75%，而在先天性散光和未手术角膜中，切口深度通常达到角膜厚度的 90%。一般角膜移植拆线后 3~4 个月，在供体-受体角膜连接线内 1mm 的光学区进行 FSAK。

角膜移植术后的 FSAK 通常边切角设为 90°。但是，Cleary 等[7]描述了角膜移植术后的 FSAK，使用 135°倾斜边切角，又称为斜面切口。为了优化术后视觉效果，他建立了新的计算表以调整手术参数(表 20-3)。在这些斜面切口中，深度设置为透明角膜厚度的 63%~70%。角膜散光平均减少 57%。

最新的 PKP 术后 FSAK 计算表是由 Clair 等[8]

表 20-2　Hanna 计算表矫正穿透性角膜移植术后的散光手工或机械弧形角膜切开术切口参数

角膜散光幅度(D)	光学区(mm)	切口深度(%)	弧长(°)
2.50~3.75	6.75	75	60
4.00~5.00	6.50	75	60
5.00~6.25	6.50	75	70
6.50~7.50	6.25	75	70
7.75~8.75	6.25	75	80
9.00~15.00	6.00	75	80

%=弧形切口所在角膜最薄点的厚度百分数。年龄小于 30 岁，每减少 1 岁增加 0.05D，年龄大于 30 岁，每增加 1 岁减少 0.05D。

表 20-3 用斜面弧形角膜切口矫正 PKP 术后散光的计算表

计划矫正散光度(D)	切口深度(%)	弧长(°)
4.00	63	60
5.00	65	65
6.00	68	70
7.00	68	70
8.00	70	75
9.00	69	75
10.00	70	80
11.00	69	80
12.00	70	85
13.00	69	85
14.00	69	85
15.00	70	85
16.00	70	85

Adapted from Cleary C, Tang M, Ahmed H, Fox M, Huang D. Beveled femtosecond laser astigmatic keratotomy for the treatment of high astigmatism post-penetrating keratoplasty. *Cornea.* 2013;32(1):54-62.

根据对 129 例 PKP 和 89 例深板层角膜移植术(DALKs)的多中心研究结果开发,这是迄今为止样本量最大的研究。计算表见表 20-4。平均角膜散光从术前 8.26±2.90D 下降至术后 3.62±2.59D(43.8%)。

PKP 术后手工或机械刀 AK 与 FSAK 的比较

很少有研究比较 FSAK 与传统的手工或机械刀 AK 的效果。Bahar 等[9]对 PKP 术后使用手持钻石刀的手工 AK 组和使用 IntraLase 飞秒激光的 FSAK 组的 40 只眼进行分析,与手工 AK 组相比,FSAK 组的平均角膜散光下降更大,但与手工 AK 组相比没有统计学意义:手工 AK 组下降 3.23±4.69D,FSAK 组下降 4.26±1.72D(P=0.36)[9]。

Hoffart 等[10]对 PKP 术后 20 只眼随访 6 个月,对机械刀 AK 与使用 Femtec 飞秒激光机(20/10 Perfect Vision AG,德国)进行的 FSAK 进行比较。研究发现,FSAK 组中角膜散光减更少明显。同时,机械刀组的 AK 位置偏移也更大。虽然手工和机械刀 AK 是安全有效的,但这两种手术的精确性和重复性明显不如 FSAK 高。然而,还需要大样本的研究来进一步证明这一观点。

PKP 术后飞秒激光辅助的基质内 AK

随着飞秒激光技术的发展,飞秒激光辅助基质内 AK (femtosecond laser-assisted intrastromal AK,

表 20-4 采用飞秒激光辅助的基质内弧形角膜切开术矫正穿透性角膜移植术后散光的计算表

术前 Delta Kf-Ks(D)	切口大小	矫正(%)	弧长(°)	切口深度(%)	光学区(mm)
2	1.311	87	60	85	7.0
3	1.784	82	75	85	6.8
4	2.176	78	85	85	6.7
5	2.508	72	90	85	6.6
6	2.791	98	90	90	6.6
7	3.036	91	90	90	6.5
8	3.249	87	90	90	6.4
9	3.438	83	90	90	6.3
10	3.605	81	90	90	6.2

术前 Delta Kf-Ks:术前最陡与最平坦的角膜曲率读数之间的差值。%=弧形切口所在角膜最薄点的厚度百分数。[Adapted from St Clair RM, Sharma A, Huang D, et al. Development of a nomogram for femtosecond laser astigmatic keratotomy for astigmatism after keratoplasty. *J Cataract Refract Surg.* 2016;42(4):556-562.]

FISAK)在过去的十年内越来越受欢迎。FISAK 最初用于治疗轻度散光,也被尝试用于治疗中高度散光。与切开上皮层的穿透性 FSAK 术相比,FISAK 切口具有降低角膜感染或伤口裂开风险的优势。Wetterstrand 等[11,12]使用 60kHz 的 IntraLase 飞秒激光对 16 名 PKP 患者进行 FISAK 治疗，角膜散光平均下降 5.1±4.7D(下降 46%)。本研究的激光参数如下：能量 2.5μJ,点间距 3μm,线间距 3μm。切口深度设置为角膜厚度的 90%,距角膜前表面 90μm;光学区直径 6.0~7.0mm;边切角 90°或 120°。Viswanathan 和 Kumar[13]报告了 1 例 PKP 术后高散光(双眼均为 11D)的患者,经 FSAK 治疗手术效果非常好,其右眼角膜散光下降 65.0%,左眼下降 89.42%。

深板层角膜移植术后 FSAK

据我们所知，目前没有 DALK 术后 FSAK 手术系列的报道。一些研究中混杂有 PKP 和 DALK[6,8,14]。PKP 手术中使用的激光参数同样适用于 DALK 的患者。PKP 术后的 FSAK 与 DALK 术后的 FSAK 相比,在屈光度或视觉效果上没有差异。然而,这些结论还有待大样本的研究来证明。

后弹力膜剥除联合角膜内皮移植术后 FSAK

Levinger 等[15]与 Yoo 等[16]报道了两例在后弹力层剥除联合角膜内皮移植(Descemet's stripping endothelial keratoplasty,DSEK)术后 FSAK 切口意外加深的病例。在这两个病例中，计划切口深度为切口轴上角膜最薄点的 90%。第一个病例术后前节 OCT 显示切口深度比预期切口深 20μm[15]。在第二个病例中,术后出现了 7.5D 的过矫[16]。为了避免受体角膜全层切开，作者建议切口深度设为受体角膜的 90%,而不包括供体角膜的厚度。据我们所知,现在没有 DSEK 术后的 FSAK 计算表可用。

FSAK 联合白内障手术

FSAK

随着飞秒激光在角膜切口、撕囊和晶状体碎核中的应用，白内障手术在过去十年中发生了革命性的变化。传统方法使用钻石刀手工完成手术，现在可以在白内障手术时使用飞秒激光行角膜缘松解切口或者 AK 切口。在最陡峭的子午线上,可以制作配对的 FSAK 切口,也可以在主切口对侧做单一切口。Chan 等[17]使用 Victus 飞秒激光平台(Bausch & Lomb,见表 20-5)创建了一个计算表,角膜主切口 3mm,光学区 8mm,FSAKs 在主切口对侧,切口深度 450μm,侧切角 90°。如表所示,弧形长度为 30°~80°。激光器参数:能量 1.7μJ,点/线距离 6μm×4μm。结果表明,角膜散光在两个月内下降了 35%。Wang 等[18]基于 AMO 角膜缘松解切口计算器中的 Donnenfeld 计算表了开发了一个新的 FSAK 初级计算表[19],使用 LenSx 飞秒激光平台(Alcon Laboratories)制作配对的 FSAK 切口。该计算表见表 20-6(治疗顺规性散光)和表 20-7(治疗逆规性散光)。

尽管 FSAK 可用于在白内障手术时治疗中高度散光,但一些研究表明,对一些角膜散光大于 1.5D 的患者,考虑到 Toric 人工晶状体的优势,用它来替代FSAK 治疗更有效[20]。

表 20-5 采用飞秒激光辅助的散光角膜切开在距离角膜主切口 180°位置使用单一切口矫正白内障手术散光的计算表

目标散光校正屈光度(D)	弧长(°)
1.00	30
1.25	40
1.50	50
2.00	70
2.50	80

所有切口均在 8mm 的光学区内进行。[Adapted from Chan TC, Cheng GP, Wang Z, Tham CC, Woo VC, Jhanji V. Vector analysis of corneal astigmatism after combined femtosecond-assisted phacoemulsification and arcuate keratotomy. *Am J Ophthalmol*. 2015;160(2):250-255.e2.]

表 20-6　采用飞秒激光辅助的散光角膜切开术制作间隔 180°的配对切口矫正白内障手术规则散光的计算表

配对切口的弧长(°)	总的角膜净变化(D)			
WTR 散光(顺规散光)	年龄:50 岁	年龄:60 岁	年龄:70 岁	年龄:80 岁
20	0.45	0.37	0.28	0.19
25	0.20	0.11	0.03	-0.06
30	-0.06	-0.14	-0.23	-0.31
35	-0.31	-0.40	-0.48	-0.57
40	-0.57	-0.65	-0.74	-0.82
45	-0.82	-0.91	-0.99	-1.08
50	-1.07	-1.16	-1.25	-1.33
55	-1.33	-1.42	-1.50	-1.29
60	-1.58	-1.67	-1.76	-1.84

Adapted from Wang L, Zhang S, Zhang Z, et al. Femtosecond laser penetrating corneal relaxing incisions combined with cataract surgery. *J Cataract Refract Surg*. 2016;42(7): 995-1002.

表 20-7　采用飞秒激光辅助散光角切开术制作间隔 180°的配对切口矫正白内障手术不规则散光的计算表

配对切口的弧长(°)	总的角膜净变化(D)			
ATR 散光(顺规散光)	年龄:50 岁	年龄:60 岁	年龄:70 岁	年龄:80 岁
20	0.04	-0.05	-0.13	-0.22
25	-0.22	-0.30	-0.39	-0.48
30	-0.47	-0.56	-0.64	-0.73
35	-0.73	-0.81	-0.90	-0.98
40	-0.98	-1.07	-1.15	-1.24
45	-1.24	-1.32	-1.41	-1.49
50	-1.49	-1.58	-1.66	-1.75
55	-1.74	-1.83	-1.92	-2.00
60	-2.00	-2.08	-2.17	-2.26

Adapted from Wang L, Zhang S, Zhang Z, et al. Femtosecond laser penetrating corneal relaxing incisions combined with cataract surgery. *J Cataract Refract Surg*. 2016;42(7):995-1002.

FISAK

低度角膜散光(<1.5D)通常采用 FISAK(角膜基质内 FSAK)进行矫正。FISAK 的优点是手术完全在角膜基质内进行(不穿透角膜上皮),从而降低术后感染、伤口裂开或上皮植入的风险。Day 等[20]报道,196 只眼使用 Catalys Precision 激光系统 (Jonson & Jonson Vinsion)进行 FISAK 手术(表 20-8)[21]。激光参数如下:FISAK 配对切口，光学区 8.0mm，深度 20%~80%,由 Catrys 内置 OCT 测量角膜厚度,激光脉冲能量为 5μJ,水平和垂直点间距分别为 5μm 和 10μm，侧切角 90°。术后 1 个月，散光平均矫正 63%。Day 和 Stevens[22,23]进一步的研究表明,即使在调整了 AK 弧长、AK 起点深度和术前角膜散光后，角膜生物力学参数,如角膜阻力系数、角膜黏滞性、角膜散光轴位仍是 FISAK 手术有效性的独立因素。Ruckl 等[24]使用了 150kHz 的 IntraLase iFS 飞秒激光系统对 16 名患者进行治疗,术后 6 个月角膜散光下降了 58%。

FSAK 联合屈光手术

2014 年,Loriaut 等[25]描述了一种新技术,先制

表 20-8　在白内障手术时采用飞秒激光辅助的基质内散光切开术的计算表

术前角膜散光(D)		未经调整的弧长	年龄调整,增加		散光类型调整,增加	
值乘以 1.3	<0.50	0°	<40 岁	15°	逆规散光	+5°
	0.50~0.74	25°	40~49 岁	10°	斜轴散光	0°
	0.75~0.99	30°	50~59 岁	5°	顺规散光	-5°
	1.00~1.24	40°	60~69 岁	0°		
	1.24~1.49	50°	70~79 岁	-5°		
	1.50~1.74	60°	80~89 岁	-10°		
	1.75~1.99	65°	>90 岁	-15°		
	2.00~2.24	70°				
	2.25~2.49	75°				
	2.50~2.74	80°				
	2.75~2.99	85°				
	3.00+	90°				

Adapted from Day AC，Lau NM，Stevens JD. Nonpenetrating femtosecond laser intrastromal astigmatic keratotomy in eyes having cataract surgery. *J Cataract Refract Surg*. 2016；42(1)：102–109.

作 100μm 厚的 LASIK 角膜瓣,再行 FISAK 手术。掀开角膜瓣后,AK 切口暴露。不进行准分子激光消融并立即复位角膜瓣。这种新技术可以用于 PKP 供体,在这种情况下,AK 切口为角膜深度的 75%。当对原始角膜进行手术时,AK 切口为角膜深度的 90%。术后 3 个月,掀开之前的 LASIK 角膜瓣,使用准分子激光对残留的屈光不正进行治疗。该技术具有 FISAK 的优点,但仍需要长期随访研究来进一步评估这一操作的安全性和有效性。

Salash 等[26]也使用了 FSAK/LASIK 联合手术,1 年的随访显示患者视觉效果良好。

小梁切除术后的 FSAK

Kankariya 等[27]报告 1 例小梁切除术后手术源性的 5.0D 散光,患者无法佩戴框架眼镜或角膜接触镜。在此病例中，使用 Catalys 飞秒激光平台进行 FSAK 切口,在角膜前后表面分别设置 100μm 的安全区。术后 3 个月,角膜散光小于 1.0D,可戴框架眼镜矫正。小梁切除术引入的角膜散光通常在 1.0~3.0D,可佩戴眼镜矫正。在更大的手术源性散光中，FSAK 可以有效改善屈光不正，使眼镜佩戴更为舒适。

FSAK 的并发症

与手工或机械刀 AK 相比,FSAK 是一种安全且可重复的技术，因此降低了术中和术后并发症的风险[10]。但是缺乏长期研究评估它们并发症发生率。

过矫

FSAK 术后并发症少见，过矫是其中最常见的并发症。在两个角膜移植术后的 FSAK 的研究中,研究一纳入 52 只眼，过矫率为 23%，研究二纳入 23 只眼,过矫率为 43.5%,这两个研究包括 PKP(过矫率 40%)和 DALK(过矫率 50%)。对于角膜移植术后残留的不规则散光(>5.0D),Fadlallah 等[28]报道过矫率19.4%。正如 Yoo 等[16]所述,DSEK 术后,比计划更深的切口可能导致一定程度的过矫。通常在 AK 切口的子午线上进行角膜缝合来治疗过矫。

感染

Chou 等[29]报道了 1 例 FSAK 联合白内障手术并发感染性角膜炎。一条 FSAK 切口出现甲氧西林耐药金黄色葡萄球菌角膜溃疡，局部抗生素治疗后消退。Adrean 等[30]报告了另外 3 例 PKP 术后散光切口感染性角膜炎。Fadlallah 等[28]报道了 1 例在 PKP 供体上进行 FSAK 手术矫正 9.0D 的残留角膜散光，手术顺利，术后 5 天发生眼内炎。采用标准的玻璃体腔内注射和局部抗生素治疗后，眼内炎得到治愈。

穿孔

FSAK 和 FISAK 均可发生前后表面穿孔。Kankariya 等[31]报道了在 FISAK 手术中一对 FAK 切口中的一个气泡向前逸出，并导致了 4.97D 的过矫以及裸眼视力(UCVA)和矫正视力(CDVA)下降(图 20-1)。前房有气泡的全层 AK 切口已被报道多次，发生率为 3.2%~8.7%[14,28,32]。

供体排斥反应

角膜移植术后行 FSAK 的供体排斥反应发生率小于 5%。从术后 3 个月至 1 年，最大样本研究的排斥反应发生率为 2.3%[8]~4.8%[28]。所有排斥反应使用皮质类固醇治疗后均得到控制。这些研究中，移植排斥反应没有需要再次进行 PKP 治疗。

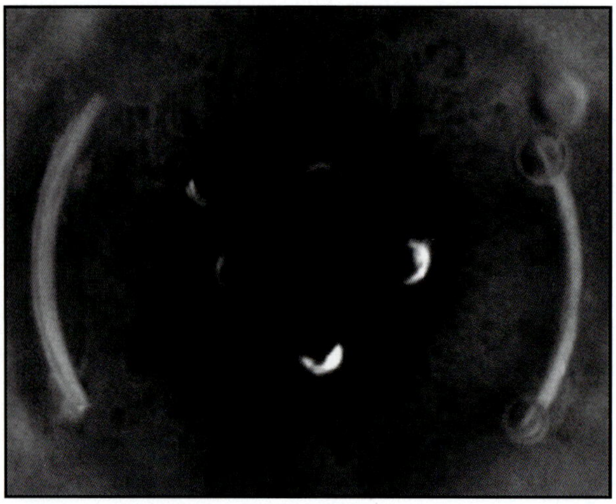

图 20-1　FISAK 术中的气泡向前逸出。[Reprinted with Permission from Kankariya VP, Kymionis GD, Yoo SH. Anterior gas breakthrough during femtosecond intrastromal astigmatic keratotomy(FISK). *J Refract Surg*. 2014; 30[8]:511-513.]

与飞秒激光相关的并发症

与飞秒激光相关的并发症，如治疗过程中的负压丢失，是非手术特异性的并发症。据我们所知，只有一个研究报告在使用 150kHz 的 iFS 飞秒激光系统中负压丢失[24]。术后仍然获得了良好的屈光效果。

激光能量会引起角膜内皮细胞减少，但是没有研究证明它是角膜内皮细胞减少增加的一个独立因素[10]。

结论

FSAK 是一种有效的治疗先天性散光或手术源性散光的方法。由于有了飞秒激光技术，FSAK 可以进行穿透性角膜切开术或角膜基质内切开术。穿透性角膜切开可以用来治疗高度散光。角膜基质内切开仅限于低度散光(<1.5D)，但其感染、伤口裂开和上皮植入的风险较小。飞秒激光可以设置非对称散光的个性化治疗方案，这是飞秒激光与人工手术相比的一个优势。

（朱凤　译）

参考文献

1. Abbey A, Ide T, Kymionis GD, Yoo SH. Femtosecond laser-assisted astigmatic keratotomy in naturally occurring high astigmatism. *Br J Ophthalmol*. 2009;93(12):1566-1569.
2. Lindstrom RL. The surgical correction of astigmatism: a clinician's perspective. *Refract Corneal Surg*. 1990;6(6):441-454.
3. Chang JSM. Femtosecond laser-assisted astigmatic keratotomy: a review. *Eye Vis (Lond)*. 2018;5:6.
4. Vickers LA, Gupta PK. Femtosecond laser-assisted keratotomy. *Curr Opin Ophthalmol*. 2016;27(4):277-284.
5. Ho Wang Yin G, Hoffart L. Post-keratoplasty astigmatism management by relaxing incisions: a systematic review. *Eye Vis (Lond)*. 2017;4:29.
6. Nubile M, Carpineto P, Lanzini M, et al. Femtosecond laser arcuate keratotomy for the correction of high astigmatism after keratoplasty. *Ophthalmology*. 2009;116(6):1083-1092.
7. Cleary C, Tang M, Ahmed H, Fox M, Huang D. Beveled femtosecond laser astigmatic keratotomy for the treatment of high astigmatism post-penetrating keratoplasty. *Cornea*. 2013;32(1):54-62.
8. St. Clair RM, Sharma A, Huang D, et al. Development of a nomogram for femtosecond laser astigmatic keratotomy for astigmatism after keratoplasty. *J Cataract Refract Surg*. 2016;42(4):556-562.
9. Bahar I, Levinger E, Kaiserman I, Sansanayudh W, Rootman DS. IntraLase-enabled astigmatic keratotomy for postkeratoplasty astigmatism. *Am J Ophthalmol*. 2008;146(6):897-904.e1.

10. Hoffart L, Proust H, Matonti F, Conrath J, & Ridings B. Correction of postkeratoplasty astigmatism by femtosecond laser compared with mechanized astigmatic keratotomy. *Am J Ophthalmol.* 2009;147(5):779-787.
11. Wetterstrand O, Holopainen JM, Krootila K. Treatment of postoperative keratoplasty astigmatism using femtosecond laser-assisted intrastromal relaxing incisions. *J Refract Surg.* 2013;29(6):378-382.
12. Wetterstrand O, Holopainen JM, Krootila K. Femtosecond laser-assisted intrastromal relaxing incisions after penetrating keratoplasty: effect of incision depth. *J Refract Surg.* 2015;31(7):474-479.
13. Viswanathan D, Kumar NL. Bilateral femtosecond laser-enabled intrastromal astigmatic keratotomy to correct high post-penetrating keratoplasty astigmatism. *J Cataract Refract Surg.* 2013;39(12):1916-1920.
14. Hashemian MN, Ojaghi H, Mohammadpour M, et al. Femtosecond laser arcuate keratotomy for the correction of postkeratoplasty high astigmatism in keratoconus. *J Res Med Sci.* 2017;22:17.
15. Levinger E, Bahar I, Rootman DS. IntraLase-enabled astigmatic keratotomy for correction of astigmatism after Descemet stripping automated endothelial keratoplasty: a case report. *Cornea.* 2009;28(9):1074-1076.
16. Yoo SH, Kymionis GD, Ide T, Diakonis VF. Overcorrection after femtosecond-assisted astigmatic keratotomy in a post-Descemet-stripping automated endothelial keratoplasty patient. *J Cataract Refract Surg.* 2009;35(10):1833-1834.
17. Chan TC, Cheng GP, Wang Z, Tham CC, Woo VC, Jhanji V. Vector analysis of corneal astigmatism after combined femtosecond-assisted phacoemulsification and arcuate keratotomy. *Am J Ophthalmol.* 2015;160(2):250-255.e2.
18. Wang L, Zhang S, Zhang Z, et al. Femtosecond laser penetrating corneal relaxing incisions combined with cataract surgery. *J Cataract Refract Surg.* 2016;42(7):995-1002.
19. Johnson & Johnson Vision. Limbal-relaxing incision calculator. http://www.lricalculator.com/. Accessed April 11, 2020.
20. Yoo A, Yun S, Kim JY, Kim MJ, Tchah H. Femtosecond laser-assisted arcuate keratotomy versus toric IOL implantation for correcting astigmatism. *J Refract Surg.* 2015;31(9):574-578.
21. Day AC, Lau NM, Stevens JD. Nonpenetrating femtosecond laser intrastromal astigmatic keratotomy in eyes having cataract surgery. *J Cataract Refract Surg.* 2016;42(1):102-109.
22. Day AC, Stevens JD. Predictors of femtosecond laser intrastromal astigmatic keratotomy efficacy for astigmatism management in cataract surgery. *J Cataract Refract Surg.* 2016;42(2):251-257.
23. Day AC, Stevens JD. Stability of keratometric astigmatism after non-penetrating femtosecond laser intrastromal astigmatic keratotomy performed during laser cataract surgery. *J Refract Surg.* 2016;32(3):152-155.
24. Rückl T, Dexl AK, Bachernegg A, et al. Femtosecond laser-assisted intrastromal arcuate keratotomy to reduce corneal astigmatism. *J Cataract Refract Surg.* 2013;39(4):528-538.
25. Loriaut P, Sandali O, El Sanharawi M, Goemaere I, Borderie V, Laroche L. New combined technique of deep intrastromal arcuate keratotomy overlayed by LASIK flap for treatment of high astigmatism. *Cornea.* 2014;33(10):1123-1128.
26. Shalash RB, Elshazly MI, Salama MM. Combined intrastromal astigmatic keratotomy and laser in situ keratomileusis flap followed by photoablation to correct post-penetrating keratoplasty ametropia and high astigmatism: one-year follow-up. *J Cataract Refract Surg.* 2015;41(10):2251-2257.
27. Kankariya VP, Diakonis VF, Goldberg JL, Kymionis GD, Yoo SH. Femtosecond laser-assisted astigmatic keratotomy for postoperative trabeculectomy-induced corneal astigmatism. *J Refract Surg.* 2014;30(7):502-504.
28. Fadlallah A, Mehanna C, Saragoussi JJ, Chelala E, Amari B, Legeais JM. Safety and efficacy of femtosecond laser-assisted arcuate keratotomy to treat irregular astigmatism after penetrating keratoplasty. *J Cataract Refract Surg.* 2015;41(6):1168-1175.
29. Chou TY, Abazari A, Barash A, Shah S, Kaplowitz K. Early-onset methicillin-resistant Staphylococcus aureus keratitis and late-onset infectious keratitis in astigmatic keratotomy incision following femtosecond laser-assisted cataract surgery. *J Cataract Refract Surg.* 2015;41(8):1772-1777.
30. Adrean SD, Cochrane R, Reilly CD, Mannis MJ. Infectious keratitis after astigmatic keratotomy in penetrating keratoplasty: review of three cases. *Cornea.* 2005;24(5):626-628.
31. Kankariya VP, Diakonis VF, Kymionis GD, Yoo SH. Anterior gas breakthrough during femtosecond intrastromal astigmatic keratotomy (FISK). *J Refract Surg.* 2014;30(8):511-513.
32. Al Sabaani N, Al Malki S, Al Jindan M, Al Assiri A, Al Swailem S. Femtosecond astigmatic keratotomy for postkeratoplasty astigmatism. *Saudi J Ophthalmol.* 2016;30(3):163-168.

索　引